早产儿母乳喂养

第2版

主　编　童笑梅　封志纯

编　　委（按姓氏笔画排序）

丁国芳　北京协和医院
王丹华　北京协和医院
孔祥永　中国人民解放军总医院第七医学中心
冯　琪　北京大学第一医院
刘　俐　西安交通大学第一附属医院
刘江勤　上海市第一妇婴保健院
刘喜红　广州市妇女儿童医疗中心
严超英　吉林大学白求恩第一医院
李正红　北京协和医院
吴明远　浙江大学医学院附属妇产科医院
张　娟　北京大学第三医院
张雪峰　解放军总医院第五医学中心
陈　玲　华中科技大学同济医学院附属同济医院
陈平洋　中南大学湘雅二医院
郑　军　天津市中心妇产科医院
封志纯　中国人民解放军总医院第七医学中心
夏世文　湖北省妇幼保健院
唐　军　四川大学华西第二医院
常艳美　北京大学第三医院
崔其亮　广州医科大学附属第三医院
韩树萍　南京市妇幼保健院
童笑梅　北京大学第三医院

学术秘书　白爱娟　窦江丽　张美华

人民卫生出版社
·北　京·

图书在版编目（CIP）数据

早产儿母乳喂养 / 童笑梅，封志纯主编. —2 版
. —北京：人民卫生出版社，2022.6 （2022.8重印）
ISBN 978-7-117-33084-8

Ⅰ.①早… Ⅱ.①童…②封… Ⅲ.①早产儿 —母乳
喂养 Ⅳ.①R174

中国版本图书馆 CIP 数据核字（2022）第 072254 号

人卫智网	www.ipmph.com	医学教育、学术、考试、健康，购书智慧智能综合服务平台
人卫官网	www.pmph.com	人卫官方资讯发布平台

早产儿母乳喂养
Zaochaner Muru Weiyang
第 2 版

主　　编：童笑梅　封志纯
出版发行：人民卫生出版社（中继线 010-59780011）
地　　址：北京市朝阳区潘家园南里 19 号
邮　　编：100021
E - mail：pmph @ pmph.com
购书热线：010-59787592　010-59787584　010-65264830
印　　刷：三河市延风印装有限公司
经　　销：新华书店
开　　本：787×1092　1/16　印张：23　插页：2
字　　数：560 千字
版　　次：2017 年 2 月第 1 版　2022 年 6 月第 2 版
印　　次：2022 年 8 月第 2 次印刷
标准书号：ISBN 978-7-117-33084-8
定　　价：69.00 元

打击盗版举报电话：010-59787491　E-mail：WQ @ pmph.com
质量问题联系电话：010-59787234　E-mail：zhiliang @ pmph.com
数字融合服务电话：4001118166　E-mail：zengzhi @ pmph.com

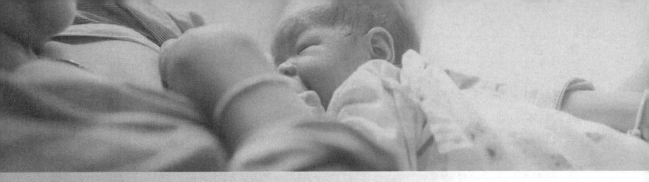

前　言

　　《早产儿母乳喂养》是国内新生儿医学领域的第一本以母乳喂养为主题的专业书籍。自 2017 年 3 月第一版出版以来，我国妇幼保健专业的临床医护人员在推广早产儿母乳喂养方面取得许多进展。通过对我国 25 家 NICU 中心的临床研究发现，NICU 的母乳喂养率从 49.7% 上升至 63.9%，纯母乳喂养增加 2 倍以上。很多 NICU 开展早产儿母乳喂养质量改进项目，切实落实初乳口腔免疫治疗、袋鼠式护理等操作，并推广应用支持早产儿母亲泌乳的研究成果，各专业团体先后发布了《新生儿重症监护室母乳使用专家共识》《早产儿母乳强化剂使用专家共识》《母乳喂养促进策略指南（2018 版）》等专家共识及指南，在 NICU 推广母乳喂养，改善早产儿营养管理措施已经成为所有医疗机构妇幼专业的临床常规工作。

　　早产儿营养支持对改善早产儿近、远期预后的重要意义。随着国内外关于母乳喂养基础和临床实践的开展，我们对母乳的营养、活性成分、母乳中的细胞、微生物组的认识不断深化，母乳对早产儿重要性的循证医学证据也在不断充实。保障 NICU 早产儿的母乳喂养能降低晚发败血症、支气管肺发育不良、视网膜病变、坏死性小肠结肠炎发生率，改善喂养耐受性，缩短住院时间，节约医疗费用，因此母乳喂养被视为是 NICU 中一项必要的医疗措施。

　　本书在第 1 版的基础上做了许多改进。全书共 7 章，增加了早产儿母亲的临床泌乳支持，以强调重视对早产儿母亲的泌乳支持措施，帮助母亲及时启动泌乳过程并维持足量泌乳，保证早产儿住院期间及出院后的母乳喂养。其他部分章节也相应结合国内外的研究成果进行了更新，让我们欣慰的是有关早产儿母乳喂养的研究证据不断增多，把这些最新证据及临床实践纳入各章节中，可让广大读者受益。

　　本书的编写仍然重视早产儿母乳喂养的临床实践。例如住院期间及出院后的早产儿如何母乳喂养；促进早产儿母乳喂养的具体措施（如初乳口腔免疫治疗、袋鼠式护理、过渡为直接哺乳等）在临床上如何将理论转化为实践；如何制定合理的母乳收集储存流程以保证母乳喂养的安全性；如何强化母乳以保证母乳喂养早产儿理想的宫外生长速度；如何合理及正确使用辅助工具促进早产儿母乳喂养等。在原版基础上增加近 5 年的最新早产儿母乳喂养的临床研究证据、临床实践及相关指南。

我们也非常关注特殊情况下的母乳喂养。近年来，随着新型冠状病毒肺炎（简称新冠肺炎）的暴发，对开展早产儿母乳喂养产生了较大影响，新版专门增加了新冠肺炎与早产儿母乳喂养一节，深入探讨新型冠状病毒肺炎时期能否母乳喂养，如何保护、促进和支持母乳喂养。牛奶蛋白过敏及乳糖不耐受与母乳喂养也是困扰儿科医生的两大问题，新版对这两个问题进行了深入探讨与解答。随着三孩生育政策的实施，高龄产妇增多，晚期早产儿出生率增加，新版将晚期早产儿的母乳喂养支持措施单独成节，更详细和针对性地论述晚期早产儿的母乳喂养支持及临床实践。

人乳库是为特别医疗需要而建立的，收集、检测、运送、储存和分发捐赠母乳的一项重要设施。人乳库建设仍是我们深入讨论的重点。近几年我国人乳库的建设及发展取得阶段性进步，截至本书收稿，我国已建成 25 家人乳库。中国医师协会儿童健康专业委员会母乳库学组借鉴多个国家人乳库运行的经验和指南，结合我国国情撰写了《中国大陆地区人乳库运行管理专家建议》及《中国大陆地区人乳库运行质量与安全管理专家建议》，从学术和相关管理上规范人乳库的建立与运行。

最后，希望本书的再版能够在加深我国新生儿医学领域医护人员对母乳喂养的认识，推动早产儿母乳喂养临床实践，营造医院和社会的母乳喂养氛围等诸方面尽绵薄之力，进一步提高我国新生儿救治水平，保障母婴的近、远期健康结局。

由衷感谢本书过去及现在的所有编委及为本书提供母乳喂养知识依据的所有支持人员。本书编写过程中获得了美德乐（北京）医疗科技有限公司的大力支持，在此特别表示感谢。本书出版之际，恳切希望广大读者在阅读过程中不吝赐教，欢迎发送邮件至邮箱 renweifuer@pmph.com，或扫描封底二维码，关注"人卫儿科学"，对我们的工作予以批评指正，以期再版修订时进一步完善，更好地为大家服务。

主　编
2022 年 6 月

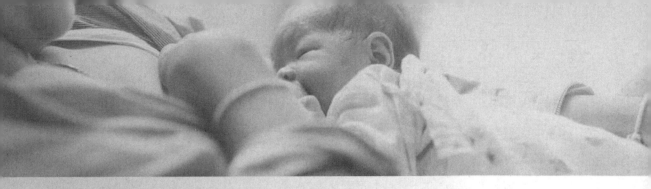

| 目 录

中英文名词对照索引

附：视频资源

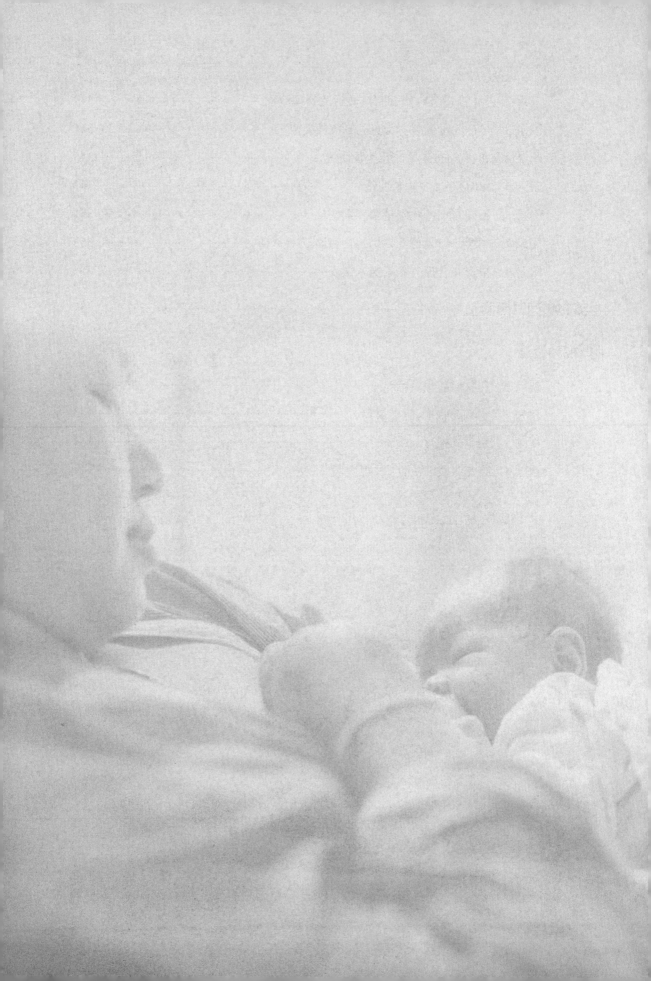

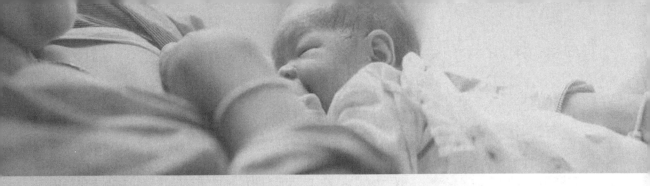

第一章
母乳喂养与早产儿生存

第一节　母乳喂养与早产儿喂养的历史发展与重要性

> 【导读】　从生物进化和生态平衡的角度来看,母乳喂养是哺乳类动物繁衍的基本生理现象。母乳喂养是新生儿包括早产儿出生后唯一适宜的营养来源。人类对母乳喂养的认识和态度在历史上却经历了一波三折的阶段,并由此衍生出多种多样的代乳品和喂养器具。迄今为止,我们已充分认识到,母乳喂养对儿童生存、营养与健康以及与母亲和人类健康的相关政策的制定都至关重要。

一、母乳喂养的人文历史进程

自从古猿演变成人类之后,在农业社会和定居文化形成前,所有婴儿都是母乳喂养,人类没有其他选择。在古代,各国的富裕家庭都会为婴儿雇乳母,乳母成为女性的一个重要职业。贵族家庭会挑选出身好和体格健壮的乳母喂养自己的孩子,认为这样既可满足婴儿的营养所需,也可让婴儿吸收精神营养。但很多古代知识分子和思想家相继提出了反对意见。他们认为喂养婴儿是女人的天职,如果母亲不履行自己的职责,就会危害到社会的稳定性。

文艺复兴时期,很多人文主义者鼓励母亲哺乳,很多女性加入到哺乳问题的讨论中来,但历史潮流并未改变。美国历史学家珍妮特·戈尔登指出,在18世纪,人类乳汁还是平凡的商品。18世纪中期,英国医生威廉·卡多根等人联合发表声明,强烈建议新生婴儿至少要母乳喂养一年。然而,亲母与乳母喂养之争在19世纪后半叶戏剧性地结束了;由于现代科学技术的发展,母乳喂养出现新的竞争对手:奶瓶和婴幼儿配方奶粉。20世纪成为母乳喂养的变革时代。首先,历史上首次出现了母乳替代品;其次,到20世纪末,受过教育的母亲成为母乳喂养的中流砥柱。

二、代乳品和哺乳器具的发展历史

19 世纪快速发展的工业化浪潮,推进了模拟母乳成分的奶粉的生产和使用,生产厂家通过推广使用添加了乳清蛋白浓缩物的奶粉,获得了巨额利润。后来人们发现,由于奶粉中添加的乳清蛋白浓缩物含有大量矿物质,食用后会造成婴儿发育尚未完善的肾脏出现损害。这些问题使人们充分认识到母乳成分的复杂性。1905 年瑞士某公司开始大规模生产婴儿奶粉,并逐渐将其推广到欧美国家。直到 20 世纪 60 年代,欧美国家的医护人员均使用婴儿奶粉喂养新生儿。随后婴儿配方奶粉被大量投放到发展中国家。中国在 20 世纪 90 年代也广泛使用婴儿配方奶粉喂养新生儿。与此同时,在第三世界,劣质配方奶粉加上清洁水源的缺乏,造成数百万的婴儿不幸夭折。

随着母乳喂养历史的发展,人类一直在试图寻找各种方式解决由母乳喂养困难带来的各种问题,从而衍生了各种哺喂用品。1885 年随着牛奶脱脂技术的发展,橡皮奶嘴和塑料奶瓶相继面世。奶瓶的前身又称为婴儿喂食器。起初婴儿喂食器不是喂食牛奶,而是喂食半流质食物。容器外观为中空的汤匙、有把手的舟形盘或由陶器或金属做成的茶壶。虽然奶瓶的材质及形状设计一直在改变,但共同问题是不易清洁,从而导致食物被污染。19 世纪中期,英国生产出直立式耐热玻璃奶瓶,可经高温煮沸消毒,并一直沿用至今。

1473 年 Metlinger 第一次在德国医学文献中提及安抚奶嘴。据意大利、塞浦路斯和希腊的考古发掘证明,安抚奶嘴至少有 3 000 年的历史。早期的安抚奶嘴是由亚麻布制成,里面包裹着蜂蜜、甜牛奶、糖、鸦片酊甚至罂粟籽。19 世纪期间,关于布制安抚奶嘴的医学评论基本都是负面报道。1845 年第一个获专利保护的乳胶安抚奶嘴问世,并逐步代替了所有其他材质的安抚奶嘴,很多安抚奶嘴专利发明直到现在还受广泛认可。1930 年至 1975 年间,多数婴儿护理专家认为,安抚奶嘴可能会危害婴儿健康,是口唇变形、牙齿错位、鹅口疮和其他多种消化系统传染病的根源,因此安抚奶嘴的研发技术发展非常缓慢。近年来,安抚奶嘴再次被人们所接受,可作为安抚手段满足婴儿的吸吮需求,并可降低婴儿猝死综合征的发病风险。

三、母乳喂养国际公约的推行

在 19 世纪和 20 世纪早期,有关婴幼儿护理的专著都先后阐述了人工喂养的婴儿面临更多严重感染的危害,母乳喂养对降低婴儿病死率有明显作用。1956 年 7 名美国妇女在伊利诺伊州成立了国际母乳会(La Leche League,LLL),积极倡导和推广母乳喂养,并很快发展成为一个由女性志愿者组成的国际组织,通过在世界范围内进行"母亲对母亲"的帮助支持、信息提供和培训推广母乳喂养方法,促使人们深刻认识到母乳喂养是促进母婴健康的重要措施。1979 年国际婴儿食品行动网成立,致力于反对婴儿食品公司的各种不道德市场行为。

1945 年在世界反法西斯战争胜利的凯歌声中,联合国创建成立。儿童的幸福和权利始终是联合国关注的一个主要问题,1946 年 12 月 11 日设立了联合国儿童基金会(United Nations International Children's Emergency Fund,UNICEF)。1948 年联合国大会通过的《世界人权宣言》(*Universal Declaration of Human Rights*)明确儿童必须受到特殊照顾和协助。

同年,世界卫生组织(World Health Organization,WHO)宣布成立,是联合国下属的一个专门机构,只有主权国家才能参加,是国际上最大的政府间卫生组织。1990年联合国大会通过《儿童权利公约》(Convention on the Rights of the Child,UNCRC),每个婴幼儿都享有获得良好营养的权利。在改善儿童生存状况,促进儿童健康成长和发育方面,婴幼儿喂养是一个关键领域。

2006年联合国营养执行委员会指出,从母亲妊娠到婴儿出生后两岁(生命早期1 000天)是预防成年后慢性疾病关键的窗口期。如果在此阶段能够避免各种不良因素特别是营养不良方面的影响,将是全球健康发展的最佳投资之一。"生命早期1 000天"被WHO定义为一个人生长发育的"机遇窗口期",不仅涉及生命早期的患病率和死亡率,影响婴儿时期的体格发育和脑发育,也关系到儿童成年后罹患慢性疾病的风险。2013年WHO报告中显示,营养不良和反复感染与5岁以下儿童中45%的疾病负担相关。能够获得充足营养和安全补充食品的儿童为数不多,仅36%的6个月以下的婴儿得到了纯母乳喂养。如果向0~23月龄的所有婴幼儿家庭推行母乳喂养,每年可挽救约80万名5岁以下儿童的生命。因此,世界卫生组织和联合国儿童基金会提出了促进母乳喂养的建议:①母亲产后1小时即开始母乳喂养;②生命最初6个月应进行纯母乳喂养;③在婴儿6个月龄时添加充足营养和安全的补充食品,同时持续母乳喂养至2岁以上。

1981年WHO设立了全球监测和支持实施《国际母乳代用品销售守则》的网络组织,名为"NetCode",通过确保禁止不当销售母乳代用品,维护和提倡母乳喂养,加强会员国和民间社会的监督执行能力,强化国家制定《国际母乳代用品销售守则》实施细则的立法工作,持续监督《守则》的执行工作。1989年WHO和UNICEF发布了关于保护、促进和支持母乳哺育的联合声明,并开发了针对医务人员的培训课程,为母乳喂养的母亲提供专业技术支持。其中包含了我国第一批爱婴医院落地即开始执行的《促进母乳喂养成功的十项措施》,该措施的实施对全国以及各国的母乳哺育起到了积极的作用。

1989年WHO和UNICEF关于促进母乳喂养成功的十点措施包括以下核心内容:①有书面的母乳喂养的政策,并常规传达到所有的医护保健人员;②对所有医护保健人员进行必要的技术培训,以确保实施这一政策;③要把有关母乳喂养的好处和方法告诉所有的孕妇及家庭;④帮助母亲在产前明确母乳喂养的优势,使母亲在产后半小时内开始母乳喂养;⑤指导母亲如何喂奶,并在需要与婴儿分开的情况下继续保持泌乳;⑥除母乳外,禁止给新生儿吃任何食物或者是饮料,除非有医学指征;⑦实行母婴同室,让母亲与其婴儿全天24小时在一起;⑧鼓励按需哺乳;⑨不要给母乳喂养的婴儿吸人工奶头或者使用奶头作为安慰物;⑩促进母乳喂养,支持母乳喂养公益组织的建立,并将出院后的母婴转给这些组织。受益于上述政策的推广作用,全球婴儿的纯母乳喂养率从2000年的36%上升到2015年的43%。但纯母乳喂养普及率的增长速度仍不足以实现2014年WHO和UNICEF制定的全球营养目标,即到2025年"将生后6个月内纯母乳喂养率提高到至少50%"。尽管世界不同地区影响母乳喂养的文化、社会、经济和企业力量差异很大,但有证据表明,政府和民间机构的政策和方案行动可有效提高母乳喂养率。世界银行的营养投资框架估计,从2016年到2025年,还需要57亿美元的额外融资,在低收入和中等收入国家推广母乳喂养干预措施,以实现世界卫生大会的母乳喂养目标。我们采取一系列措施和资源保证全面推行和实施国际母乳喂养行动方案,制定支付家庭休假和工作场所的母乳喂养政策,在医疗机构推行成功促进母乳喂养十项措施的实施。

2018 年 WHO 审查了上述措施实施以后所取得的效果证据,推出更新版的促进母乳喂养成功十项措施,并将各项措施更大范围整合到医疗服务系统。新十条措施包括以下内容:①a. 遵守《国际母乳代用品销售守则》和世界卫生大会相关决议;b. 制定书面婴儿喂养规则,定期与员工及家长沟通;c. 建立持续的监控和数据管理系统。②确保人员有足够知识、能力和技能以支持母乳喂养。③与孕妇及家属讨论母乳喂养的重要性和实现方法。④分娩后即开始持续母婴皮肤接触,帮助母亲尽快开始母乳喂养。⑤支持母亲早开奶,维持母乳喂养以及应对母乳喂养常见的困难。⑥除非有医学指征,不给母乳喂养的新生儿提供母乳以外的任何食物或液体。⑦实行 24 小时母婴同室。⑧帮助母亲识别和回应婴儿需要进食的迹象。⑨告知母亲使用奶瓶、人工奶嘴和安抚奶嘴和风险。⑩通过出院协调,使父母及其婴儿能够及时获得持续的支持和照护。

1982 年中国卫生部与 WHO 联合在上海市召开了首次母乳喂养研讨会,后续多次召开了全国母乳喂养会议并进行工作部署。1991 年原国家卫生部召开了"中国促进母乳喂养研讨会",研讨制定了"促进母乳喂养项目规划"和"中国母乳代用品销售守则(草案)"。1992年启动"爱婴医院"及"爱婴病区"的评比活动,并广泛推行"保护、促进和支持母乳喂养"行动,要求各地按 WHO 和 UNICEF 保护、促进和支持母乳喂养的 10 项措施规定,积极创建"爱婴医院",加强对广大医务人员的培训,不断更新观念,认真做好母乳喂养的各项工作,把落实"促进母乳喂养成功"的十项措施作为爱婴医院评选和复审的必备条件。

UNICEF 2017 年的报告显示,中国 6 个月以下婴儿纯母乳喂养率仅为 21%。据估计,由于未按照建议进行母乳喂养,每年全球有 16 146 名婴幼儿死于可预防的腹泻和肺炎,22 537 名妇女死于癌症和 2 型糖尿病。按照治疗费用、可预防的死亡所产生的经济费用和治疗儿童认知损失的费用合计推算,中国不实施母乳喂养的总经济成本估计为 661 亿美元,相当于中国国民总收入的 0.61。由此可见,母乳喂养对母婴健康甚至国民经济的重要影响。

四、早产儿母乳喂养的沿革

人类胎儿通过胎盘获得母体提供的保护性物质,对新生儿生存和发育有重要意义。出生后,母乳喂养可为婴儿提供胃肠道免疫保护作用,抵御感染。早产儿由于提前出生,错过了通过胎盘获得保护性物质的最佳时机。在过去直到 19 世纪末,绝大多数早产儿无论使用何种喂养方式都不可避免地夭折,主要原因在于生后发生低体温和营养摄入困难,存活者通常已接近足月或为小于胎龄儿。近一个世纪以来,随着围产医学的迅猛发展,尤其是近年来 34 岁以上孕妇比例增加、辅助生殖技术的推广应用和多胎分娩数量的增加,早产率逐年增加,WHO 统计报告显示,全球早产率在 2000 年为 9.8%,2010 年为 11.1%,2014 年为 10.6%。早产合并症仍是 5 岁以下儿童死亡的首要原因,占所有死亡的 16%,占新生儿死亡的 35%。

从古至今,当婴儿没有母乳喂养时,人们都在试图寻找各种替代乳品。最终发现,在保障婴儿存活方面,人乳比其他动物源性乳汁或成人食品都远胜一筹,具有不可替代的优势。

国际上可追溯到最早的有关早产儿喂养的医学记录是法国巴黎的产科医生 Pierre Budin(1846—1907)和他的老师 Stephane Tarnier(1828—1897)先后发表的一系列有关早产儿护理的医学文章,其核心观念为保温、营养和预防感染,尤其强调母乳喂养的重要性。婴儿最初的保温暖箱如图 1-1-1。美国医生 Julius H. Hess(1876—1955)在参观了欧洲早产儿医学中心后,在芝加哥 Michael Reese 医院建立了第 1 个早产儿医学中心,并出版了第 1 部早产儿医学专著 *The Premature Infant. Its Medical and Nursing Care*,他推荐早产儿母乳喂养首选营养方法,在早产儿生后 24 小时开始喂养,由乳母提供母乳(图 1-1-2)。在 20 年后的第 2 版中,他仍然强调使用母乳喂养,但推荐对于小早产儿,喂养可推迟 48 小时,甚至最晚在生后第 4 天再开始喂养,以避免发生吸入性肺炎和喂养不耐受。在喂养开始前,可为婴儿皮下注射生理盐水,以维持入量。

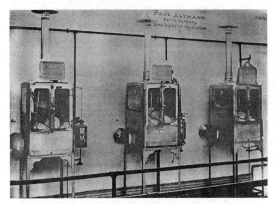

图 1-1-1　1989 年美国密西西比医院的婴儿暖箱

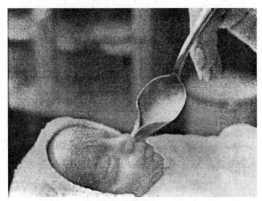

图 1-1-2　经鼻灌流喂养早产儿(Ann,1939 年 4 月 10 日出生,胎龄 28 周,体重 880g)

　　20 世纪 40 年代的另一项改变源于 Gordon 等的研究,为早产婴儿提供稀释的"半脱脂"牛乳奶粉比人乳喂养者体重增长更快,可能源于牛奶中的高蛋白含量。其他研究陆续显示,母乳喂养儿需要添加钙和磷,来促进骨质矿化及代谢。1958 年 Hess 在早产儿护理专著中不再强调早产儿母乳喂养,更加重视人工喂养。1970 年后的多项研究证实,早产儿营养中的蛋白质质量和含量都至关重要,蛋白质过量[4.5g/(kg·d)]可导致部分婴儿出现氮质血症、高氨血症、代谢性酸中毒和乳糖不耐受。临床对照研究显示,亲母的母乳喂养与库存捐献母乳相比,能更好地促进早产儿生长发育,但均不能达到其宫内生长的速率。由于缺乏早产儿宫内生长的标准,美国儿科学会首次提出了关于低体重儿的营养需求,认为低体重儿的营养应该能够支持其达到宫内末期的生长速度,且不出现代谢性酸中毒和消化系统功能紊乱。1990 年英国营养学家 Lucas 发表在《柳叶刀》(*The Lancet*)上的研究表明,早产儿在生后早期短时间内喂养高蛋白和能量密度配方奶粉,对其神经发育和局部脑容量有长期持久的有益影响,自此早产儿配方奶粉成为新生儿病房的标准喂养方式,母乳喂养的比例显著下降。1998 年后在艾滋病流行传播的时代,母乳喂养比例进一步降低。但 5 年之后,很多研究证据表明母乳可降低早产儿晚发败血症和坏死性小肠结肠炎(necrotizing enterocolitis,NEC)的发生率,并改善早产儿的生存结局,早产儿母乳喂养再次被关注和推广。

　　大约 100 年前,捐献人乳即在欧洲受到欢迎和推广。特别是第二次世界大战后,很多国家都开办了人乳银行。捐献人乳可用于早产婴儿和有胃肠道问题的新生儿。20 世纪 80 年代中后期,随着一些 NICU 相继出现了由于使用污染的母乳造成败血症和 NEC 的流行,甚至因使用捐献母乳造成 HIV 和其他病毒感染的病例,从而导致美国和欧洲部分母乳库关闭。但 90 年代后随着防止母乳微生物污染与传播的措施方法的实施,使用捐献人乳再次兴起。目前,全球已有 500 多家捐赠人乳库在运营,其中大多数位于欧美国家。加工技术和保存技术得到了优化。

母乳虽可降低新生儿败血症和 NEC 发病率,但仅靠母乳不能满足营养物质需求,母乳强化剂的使用在 20 世纪末变得越来越流行。1986 年莫丹卢等人发表了第一篇关于使用强化母乳的研究,并得出结论,喂养早产儿配方奶粉和强化母乳的婴儿体重增加率相似,但纯母乳喂养的婴儿体重增加率较低。一项对 14 项高质量的研究荟萃证实了上述结论,早产儿接受强化母乳喂养,可提高住院期间生长速度,但在婴儿期后还未观察到对生长或神经发育的影响。1990 年后,随着母乳强化剂的商品化,强化母乳已成为欧美低体重儿肠内营养的标准方案。但关于"适宜的宫外生长速度"仍不能明确。1998 年英国学者 Lucas 等发现,婴儿期生长过快,尤其是追赶性生长过度,可能与成年代谢综合征相关。由于多数发展中国家还不能提供母乳强化剂,仍推荐增加奶量或使用特殊营养配方的早产儿配方奶粉。

随着早产儿母乳喂养的基础与临床研究的逐步开展,母乳喂养的优势更加明确,尤其是对极低体重儿(very low birth weight,VLBW)的益处,愈发彰显出来,引起业界和公众的广泛关注。2018 年 UNICEF 和 WHO 明确宣布母乳喂养是早产和低体重儿最理想的喂养方式,为他们提供亲母的母乳喂养是最重要的生命支持措施,在新生儿重症监护病房(neonatal intensive care unit,NICU)促进母乳喂养是标准临床实践措施。

中国早产儿出生率为 6.09%,从 1990—1994 年的 5.36% 稳步上升至 2015—2016 年的 7.04%,年增长率约为 1.05%,在过去 30 年中,中国早产儿出生率呈逐渐上升趋势。早产率因地区而异,西北部发生率最高达 7.3%。

我国关于早产儿母乳喂养的历史记录尚未找到以往文献记载。2005 年一项关于新生儿重症监护病房中早产儿营养相关状况多中心调查资料显示,母乳喂养率仅占 13.6%,与国际上早产儿母乳喂养实践存在着较大差距。2006 年以来,我国各种专业学术团体和机构陆续出台了有关早产儿的系统管理指南,并推荐了早产儿母乳喂养的原则措施;2016 年由中国医师协会新生儿科医师分会营养专业委员会、中国医师协会儿童健康专业委员会母乳库学组和《中华儿科杂志》编辑委员会联合推出《新生儿重症监护病房推行早产儿母乳喂养的建议》,对 NICU 实施早产儿母乳喂养的具体细则进行了充分阐述,为我国进一步推广早产儿母乳喂养提供了详实可行的具体措施依据。2017 年我们编写出版了专著《早产儿母乳喂养》,进一步推动了中国早产儿母乳喂养的临床实践。

复旦大学附属儿科医院牵头组织了一项国内多中心研究,将 2015 年 5 月至 2018 年 4 月期间 25 个中国 NICU 出生的胎龄小于 34 周的早产儿纳入研究,了解我国医疗机构的早产儿母乳喂养现状。在 24 113 例住院早产儿中,总母乳喂养率和纯母乳喂养率分别为 58.2% 和 18.8%,并随研究年限显著增加;但母乳喂养率随着胎龄和出生体重的增加呈降低趋势,说明随着胎龄增加,医务人员对早产儿的母乳喂养重视程度有所不同;各单位母乳喂养率(15.8% *vs.* 100%)差异显著。研究显示,大多数中国的 NICU 已经采取一系列措施提高母乳喂养率,但差异有统计学意义。为进一步提高中国早产儿的母乳喂养率,我们还需要做出更多努力。

目前我们所面临的主要困难在于为住院早产儿提供和保存其亲母的母乳。大量的临床研究集中在如何促进母乳分泌和使用捐献母乳喂养早产儿。不容置疑,在 21 世纪,母乳喂养已成为所有婴儿包括早产儿的最佳的标准喂养方法。由于母乳成分具有种族特异性,任何替代喂养方案都不能取代其优势,母乳喂养的早产儿与人工喂养儿相比,从免疫保护和生长发育方面均获益良多。医疗机构的医护人员应为早产儿和其他高危新生婴儿推荐母乳喂养,可采取直接哺乳和/或应用挤出亲母的母乳喂养这些早产儿。早产儿母乳喂养的发展历程见表 1-1-1。

表 1-1-1 早产儿母乳喂养发展历程

年代	事件
1851	首次报道管饲喂养早产儿
1890s	推荐母乳喂养,早产儿护理
1913	芝加哥第一个 NICU 成立
1930s	研究确认能量需求 120kcal/(kg·d)
1940—1965	生后延迟喂养至 96 小时
1943	母乳喂养造成骨代谢不良(及时添加维生素 D)
1947	早产儿使用牛乳配方奶粉比人乳生长更快
1960s	延迟喂养的危害(神经发育、低血糖、高血钠、高胆红素血症和体重明显下降),提倡早期液体补充和喂养
1968	早产儿首次应用全肠外营养
1970s	强调蛋白质的质量比含量更重要,重新开始认识早产儿母乳喂养
1970—2007	早产儿母乳喂养的益处的研究增加
1980s	早产儿特殊配方奶粉的研究进展 母乳库因潜在 HIV 等病毒传播的风险而被大量关闭
1990s	母乳强化剂商品化,强调使用亲母母乳和微量喂养 早期肠外营养成为标准
1985 至今	为早产儿开设母乳库

五、早产儿母乳喂养的重要性

哺乳类动物与其他动物的根本区别是胎生及母乳。这两个环节是哺乳类动物赖以繁衍生息的重要环节,胎盘及母亲乳房是胎儿和新生儿两个重要的营养器官。母乳喂养是所有新生儿包括早产儿最佳的营养来源。早产儿由于提前出生,母乳喂养更成为其生后最适宜的营养和免疫保护源泉。

(一)母乳喂养对早产儿的益处

1. **保温作用** 通过母亲与早产儿皮肤与皮肤接触,实施母乳喂养,可降低早产儿出生后发生低体温和寒冷损伤的风险。2011 年 WHO 提出,对于出生体重在 2 000g 以下的低体重儿,实施母婴袋鼠抱和纯母乳喂养两项措施,可大大降低发达国家和发展中国家的新生儿病死率。

2. **免疫防御作用** 通过尽早开始母乳喂养(产后 1 小时),可防止早产儿受感染。研究发现,由于母婴的相同环境影响,母乳中可出现对婴儿室的特殊病原的免疫活性成分,以帮助早产儿抵御感染。对于部分母乳喂养或非母乳喂养的早产儿,因腹泻和其他感染导致死亡的风险可能更大。2011 年 WHO 报告显示,母乳喂养可使 LBW 因严重感染导致的病死率降低 18%,NEC 风险降低 60%。由于初乳中含有大量免疫活性物质如免疫球蛋白、白细胞和抗炎症因子,尤其是分泌性免疫球蛋白 A(secretory immunoglobulin A,sIgA),可减少婴儿发生急性肠胃疾病的风险,同时可刺激婴儿的免疫系统制造更多的 sIgA。通过体外实验发现,母乳中的免疫物质可杀死肺炎链球菌、衣原体孢子、HIV 等病原微生物,甚至对肺、咽喉、肾、直肠和膀胱中的癌细胞及淋巴瘤、白血病细胞有抑制作用。母乳对婴儿免疫系统的持续保护和促进作用可延续到断奶后。母乳成分及其作用的研究成果为研究人员开发新的疾病治疗方法提供了帮助。

3. **促进微生物 - 肠 - 脑轴的建立**　肠道微生物群为机体多种代谢、免疫和神经内分泌功能的充分发育提供了必要的刺激。肠道与大脑之间存在双向信息交流网络,大脑可自上而下调节胃肠道功能,肠道则自下而上参与情绪与行为的调控,肠道微生物在其中起重要作用,研究人员据此提出"微生物 - 肠 - 脑轴"(microbiota-gut-brain axis,MGBA)这一概念。新生儿早期是宿主建立微生物稳态的关键时期。早产儿由于提前出生,肠道微生物定植模式延迟,并由于母婴分离和感染与抗生素的干预,出现异常,从而导致显著和持久的健康不良影响。近年来的研究表明,母乳含有特定的微生物群,是婴儿肠道潜在有益细菌的来源。一旦进入婴儿肠道,这些细菌成为婴儿肠道微生物群的重要组成部分,并发挥多种功能,促进婴儿的新陈代谢、防止感染、发挥免疫调节或神经调节作用。为使更多的早产儿在生命早期能够接触到母乳微生物群,必须在 NICU 促进和增加母乳的使用。

4. **早产儿能量和营养素的重要来源**　早产儿母亲的母乳成分更适宜早产儿营养需求,见表 1-1-2。

表 1-1-2　早产儿母乳的成分变化

成分含量增加	成分含量不变
总氮质、蛋白质	容量、能量、渗透压、乳糖、维生素 B_1、B_2、B_6、B_{12}
长链多不饱和脂肪酸、中链脂肪酸、短链脂肪酸	脂肪、亚麻酸
钠、氯、镁、铁	钾、钙、磷、铜、锌、

5. **早产儿的发育促进作用**　早产儿出生时全身器官系统存在显著的发育不完善,母乳中包含大量促进生长发育的生长因子和细胞因子,能有效促进肠道、大脑和其他器官系统的发育成熟。WHO 2011 年报告显示,母乳喂养的低体重儿(low birth weight,LBW)与配方奶粉喂养者相比,智商(intelligence quotient,IQ)平均可提高 5.2 分。主要原因在于母乳中含有的多不饱和脂肪酸 - 二十二碳六烯酸(docosahexenoic acid,DHA)和花生四烯酸(arachidonic acid,AA),在婴儿大脑发育过程中起到促进作用,这些营养成分的差异可能是造成其智力差异的物质基础。

6. **增加早产儿安全感**　母亲怀抱婴儿进行母乳喂养可增加早产儿的安全感。临床研究显示,母婴皮肤接触时,婴儿表现得十分安宁,快波睡眠减少,深睡眠周期延长,对针刺疼痛的哭闹反应降低。同时,当婴儿碰触母亲乳房或皮肤时,母亲的催产素分泌增加,产生很好的心理满足感,对婴儿慈爱的感情会油然而生,并大大降低由于早产儿疾病住院造成的母婴分离所带来的焦虑和抑郁情绪(图1-1-3)。一项临床荟萃研究证实,母婴袋鼠抱可明显改善早产儿的血氧饱和度,使其体温、心率和呼吸更加稳定,降低低体温、低血糖和败血症的风险,减少再住院的概率,使头围增长更快,并可降低新生儿病死率。

7. 免疫保护的剂量效应关系 早产儿接受纯母乳喂养,为婴儿免患疾病提供了最大保护。母乳喂养的时间越长,婴儿将得到越多保护,这种作用称为"剂量效应",表现为与母乳喂养的纯度(是否添加配方奶粉)、占比(母乳与配方奶粉在喂养总量中的占比)和持续时间相关,或者说随添加配方奶粉比例的增加而逐渐减少。研究显示,母乳喂养对呼吸道感染、中耳炎、腹泻、肥胖和超重、儿童白血病和淋巴瘤等均有剂量相关性保护作用。

(二)母乳喂养对早产儿家庭及社会的益处

1. 增进母婴间的情感交流 母亲怀抱婴儿进行母乳喂养可增加早产儿的安全感,大大降低由于早产儿疾病住院造成的母婴分离所带来的焦虑和抑郁情绪(图1-1-4)。

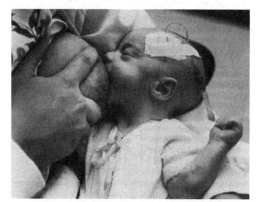

图1-1-3 早产儿直接通过吸吮乳头进行
母乳喂养,拍照时体重1 300g

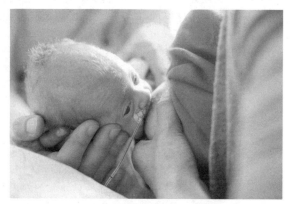

图1-1-4 早产儿直接通过吸吮乳头
进行母乳喂养

2. 惠及家庭和社会 母乳喂养可为家庭和社会减少经济压力。母乳喂养的早产儿住院合并症较少,住院时间缩短。可大大减少家庭在卫生保健方面的开支。美国的一项研究表明,根据母乳喂养时间的长短,每个家庭可节省200~800美元不等(约人民币1 600~6 400元)。在每个家庭开支减少的同时,用来帮助贫困人群的社会资源就可得到更长时间的利用。母乳喂养可改善公共健康水平,减轻医院、医疗保险公司和政府补助项目的经济压力。

3. 减少污染物暴露 母乳直接喂哺不必消耗金属、纸张、塑料,也不存在制造包装和运输配方奶和喂养器械所带来的能源需求,有利环保;母乳喂养的婴儿大大减少了污染和废物暴露的风险。另有研究显示,纯母乳喂养还为母亲提供了天然避孕措施。虽然我们生活在一个被污染的世界,科学家们一致建议母乳是婴儿最理想的营养来源,甚至可保护婴儿免受某些污染的影响。

(三)袋鼠式护理与母乳喂养的多重效应

2021年在《新英格兰杂志》发表了一篇由比尔和梅林达·盖茨基金会资助,经澳大利亚新西兰临床试验的研究项目结果,通过在发展中国家包括加纳、印度、马拉维、尼日利亚和坦桑尼亚的五家医院进行的一项多中心随机对照试验,涉及出生体重在1.0~1.799kg之间的新生婴儿3 211例,随机分为干预组(1 609名婴儿在暖箱或辐射保暖台中即开始接受袋鼠妈妈护理,对照组(1 602 名常规护理直到病情稳定后再接受袋鼠妈妈护理)。干预组母婴皮肤接触的平均每日持续时间为 16.9 小时(四分位范围,13.0~19.7),对照组为 1.5 小时(四分位范围,0.3~3.3)。干预组 191 名婴儿(12.0%)和对照组 249 名婴儿(15.7%)在生后 28 天内发生新生儿死亡[相对死亡风险,0.75;95% 置信区间(CI),0.64~0.89;$p = 0.001$];由于发现接受袋鼠妈妈直接护理的婴儿死亡率降低,根据数据和安全监测委员会的建议,试验提前停止。

这项针对资源相对不足的大型、多地点、多国家医院进行的研究显示,出生体重在 1.0~1.799kg 的早产 / 低体重儿在生后立即开始连续袋鼠妈妈护理,与目前建议的病情稳定后再开始袋鼠妈妈护理相比,新生儿死亡风险显著降低。可能的保护机制在于以下几方面:由于从出生即开始母婴密切接触,婴儿的体表、呼吸道和消化道及早被母体的保护性微生物群落占据;更有可能接受早期母乳喂养;其他人对婴儿的操作处理减少从而降低了感染风险;母亲对婴儿的持续监测、对婴儿血糖水平的稳定以及减少母婴分离产生的压力也可能有助于降低婴儿死亡率。后续还应在资源充足的医疗机构进一步开展相关研究,以确定在中低收入国家提高存活率的措施是否与提供强化婴儿监测的环境相关。

> **【关键知识点】**
>
> 　1. 纵观人类历史发展史可见,母乳喂养一直是婴儿最佳的营养来源。
>
> 　2. 在历史进程中母乳喂养也不乏竞争对手,由 300 年前的亲母与乳母喂养之争,逐渐演变为母乳喂养与奶瓶配方奶粉喂养之争。
>
> 　3. 代乳品及哺乳器具的研发初衷是解决母乳喂养难题,但也伴随着危害婴儿健康的问题。
>
> 　4. 自 WHO 及 UNICEF 成立以来一直致力于保护、促进和支持母乳喂养,并发布及更新了一系列促进母乳喂养的措施建议。
>
> 　5. 随着时代进步,早产儿母乳喂养已成为挽救早产儿生命的基本医疗干预措施。
>
> 　6. 我国逐步开展早产儿母乳喂养临床实践,还有很大改进空间。目前的难题是如何为早产儿提供并保存大剂量的亲母母乳。
>
> 　7. 母乳喂养对早产儿有多重保护作用,包括保温、能量和营养素的重要来源、促进发育、免疫防御、促进微生物 - 脑 - 肠轴的建立和增进母婴情感交流等方面。
>
> 　8. 母乳喂养的保护作用呈剂量效应关系,即母乳喂养越多,时间越长,相关疾病发生率越低及严重程度越低。

(童笑梅)

参考文献

1. LUCAS A, MORLEY R, COLE TJ, et al. Early diet in preterm babies and developmental status at 18 months. Lancet, 1990, 335: 1477-1481.
2. 中国医师协会新生儿科医师分会营养专业委员会, 中国医师协会儿童健康专业委员会母乳库学组,《中华儿科杂志》编辑委员会. 新生儿重症监护病房推行早产儿母乳喂养的建议. 中华儿科杂志, 2016, 54: 13-16.

3. FERNANDEZ L, RUIZ L, JARA J, et al. Strategies for the Preservation, Restoration and Modulation of the Human Milk Microbiota. Implications for Human Milk Banks and Neonatal Intensive Care Units. Front. Microbiol, 2018, 9: 2676.

4. VAN GOUDOEVER JB. Nutrition for Preterm Infants: 75 Years of History. Ann Nutr Metab, 2018, 72 (suppl3): 25-31.

5. CHAWANPAIBOON S, VOGEL JP, MOLLER A-B, et al. Global, regional, and national estimates of levels of preterm birth in 2014: a systematic review and modelling analysis. Lancet Global Health, 2019, 7: e37-46.

6. WALTER DD, PHAN LTH, MATHISEN R. The cost of not breastfeeding, global results from a new tool. Health Policy and Planning, 2019, 34 (6): 407-417.

7. PENG WJ, JIANG SY, LI SJ, et al. Human Milk Feeding Status of Preterm Infants in Neonatal Intensive Care Units in China. Journal of Human Lactation, 2020, 36 (2): 283-290.

8. JING S, CHEN C, GAN Y, et al. Incidence and trend of preterm birth in China, 1990-2016: a systematic review and meta-analysis. BMJ Open, 2020, 10: e039303.

9. WHO IMMEDIATE KMC STUDY GROUP. Immediate "Kangaroo Mother Care" and Survival of Infants with Low Birth Weight. The New England Journal of Medicine, 2021, 384: 2028-2038.

第二节　母乳成分

> **【导读】** 母乳成分非常复杂,不仅是因为母乳成分丰富,含有各种宏量元素、微量元素,还含有许多活性成分,是任何奶粉加工技术难以模拟的。因为不同个体、不同的分娩孕周、不同的哺乳阶段,母乳成分和含量都会有所变化。本章就目前对母乳成分的研究成果进行分享。

一、母乳中的营养元素及研究进展

母乳是婴儿成长最自然、最安全、最完整的天然食物,它含有婴儿成长所需的所有营养和抗体,特别是母乳含有 50% 的脂肪,除了供给婴儿身体热量之外,还满足脑部发育所需的脂肪(脑部 60% 的结构来自脂肪);丰富的钙和磷可促进婴儿的生长发育;免疫球蛋白及免疫调节因子可有效预防及保护婴儿免于感染及慢性病的发生;多种生物活性分子、母乳低聚糖可抑制肠道病原微生物定植和帮助消化。

(一) 宏量营养元素

早产儿母亲的乳汁相较于健康足月儿母亲其能量物质略低,活性物质更高,且母乳成分处于动态变化过程,以适应婴儿的生长需求。Boyce C 等人对 1959—2013 年发表的英文文章进行系统性综述,研究早产母亲初乳和成熟乳中主要营养素的变化和平均值,他们从 7 731 篇文献中筛选出 24 篇符合研究需要的文献,给出哺乳期第 1~8 周各大营养素的平均值和范围,初乳(第 1 周)和成熟乳(第 2~8 周)的平均值(表 1-2-1)。

尽管早产母乳中蛋白质、钠、氯化物及钾的平均浓度较高,但仍需补充特定的营养成分方能完全满足早产儿快速生长的需要。

表 1-2-1　不同泌乳期，标准化的蛋白质、脂肪、乳糖、碳水化合物和能量值

泌乳期/周	蛋白含量/[g·(100ml)$^{-1}$]		脂肪含量/g·(100ml)$^{-1}$		乳糖含量/g·(100ml)$^{-1}$		碳水化合物含量/g·(100ml)$^{-1}$		能量/kJ·(100ml)$^{-1}$		能量/kcal·(100ml)$^{-1}$	
	均值	范围	均值	范围	均值	范围	均值	范围	均值	范围	均值	范围
1	1.99	1.71~2.60	2.80	1.60~3.90	6.01	5.04~7.12	6.73	6.20~7.10	267.8	205.0~309.6	64.0	49.0~74.0
2	1.67	1.46~2.40	3.63	3.49~4.30	5.94	5.31~6.86	7.11	7.0~7.19	295.8	258.6~325.5	70.7	61.8~77.8
3	1.37	0.88~2.10	3.84	3.24~4.80	6.07	5.76~7.50	7.42	7.25~7.60	297.9	252.3~323.8	71.2	60.3~77.4
4	1.33	0.93~2.00	3.88	3.50~4.60	6.02	7.40~7.53	7.47		312.5	294.5~330.5	74.7	70.4~79.0
5	1.46	1.23~1.90	3.63	3.17~4.36	6.32	5.71~7.21	7.25	7.04~7.45	286.6	274.9~293.3	68.5	65.7~70.1
6	1.38	1.05~1.90	4.24	3.57~4.90	6.18	7.30~7.50	7.40		331.4	293.3~362.3	79.2	70.1~86.6
7	1.31	1.03~1.80	3.92	2.94~4.80	6.83	5.95~7.45	7.29	7.27~7.30	290.8	263.6~334.7	69.5	63.0~80.0
≥8	1.37	0.88~2.10	3.84	3.24~4.80	6.07	5.76~7.50	7.42	7.25~7.60	297.9	252.3~323.8	71.2	60.3~77.4

引自：MISTRAL W，GRACE L，SARAH R，et al. Preterm human milk composition：a systematic literature review. British Journal of Nutrition，2016，1（6）：1-13。

1. **碳水化合物**　母乳中的碳水化合物主要是乳糖，此外还有少量葡萄糖、半乳糖、糖胺及大量的母乳低聚糖。相对于母乳中蛋白质和脂肪的变化，成熟母乳（产后 21 天）中乳糖含量相对稳定，但在整个哺乳期间，母乳中乳糖浓度也受胎儿成熟度和出生体重、不同哺乳阶段的影响。乳糖是母乳渗透压的决定因素，稳定的乳糖浓度对维持母乳渗透压有重要作用。同时，在泌乳启动和维持阶段，乳糖合成速度是人乳腺泌乳量的主要决定因素。乳糖在乳糖酶的作用下分解成半乳糖和葡萄糖，为婴儿大脑的快速发育提供能量。此外，乳糖还有利于钙、铁、锌的吸收。

2. **脂肪**　母乳中的脂类以脂肪球的形式存在，是主要的供能物质，提供总能量的 55%。其含量范围为 22~62g/L，是乳汁中含量波动最大的宏量营养素。在一次哺乳过程中，后半部分母乳中脂肪含量是前半部分母乳脂肪含量的 2 倍。不同孕周母亲的乳汁比较，早产母乳中脂肪含量比足月母乳高 30%。同时，脂肪含量还与母亲孕期体重增加正相关，并受到饮食的影响呈现显著变化。

对于早产儿，由于母乳在不同时间、不同的吸空程度时的脂肪含量、热量等存在显著波动，同时早产儿摄入量受限，如使用的乳汁脂肪含量低，可导致总脂肪和热量不足，从而影响早产儿的生长发育。因此，有研究者认为如果按照标准规范的吸乳、母乳储存操作，将 24 小时内吸出的母乳喂养混合保存，对于乳汁成分均一度更好，更方便医护人员将母乳喂给早产儿。新鲜混入的母乳中的各种抑菌杀菌成分能够进一步降低微生物计数，因此无须担心其安全性。

早产儿母乳喂养临床实践操作时，母乳收集、储存、加热、哺喂等环节都可能导致脂肪损失。胃管持续喂养会致脂肪损失 40%，早产儿喂养操作导致的脂肪损失中，80% 源于胃管对脂肪的黏附，20% 左右源于巴氏消毒和母乳反复冻融等操作。

母乳脂肪中含量最高的成分是甘油三酯，占所有脂质的 95%，甘油三酯在脂肪酶的作用下分解成游离脂肪酸和甘油。母乳中的脂肪酸超过 200 种，主要为中链脂肪酸和长链脂肪

酸,包括长链多不饱和脂肪酸,油酸在乳汁中含量最高,占 36%。母乳中还含有磷脂、胆固醇以及脂溶性维生素等其他脂类物质。

3. 蛋白质 蛋白质含量不受母亲膳食的影响,但随着母亲体重、身高的增加而增加,并在产乳量较多母亲中降低,可能是由于稀释作用所致。无论分娩的时机如何,母乳的蛋白质含量在产后 4~6 周开始降低。

母乳中的蛋白质主要为乳清蛋白和酪蛋白。乳清蛋白在泌乳早期浓度最高,然后逐渐下降;酪蛋白在泌乳早期浓度很低,之后快速增加。母乳中乳清蛋白含量为 80%~50%,这取决于泌乳的不同阶段。泌乳早期乳汁中的乳清蛋白 / 酪蛋白比值波动在 70/30 至 80/20,泌乳晚期降至 50/50。这个比值明显高于其他哺乳动物。乳清蛋白是主要的营养蛋白质,必需氨基酸含量高,其中牛磺酸、半胱氨酸等对保护视力、促进神经系统发育、促进免疫功能、抗氧化等均有益处。乳清蛋白在胃中酸化、变成柔软、絮状凝块,很容易被消化,为婴儿持续提供营养。相反,酪蛋白在胃中形成较硬、不易消化的乳凝块,需要更多的能量使其完全消化。牛乳中的乳清蛋白仅占 18%,牛乳来源的婴儿配方奶粉含有较高的酪蛋白,使其比母乳更难吸收。

母乳中主要有 5 种乳清蛋白,分别是 α- 乳白蛋白、血清白蛋白、乳铁蛋白、免疫球蛋白和溶菌酶。后三者在免疫防御上发挥重要作用。其他蛋白包括叶酸结合蛋白、双歧因子、脂肪酶、淀粉酶、α- 抗胰蛋白酶等。在消化后,这些蛋白很快被分解为自由氨基酸以吸收和利用,具有生物活性功能及非营养性功能。

早产母亲的乳汁中蛋白质含量明显高于足月产母亲,但相对于早产儿的需求,乳汁中的总蛋白和特定氨基酸含量有限,还需要额外补充。

4. 母乳低聚糖 母乳低聚糖(human milk oligosaccharides,HMO),小分子多糖,不能被人体消化系统消化利用,在母乳中的含量排名第三。母乳低聚糖的生理功效研究已成为近年来的研究热点问题。

HMO 主要由五种单糖构成,其结构多样化源于五种单糖不同连接方式以及大量的岩藻糖化和唾液酸化(图 1-2-1)。其数量、结构的多样性决定了功能的多样性。截止到目前,母乳低聚糖的结构细节尚未完全阐明,在母乳中已经发现 200 种以上的 HMO,其成分及含量受到泌乳阶段、母亲基因及生活方式等多种因素的影响,初乳中含量最高。

HMO 具有多种生理功能,如促进益生菌增殖、阻止病原菌黏附、促进免疫系统发育、调节肠道上皮细胞响应以及促进大脑发育等。近年来的研究发现通过检测母乳中的低聚糖及早产儿肠道微生物组可预测坏死性小肠结肠炎的发生。

HMO 作为益生元,能够选择性地促进有益菌群的增殖,尤其是促进婴儿双歧杆菌增殖,从而维持健康的肠道菌群环境。HMO 作为抗菌剂,也能直接抑制一些致病菌生长,从而减少和避免细菌对肠道细胞的侵害。同时,HMO 作为抗黏附剂,能模仿肠道表皮细胞表面的病原菌结合位点,从而阻止病原菌结合到肠道上皮细胞表面进行定殖,降低病毒、细菌及寄生虫感染,见书末彩图 1-2-2。作为免疫调节剂,HMO 能够通过多种机制支持小肠屏障功能、调节免疫,见书末彩图 1-2-3。

此外,HMO 还能够调节肠道上皮细胞的响应、减少细胞生长、诱导细胞分化和细胞凋亡。经唾液酸化的低聚糖也是唾液酸的良好来源,促进大脑发育,这点在第二章第二节中有进一步详述。

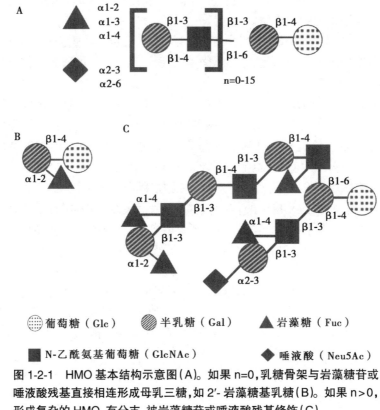

图 1-2-1　HMO 基本结构示意图（A）。如果 n=0，乳糖骨架与岩藻糖苷或唾液酸残基直接相连形成母乳三糖，如 2′-岩藻糖基乳糖（B）。如果 n>0，形成复杂的 HMO，有分支，被岩藻糖苷或唾液酸残基修饰（C）。

（二）维生素及矿物质

母乳中所有维生素和矿物质浓度低于牛乳，但维生素和矿物质生物利用率高，能更好地被吸收，尤其是铁、锌、钙，其中铁的吸收率为 50%~75%，远高于配方奶粉 5%~10% 的吸收率。此外，相对于婴幼儿配方奶粉，母乳中还有更多含量的硒（抗氧化剂）。

很多微量营养素会随着母亲饮食和体内贮存情况而变化，包括维生素 A、B_1、B_2、B_6、B_{12}、D 及碘。母乳中多数维生素都足以支持婴儿的正常生长，除了维生素 D 和 K。正常情况下，维生素 D 在出生时储存，在生后 8 周内耗尽。经纯母乳喂养获得的维生素 D 约 10IU/d（冬天）~20IU/d（夏天），明显低于推荐摄入量。故母乳喂养婴儿有维生素 D 摄入不足、骨矿化不足，继发佝偻病的风险。日光不足的地区其风险进一步增加。母亲每日补充 400~2 000IU 维生素 D 能增加母乳中维生素 D 水平，但只有高剂量（2 000IU）才能使婴儿的 25-OH-D 达到理想水平。对母乳喂养儿推荐日光暴露和补充维生素 D 400IU/d，根据季节、地区、是否早产而调整用量。维生素 K 在母乳中含量极少，初乳约 0.8~4.8μg/ml，成熟乳 0.4~2.8μg/ml。因此各国推荐肌内注射或口服维生素 K 防止新生儿出血性疾病，但至今尚无统一标准。

二、早产儿母乳相关的活性物质

母乳中含有大量活性物质，尤其是初乳。目前已经了解母乳中含有 13 种以上生长因子、68 种细胞因子、415 种蛋白、200 种以上母乳低聚糖以及大量中链脂肪酸和免疫细胞等。这些物质为婴儿提供免疫保护、促进婴儿各个器官的发育。本节重点综述非细胞类的生物活性物质,包括具有免疫活性的抗菌因子、抗炎因子、免疫调节因子,以及能够促进大脑发育的脂肪酸、生长因子。母乳中的活性物质往往具有多种功能,本节主要聚焦早产儿的免疫与神经发育两个重点进行阐述。

(一)免疫活性物质

1. **抗菌因子**　新生儿出生后会立即接触到大量微生物,如母亲皮肤微生物、医院环境微生物等。早产儿胎盘 IgG 传递缺失、免疫系统更加不成熟,更易受到感染。母乳中含有多种特异性抗菌物质,如分泌性免疫球蛋白 A（secretory immunoglobulin A, sIgA）、乳铁蛋白、α- 乳清蛋白、溶酶菌、防御素等,保护新生儿免受各种致病菌的感染。如 sIgA 能阻碍微生物病原体在上皮定植、中和细菌毒素;乳铁蛋白能杀灭肠道细菌、白念珠菌;溶菌酶能溶解特定细菌细胞壁的肽聚糖;防御素抑制 HIV-1 复制,破坏大肠杆菌;α- 乳清蛋白不仅是乳糖合成酶的一部分,也能杀死肺炎链球菌。

不同哺乳阶段,母乳中抗菌物质含量有很大差异。初乳中各种免疫活性物质均很高,如 sIgA 浓度可达 2 149μg/ml,成熟乳中浓度为 861μg/ml。相对初乳而言,成熟乳中抗菌物质的浓度低,但正常母亲每日可泌乳 470~1 350ml,也就是说婴儿能摄入的抗菌物质总量不会减少。随着婴儿辅食的添加,虽然母亲的泌乳量下降,但是抗菌物质浓度增加(图 1-2-4),以满足婴儿的生长发育需要。当母亲和 / 或婴儿受到感染时,母乳中 sIgA、IgG、IgM 和乳铁蛋白浓度都会增加,且具有显著性差异。因此,母亲进入新生儿病房接触早产儿所处的环境,有利于母乳中出现针对医院环境的特定抗体。

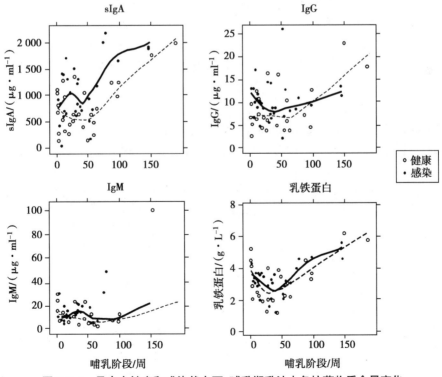

图 1-2-4　母亲在健康和感染状态下,哺乳期乳汁中各抗菌物质含量变化

sIgA 是母乳中最主要的抗体。对人类婴儿来说,孕晚期孕妇会通过胎盘传递 IgG,生后初乳中基本都是 sIgA(88%~90%),可保护新生儿和婴儿抵抗肠道和呼吸道病原微生物感染。母乳中 sIgA 可对以微生物为主的 20 余种环境抗原起反应,包括轮状病毒、大肠埃希菌、霍乱弧菌和沙门菌等肠道病原菌。

乳铁蛋白(lactoferrin,LF)是具有抑菌活性的铁接合蛋白,是母乳中含量第二的乳清蛋白。乳铁蛋白的结构特性使其能够免于在婴儿胃肠道内被消化,且在母乳喂养的婴儿粪便中发现了完整的乳铁蛋白。研究发现,哺乳早期(产后 28 天内)母乳中乳铁蛋白质含量 $4.91 \pm 0.31g/L$(范围 0.34~17.94g/L),成熟乳中乳铁蛋白质含量 $2.10 \pm 0.87g/L$(范围 0.44~4.4g/L)。乳铁蛋白易受温度影响,62.5℃下巴氏消毒 30 分钟后,仅有 39% 的乳铁蛋白存留,低温 −20℃保存 3 个月后乳铁蛋白质含量下降 63%,6 个月后仅有 20% 的乳铁蛋白存留。

乳铁蛋白具有广谱抗菌作用。乳铁蛋白与铁元素具有高度的亲和性,在免疫球蛋白 A 和碳酸氢盐存在的情况下,它能快速吸收肠内铁元素,使细菌(尤其是大肠杆菌和念珠菌)失去生长所需的基本元素铁而失活,达到抑菌效果。此外,乳铁蛋白能够抑制大肠埃希菌黏附到细胞上,预防腹泻。

溶菌酶(lysozyme)是一种低分子量的水解酶,能水解 N- 乙酰胞壁酸(N-acetylmuramic acid,Mur-NAc)和 2- 乙酰氨基 -2- 脱氧 -D- 葡萄糖残基(2-acetamido-2-deoxy-D-glucan,Glc-NAc)间的 β-1,4 糖苷键。对于革兰氏阳性菌,溶菌酶能直接促进细菌壁外层肽聚糖 Glc-NAc 和 Mur-NAc 之间的 β-1,4 糖苷键水解,使细菌溶解。对于革兰氏阴性菌,溶菌酶与乳铁蛋白协同作用,乳铁蛋白与细菌细胞壁外层的脂多糖紧密结合,释放脂多糖,使溶菌酶得以破坏细胞壁内层的肽聚糖结构,起到杀菌作用。

2. **抗炎因子** 母乳中含有丰富的生物活性物质,往往具有多种功能,如上所述的乳铁蛋白除具有抗菌活性外,还具有抗炎、免疫调节的功能。母乳中其他的抗炎因子如前列腺素 E_2、表皮生长因子、皮质醇、PAF- 乙酰水解酶、白细胞介素 IL-10、转化生长因子 TGF-β1 等。这些物质可使抗菌物质在对抗肠内感染时不会产生明显的肠道炎症临床症状,降低组织损伤程度。

3. **免疫调节因子** 母乳中含有多种细胞因子、趋化因子和受体,这些物质具有多种免疫调节活性,如增强细胞免疫、体液免疫、巨噬细胞活性以及增强抗炎效果。细胞因子主要包括集落刺激因子(colony stimulating factor,CSF)、白介素(interleukin,IL)、生长因子(growth factor,GF)、干扰素(interferon,INF)等。表 1-2-2 列举了母乳中部分免疫活性成分。

表 1-2-2 母乳中部分免疫活性成分

成分	功能
抗菌因子	
乳铁蛋白	通过螯合 Fe^{3+} 阻断嗜铁细菌的繁殖;杀死肠道细菌,如乳铁蛋白肽杀死白色念珠球菌
分泌性免疫球蛋白 A	干扰病原菌黏附到上皮细胞;中和细菌毒素
溶菌酶	分解细胞壁肽聚糖
α- 乳白蛋白	杀死肺炎链球菌
补体 C3	调理素 C3b 和 C3bi 的前体
防御素	抑制 HIV-1 复制,破坏大肠杆菌

续表

成分	功能
抗炎因子	
前列腺素 E_2,F2α	细胞保护物质
EGF、乳铁蛋白、多胺	上皮细胞生长因子
皮质醇	促成熟因子
乙酰水解酶	降解炎症介质的酶
IL-10、TGF-β1	炎性白细胞调节因子
免疫调节因子	
IL-7	增强 T 细胞产生
干扰素 γ、TNF-α、IL-12、IL-18	强化细胞免疫
TGF-β2、IL-4、IL-10	强化体液免疫
IL-β1、IL-6、MIF	刺激巨噬细胞
IL-8、CCL-28、MIP-1	激活趋化因子
IP-10、MIG	干扰素诱导蛋白
TGF-β1、IL-10	抗炎作用
EGF、M-CSF、G-CSF、红细胞生成素	生长刺激

（二）生物活性物质

1. **表皮生长因子**　表皮生长因子（epidermal growth factor，EGF）是一种单链多肽，能抵抗胰蛋白酶，具有耐热耐酸作用。EGF 广泛存在于体液和多种腺体中，也是人类和其他哺乳动物母乳中的一种重要成分，EGF 能够刺激胃肠道和其他组织细胞的增殖和分化，可促进肠道黏膜损伤的修复，还能够通过抑制胃酸分泌来保护胃黏膜以及促进肠道营养物质的转运。羊水中也含有 EGF，而且随着妊娠期进展，羊水中的 EGF 含量逐渐升高，胎儿吞咽羊水能够摄入 EGF 以促进肠道发育。羊水和母乳中的 EGF 是母体对其分娩新生儿的一种适用性保护反应。表皮生长因子受体广泛分布在胃肠道中包括胃、十二指肠及小肠组织。

母乳中的 EGF 水平，以产后最初几天的初乳阶段最高，成熟乳中的水平逐渐下降至5.0~6.7nmol/L。研究证实，足月儿与早产儿母乳的 EGF 水平差异显著，极早产儿的母乳中EGF 水平高 50%~80%，早产儿母乳中的 EGF 含量与新生儿胎龄以及出生体重存在显著的负相关关系。虽然保护机理尚不明确，但动物实验证实，母乳中高水平的 EGF 与预防新生儿坏死性小肠结肠炎等肠道疾病有关。

2. **胰岛素样生长因子-Ⅰ**　胰岛素样生长因子-Ⅰ（insulin-like growth factors-Ⅰ，IGF-Ⅰ）由肝脏分泌产生，作为细胞增殖的强力分裂素，通过营养物质-胰岛素-IGF-Ⅰ代谢轴调节机体生长发育，对脑、肌肉、骨骼和血管等的生长起重要作用。乳腺上皮细胞通过分泌 IGF、IGF-Ⅰ和 IGF-Ⅱ，刺激乳汁分泌和乳腺血流，说明 IGF 对于支持泌乳建立非常重要。口服IGF-Ⅰ能够增加肠道细胞 DNA 合成，使小肠绒毛增长，增加肠黏膜厚度，从而促进肠道生长发育，增加肠道水解酶活性，例如增加乳糖酶活性以改善碳水化合物的吸收利用。母乳中的IGF-Ⅰ在胃肠道稳定，不易被降解，特别是早产儿肠道通透性高，更有利于母乳中 IGF-Ⅰ的吸收利用。IGF-Ⅰ是早产儿的生长发育的重要调控激素之一,也被视为监测早产儿生长发育的一个指标。

3. 脂联素　脂联素(adiponectin,APN)是脂肪细胞分泌的具有生物活性的一类蛋白质因子。APN可与骨骼肌、肝脏细胞膜上的G蛋白偶联受体、Ⅰ型Ⅱ型受体特异性结合,进而调节脂肪酸氧化和糖代谢,可增加胰岛素的敏感性调节脂质和糖代谢,加强胰岛素促进肝糖原合成,抑制糖异生作用,对机体的脂质代谢和血糖调控起到重要调节作用。新生儿血清脂联素水平是成年人的2~3倍,有研究认为胎儿小肠可表达脂联素受体,母乳喂养可使APN直接作用于婴儿肠道,对婴儿肥胖起预防作用,也对子代成年肥胖的预防有重要意义。同时,APN还有直接抗炎功能,可降低巨噬细胞迁移,减少趋化因子的产生。

影响母乳APN水平的因素包括哺乳阶段、分娩方式、母亲BMI指数等,初乳阶段APN浓度较高,随着哺乳期的延续,母乳中APN呈下降趋势。母乳APN水平还与母体肥胖BMI水平正相关。

(三) 促进神经发育的活性物质

人类大脑比其他哺乳动物更加发达,大脑发育最快的阶段是胎儿期最后3个月和生后最初2年。2岁时大脑重量已达到成年大脑的80%。母乳中含有多种生物活性成分,满足婴儿大脑发育的需要。如二十二碳六烯酸和花生四烯酸通过促进健康的神经系统生长、修复和髓鞘化,参与婴儿早期神经系统的发育。

1. **长链多不饱和脂肪酸**(long-chain polyunsaturated fatty acid,LCPUFA)　母乳中长链多不饱和脂肪酸含量占总脂肪酸含量的约22%。两种必需脂肪酸(essential fatty acid,EFA)包括亚油酸($C18:2n6$)、α- 亚油酸($C18:3n3$)含量最高,分别占总脂肪酸含量的14.88%和2.02%,分别是n-3和n-6系列必需脂肪酸的母本。亚油酸可转化为花生四烯酸(AA,$C20:4n6$),α- 亚油酸可转化成二十碳五烯酸(EPA,$C20:5n3$),后者又转变为二十二碳六烯酸(DHA,$22:6n3$)。母乳中DHA和AA的含量分别占总脂肪酸含量的0.35%和0.49%。

LCPUFA对婴儿中枢神经系统发育和视觉发育具有重要作用,详细内容请见第二章第二节。这一作用还要部分归功于n-3LCPUFA和n-6LCPUFA含量的平衡。n-6 LCPUFA和n-3LCPUFA的平衡能够影响炎症反应、脂质过氧化作用、生物膜功能,从而促进脑、视网膜、肺以及其他器官的发育成熟。

2. **唾液酸**　母乳的唾液酸主要存在于不同类型的唾液酸糖缀合物中,如低聚糖、糖脂和糖蛋白。研究发现,初乳中唾液酸浓度最高,产后3个月成熟乳中唾液酸浓度下降近80%,早产母乳中唾液酸含量高于足月母乳。大部分配方奶粉中唾液酸含量小于成熟乳中的1/4,且多与糖蛋白结合,而母乳中唾液酸多与低聚糖结合,占总唾液酸的73%(图1-2-5)。

(四) 其他物质

1. **激素**

(1)生长激素:母乳生长因子(human milk growth factor,HMGF)包括HMGF-Ⅰ/Ⅱ/Ⅲ,HMGF-Ⅲ能够刺激DNA合成和细胞增殖,体外实验显示HMGF可能有效刺激小肠黏膜质量的快速增加,有效激发靶器官的生长,并可能产生营养程序化作用。

(2)瘦素:瘦素(leptin)是一种食欲控制因子,在身体脂肪组织比例、食物摄入和体重调控方面具有重要作用,也可调节能量消耗并可作为胰岛素的调节激素。

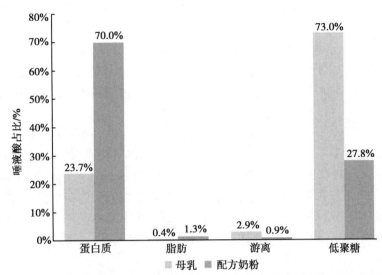

图 1-2-5　母乳及配方奶粉中与低聚糖、蛋白质、脂质结合的唾液酸及游离唾液酸占比

瘦素不仅由成熟的脂肪细胞产生,瘦素 mRNA 也存在于母乳、胎盘和胎儿体内,乳汁中的瘦素与母亲血液循环的瘦素水平相关,也可由乳腺组织表达合成。母乳中的瘦素可被婴儿摄入并发挥作用,研究者认为,新生儿期摄入的母乳量与 13~16 岁时的血清瘦素呈负相关,因此认为婴儿在生命早期获取母乳量越多,体内瘦素越能对婴儿的能量代谢平衡产生积极影响,预防肥胖。有学者认为母乳瘦素可能通过以下途径调节新生儿生长发育:①与乳脂中脂肪球结合,调节脂肪酸的消化吸收;②与肠道瘦素受体结合,调节肠道发育;③经肠道吸收,通过血液循环作用于瘦素受体。

母乳中瘦素水平受到哺乳阶段、婴儿情况的影响,初乳中的瘦素浓度高于过渡乳,早产母乳的瘦素水平低于足月母乳。研究证明,瘦素和胰岛素在调节早产儿生长代谢方面发挥重要作用,两者相互调节促进体质量增长,又不至于过快增长,以保持与其他器官的发育同步,但其作用机制有待进一步探讨。

2. **骨桥蛋白**　骨桥蛋白(osteopontin,OPN)是一种高度磷酸化的糖蛋白,最早发现于骨基质和牙齿中,由于最初发生这种唾液酸糖蛋白是细胞骨基质中的产物,并能与细胞基质中的矿物质形成桥连,因此被称为"bone sialoprotein",Oldbelg 等在 1986 年将其命名为骨桥蛋白(OPN)。现在发现 OPN 在骨、软骨、血、尿、乳汁、子宫、肾、胎盘等广泛分布,可表现多种生物学活性,除刺激钙转运和磷脂酰肌醇激酶活性、调节成骨细胞、破骨细胞与骨组织黏附以外,还参与神经发育、免疫调节、细胞凋亡、血管重塑等,也在胚胎着床以及发育分化过程中起着重要作用。母乳中骨桥蛋白的意义和价值目前尚未充分阐明。

母乳中 OPN 水平(138mg/L)约占总母乳蛋白质含量的 2.1%,远高于牛奶(18mg/L)和配方奶粉(9mg/L)中的水平。在一项配方奶粉中添加 OPN 的研究中证实,添加 OPM 的实验组婴儿血清中促炎因子(TNF-α)水平较低,并改善免疫水平,总患病天数减少。另一项早产小猪的研究中发现使用添加 OPN 的配方奶粉喂养时,NEC 发生率更低,提示 OPN 对于早产儿来说有重要意义。

3. **微小核糖核酸**　微小核糖核酸(microRNA,miRNA)发现于 1993 年,是一种小的内源性非编码 RNA 分子。miRNA 能通过抑制 mRNA 蛋白质翻译或降解 mRNA 而调节基因的表达。在哺乳动物细胞中 miRNA 能够调节高达 50% 蛋白质合成(基因表达),调节一系列的生物进程。除了调控正常的生理进程之外,miRNA 可能与多种疾病有关,如癌症、自身免疫疾病、肠胃疾病以及生殖系统疾病,此外 miRNA 也调节哺乳动物免疫系统,如调节 T 细胞和 B 细胞发育、释放炎症调节因子、中性粒细胞和单核细胞的增殖以及树突细胞和巨噬细胞的分化等。

miRNA 存在于人体体液中,2010 年 N Kosaka 等人在母乳中发现 miRNA 的存在。到目前已发现母乳中含有 1 195 种已知 miRNA,经预测母乳中可能含有超过 5 000 种新型 miRNA。miRNA 在乳腺细胞、脂肪球及脱脂乳中均可存在。研究发现,后半部分母乳比前半部分母乳的 miRNA 含量更高。哺乳期前 6 个月乳腺细胞和脂肪中总 miRNA 的浓度没有变化,但是 miRNA 组成发生了变化。母乳 miRNA 主要是在乳腺上皮细胞中内源合成。了解在孕期和哺乳期控制乳腺 miRNA 合成的因素十分必要,因为其可能影响母亲乳腺及婴儿的健康发育。

母乳中 miRNA 能在极低酸性条件(pH 值 1.0)保持稳定,这说明母乳 miRNA 能耐受婴儿的酸性胃肠环境并可被吸收到肠道从而发挥免疫系统调控作用。母乳冻融并不会降解 miRNA;此外,miRNA 被包裹在复合物内,具有核糖核酸酶(RNase)抗性。因此母乳 miRNA 具有通过母乳传递给婴儿并被婴儿肠道吸收的可能。

母乳中大部分 miRNA 具有免疫活性(表 1-2-3)。它们能够参与免疫系统的多种免疫调节机制,如调节 B 细胞和 T 细胞的分化和发育、调节固有免疫和适应性免疫响应。另外,miRNA 在自身免疫疾病中也起到重要作用,如预防和改善炎症性肠病的发展。miRNA 还用作母乳标记物来诊断免疫紊乱。

表 1-2-3　参与免疫调节的部分 miRNA

miRNA	免疫调节功能	储存场所	
		人乳	动物乳汁
miR-181a	细胞信号转导;促 B 细胞发育	脱脂乳;乳脂	脱脂牛乳(初乳和成熟乳);鼠乳清蛋白;猪乳外泌体
miR-181b	转换活性 B 细胞表面的受体;提高 NF-kB 活性	脱脂乳(初乳和成熟乳);乳脂	脱脂牛乳(初乳和成熟乳);鼠乳清蛋白;猪乳外泌体
miR-155	B 细胞和 T 细胞分化;固源性/适应性免疫应答	脱脂乳(初乳和成熟乳);乳脂;人乳外泌体	脱脂牛乳(初乳和成熟乳)
miR-17	促 B 细胞、T 细胞、单核细胞发育	脱脂乳(初乳和成熟乳);乳脂	脱脂牛乳(初乳和成熟乳);鼠乳清蛋白;猪乳外泌体
miR-92a	促 B 细胞、T 细胞、单核细胞发育;淋巴瘤中表达下调	脱脂乳(初乳和成熟乳);乳脂	脱脂牛乳(初乳和成熟乳);鼠乳清蛋白;猪乳外泌体
miR-125b	促 TNF-α 产生;固源性免疫应答;TLR 信号转导	脱脂乳(初乳和成熟乳);乳脂	脱脂牛乳(初乳和成熟乳);鼠乳清蛋白;猪乳外泌体
miR-146a	固源性免疫应答;TLR 信号转导	脱脂乳(初乳和成熟乳);乳脂;人乳外泌体	脱脂牛乳(初乳和成熟乳)

续表

miRNA	免疫调节功能	储存场所	
		人乳	动物乳汁
miR-223	中性粒细胞增殖和活化；粒细胞生成	脱脂乳；乳脂；人乳外泌体	脱脂牛乳（初乳和成熟乳）；鼠乳清蛋白
miR-150	B细胞和T细胞；抑制B细胞分化	脱脂乳；乳脂；人乳外泌体	脱脂牛乳（初乳和成熟乳）；鼠乳清蛋白
miR-30b	诱导细胞入侵；免疫抑制	脱脂乳（初乳和成熟乳）；乳脂；人乳外泌体	脱脂牛乳（初乳和成熟乳）；鼠乳清蛋白；猪乳外泌体

母乳 miRNA 参与乳汁的脂肪代谢，在哺乳期乳房脂肪的代谢与合成中起到重要作用。例如，miR-33 能够调节细胞内胆固醇的稳定。miR-125a-5p 能够调节 ORP9（一种蛋白质），ORP9 参与各种脂肪代谢进程。另外，母乳 miR-103 能够调节脂肪合成，促进脂肪球合成，促进甘油三酯和不饱和脂肪酸的积累。

母乳 miR-375 作用于胰岛，被应用于在胰岛素增加时正常的葡萄糖动态平衡。母乳 miR-148a-3p 调节 DNA 甲基转移酶（DNMT1），参与肝脏发育，并且也作为一种肿瘤抑制剂。母乳中含量丰富的 let-7 家庭的一些成员在各种生物功能发挥重要作用，如控制细胞的分化并影响生长发育。

婴儿喂养、生产方式、泌乳阶段、婴儿性别、母婴健康状态等因素可影响母乳 miRNA 的组成和含量。免疫调节的 miRNA 可能受母婴的健康状态影响，动物研究证据支持乳汁中 miRNA 能够作为评价泌乳期乳腺健康状态的工具，并对治疗做出反应。miRNA 作为标记物使用还刚起步，最近一些研究提出 miRNA 可作为乳腺癌等异常情况的标记物，也可作为泌乳性能和乳腺炎的标记物。

miRNA 作为必须的调节因子，参与很多器官发育及生理功能进程，如心脏功能或心血管发育、免疫保护等。但是目前对 miRNA 的研究还处于初始阶段，对于影响 miRNA 的因素、miRNA 对泌乳期乳腺及婴儿的影响及 miRNA 诊断标记物的研究还需要进一步深入研究。

4. **消化相关酶**　母乳含有一系列消化酶类，其中多数含量高于牛乳。这些酶主要来源于血液、分泌上皮细胞或由乳腺本身合成，并在婴儿体内激活，具有催化活性和特异性，对婴儿消化功能有益。目前对母乳中不同酶类的具体功能仍未阐明。

母乳中的脂酶主要包含 2 类，一类胆汁盐能刺激其活性；另一种胆汁盐能抑制其活性，血清可促进其活性。第一类脂酶在母乳中没有活性，对底物的特异性要求也不高，具有足够的稳定性，高浓度的胃蛋白酶只能缓慢地使其失活，当在母乳中加入胆汁盐或母乳到达十二指肠与胆汁盐混合后才被激活，到达十二指肠后有助于婴儿对脂肪的消化吸收；后一种脂酶的生理底物是低密度脂蛋白上的三酰甘油，因此这种脂酶也称作脂蛋白脂酶。由于母乳中脂肪并不是这种酶的良好底物，并且它在婴儿胃肠道中很容易失活，在母乳或母乳喂养婴儿肠道中的作用仍需进一步探索。

母乳中的淀粉酶含量较多，一般介于 1 500~1 200U/L 之间，在胃肠道中能稳定存在。淀粉酶可通过水解淀粉、糖原和其他多糖、寡糖，促进婴儿对碳水化合物等物质的消化吸收。

随着基因和蛋白组学的飞速发展,近年来母乳中新发现数百种蛋白及多肽物质,在婴儿胃肠中表现出明显的蛋白质选择性和特异性,对婴儿消化吸收、免疫调节具有一系列重要调节作用。研究还发现母乳中含有多种蛋白酶、酶原(蛋白酶前体)、蛋白酶激活剂和蛋白酶抑制剂的混合物,以及各种蛋白水解系统成分,包括纤溶蛋白、组织蛋白酶、弹性酶、磷脂蛋白和羧肽酶系统。这些研究证实了母乳中的这些酶有助于调节婴儿胃肠道消化排空时间,对底物的选择性和蛋白质消化起到协调作用。未来仍需要进一步探索母乳中消化酶的多样性和生物活性,了解更多酶类在婴儿体内的独特功能。

一般泌乳阶段会对酶浓度或活性产生影响,分娩不久的母乳中酶含量较高,以后逐渐下降。母亲营养状况、出生胎龄也会对其活性产生影响,早产儿胰脂酶和胆汁盐分泌较少,酶活性较低。

(五) 早产儿与足月儿母乳成分的比较

母乳成分与含量具有高度动态性,可因分娩孕周和哺乳期等不同而异。早产儿亲母母乳作为早产儿肠内喂养的最优选择,其成分与足月儿的母乳成分具有较大差异(表 1-2-4)。除这些宏量和微量营养素水平的不同外,也与其免疫调节、神经发育、胃肠道成熟等方面息息相关。

表 1-2-4　哺乳期 8 周内早产儿与足月儿母乳成分的差异

	极早早产儿母乳 (<28 周)	非常早产儿母乳 (28~32 周)	早产儿母乳 (32~34 周)	足月儿母乳
碳水化合物 /(g·dl^{-1})	7.6 ± 0.6	7.5 ± 0.6	7.5 ± 0.5	$6.2 \pm 0.9^*$
脂肪 /(g·dl^{-1})	4.4 ± 0.9	4.4 ± 0.8	4.8 ± 1.0	$4.1 \pm 0.7^*$
蛋白质 /(g·dl^{-1})	2.3 ± 0.5	2.1 ± 0.3	1.9 ± 0.3	$1.6 \pm 0.4^*$
能量 /(kcal·dl^{-1})	77.8 ± 8.4	77.6 ± 5.9	76.7 ± 6.5	$67.7 \pm 3.9^*$
钠 /(mmol·L^{-1})	10.6 ± 1.9	10.6 ± 2.2	10.4 ± 1.9	11.2 ± 2.1
钾 /(mmol·L^{-1})	14.0 ± 2.2	13.1 ± 2.5	12.1 ± 1.8	11.5 ± 1.9

注:早产儿母乳与足月儿母乳相比,$^*p < 0.05$。

相比于足月儿母乳,早产儿母乳中蛋白质、脂肪、游离氨基酸都更高,以满足早产儿更高的营养及代谢需求。早产初乳蛋白质含量显著高于足月初乳蛋白质含量,且随泌乳时间延长,两者差异逐渐缩小。早产母乳中乳糖含量更低,随着胎龄增加,乳糖浓度增加。HMO 含量在早产儿母乳中含量更高,且在不同人群和不同哺乳期之间存在较大差异。早产儿母乳的矿物质含量与足月母乳相似,但其钙含量明显低于足月母乳,而铜和锌含量均高于足月母乳。

尽管早产儿亲母母乳成分中蛋白质、脂肪等含量已有所提高,仍不能完全满足早产儿追赶生长的高营养需求,且随着哺乳期延展,母乳中这些营养素的含量进一步下降。据欧洲儿科胃肠病学、肝病学和营养学会(The European Society for Paediatric Gastroenterology Hepatology and Nutrition,ESPGHAN)研究报道,未强化的早产儿母乳不足以满足大多数早产儿对蛋白质、钙、磷、铁、锌等宏量及微量营养素的需求(图 1-2-6),因此需要结合生长速率及追赶生长情况适时实施母乳强化策略。

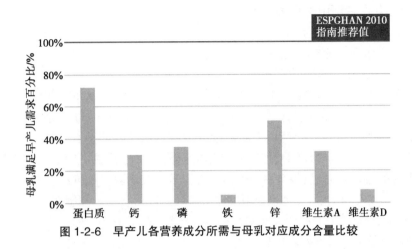

图 1-2-6　早产儿各营养成分所需与母乳对应成分含量比较

另外,早产儿母乳中 sIgA、表皮生长因子和乳铁蛋白等活性物质中的含量高于足月儿母乳中相应成分,尤其在初乳和早期乳中最为显著。胎龄越小,其母亲初乳中保护性因子的含量越高。

三、母乳中的细胞

微生物学家 Anthony van Leewenhoek(1632—1723 年)首次发现了人类乳汁中的细胞。科学家对初乳进行显微镜观察注意到了初乳中出现的细胞,并命名为"颗粒状小体"或者"初乳小体"。在 1868 年,Beigel 明确将这些小体描述为细胞。母乳中的细胞包括上皮细胞、免疫细胞、干细胞等,其细胞数量可达数千万,各细胞成分和数量的波动范围较大,与哺乳阶段、母婴的健康状态相关。

(一) 免疫细胞

1. **白细胞**　母乳中的白细胞来自母体淋巴系统。白细胞通过淋巴管及体循环迁移到乳腺中,然后通过细胞旁路途径转移到乳腺腺泡内腔,成为母乳的组成成分。但并非所有白细胞都能够通过这一途径进入母乳中。对母乳及血液中白细胞功能的研究发现,母乳中 T 细胞和巨噬细胞更加能动,提示白细胞从母亲循环系统到乳汁的迁移是具有选择性倾向。近期研究发现,相较于外周血,初乳含有特殊的淋巴细胞分布。初乳淋巴细胞富含具有效应功能的亚型细胞(如 $CD57^+T$ 淋巴细胞),提示从母亲到婴儿固有免疫的迁移具备快速、专一的抗原响应。

母乳中的白细胞包括粒细胞和单核白细胞,后者包括淋巴细胞,单核细胞和巨噬细胞。巨噬细胞是初乳中的主要白细胞类型(占总白细胞的 40%~50%),其次是多核中性粒细胞(占总白细胞的 40%~50%)和淋巴细胞(占总白细胞的 5%~10%)。淋巴细胞由占大部分的 T 淋巴细胞(约 83%)和少部分的 B 淋巴细胞(4%~6%)构成。成熟乳中关于白细胞亚型所占比例的研究较少。

虽然白细胞存在于所有哺乳动物的乳汁中,但种属间的白细胞含量和组成都有很大差异。在不同的哺乳动物中,乳汁中白细胞含量受基因、泌乳生理进化以及环境因素的影响。Boutinaud 和 Jammes 概述了不同哺乳动物乳汁中白细胞和上皮细胞的含量,牛、绵羊、山羊及猪乳汁中都有大量的白细胞,且含量高于人乳细胞。只有猪乳汁中白细胞与人乳白细胞最为接近。同一物种由于不同因素影响,乳汁中白细胞含量和组成也存在差异。

2. 影响母乳中白细胞含量的因素　母乳中白细胞含量除了受物种、个体差异影响外，同一个体母乳中白细胞含量也受到泌乳阶段和母乳喂养母婴健康状态影响，膳食对母乳白细胞的影响还未研究。流式细胞仪成为测定乳汁中白细胞含量及组成的新方法，在一定程度上避免了依据细胞形态学分析产生的误差。

通过对 100 位印度母亲在婴儿出生后 7 天内的母乳细胞研究发现，白细胞数量会在第五天时候达高峰。初乳中白细胞占总细胞含量的 13.2%~70.4%。母婴健康状态下，过渡乳和成熟乳中白细胞含量很低。产后 1 周白细胞浓度迅速下降到基线水平（过渡乳 0~1.7%，成熟乳 0~1.5%），并在整个哺乳期保持稳定（感染情况除外）。成熟乳中最低白细胞浓度在个体间和个体内都会有波动，整体在 0~2% 的状态。虽然成熟乳白细胞浓度较低，但是从婴儿摄取白细胞的角度看，在生后 2 周后泌乳量达 470~1 350ml，含有白细胞在 200~26 000 个 /ml。因此，正常情况下，母乳喂养的婴儿每日可摄入 9.4 万 ~351 万个白细胞，其中 90% 以上具有活性，能够发挥抵御感染的免疫功能。

当母婴出现感染时，白细胞浓度持续快速增加，疾病恢复后降到基线水平。病毒、细菌或真菌感染能够刺激母乳中细胞免疫响应。这些感染可以是母亲全身性感染（如流感）、乳房感染（如乳腺炎、乳头疼痛、或乳导管堵塞）或者其他器官感染（肠胃道、眼、耳），也可以是婴儿感染如流感、麻疹或肠胃道感染。尤其当母亲发生乳腺炎时，母乳中白细胞由总细胞含量的 1.09% 急剧增加到 93.6%。白细胞种类多为效应细胞，如单核细胞、巨噬细胞、树突细胞、协助性 T 细胞、细胞毒性 T 细胞、自然杀伤性细胞以及少量 B 淋巴细胞。当婴儿发生呼吸道感染或麻疹时，母乳中白细胞含量上升，具有显著性差异。研究者推测，母乳喂养时通过婴儿吸吮过程中的奶汁回流过程，婴儿口腔中的乳汁倒流到母亲的乳腺，引发感染与免疫应答反应。

3. 白细胞的功能及潜在应用　目前的研究发现，母乳白细胞能帮助婴儿自身免疫系统的发育以及直接杀死病原菌。这些白细胞通过吞噬作用、分泌杀菌因子（如 sIgA）或者抗原呈递来发挥免疫功能。这种免疫保护不仅在婴儿肠道内起作用，也在白细胞迁徙至其他组织中起作用。

母乳白细胞不仅为婴儿提供免疫保护，也给哺乳期母亲的乳腺提供保护。哺乳期由于乳房排空不足、乳导管堵塞、微生物入侵、乳头损伤等都易导致急性乳腺炎、乳腺脓肿和败血症，会促使白细胞向被感染位点转移，母乳中白细胞含量剧增，从而发挥抵御感染作用。因此，母乳白细胞能作为哺乳期乳腺健康状态的快速评价工具，便于及时调整治疗方案，控制乳腺感染。

（二）母乳干细胞

1. 母乳干细胞的发现及分化潜能　干细胞是具有分化能力的细胞，尚未分化成某种专一细胞（如神经细胞），具有自我更新和分化的功能。干细胞根据分化能力可分为全能干细胞、多能干细胞、专能干细胞（仅能分化成 1 种组织或器官，即祖细胞）。多能干细胞最典型的代表为胚胎干细胞。除胚胎外，成人组织（如大脑、骨髓、血液、骨骼肌、子宫内膜、肠胃道、膀胱、乳腺等）中也存在一定数量的干细胞，并且具有不同的分化潜能。如利用先进的体内 /体外实验，已经证实乳腺中存在具有两种分化能力的乳腺干细胞。

研究发现，母乳中存在多种细胞，包括免疫细胞、上皮细胞及具有不同形态的上皮细胞亚型。研究者推测，每种上皮细胞亚型代表乳腺发育的不同阶段，这些细胞都具有长成母乳细胞并进一步形成上皮细胞簇的能力。2007 年 Cregan 等第一次提出，母乳中含有干细胞和祖细胞。他发现从母乳中分离的细胞在体外培养后可形成细胞簇，其中含有表达 CK5（乳腺干细胞标志物)的细胞和干细胞标志物巢蛋白阳性的细胞。进一步研究发现母乳来源的细胞中表达乳腺干细胞标志物 CD49f 及上皮祖细胞标志物 p63。这些细胞在体内具有多潜能特点，不仅能自我更新，还能分化为两种主要的乳腺上皮细胞系，合成乳汁蛋白的 CK18$^+$ 腔细胞和 CK14$^+$ 肌上皮细胞。

Hassiotou 等人发现母乳细胞中含有能够表达 OCT4、SOX2、NANOG 的基因，这些基因是控制胚胎干细胞(human embryonic stem cell，hESC)自我更新和分化的基因，将这些细胞称之为人乳干细胞(human breastmilk stem cell，hBSC)。研究发现，hBSC 和 hESC 不仅在基因表达方面具有相似性，体外培养的形态上也具有相似性。体外分化实验证明，hBSC 与 hECS 相似，具有多向分化功能，不仅能分化为合成和分泌乳汁蛋白的乳腺细胞系，还能以自发或直接的方式分化为其他细胞系，包括神经元、心肌细胞、成骨细胞、软骨细胞、脂肪细胞、肝细胞、胰腺 β 细胞。

2. **母乳干细胞的功能及应用前景**　研究显示，在母乳喂养期间，每日有数千到数百万母乳干细胞进入子代胃肠道中，并通过血液循环，进入机体不同组织，分布到脑、胰、肝脾肾、胸腺等，分化为有功能的对应细胞。这些携带全部遗传物质和相关成分的母体细胞被转移到婴儿的全身组织器官中，对促进婴儿生命早期的发育至关重要。这一现象称作微嵌合体(microchimerism)，这个过程有助于组织稳态、修复及自我更新。这种母体微嵌合现象，最初发生在宫内母胎之间通过胎盘进行干细胞交换，在子代出生后，再通过母乳喂养方式继续进行，以促进母婴之间形成良好的免疫耐受性，使建立在胚胎时期的免疫耐受性得到进一步强化和完善。细胞信息研究发现，信使 RNA(mRNA)和 miRNA 同时存在嵌入在微囊中通过母乳转到婴儿机体细胞，并在新环境中翻译发挥作用。配方奶粉中缺乏人乳活性细胞成分，不可能完全像母乳一样有效促进婴儿发育。

母乳干细胞具有广阔的应用前景。在再生医学领域，把干细胞移植到损伤的组织，通过干细胞自身分化和再生，恢复其功能。如儿童脑发育和损伤、成人神经系统疾病(阿尔茨海默病、帕金森综合征)等，可通过把干细胞移植到受损部位，通过协调、修复和再生取代受损神经细胞。相较于 hESC，hBSC 不涉及伦理问题、不形成肿瘤、来源丰富、吸乳即可采集，hBSC 在再生医学研究领域具有广阔的前景。

母乳干细胞或有助于疾病的预防、治疗和研究。研究显示，母乳干细胞分化为细胞的能力类似于合成胰岛素功能的胰腺 β 细胞以及合成白蛋白的功能性肝细胞，为糖尿病与肝病的治疗带来应用前景。母乳干细胞中的细胞基因表达的研究可用于了解乳腺的生理和病理、评估乳腺组织分化和功能潜力的指标，研究泌乳问题如乳汁过少或过多等，早产儿母亲泌乳延迟问题。乳腺癌诊治和研究：相对于正常的母乳干细胞的表达，乳腺癌组织的干细胞表达更紊乱，这种异常表达可能也是导致乳腺癌的原因。对母乳中细胞群的鉴定为研究这些自我更新细胞的调节机制提供了新思路。各项干细胞的潜在应用尚待进一步研究。成立母乳干细胞库可为母乳干细胞的应用研究提供足够样本材料。

四、母乳中的微生物

(一) 母乳微生物的特征

已有大量研究表明，母乳并不是无菌的。过去认为，母乳中细菌的存在可能提示母乳受到感染。现在研究证明，无论采用细菌培养还是分子生物学方法检测，健康母亲乳汁中都含有微生物。现在发现母乳中微生物种类已经超过 200 种,采用细菌培养检测的健康母乳中细菌数量在 1 000CFU/ml 左右。

经细菌培养检测到的母乳中细菌多为兼性厌氧菌,葡萄球菌属(*Staphylococcus* spp.)和链球菌属(*Streptococcus* spp.),主要是表皮葡萄球菌(*Staphylococcus epidermidis*)和唾液链球菌(*Streptococcus salivarius*),还包括丙酸菌属(*Propionibacterium* spp.)和肠杆菌属(*Enterococcus* spp.)。使用选择性培养基,可在母乳中分离出乳酸杆菌属(*Lactobacillus* spp.)和双歧杆菌属(*Bifidobacterium* spp.)。母乳中的微生物随个体差异变化很大,不同个体母乳中微生物存在明显差异,即便同一个体,不同哺乳阶段不同健康状态母乳中微生物也存在差异。近年来,通过分子生物学检测方法进行母乳中微生物的检测,能够检测出利用培养基很难检测出的微生物如魏斯氏菌属(*Weissella* spp.)、假单胞菌属(*Pseudomonas* spp.)、韦荣球菌属(*Veillonella* spp.)等。采用 DNA 二代测序技术的研究结果显示,母乳中含量最丰富的菌属是葡萄球菌属(*Staphylococcu* spp.)、链球菌属(*Streptococcus* spp.)、沙雷氏菌属(*Serratia* spp.)、假单胞菌属(*Pseudomonas* spp.)、棒杆菌属(*Corynebacterium* spp.)、青枯菌属(*Ralstonia* spp.)、丙酸菌属(*Propionibacterium* spp.)、鞘脂单胞菌属(*Sphingomonas* spp.)以及慢生根瘤菌属(*Bradyrhizobiaceae* spp.)。

母乳中的微生物组,与人类微生物组中任何一种生态环境一样,并不是一个独立生态环境,而是一个相互关联的网络体系。通过对母乳中微生物生态群落研究发现,母乳微生物群落分布具有异质性和非随机性的特征。母乳微生物之间非随机的相互作用维持着群落稳定,稳定的环境对母婴健康有重要作用。一旦稳定的微生态环境被破坏,可能导致母婴不良反应。

(二)母乳微生物的来源

传统认为母乳中的细菌仅仅来源于母亲皮肤和婴儿口腔。据推测,婴儿在出生时通过母亲肠道和阴道微生物区域获得细菌,并在哺乳时经口将这些细菌转移到乳房皮肤,再到乳腺,这被称为肠乳腺途径(entero-mammary pathway)。Martin 等人认为某些母体肠道细菌可通过内源途径到达乳腺。然而,细菌是如何逃避免疫系统穿过肠道上皮细胞到达乳腺的机制尚不清楚。肠道固有免疫细胞(如树突细胞或巨噬细胞)对这一迁移过程可能起到重要作用,它们扮演携带者角色,将细菌从肠道运送至乳腺。科学家已证实树突细胞能够打开肠道上皮致密连接,穿进肠上皮细胞,直接从肠腔中携带共生细菌,而不破坏上皮细胞屏障的完整性。巨噬细胞对于非侵害性细菌的肠外转移起到关键作用。此外,派尔集合淋巴结(Peyer's patch)的 M 细胞层及淋巴滤泡对共生细菌也具有提取作用,此过程发生在树突细胞将提取出细菌运送至肠系膜淋巴结之后。Macpherson 等人通过灌胃试验发现,共生细菌会在肠系膜淋巴结存活 10~60 小时。因此,一旦肠内生细菌进入树突细胞,就能借助肠系膜淋巴系统内的免疫细胞的传播到达其他位置。抗原刺激细胞能够从肠黏膜迁移至较远的黏膜表面,如呼吸系统、泌尿系统、唾液腺、泪腺及泌乳乳腺。

(三)母乳微生物的作用

益生菌(probiotics)一般定义为一定数量、能够对宿主健康起有益作用的活微生物。目前用于益生菌药物的大多数菌株主要来源于人体肠道原籍菌群,如双歧杆菌、乳杆菌、酪酸梭菌等。研究证实,益生菌具有以下作用:①刺激和调节宿主肠道的免疫功能:激活肠道单核细胞吞噬功能及抗原提呈功能,刺激 sIgA 的合成和释放,调节多种细胞因子合成和释放;②对肠道的非免疫作用:通过与致病菌竞争,形成不利于致病菌生长繁殖的微环境,生成细菌素抑制致病菌等。

母乳是婴儿益生菌的良好来源。无论是采用细菌培养的方法还是采用分子生物学的方法都能从母乳中检测到益生菌,如乳酸乳杆菌(*L.lactis*)、双歧杆菌属(*Bifidobacterium* spp.)、肠球菌属(*Enterococcus* spp.)、乳杆菌属(*Lactobacillus* spp.)、乳球菌属(*Lactococcus* spp.)、明串珠菌属(*Leuconostoc* spp.)、葡萄球菌属(*Staphylococcus* spp.)和链球菌属(*Streptococcus* spp.)能够抑制体内肠道病原微生物的生长,如阪崎肠杆菌属(*Cronobacter* spp.)、大肠埃希菌属(*Escherichia* spp.)、李斯特菌属(*Listeria* spp.)等。

研究发现,通过口服母乳中筛选出的益生菌 *L. fermentum* CECT5716 和/或 *L. salivarius* CECT5713 约 21 天能够有效治疗乳腺炎,治疗效果优于抗生素治疗。

(四) 早产儿亲母母乳的微生物及其临床意义

早产儿亲母母乳的微生物组成具有高度个性化,并随时间推移而动态变化。分娩方式、泌乳阶段以及抗生素使用情况等因素对其组成影响较大,从而对早产儿早期的免疫功能、肠道健康及疾病易感性等产生潜在作用。深入了解早产儿亲母母乳的微生物特征,对母婴健康及疾病防治具有重要的临床意义。

与足月儿母乳相比,早产儿母乳中也含有葡萄球菌属(*Staphylococcus* spp.)、链球菌属(*Streptococcus* spp.)、双歧杆菌属(*Bifidobacterium* spp.)、乳杆菌属(*Lactobacillus* spp.)等,但其中双歧杆菌属、肠球菌属(*Enterococcus* spp.)含量较低,且胎龄越小,双歧杆菌属含量越少。随着泌乳阶段的变化,母乳中的不动杆菌属(*Acinetobacter* spp.)、单胞菌属(*Stenotrophomonas* spp.)及乳杆菌属含量增加,而葡萄球菌属和棒状杆菌(*Corynebacterium* spp.)含量减少,链球菌属含量在前 8 周呈抛物线样变化。

研究已证明,母乳微生物在肠道的定植可促进早产儿肠道微生物群的建立及免疫系统的发育,有益于其近远期健康,并预防早产儿坏死性小肠结肠炎等疾病的发生。而分娩方式(剖宫产)、母亲体重及抗生素的使用等多种因素都会对母乳中微生物的多样性和含量产生一定影响(表 1-2-5)。

表 1-2-5　影响母乳或婴儿肠道微生物的部分因素

母亲因素	对母乳或肠道微生物的影响
遗传学	分泌状态 Se+(与双歧杆菌相关)和非分泌状态 Se-(较高百分比的链球菌属);刘易斯基因;种族;其他因素尚不完全清楚
泌乳阶段	调节母乳代谢产物和微生物群落,直接影响新生儿肠道菌群和代谢网络
母乳低聚糖、脂质	调节母乳代谢产物和微生物群落,直接影响新生儿肠道菌群和代谢网络;HMO 影响大肠杆菌等;HMO 和 FAs 影响双歧杆菌属和葡萄球菌属等
体重指数	对孕产妇及新生儿代谢状况产生影响
饮食、生活习惯	摄入食物,孕产妇疾病或新陈代谢状况产生影响
分娩方式	阴道分娩时,母体阴道微生物群会在新生儿体内定植;而唾液链球菌等仅在剖宫产母亲的母乳样本中检测到
出生胎龄	调节母乳代谢产物和微生物群落,直接影响新生儿肠道菌群和代谢网络
抗生素使用	对母婴肠道菌群均有影响
生态失调或乳腺炎	新生儿接触有潜在致病危险的微生物群落

剖宫产可延迟微生物群的正常定植,干扰免疫反应的建立及平衡,进而增加免疫和炎症疾病的发生风险。Asbury 等发现,对早产儿使用抗生素会改变胃肠道中微生物群落的多样性和组成,并影响其患病风险。同时,母亲使用抗生素的种类和持续时间也会对母乳中的微生物产生影响。在产前或产后期间,母亲每日使用抗生素会使母乳中假单胞菌属(*Pseudomonas* spp.)等含量增加。尤其对于极低体重儿而言,其胃肠道变形杆菌含量(假单胞菌之一)的增加会使坏死性小肠结肠炎的发病风险大大提高。另有研究提示,使用抗生素后的母乳微生物群中存在不同的抗生素耐药基因。这些发现都提示我们,在临床工作中,不仅需要综合考虑分娩及治疗策略,也需强调对母亲及早产儿抗生素管理的重要性,尽可能减少不必要的抗生素使用、降低疾病发生风险并减少抗生素耐药性基因的传播。

五、母乳成分的影响因素

前文已介绍,母乳成分高度复杂且处在动态变化中,而母亲、婴儿及喂养中的众多相关因素都可影响母乳含量和成分的变化,对母婴健康产生深远影响。

(一)母亲因素

已有大量研究证明,母亲年龄、饮食、体重、分娩方式等多种因素影响着母乳中宏量及微量营养素的组成。

1. 社会地域因素　母亲的种族、地理区域、经济状况以及教育水平的不同都会不同程度的影响母乳成分的组成。国外研究显示,不同国家母乳脂肪酸尤其是二十二碳六烯酸(DHA)含量存在明显差异,不同种族的母乳脂肪酸含量也有较大差别。另外,母亲经济及教育水平影响母乳中多不饱和脂肪酸、蛋白质及 sIgA 等含量,中国女性受过高等教育者与母乳中类胡萝卜素和生育酚的浓度呈正相关。

2. 身体特征　母亲的 BMI 指数、年龄、孕前体重增量均与母乳各营养成分有相关性。母亲年龄可影响母乳中乳糖、脂质、蛋白质、钠、钙、初乳中免疫球蛋白的含量。母亲 BMI 越高,饱和脂肪酸浓度、n-6/n-3 脂肪酸比率及瘦素含量越高,适当控制 BMI 增幅有助于乳汁营养成分含量更加均衡。

3. 饮食及营养补充　母亲的膳食摄入是影响母乳成分的主要可干预因素,摄入量的变化会改变母乳中氨基酸、脂肪酸、碘、硒、烟酸、维生素 B_6、维生素 B_{12}、胆碱、维生素 C、维生素 A、维生素 D、维生素 K 等含量。研究显示,母乳 DHA 含量与母亲食鱼数量呈正相关剂量效应关系,高脂膳食影响母乳中亚油酸和长链脂肪酸的变化。然而,目前研究尚未阐明不同膳食与母乳成分的关系,后续调查并调整母乳膳食的干预研究仍有较大空间。

另外,母亲在孕期及哺乳期补充叶酸、钙、碘及 DHA 等体内缺乏的营养素可引起母乳对应成分含量的增加,促进婴儿体内营养的平衡和正常的生长发育,这与相关膳食指南推荐一致。Kuitunen 等发现,母亲孕期补充益生菌会引起母乳中 IL-10 含量升高以及 IgA 含量降低,其具体益处有待进一步研究。

4. 分娩方式及胎次　不同分娩方式可影响初乳中蛋白质、碘、sIgA 以及微生物等成分的含量。与阴道分娩相比,剖宫产母亲初乳中的蛋白质含量更低,碘、sIgA 含量更高,但这种差异对母婴健康的影响仍需进一步研究。出生胎次也与母乳中成分变化有关,胎次增加会使母乳中蛋白质、脂质的含量升高,铁和免疫球蛋白含量也有所增加。因此,母乳喂养的高胎次婴儿将会接触到更多的活性物质,母乳中细胞因子含量也会相应改变。

除以上影响因素,母亲激素水平、疾病情况、抗生素使用、精神压力、饮酒吸烟史及体力活动情况也会影响母乳成分的含量。

(二) 婴儿因素

婴儿出生体重、出生胎龄、性别、日龄是预测母乳成分的重要因素。其中早产与足月母乳的比较已在上一节详细阐述,现对其他因素对母乳的影响作一简单总结(表 1-2-6)。

表 1-2-6　影响母乳成分的婴儿因素

影响因素	对母乳成分的影响
出生体重	出生体重增加母乳的摄入量,成分的变化尚未明确
出生胎龄	早产初乳中蛋白质含量更高,乳糖含量更低,早产母乳中矿物质、免疫球蛋白、生长因子含量更低
性别	男婴母乳摄入量高于女婴,且母乳中能量和脂质含量较高
日龄(哺乳阶段)	随日龄增加,母乳中能量、脂质和HMO(3FL)含量增高,蛋白质、HMO(如2FL)、免疫活性物质、酪蛋白、维生素和锌含量下降

(三) 喂养方法因素

母乳喂养的方法不同,母乳成分也有相应差别。与使用吸奶泵的母亲相比,直接母乳喂养的母亲母乳中含有更高的蛋白质、脂质、钠和钾。母乳的储存温度过高会降低母乳中脂质的含量,储存时间过长也会降低母乳中维生素 C、sIgA、IL-8 以及 TGF-β1 的含量。另外有研究发现,母亲右侧乳房的乳量通常大于左侧乳房,而在使用吸奶泵的早产儿母亲中,其左侧乳房显示出更大的产奶量,脂肪含量也更高。

每日母乳喂养时间也是喂养影响因素之一,母乳中的脂质、脂酶具有独特的昼夜节律,中午的母乳喂养可给予婴儿更高的能量和脂质。最新研究发现,母乳在 08:00—12:00 和 16:00—20:00 之间的乳量和脂质含量显著升高,而夜间母乳中褪黑素含量明显高于白天,可能对改善夜间睡眠有一定益处。

六、组学时代的研究进展

随着科学技术的飞速进展,人们对母乳成分的研究已不仅限于某单一成分的含量及功能,而是更多从整体的角度出发去研究母乳中基因、蛋白及其分子间相互的作用。近年来,对母乳的蛋白组学、代谢组学及微生物组学等研究已赋予传统研究新的活力,帮助我们更深入了解母乳中的功能成分及其动态变化。

在过去的几年里,越来越多的母乳代谢组研究描述了母乳不同时期的代谢特征以及个体差异。研究表明,母乳的代谢组随出生胎龄和哺乳期的不同而变化,以更好地满足新生儿的需要,特别是满足早产儿等特殊群体的要求。母乳代谢组学的分析还揭示了 HMO 等特殊成分的独特结构和功能,并在对母乳喂养新生儿或其母亲的尿液和血液样本检测中发现不同的代谢物,为我们全方位研究母乳成分及其功能提供新的方向和可能。通过代谢组及微生物组学研究等对母乳进行营养素、微生物及代谢物的综合分析,更多母乳中的微生物对新生儿微生物群的调节作用被认识,这些发现将有助于研究甚至预测母乳对新生儿近远期生长结局的影响。

关于母乳成分及功能的发现让我们认识到代谢组学的巨大潜力及应用前景,我们应充分发挥优势,推动母乳成分研究走向新的高度,通过更有效的母乳调节策略为母婴近、远期健康保驾护航。

> **【关键知识点】**
>
> 1. 早产儿母乳喂养临床实践操作中应避免脂肪的损失。
> 2. 早产母亲乳汁中蛋白质含量高于足月儿母亲,但为了满足早产儿需求可能仍需强化。
> 3. 早产母亲乳汁中含有丰富的免疫活性成分,且受环境及母婴健康状态的影响。
> 4. 早产母亲母乳中的干细胞有可能有助于早产儿各器官的修复及发育。
> 5. 早产母亲母乳成分受多种因素的影响。
> 6. 母乳代谢组学的研究进一步推动母乳成分的研究。

(刘 俐)

参考文献

1. BARDANZELLU F, FANOS V, STRIGINI FAL, et al. Human Breast Milk: Exploring the Linking Ring Among Emerging Components. Front Pediatr, 2018, 7 (6): 215.
2. BARDANZELLU F, FANOS V, REALI A. "Omics" in Human Colostrum and Mature Milk: Looking to Old Data with New Eyes. Nutrients. 2017, 9 (8): 843.
3. ASBURY MR, BUTCHER J, COPELAND JK, et al. Mothers of Preterm Infants Have Individualized Breast Milk Microbiota that Changes Temporally Based on Maternal Characteristics. Cell Host Microbe, 2020, 28 (5): 669-682.
4. SAMUEL TM, ZHOU Q, GIUFFRIDA F, et al. Nutritional and Non-nutritional Composition of Human Milk Is Modulated by Maternal, Infant, and Methodological Factors. Front Nutr, 2020, 7: 576133.

第三节 早产儿母乳喂养的医疗经济学

> **【导读】** 医疗经济学是一门新兴学科,可应用于宏观公共卫生决策。随着早产儿存活率的升高,后续治疗费用迅速增加,给家庭、医院、整个医疗系统及社会带来沉重的经济负担及医保费用消耗。母乳喂养可降低早产儿相关并发症的发生率、严重程度,且呈剂量相关性,即母乳喂养量越多,获益越多,尤其是在生命初期能够发挥关键作用。早产儿母乳喂养可显著降低坏死性小肠结肠炎、败血症的发病率,可能直接或间接降低远期残疾和死亡率。母乳喂养早产儿发生婴儿猝死综合征、白血病、中耳炎和肥胖等慢性非感染性疾病的风险更低。虽然早产儿母乳喂养发生在生后第 1 年内,但就健康、经济效益和远期生活质量而言母乳喂养所带来的益处更为深远。

一、早产儿生存现状

据 2012 年 5 月《全球早产儿报告》(Born too Soon)统计,全球早产发生率>10%,每年新增 1 500 万,占全球活产儿的 11.1%,每年死亡早产儿 110 万,占新生儿死亡的 36%,是最主要原因之一。大多数国家的数据显示早产发生率还在逐渐上升,我国早产儿发生率在 7.0% 左右,早产已成为我国婴儿死亡的首位死因,早产儿中的围产儿死亡率较正常足月儿高 4~6 倍。此外,早产儿出生后,如果未及时采取有效的综合干预,其生长发育和营养状况等都将明显落后于正常足月儿。早产儿脑瘫、慢性肺部疾病、视觉和听觉缺陷的比例也明显高于正常足月儿。

随着医疗技术的进步和治疗方案的不断优化,早产死亡率逐步下降,早产儿可通过经济有效的手段得以救治。四分之三以上的早产并发症是可通过非新生儿重症监护而得以降低控制。在发达国家,半数胎龄 24 周早产儿可以生存。在低收入国家,半数胎龄 32 周的早产儿却因保温不足、缺少母乳喂养及有效的抗感染治疗或呼吸疾患而死亡。在过去的十多年中,许多国家通过提高医护人员医疗水平和加强医疗设备配备使早产死亡率降低了一半。但是存活率的上升也意味着早产相关并发症发生率升高,包括致死 / 致残性疾病,如坏死性小肠结肠炎、败血症和神经发育受损。早产儿的医疗花费占所有住院新生儿医疗花费的 47%,出生胎龄越小,体重越小,住院时间越长,呼吸支持、手术等医疗资源消耗也越多。

二、母乳喂养能降低早产相关疾病发生率

母乳的分泌量和成分都充分适应新生儿和母亲的需求,母乳成分不断变化以适应新生儿的生存需求,促进其生长发育。母乳的保护作用是源于其营养成分、生物活性、免疫调控、表观遗传学等协同作用的结果。而且母乳的保护作用与不同疾病的发病机制有关,如母乳对晚发败血症的保护机制与炎症相关疾病如坏死性小肠结肠炎、支气管肺发育不良和早产儿视网膜病的机制可能就有所不同。母乳降低疾病的效果呈剂量相关性,意味着母乳剂量越高,保护作用越大。临床荟萃分析研究显示,母乳喂养的极低体重儿坏死性小肠结肠炎的发生率降低 4%,严重坏死性小肠结肠炎的发生率降低 2%,晚发败血症发生率降低 5%,严重早产儿视网膜病发生率降低 7.6%。随着我们对母乳重要性的认识在不断提高,母乳所具有的不可复制、无可替代的属性也在不断得到验证。

三、早产儿母乳喂养的经济价值

目前我国的医疗卫生决策研究主要关注医疗措施的临床有效性、安全性和社会价值,对医疗经济学的研究相对较少。随着早产儿存活率的不断上升,有必要开展相关的医疗经济学研究。推动早产儿母乳喂养,不仅能够提高早产儿存活率,改善早产儿健康结局,对于患儿家庭、医疗机构和整个社会来说也有重要的医疗经济学价值,由于目前国内这方面的研究开展较少,我们参考国外的相关研究进行阐述。

(一) 住院期间相关疾病和母乳喂养医疗价值

早产相关的费用包括住院期间的医疗费用、成长至成年后的护理与康复费用及社会花费等。早产儿住院期间的医疗费用与出生胎龄和出生体重相关,胎龄越小,出生体重越低、其住院时间越长,并发症的发病率越高,所需的呼吸支持、手术和其他医疗资源就越多。就

经济负担而言,这个阶段也与医院及早产儿家庭的相关性很高。不同研究结果显示极低体重早产儿相关并发症的医疗成本非常高昂,如胎龄 24 周的早产儿在住院期间的医疗花费平均为 576 972 美元(按 2015 年美元汇价计算,下同),而足月儿花费仅为 930 美元,将极低和超低体重儿养育至 18 岁所需的花费分别为 106 174 美元及 162 816 美元,而足月儿仅需 39 329 美元。由此可见,早产儿的救治会对家庭和社会造成沉重的经济负担,其费用支付主要因其严重的并发症和合并症所导致的远期不良结局;母乳喂养由于可改善早产儿的短期及远期的不良结局,从而大大节约相关费用。

(二) 坏死性小肠结肠炎和败血症

坏死性小肠结肠炎(necrotizing enterocolitis,NEC)是一种新生儿急性肠道炎症性疾病,其发病原因尚不完全明确,主要影响因素包括早产、喂养不当、肠道感染和菌群失调、缺氧缺血及再灌注损伤等,可能引起肠道穿孔、腹膜炎等,重者甚至可能导致多脏器功能衰竭,严重威胁患儿生命安全。NEC 常伴发多种疾病,不同国家和地区 NEC 的发病率和病死率报道差异很大。极低体重儿 NEC 发病率在美国高达 6.0%~11.5%,日本为 3.1%,2015—2018 年间国内研究调查显示,出生胎龄<32 周的早产儿中 NEC 发生率约为 4.8%,≥32 周的早产儿 NEC 发生率为 1.8%。NEC 和败血症还可能导致较高的死亡率,NEC 约 21%,败血症约 20%,以及严重的远期问题(如神经发育缺陷)。

M Assad 等在 2016 年纳入 293 例胎龄 23~34 周早产儿的一项研究结果显示,纯母乳喂养的早产儿更快达到足量喂养,NEC 的发生率更低,由此可节约的费用达每人平均 106 968 美元。另一项研究显示纯母乳喂养因降低 NEC 发病率从而降低 NEC 相关医疗费用达 86%。

新生儿败血症也是 NICU 常见并发症,在低体重儿中发生率高达 16%。败血症患儿住院时间比平均住院时间多 5.9 天,按照英国 NICU 每日住院费用 630 英镑计算,每例败血症需多花 3 717 英镑。母乳喂养可降低败血症相关医疗费用达 12%。Patal 等在 2013 年的一项研究中分析生后 28 天内母乳喂养量与住院期间败血症发生率与医疗费用的关系,发现生后 28 天内的日均母乳量与败血症发生率降低相关(OR:0.98;95%CI:0.97,1.00;$P=0.008$),同时按日均母乳摄入量分组结果显示,低喂养量(<25ml/(kg·d)组的 NICU 住院费用比中、高喂养量组显著增加。

在早产儿住院期间进行母乳喂养可通过降低 NEC 和败血症的发生率,可减少每例早产儿平均 583 英镑的医疗费用,同时缩短住院时间并加速病床的周转,对家庭和医院而言均大有裨益。

(三) 支气管肺发育不良

支气管肺发育不良(bronchopulmonary dysplasia,BPD)是极低体重早产儿易发生的不良结局之一,一旦发生易导致高昂的花费。Aloka L 等研究了亲母母乳喂养对减少 BPD 发生率的影响及节约的相关费用,发现亲母母乳喂养可有效降低 BPD 的发生率,亲母母乳喂养的早产儿发生 BPD 的概率较无亲母母乳者下降 63%,并且与喂养量呈负相关,每增加 10%的亲母母乳喂养量可降低 BPD 发生率 9.5%。合并 BPD 的患儿平均住院花费为 269 004 美元,而非 BPD 患儿仅为 117 078 美元,前者的平均每日住院费用为 2 445 美元,而后者为 2 195 美元。这仅仅是在住院期间减少的费用,BPD 患儿出院后仍会因该病支付更多的医疗与康复花费。

(四) 长期健康结局与出院后费用节约

住院期间早产儿相关并发症还预示着患儿容易发生远期慢性疾病,需要再入院或后续治疗。研究证实,母乳喂养儿出院后的远期不良结局及并发症发生率都显著降低,这表明了母乳喂养还会带来远期积极的健康和经济影响。

1. **白血病** 急性白血病是儿童最常见肿瘤性疾病,该疾病发生率很低,约 0.04%(至15 岁),在足月儿与早产儿间没有显著差异,研究结果显示纯母乳喂养能降低白血病发生率8.6%,急性白血病的住院治疗时间约为 84~210 天,疾病治疗和相关并发症如感染(占治疗费用的 18%),使得该疾病平均治疗费用高达 114 456 英镑,因此母乳喂养对该疾病的经济效益非常可观。

2. **急性中耳炎** 急性中耳炎是需要医生诊断治疗的非重症疾病。英国数据显示,若单看门诊不包含远期治疗如抗生素等,治疗费用约 46 英镑。母乳喂养可降低急性中耳炎发生率约 60%。

3. **神经发育障碍** 神经发育障碍可包含多种发育障碍,包括视力障碍、听力障碍、行动障碍,可分为轻微、中度或重度等不同等级。很多病症是早期住院期间因 NEC 或败血症而留下的远期并发症,可能需要终生医学治疗和社会支持。与配方奶喂养比较,母乳喂养可降低致残率 1.4%,具有统计学差异。虽然降低比例不大,但由于每例平均医疗费用非常高昂,约在 14 000 英镑(轻度障碍)到 365 000 英镑(严重障碍),可见母乳喂养在这方面的经济效益之巨大。

4. **肥胖以及其对糖尿病和冠心病的影响**

(1)肥胖:儿童肥胖可导致成年肥胖。肥胖并发症包括增加了 2 型糖尿病和冠心病的风险。母乳喂养能降低 20.7% 的儿童肥胖发生率,因此可以降低患上述两种疾病的风险。

(2)2 型糖尿病:2 型糖尿病的确诊平均年龄约 55 岁,患者需终身治疗。按平均期望寿命约 75 岁计算,这就预示后续 20 年的治疗费用约每年 787 英镑。出生后母乳喂养能有效降低糖尿病的风险,每降低一例糖尿病,意味着母乳喂养儿在 55 年后可节约医疗费用15 740 英镑,按贬值率 3.5% 计算,出生后母乳喂养作干预手段介入时,其喂养价值为 1 627英镑。

(3)冠心病:冠心病是最常见的心脏病,平均确诊年龄为 65 岁。按平均期望寿命 75 岁可计算未来 10 年的治疗费用。英国冠心病的年均医疗费用约 1 974 英镑,每例病患 10 年总治疗费用为 19 740 英镑,按贬值率 3.5% 计算,早期母乳喂养实际价值每例 1 605 英镑。母乳喂养可直接或间接降低这些病症严重性及发生率,因此每个母乳喂养的早产儿可节约直接医疗费用 321.27 英镑。

早产儿短期急性并发症主要与医院、家庭负担相关,而远期并发症所产生的费用则涉及整个医疗系统包括政府、保险和纳税人。在早产儿出生后最大程度地推行母乳喂养,既降低早产相关并发症的发病率以及病情严重程度,还能增进医护人员与家长之间的情感互动,可通过母乳喂养减轻早产儿的病痛、降低早产儿家庭的经济负担,并从长远上使所有医疗系统都能从早产儿母乳喂养上获益。

5. **婴儿死亡和生产力损失** 早产不仅直接造成 35% 的新生儿死亡,早产相关并发症也可导致新生儿死亡,如 NEC 和败血症。新生儿猝死综合征在早产儿中的发生率要高于足月儿。

虽然婴儿死亡几乎没有直接医疗费用,但是一个婴儿的死亡对于任意一个社会都意味着生产力的损失。降低婴儿死亡率可转化为增加社会生产力,即可能为社会创造更高收益和财富。以英国为例,每个工人的社会价值约为 54 万 ~75 万英镑,早产儿母乳喂养可降低患 NEC、败血症和猝死的数量,使早产儿 1 岁以内死亡率减少 4‰~6‰。如果所有早产儿用纯母乳喂养,可挽救 238 个早产儿,这相当于每年增加 1.53 亿的社会财富。

在医疗经济学评价中,质量调整生命年(quality-adjusted life year,QALY)被广泛用于评价医疗措施的治疗效果,以预期效用(expected utility,EU)增加(或损失)来评估某项治疗或干预产生的健康结果。QALY 中健康效用值得分范围为 0~1,0 代表死亡,1 代表完全健康(见书末彩图 1-3-1)。QALY 提供一个通用的度量方法,便于不同医疗方式疗效之间的比较。在经济模型中,某种治疗所增加的 QALY 等于不同健康状态的生命质量权重乘以在那种状态下生存年数,每个 QALY 相当于在完全健康状态下 1 年。

早产并发症会影响早产儿生活质量和寿命,也会影响到长期并发症,如冠状动脉心脏病、糖尿病和其他疾病。母乳喂养能降低早产并发症发生率,也具有改善早产儿 QALY 的潜能。图 1-3-1 显示在一个中度残疾早产儿的整个生命过程中生命质量的损失,两条曲线间的面积(灰色区域)表示由于中度残疾而损失的 QALY。

由上述方法计算所得,母乳喂养早产儿在其整个生命过程中预计比人工喂养的早产儿增加超过 0.2 QALY(图 1-3-2)。英国国家临床评价研究所认为一项医疗措施如投入不超过 20 000 英镑可增加一个 QALY 即认为具有经济价值,对早产儿母乳喂养来说,投资 4 000 英镑实现 0.2 QALY 的提升是值得的。换句话说,对英格兰和威尔士而言,投资 1.377 亿英镑推动人工喂养的早产儿群体(65%)获得母乳的保护具有经济效益。

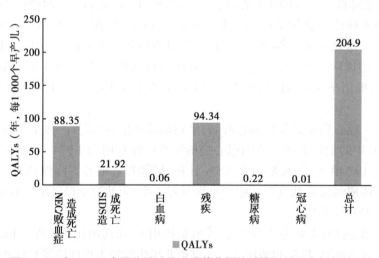

图 1-3-2　每 1 000 个婴儿通过母乳喂养获得的质量调整生命年(QALY)

6. 母乳喂养能节约医疗花费、维持生命质量和生产力　母乳喂养能够在极大程度上改善早产儿一生的健康结局,降低早产儿死亡率、减少护理成本、提高社会生产力、提高生活质量。这些结局的改善体现了早产儿母乳喂养给医疗保健系统中所有的利益相关方(政府、医疗和社会保险机构、医院、病人家属和整个社会)提供的健康经济价值。

对于每一个母乳喂养的早产儿,通过降低相关疾病风险能节省 905 英镑的直接医疗成本,通过降低死亡率能够获得2 969英镑的收益,改善生存质量QALY价值4 000英镑的投资(图1-3-3),总价值达到7 874英镑。如果将英格兰和威尔士早产儿母乳喂养率提高到100%,将共产生13 770万英镑的医疗经济价值(图1-3-4)。

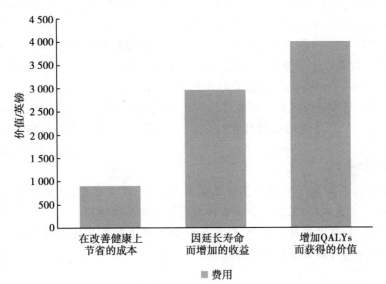

图1-3-3　从三个不同角度来看每个母乳喂养早产儿的健康经济价值

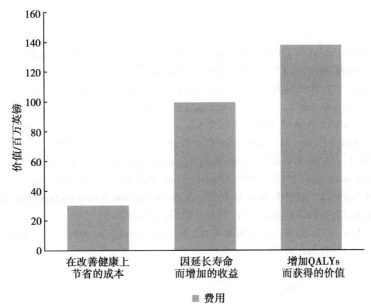

图1-3-4　早产儿母乳喂养率从35%升高至100%产生的健康经济价值
(英格兰和威尔士)

四、早产儿母乳喂养支持所涉及的相关费用

为保障早产母亲在母婴分离条件下能够足量泌乳,NICU应提供有效的母乳喂养支持,

其中包括母乳喂养专职人员；母乳喂养门诊、采奶室或母乳管理中心等相关设施；也包括医院级吸乳器、吸乳配件、食品级储奶容器、母乳专用冰箱等必要设备。Jegier 的研究分析了母亲的泌乳支持成本，主要包括吸乳器租赁费用、吸乳配件购置和母亲的机会成本等，结果显示每 100ml 母乳的平均费用在 2.60~6.18 美元，其中占比最大的是母亲的时间成本（吸乳时间）。因此提高母亲吸乳效率，有助于降低成本。如医院或 NICU 能提供医院级电动吸乳器、吸乳配件和储奶容器，则降低亲母母乳获得 100ml/d 的支持成本。同时还发现不同泌乳量时的母乳喂养成本差异较大，当母亲的泌乳量<100ml/d 时的中位成本是 7.93 美元 /100ml，而当泌乳量>700ml/d 后的成本为 0.51 美元 /100ml。因此，应在产后初期提供泌乳支持，鼓励早产儿母亲坚持吸乳。研究显示对于吸乳量 ≥ 400ml/d 的母亲，医疗机构的相关支出会在吸乳 4 天后低于应用捐献母乳的支出，在吸乳 10 天后低于配方奶的支出。

【关键知识点】

1. 母乳喂养可降低早产儿相关并发症的发生率、严重程度，且呈剂量相关性，即母乳喂养量越多，获益越多，尤其是在生命初期能够发挥关键作用。

2. 从短期、长期医疗保健花费，保留的社会生产力和改善质量调整生命年等方面，早产儿母乳喂养均可以带来巨大经济价值。

（李正红）

参考文献

1. PETROU S, YIU HH, KWON J. Economic consequences of preterm birth: a systematic review of the recent literature (2009-2017). Arch Dis Child, 2019, 104 (5): 456-465.

2. MILLER J, TONKIN E, DAMARELL RA, et al. A Systematic Review and Meta-Analysis of Human Milk Feeding and Morbidity in Very Low Birth Weight Infants. Nutrients, 2018, 10 (6): 707.

3. HUSTON RK, MARKELL AM, MCCULLEY EA, et al. Improving Growth for Infants ≤ 1250 Grams Receiving an Exclusive Human Milk Diet. Nutr Clin Pract, 2018, 33 (5): 671-678.

4. CAO X, ZHANG L, JIANG S, et al. Epidemiology of necrotizing enterocolitis in preterm infants in China: A multicenter cohort study from 2015 to 2018. J Pediatr Surg. 2022 Mar; 57 (3): 382-386.

5. PATEL AL, JOHNSON TJ, ROBIN B, et al. Influence of own mother's milk on bronchopulmonary dysplasia and costs. Arch Dis Child Fetal Neonatal Ed, 2017, 102 (3): F256-F261.

6. MAFFEI D, SCHANLER RJ. Human milk is the feeding strategy to prevent necrotizing enterocolitis! Semin Perinatol, 2017, 41 (1): 36-40.

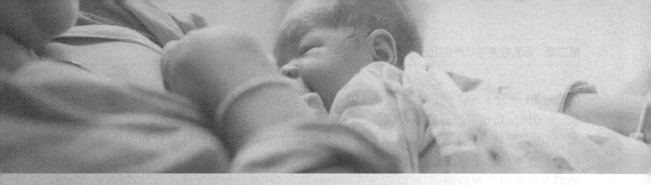

第二章
母乳喂养与早产儿近远期预后

第一节　早产儿母乳喂养与体格生长

【导读】　营养支持对提高危重早产儿存活率及改善其生存质量有重要作用,肠内营养是主要的营养途径。国内外对积极推广新生儿母乳喂养措施已达成共识。母乳是新生儿最理想的食物,其所提供的营养素可适应其早期生长发育所需;母乳还有促进胃肠道功能建立、健全宿主防御等益处。但母乳内许多营养素的含量不能满足早产儿快速生长的需求,纯母乳喂养会导致早产儿生后早期生长受限,强化母乳可促进早产儿完成追赶性体格生长。

一、母乳喂养对早产儿体重、身长和头围增长的影响

母乳对早产儿具有多重功能,包括提供营养素以满足生长发育需求,在生长发育早期提供免疫支持功能等。因此母乳是喂养早产儿的最佳选择。然而,母乳有许多营养素含量不能满足早产儿的生长需要,需要进行营养素强化。

(一) 早产亲母母乳

早产亲母母乳适合早产儿的生理需要,是目前 NICU 早产儿肠内营养的首要选择,但单纯以早产亲母母乳喂养的早产儿有可能导致其生后短期生长受限。国外随机对照临床研究结果提示,同样的喂养方式前提下给予不同乳类会导致早产儿体重增加速度的差异,捐赠母乳组<早产母乳组<早产儿配方奶组,且两两之间差异均有统计学意义。Virginie 等研究表明,在每日控制相似蛋白质和能量的摄入条件下,亲母母乳对极低体重儿(very low birth weight infant, VLBWI)体重和身长增加的作用比捐赠母乳更为明显。

O'Connor 研究了 463 例出生体重在 750~1 800g 的早产儿,早产儿配方奶喂养组的体重、身长、头围增长均比早产母乳喂养组快,这种优势可持续到矫正年龄 6 个月。国内一项研究表明,早产亲母母乳喂养组在生后满 1 个月、2 个月、3 个月时的日均体质量和周均身长、头围的增长速率均低于早产儿过渡配方奶喂养组。也有研究指出,早产儿母乳喂养虽然比配方奶喂养的体重增加较慢,但更有利于非脂肪物质沉积,更好地恢复体成分,最终可能有更好的恢复体重及代谢和神经发育的结局。

早产儿对营养需求较高。《中国新生儿营养支持临床应用指南》指出,大部分新生儿经肠道喂养能量达到 105~130kcal/(kg·d) 时体重增长良好,而早产儿能量供应量需提高至约 110~135kcal/(kg·d),部分超低体重儿(extremely low birth weight infant,ELBWI)需 150kcal/(kg·d) 才能达到理想体重增长速度。但早产亲母母乳的营养素含量低于早产儿配方乳,如每 100ml 早产亲母母乳与早产儿配方乳比较,主要营养素含量对比依次为:蛋白质 1.5g 与 2.0g、脂肪 3.0g 与 4.9g、碳水化合物 7.0g 与 7.0g、钙 35mg 与 70mg、磷 15mg 与 35mg。因此,早产儿生后短期内生长快、对营养需求高而早产亲母母乳营养相对不足,可能是导致亲母母乳喂养组早产儿短期内生长速度显著慢于早产儿配方乳喂养的重要原因。

早产亲母母乳中富含多种激素,可能参与调节早产儿生长发育。韩露艳等研究显示,早产亲母母乳中含有较丰富的脂联素和瘦素,其水平与早产儿生后 42 天的体重和身长的增长值呈负相关,对早产儿的生长具有负性调节作用。国外研究发现,在生后早期母乳喂养儿血中瘦素水平比配方奶喂养儿高。瘦素具有降低食欲、增加能量消耗作用,因此有可能影响早产亲母母乳喂养的早产儿的生长速度。韩露艳等还发现,早产亲母母乳的初乳胃生长素水平与早产儿生后 42 天体重、身长呈临界正相关。胃生长素能够促进食欲,增加食物摄入量,维持能量的动态平衡,促进脂肪沉积和体重增加。研究显示,母乳喂养儿血清中胃生长素水平明显低于配方奶喂养儿,这与调节婴儿的生长发育有关,这同样可能是影响早产亲母母乳喂养的早产儿生长速度的因素。

但也有不同研究结果的报道,如 Vohr 等对 19 个 NICU 1 034 例 ELBWI 进行观察分析,研究早产亲母母乳喂养对早产儿远期发育的影响,比较 NICU 住院期间及出院后母乳喂养和非母乳喂养的早产儿至校正 18 个月龄时在体格生长发育的差别,结果显示,两组在体重和身长两方面均无明显差异。系统评价中也未发现早产亲母母乳与早产儿配方乳喂养对早产儿远期生长的影响存在统计学差异。

(二) 捐赠母乳

因各种原因未能喂哺亲母母乳的早产儿,可予以捐赠人乳喂养。但与早产儿配方奶相比,单纯以捐赠人乳喂养早产儿可能导致其生后短期生长受限。国外临床研究表明,捐赠人乳喂养对早产儿短期生长方面无优势;捐赠人乳组早产儿的体重、身长和头围增长速度低于早产儿配方乳喂养组。Quigley 等的系统评价进一步提示,以捐献人乳喂养的早产儿,生后短期内体质量增加、身长增长、头围增长方面均显著低于早产儿配方乳喂养。

捐献人乳的营养素含量相对不足可能是导致早产儿短期生长受限的主要原因。早产儿摄入的能量除了用于维持生理功能、组织器官生长发育、活动需要和食物特殊动力作用外,还需要额外的能量摄入用于"追赶性生长",因此营养需求更高。部分早产儿能量供应量需提高至约 150kcal/(kg·d) 才能达到正常 / 标准体质量的增长速度。同时,捐献乳汁的志愿母亲大多为足月产妇,捐赠人乳是混合的足月儿母亲的乳汁,其总蛋白、乳铁蛋白等含量均低于早产母乳,更低于早产儿配方奶。每100ml捐赠人乳与早产儿配方奶比较,各种营养素含量比例分别为蛋白质1.1g与2.0g、脂肪1.7g与4.9g、碳水化合物7.1g与7.0g、钙35mg与70mg、磷15mg与35mg;足月儿母乳的脂肪含量在初乳、过渡乳和成熟乳阶段均显著低于早产母乳,碳水化合物含量也低于早产母乳。此外,捐赠母乳在贮存过程中乳汁的营养学特性会发生一定改变,降低了其营养价值;加工工艺也会影响乳汁中营养素的吸收。Andersson等研究证实,采用经低温灭菌法处理的人乳喂养早产儿,脂类吸收会减少,体重和膝-跟骨长度增加减慢。

单纯以捐赠人乳喂养对早产儿远期生长的影响尚不明确,不同的捐赠人乳喂养对早产儿远期生长影响的研究,其结果间存在矛盾,要阐明其关系还有待于将来的进一步研究。

(三)强化母乳喂养

1. **强化母乳喂养的意义** 近年国外的研究表明,予以母乳强化剂(human milk fortifier, HMF)强化母乳喂养的早产儿早期生长发育指标较纯母乳喂养者具有明显的优势。Brown等基于临床研究的系统评价显示,住院期间强化母乳喂养的早产儿,较纯母乳喂养早产儿的体重增长平均多增加1.81~2.3g/(kg·d)、身长多增加0.26cm/周、头围多增加0.12cm/周。Mukopadhyay等将166例VLBWI随机分为强化母乳喂养组和单纯母乳喂养组(均补充维生素和矿物质),结果表明前者能达到更快的体重增长[15.1g/(kg·d)与12.9g/(kg·d)]、身长增长(1.04cm/周与0.86cm/周)和头围增长(0.53cm/周与0.75cm/周)。

强化母乳喂养与早产配方奶喂养的早产儿在生后早期生长速度相似。王丹华等完成国内首个早产儿母乳强化剂的临床多中心研究,入选对象为胎龄<34周、体重<1 800g的早产儿,强化母乳组62例、早产配方奶组63例。出生时强化母乳组的体重比配方奶组轻,到出院时两组之间的体重无统计学差异;强化母乳组和早产儿配方奶组的体重增长速率分别是16.9g/(kg·d)和16.2g/(kg·d),基本达到正常胎儿宫内的理想生长状态;身长增长速率两组相近(1.1cm/周与0.9cm/周),头围增长速率也相似(0.7cm/周与0.6cm/周)。国外研究结果也显示,强化母乳喂养的早产儿在早期的体重、身长和头围的增长速率与早产儿配方奶喂养的早产儿无显著性差异。

通过强化母乳喂养可促进早产儿早期体格增长已成不争的事实,但对早产儿远期生长的影响研究结果不一。O'Connor等通过随访研究发现,采用多种营养素强化的母乳喂养的早产儿出院后12周与对照组相比,身长多增加2.3cm,头围增加1.2cm,至生后12个月随诊时仍具有这种良好的增长趋势。也有多个临床研究的系统评价显示,与单纯母乳喂养组相比,强化母乳喂养的早产儿在生后12个月和18个月的体重、身长和头围的差异均无统计学意义。Line等研究发现,与母乳喂养相比,出院后给予母乳强化喂养或早产儿过渡配方奶喂养4个月,纠正胎龄34周至矫正年龄2个月期间的短期体重增加显著;而母乳喂养早产儿呈现缓慢但持续性的追赶性生长,可持续至6岁。

2. **强化母乳时机** 对强化母乳的最佳时机,目前仍有争议。最被广泛采纳的开始强化时间点为早产儿摄入母乳量达100ml/(kg·d)的时候。由于母乳具有对早产儿尚未成熟的胃肠道的营养作用和免疫保护作用,纯母乳最适宜早期肠内营养;但随着早产儿逐渐耐受喂养,同时早产母乳中的蛋白质含量在生后2周很快降低,部分学者建议较早进行强化母乳喂养,可减少早产儿早期的蛋白质及能量的累计缺失,有利于早产儿的生长。国内早产儿HMF应用临床多中心研究结果表明,当母乳喂养量达80ml/(kg·d)时,即可开始强化母乳喂养,强化母乳组和早产配方奶组在恢复出生体重后的平均体重增长速率、每周平均体重增长速率、每周身长及头围增长速率比较均无统计学差异。国内一项 HMF 应用研究,按开始添加 HMF 的时间分为早强化组［奶量<90ml/(kg·d) 开始强化］和晚强化组［奶量 ≥90ml/(kg·d) 开始强化］,结果显示,两组住院期间的体重、身长和头围增长速率差异均无统计学意义;早强化组出院时小于胎龄儿的比例与出生时比较差异无统计学意义,而晚强化组出院时该比例较出生时增多(72.7% 与 42.9%)。Senterre 等报道,当肠内喂养超过 50ml/(kg·d) 时即开始添加 HMF,可提高营养摄入量,促进体格生长。在另一项研究中,VLBWI 出生后立即使用 HMF,早产儿的耐受性很好,不影响其在校正胎龄 34 周时的体重增长,并且可降低碱性磷酸酶水平升高的概率。因此,我国《新生儿重症监护病房推行早产儿母乳喂养的建议》指出,当早产儿每日摄入母乳量达到 80~100ml/kg 时,开始进行强化母乳喂养;而国外《早产儿营养管理:科学基础与实践指南》建议,当肠内喂养量超过 50ml/(kg·d) 时可开始添加 HMF,当肠内喂养量达到 100ml/(kg·d) 时必须达全量强化,从而为早产儿提供足够的营养摄入。但也有研究发现,在实现全量肠内喂养后的头 2 周内,超早产儿的体重增加与摄入强化母乳无关,可能原因是强化母乳与早产儿配方奶拥有相似的热量摄入。

3. **强化母乳方法**

(1)标准母乳强化:标准母乳强化是指添加固定含量的营养成分至母乳中,不随早产儿个体需求的差异而改变。标准化母乳强化应用方便,操作简单,但不能满足不同个体早产儿的营养需求。Henriksen 等在挪威多家医院进行的 128 例早产儿的研究显示,58% 经过标准强化母乳喂养的 VLBWI 在出院时仍存在宫外生长迟缓,体重低于相应胎龄早产儿的第 10 百分位。标准强化的母乳存在蛋白质含量不足的问题,尽管将母乳中蛋白质含量从 2.1~2.4g/100kcal 提高至 3.25g/100kcal,仍未达到 VLBWI 对蛋白质 3.6g/100kcal 的需要量。同时,母乳中蛋白质的含量并非一成不变,可受母亲营养状况及哺乳期的影响,不同母亲或同一母亲不同时间段乳汁中蛋白质含量存在明显差别。早产儿母乳中蛋白质含量仅在生后 14 天内达到 2.1~2.4g/100kcal,随后呈下降趋势。因此,标准母乳强化无法保证早产儿达到接近宫内生长速度的要求。

(2)个体化母乳强化:个体化母乳强化方法被认为是解决"标准化"强化时蛋白质摄入不足的最好方法。目前,有两种个体化母乳强化的方案,即基于母乳分析的"目标强化"和基于每个早产儿代谢反应的"调整性强化"。

由于目标强化所需仪器设备相对复杂,成本较高,并非所有 NICU 均能达到要求。调整性强化对蛋白质摄入量的调整是基于早产儿的代谢反应,在肾功能及出入量正常情况下,蛋白质含量与血尿素氮(blood urea nitrogen,BUN)水平直接相关,BUN 过低代表蛋白质摄入不足,BUN 过高代表蛋白质摄入过量。但也有人担心 BUN 并不能反映实际蛋白质摄入,尤其是生后第 1 周的 ELBW 早产儿。在 Cooke 的研究中,两组早产儿分别摄入 3.0g/100kcal、3.6g/100kcal 的蛋白质并评价氮的增长与早产儿生长的关系,结果显示,虽然两组早产儿的氮摄入量差异较大,但摄入量及吸收量与 BUN 的变化呈线性相关,从而支持 BUN 是监测早产儿蛋白质摄入的较理想指标。Arslanoglu 等的一项前瞻性随机对照研究,研究对象为出生体重 600~1 750g,胎龄 24~34 周的早产儿,当母乳喂养量达到 90ml/(kg·d) 时随机分为标准母乳强化组与调整性强化组,后者开始时同样添加标准量的 HMF,然后根据每周两次 BUN 的检测结果调整 HMF 添加量及决定是否额外在早产儿母乳中添加蛋白质。结果显示,调整性强化组早产儿蛋白质摄入量较标准强化组明显提高,调整性强化组的平均蛋白质摄入量在第 1、2、3 周分别为 2.9g/(kg·d)、3.2g/(kg·d)、3.4g/(kg·d),而标准强化组蛋白质摄入量分别为 2.9g/(kg·d)、2.9g/(kg·d)、2.8g/(kg·d);调整性强化组体重和头围的增长均较标准强化组增加[(17.5±3.0)g/(kg·d)与(14.4±3.0)g/(kg·d),(1.4±0.3)cm/周与(1.0±0.3)cm/周]。说明调整性强化可为早产儿提供足够的蛋白质摄入,以达到与宫内生长相近的生长速度。调整性强化的优点是不需要假设早产儿的蛋白质需求量,直接监测其代谢反应,将早产儿实际蛋白质代谢状态考虑在内,避免蛋白质过量摄入,而且不需要频繁的母乳分析或配置专用设备,适于常规使用。

标准化母乳强化难以为极低及超低体重儿提供适宜的营养需求,个体化母乳强化是今后早产儿强化母乳喂养的发展方向。也有提出目标性强化和调整性强化各有优点,或许将来的临床研究可将两种方法有机结合起来,为早产儿提供更好的具有科学依据和临床效果的喂养方法。

二、母乳喂养对早产儿瘦体重的影响

机体脂肪与非脂肪组织在人体体重中所占比例即为体成分,体成分比例均衡是维持机体处于健康状态的最基本条件之一。体成分中的非脂肪组织也叫瘦体重。与体重、身长等相比,新生儿瘦体重可更好地反映营养情况,更能准确评价营养支持的合理性。

(一) 早产儿瘦体重的意义

与传统的人体测量身高和体重不同,瘦体重的测量更准确地反映早产儿体重增加的成分,可据此为新生儿提供合理的营养方案,特别是为早产儿的追赶性生长提供合理的营养。监测早产儿瘦体重的增长,同时记录摄入的脂肪、蛋白质和碳水化合物量,可为追赶性生长和改善神经发育结局提供最佳的营养方案。追踪早产儿体成分,还可为早产儿未来的青少年或成人时期高代谢综合征疾病发生、预防提供关键的营养信息。

(二) 瘦体重的主要影响因素

1. 出生因素

(1)胎龄:多项研究表明,瘦体重与出生时胎龄成正相关,瘦体重随着出生胎龄的增加而增加。与足月儿相比较,早产儿的瘦体重更低。其机制可能受多因素影响,包括宫内营养和出生营养素的缺失、早产儿消化道吸收和加工营养的能力低下、早产儿在 NICU 期间并发疾病的严重程度、早产儿激素的改变和产前或产后使用类固醇的影响等。

(2)出生体重:近期很多研究已使用体成分来分析确定新生儿的瘦体重情况,发现低体重儿(low birth weight infant,LBWI)有更低的瘦体重,有更高水平的脂肪量。脂肪分布是成人心血管疾病和 2 型糖尿病的一个独立危险因素。研究已证实 LBWI 患成人高代谢综合征疾病的风险更高,包括肥胖、高血压、2 型糖尿病等。

2. 营养因素 蛋白质可以促进瘦体重的增长。在一项随机对照研究中,胎龄<32 周且出生体重<1 500g 的早产儿,给予早产配方奶喂养,分别提供 3.7g/(kg·d)、4.2g/(kg·d)或 4.7g/(kg·d)的蛋白质,结果显示高蛋白质配方奶组[4.2g/(kg·d)或 4.7g/(kg·d)]的瘦体重增长率更高。Roggero 等研究显示,出院后的早产儿给予高蛋白质配方奶喂养,在纠正月龄 6 个月时瘦体重水平更高。相反,当饮食中增加的能量由非蛋白质成分提供,早产儿的瘦体重并不增加。随机对照试验研究结果表明,与对照组相比较,非蛋白质增加能量组的早产儿

有更高的非瘦体重(40% 与 28%)。

(三) 母乳喂养对早产儿瘦体重的影响

1. 早产亲母母乳对早产儿瘦体重的影响　与早产配方奶喂养的早产儿相比较,早产亲母母乳喂养的早产儿瘦体重更低。早产亲母母乳的主要营养素在不同泌乳期的含量不同。母乳蛋白质含量在哺乳期的 1~2 周后显著降低,从 2.5g/dl 降至 1.5g/dl;而脂肪含量逐渐升高。这种营养素含量的变化将持续到哺乳期的前两个月。而早产配方奶喂养的早产儿可获得更多的蛋白质,从而提供更大的蛋白质能量比,使早产配方奶喂养的早产儿有更高的瘦体重。同时,母乳中生长因子、激素和免疫因子的含量变化也可能在调节瘦体重中起到一个未知的作用。

2. 捐赠人乳对早产儿瘦体重的影响　捐赠人乳喂养的早产儿瘦体重较低,这可能与捐赠人乳的蛋白质含量低有关。大部分捐赠人乳是由足月婴儿母亲提供的成熟期母乳。一般来说,足月母乳蛋白质含量约 1.1g/dl,而传统巴氏消毒捐赠母乳蛋白质含量只有 0.4~0.7g/dl。同时,捐赠母乳的氨基酸含量更低,如甘氨酸、苯丙氨酸、赖氨酸、精氨酸、丝氨酸等。捐赠人乳在巴氏消毒过程中,胆汁盐会过多丢失,可能会阻碍早产儿对脂肪的吸收,而早产儿 40%~50% 的热量由脂肪提供。捐赠人乳喂养可能会造成早产儿蛋白质和热量的不足,这不利于早产儿瘦体重的增加。

3. 强化母乳对早产儿瘦体重的影响　强化母乳对早产儿瘦体重的影响的研究结论不一。Morgan 等研究发现,出院后予强化母乳喂养可促进早产儿瘦体重的增加。但 Aimone 等研究结果表明,与单纯母乳喂养组相比较,强化母乳喂养的早产儿在纠正月龄 4 个月和 12 个月时的瘦体重并没有显著性增加。这可能与母乳强化的营养素方案不一样有关。母乳中蛋白质含量对早产儿瘦体重的增加起重要作用,强化母乳中的平均蛋白质含量需达到早产儿蛋白摄入的推荐量,才有可能促进早产儿瘦体重的增长。

三、母乳喂养对早产儿骨代谢的影响

早产儿代谢性骨病(metabolic bone disease of prematurity,MBDP)是由于骨小梁数量减少、骨皮质变薄等所致的骨组织含量减少,伴或不伴有佝偻病样表现,严重者可发生骨折,影响患儿生长乃至成年后骨骼健康,显著影响学龄期身高。随着围产医学的发展,早产儿尤其是 ELBWI/VBWI 存活率显著提高,MBDP 的发病率也日益增高;纯母乳喂养患儿的 MBDP 发病率最高,强化母乳喂养可降低 MBDP 的发病率。

(一) 早产儿代谢性骨病的主要病因

1. 钙、磷贮存不足　胎儿的钙和磷均来自母体,孕晚期是胎儿宫内钙磷储备最重要的时期,80% 以上的钙磷蓄积出现在孕 25 周到足月之间,储备量的多少与出生时的胎龄呈正相关。胎龄 35 周是成骨的高峰期,此时钙沉积速度为 120~160mg/(kg·d),磷沉积速度为 60~75mg/(kg·d),矿物质的增加与胎儿及新生儿骨骼增长呈线性关系。早产儿过早出生未能完成孕末期矿物质的储备,骨矿物质储备明显少于足月儿。胎龄越小,出生体重越低,骨矿物质储备越少,MBDP 的风险越大。出生体质量<1 500g 早产儿的 MBDP 发生率约为 23%,出生体质量<1 000g 早产儿 MBDP 的发生率可达 55%~60%。

2. 钙、磷摄入不足　早产儿出生后由于各器官发育不成熟,各种并发症多,且消化道功能极不完善,常不能在短期内达到全肠道喂养,需要较长时间的胃肠外营养。目前国内新生儿所用的肠外营养液多不含钙和磷,尤其是缺乏合适的磷制剂,难以有效地对早产儿进行矿物质的补充。早产儿母乳中钙磷水平不能保证其达到宫内生长的速度,所以单纯母乳喂养的早产儿体内钙磷水平也较低。

3. **生长速度过快** 生长速度过快的新生儿易出现钙、磷不足。早产儿出生早期是一生中生长速率最快的时期,因其骨骼快速生长,钙磷需要量大,易发生 MBDP。

（二）母乳喂养对早产儿代谢性骨病的影响

1. **纯母乳喂养增加 MBDP 的发病率** 早产儿既有宫内储备缺乏又有生后摄入不足的因素,约 30%~50% 的纯母乳喂养早产儿会出现骨矿物质含量减少。纯母乳喂养即使达到 180~200ml/(kg·d),与宫内相比较,也只能获得三分之一的钙磷储积率。纯母乳喂养的早产儿,尤其是 VLBWI 会出现钙磷代谢失调、血清碱性磷酸酶升高、血磷降低,发生 MBDP。出生后早期营养对远期的骨代谢、骨矿物质含量、骨密度、骨骼发育均存在较大影响。

喂养方式对早产儿出生后骨矿化速度有很大影响。纯母乳喂养患儿的 MBDP 发病率为 40%,配方奶喂养发病率为 16%。纯母乳喂养未补充钙及维生素 D 的早产儿,尤其是 VLBWI 并发 MBDP 的风险增加。早产儿母乳中钙、磷含量分别为 31mg/100kcal 和 20mg/100kcal,而美国生命科学委员会推荐的适合早产儿的钙、磷含量分别为 123~185mg/100kcal 和 80~110mg/100kcal,故即使是早产儿奶量达到 200ml/kg,也不能满足其机体钙磷需要,因而纯母乳喂养的早产儿易发生 MBDP。

2. **强化母乳改善早产儿骨代谢** 母乳中的钙磷含量不能使早产儿达到宫内钙、磷的增长率,故纯母乳喂养的早产儿必须每日额外添加钙 80~110mg/kg,磷 50~60mg/kg。母乳中补充钙磷可改善线性生长、增加住院期间和出院后骨矿化,使血清钙、磷、碱性磷酸酶活性及尿钙磷分泌恢复正常。一项对 40 例出生体重<1 250g 早产儿的随访研究发现,治疗组生后 2 周内补充磷 49~79mg/d,无一例发生佝偻病;而对照组 8/19（42%）出现佝偻病。钙磷吸收和沉积依赖于钙剂与维生素 D 的摄入、钙的储存和磷的供给,单纯在母乳中添加磷可将钙的储存能力提高至 35mg/(kg·d);当钙和磷同时供给时,钙的保存可达到 60mg/(kg·d),但也只是胎儿骨骼矿物沉积峰值的一半左右。而目前普遍使用的 HMF 所添加的是高度溶解的磷酸甘油钙,可使钙的储存能力达到 90mg/(kg·d)。国内 HMF 的临床多中心研究结果显示,HMF 组早产儿出院时的血钙水平高于早产配方奶组,两组的血磷和碱性磷酸酶均无明显差异,两组早产儿无 MBDP 发生。Pieltain 等将 54 例出生体重<1 750g 的早产儿分为强化母乳组（$n=20$）和早产配方奶组（$n=34$）进行对照研究,利用双能 X 线吸光测定法测量骨矿化状态,从足量喂养到 3 周以后接近出院的时间段内,两组体重增长速度 [(15.9 ± 2.2) g/(kg·d) 与 (19.9 ± 3.2) g/(kg·d)]、骨骼矿物质增长速度 [(214 ± 64) mg/(kg·d) 与 (289 ± 99) mg/(kg·d)]、骨骼面积增长速度 [(1.3 ± 0.3) cm^2/(g·d) 与 (1.6 ± 0.4) cm^2/(g·d)] 均有显著差异;尽管强化母乳喂养的早产儿骨骼增长速度低于早产配方奶喂养者,但也达到了宫内生长速度的标准。

四、早产儿体格生长监测

由于早产儿未成熟或存在不同程度的宫内发育迟缓,生后面临各种并发症,因此,促进其生后早期的体格生长和神经发育以弥补宫内损失是改善其日后健康状态和生活质量的关键,其中科学喂养和营养管理是十分重要的环节。监测早产儿体格生长是衡量其营养状况的基本方法,通过定期监测体格生长不仅有利于及时了解早产儿追赶生长情况,早期发现生长发育异常的高危儿,而且对喂养方案、营养干预策略的制定与调整、效果评估以及健康风险预测均具有重要的临床意义和参考价值。

（一）体格生长监测的指标

1. **体重**　体重是判断早产儿营养和生长状况的最重要指标。早产儿出生体重及生后体重的增长速度不仅与生后早期的发病率、死亡率密切相关,而且与神经发育的不良预后甚至成年慢性病的发生风险有关。因此,体重被视为早产儿健康结局的重要预测因子,定期监测体重变化对于早产儿喂养、护理和治疗方案的制定与评估具有重要的意义。

2. **身长**　身长是体现线性生长的指标。调查结果显示,我国早产儿身长的生长迟缓率高达 58.9%,而且极易延续至儿童期而对儿童甚至成年身长带来不可逆转的危害。因此,监测身长变化成为及时发现早产儿身高异常的关键。监测身长的意义还在于可与体重结合以评估早产儿的营养状况。

3. **头围**　头围测量对于早产儿尤为重要,除作为体格生长指标外并可反映脑发育情况,早期头围监测不仅能帮助评估营养状况,而且对神经发育预后具有重要预测价值。

（二）体格生长监测的方法

目前国际上对早产儿体格生长的评价按照胎龄 40 周前和 40 周后采用不同的方法。

1. **胎龄 40 周前**　按照 2013 年修订的 Fenton 早产儿生长曲线图(分性别),在相关软件中输入早产儿的生长指标进行 z 评分和百分位的实际评估。早产儿早期的生长标准也可参照正常胎儿在宫内的生长速率,即体重增长 15~20g/(kg·d)、身长增长 1cm/ 周、头围增长 0.5~1cm/ 周。胎儿在宫内的生长是非匀速的,因此评估不同胎龄早产儿生长速率需要参考胎龄(表 2-1-1)。

表 2-1-1　胎儿宫内的生长速率

胎龄 / 周	体重增长 / [g·(kg·d)⁻¹]	胎龄 / 周	体重增长 / [g·(kg·d)⁻¹]
<28	20.0	34~36	13.0
28~31	17.5	37~38	11.0
32~33	15.0	39~41	10.0

2. **胎龄 40 周后**　按照校正年龄参照正常婴幼儿的生长标准进行,与群体的横向比较采用 2006 年世界卫生组织儿童生长标准。纵向生长速率也可参照表 2-1-2。

表 2-1-2　早产儿半岁以内的生长速率

校正月龄	体重增长 /(g·周⁻¹)	身长增长 /(cm·周⁻¹)	头围增长 /(cm·周⁻¹)
足月至校正<3 个月	170~227	1.0	0.5
校正 3~6 个月	113	0.5	0.2

正常胎儿在宫内的生长速率和早产儿出生后生长速率参照值为纵向比较,可反映早产儿的生长趋势和追赶生长的特点;Fenton 宫内生长曲线和世界卫生组织儿童生长标准属于横向比较,反映个体早产儿与同月龄群体间的差异。

早产儿的生长评估重要的是关注其生长趋势。需要根据个体生长曲线的动态变化及其与标准生长曲线的关系,对早产儿进行客观评价,以进行有针对性的干预和指导。

(三) 体格生长监测的频率

早产 / 低体重儿住院期间应每日测体重,每周测身长和头围。出院后 6 月龄以内每月 1 次、6~12 月龄每 2 个月 1 次、1~2 岁每 3 个月 1 次。高危早产儿第一年应每月 1 次,尤其是出院后 1~2 周内应进行首次评估。

> **【关键知识点】**
>
> 1. 单纯母乳可导致早产儿体格生长落后,需要进行强化母乳喂养,即在母乳中添加母乳强化剂以增加其营养素含量,并要注意营养素的合理构成,从而保证早产儿生后达到接近宫内生长速度的要求。
>
> 2. 早产儿的体格生长状态必须受到密切的科学监测、评估,必要时给予及时的营养干预措施,以便改善其预后。

（崔其亮）

参考文献

1. VIRGINIE H, PIELTAIN C, SENTERRE T, et al. Growth Benefits of Own Mother's Milk in Preterm Infants Fed Daily Individualized Fortified Human Milk. Nutrients, 2019, 11 (4): 772.
2. CERASANI J, CERONI F, DE C V, et al. Human Milk Feeding and Preterm Infants' Growth and Body Composition: A Literature Review. Nutrients, 2020, 12 (4): 1155.
3. LINE HT, SUSANNE H, LONE A, et al. Catch-Up Growth, Rapid Weight Growth, and Continuous Growth from Birth to 6 Years of Age in Very-Preterm-Born Children. Neonatology, 2018, 114 (4): 285-293.
4. ANNA P, SHANNON E, RAJEEV M. Role of the Proportional Intake of Fortified Mother's Own Milk in the Weight Gain Pattern of Their Very-Preterm-Born Infants. Nutrients, 2020, 12 (6): 1571.

第二节　早产儿母乳喂养与神经系统发育

> **【导读】**　早产儿存活率随着 NICU 救治技术的提升而逐年提高,但由于脑发育不成熟,早产儿比足月儿更容易出现神经系统发育障碍。母乳喂养开启时间的早晚、母乳喂养量的多少、持续时间的长短、不同泌乳时期的乳汁及不同的喂养方式等均可影响早产儿神经系统发育的结局。母乳喂养能为早产儿神经系统发育提供必需的物质基础,能有效降低早产儿神经系统障碍的发生率和严重程度,早产儿母乳喂养已成为 NICU 及出院后早产儿必不可少的治疗措施。

一、早产儿存在神经系统功能障碍风险

随着早产儿发生率的逐年提高及新生儿重症监护救治技术的进步,存活早产儿的人数日益增长,且其胎龄、出生体重不断挑战新的极限。由于脑发育不成熟,早产儿比足月儿更容易出现神经系统功能障碍。据美国卫生健康研究与质量管理处(Agency Healthcare Research Quality,AHRQ)报告,约50%的超低体重早产儿可出现至少一种显著的神经系统发育缺陷。与许多新生儿其他不良预后一样,早产儿出现神经系统功能障碍风险与其胎龄和出生体重呈反比,即胎龄越小出生体重越低的早产儿风险越高。

神经系统是胎儿发育最早的组织器官,神经胚的形成发生于孕3~4周。妊娠第10周开始,神经元以每分钟产生25万余个细胞的速度增殖。妊娠25周后主要是突触连接形成、神经回路的建立和髓鞘化的过程。妊娠34~36周是脑组织的快速增长及髓质突触形成高峰期。1/3的脑发育主要发生在这个时期,妊娠34周时,胎儿大脑重量仅为足月儿的65%。大脑皮质体积仅为足月儿体积的53%,其中约一半的皮质体积是在足月前的最后6周获得,脑白质在此阶段增长约5倍。在这一阶段,神经元生发和增殖、迁移、形态和神经化学分化、神经递质受体、树突分枝、突触发生、轴突生长和髓鞘形成等方面发生了显著的非线性发育变化。脑白质和脑灰质的体积都迅速增加,小脑、大脑皮层灰质的增长速度最快。随着孕期增加以及大脑发育的逐渐成熟,大脑皮层的折叠也不断增加,越来越复杂化。同时这一阶段也伴随着脑白质的轴突、神经胶质细胞、少突胶质细胞、神经元的快速形成。少突胶质细胞分化为具有生成髓鞘的少突胶质细胞。轴突进一步发育并形成连接,神经元增殖迁移到大脑皮层和深核灰质结构。因此,生命早期是神经管发育、脑区分化、脑细胞和突触增殖、神经通路连接等基础构建和高级功能发育的高峰期和关键期。

早产儿由于早产,在大脑发育,特别是脑白质发育的关键期,已离开母体被置于宫外环境,脑发育缺乏重要营养物质的快速积累与支持,因此特别容易出现脑损伤,特别是脑白质损伤。这也是为什么脑白质损伤是最常见的早产儿脑损伤。目前,弥漫性脑白质损伤(diffuse white matter damage)仍然是影响早产儿远期生存质量的主要问题之一。弥漫性脑白质损伤现在被认为是一个动态的疾病过程,特点是原发性损伤可导致继发性脑白质成熟障碍,符合2005年Volpe提出的早产儿脑病概念,是指脑白质损伤(white matter injury,WMI),同时伴随皮质丘脑连接处结构破坏,大脑皮层与深层灰质体积改变以及突触缺失、髓鞘化不完整,其可能的机制认为与营养支持缺失有关。

越来越多的证据表明,与早产有关的脑损伤和脑发育障碍可能导致高级神经认知功能和社会/情绪/行为表现的障碍。三分之一的早产儿出现语言发育延迟,早产儿的精神发育和感觉综合评定异常率高于足月儿,早产儿具有更高的脑瘫和运动障碍风险,由于大脑执行功能的发育不良,即使是智商正常的早产儿也可能处于面临学业不成功的高风险。研究发现,母乳喂养不仅对足月儿的早期神经发育有益,对早产儿脑发育及远期生存质量具有更深远的意义。大规模流行病学调查显示,与配方奶喂养相比,母乳喂养的早产儿智商更高,认知功能更好。长期的追踪观察显示,母乳对改善早产儿各个年龄段的认知功能具有持久的影响,母乳喂养和早期营养可能会改变早产儿的长期神经系统结局。这也是为什么世界卫生组织提出应大力促进早产儿母乳喂养的重要原因。

二、母乳喂养对早产儿脑发育的促进作用

(一) 母乳为早产儿神经系统发育提供重要物质基础

母乳作为早产儿最好的食物,富含对早产儿脑发育发挥重要作用的多种营养素。一些重要营养素及其协同作用与早产儿脑的形态、结构及重要功能密切相关。营养物质通过影响神经元增殖及分化、髓鞘合成以及突触形成等生长发育过程对神经系统产生影响。除了结构上改变,营养物质还可以通过影响神经递质浓度和受体的数量对神经化学进行调节,最终影响突触效能。某些营养成分可能发挥神经保护作用,有助于免疫平衡的建立,调控免疫反应,并可能通过影响微生物 - 肠道 - 脑轴对大脑发育产生有益的影响。母乳干细胞甚至可能在婴儿体内整合和分化为神经细胞以及其他细胞类型,潜在地分泌神经营养因子,并促进脑组织稳态,成熟和 / 或再生。已有的研究数据显示:母乳中的各种活性成分可能通过营养、抗氧化、调节免疫、神经保护及减少并发症等多种直接与间接机制对早产儿神经系统发育发挥着其他代乳品无法替代的重要作用。

近几十年来关于人母乳成分分析及相关功能的研究已取得较大成就,下面将从母乳成分角度出发分析母乳中促早产儿神经系统发育的重要成分,如长链多不饱和脂肪酸、胆固醇、唾液酸、牛磺酸、激素和生长因子等的神经营养因子以及谷氨酸、益生菌和低聚糖等神经保护因子,最后讨论人乳干细胞对早产儿神经发育的可能潜在作用。

1. 母乳中主要的神经营养因子

(1) 长链多不饱和脂肪酸:母乳中研究最多的成分是长链多不饱和脂肪酸(long chain polyunsaturated fatty acid,LCPUFA),尤其是二十二碳六烯酸(docosahexaenoic acid,DHA)和花生四烯酸(arachidonic acid,AA)。婴儿脑组织中约 60% 为脂肪,其中大部分为 DHA 和 AA。DHA、AA 占大脑总磷脂的 30%,DHA 还是视网膜感受器的必需前体,两者对大脑尤其是脑灰质和视觉发育起重要作用。脑灰质是由神经元细胞的体部、树突及短的轴突组成,与心理活动和认知功能有关。视觉是人类获得信息最重要的感官,与智商发育相关。DHA 和 AA 有选择地被引入和保留在大脑和视网膜的磷脂双分子层,通过对膜的流动性影响而影响信号转导作用,也影响对神经功能和光信号传导起重要作用的膜结构蛋白的活动性。DHA 是突触末端和位点的主要成分,而 AA 则为类花生酸类物质的前体、调制器和多种生物过程的介质。DHA 和 AA 参与早期神经系统发育、促进神经元健康生长、修复及髓鞘化,是神经元细胞膜的主要组成部分,是中枢神经系统的核心组件,其成分会影响细胞膜的流动性以及影响各种膜相关蛋白(如转运载体、酶和受体)的功能。LCPUFA 在更深层次的大脑结构中尤其丰富,这些结构可以改变正在发育的皮层下大脑结构。

在孕期,胎儿的 LCPUFA 由母体经胎盘提供。LCPUFA 在人类大脑的沉积主要发生在妊娠最后三个月以及生后早期突触快速形成阶段,并可持续到生后两岁。研究显示,在孕 20~30 周后,脑的 DNA 沉积达高峰,所以在孕 40 周至生后 6 个月时,前脑 DNA 总量约增加 2 倍,生后 6 个月至 2 岁时进一步增加 50%,以后则 DNA 改变很少。早产儿提前脱离母体使其缺乏妊娠后期 LCPUFA 积累过程,尤其是在妊娠后 3 个月出生的早产儿脑组织中仅有微量的 DHA 及 AA,合成能力有限。有研究证实早产儿出生后 36 周到 51 周中红细胞脂质里的 DHA 量持续下降,即使膳食中已包含 DHA 前体 α- 亚麻酸,仍难改变这一趋势。加之早产儿脑发育处于极速时期而更需要丰富的外源性 LCPUFA,易发生 AA 和 DHA 缺乏引起

神经发育迟缓。

母乳是 LCPUFA 及其前体与其他必需脂肪酸的天然来源,对早产儿的中枢神经系统、视网膜、心血管系统和其他组织的生长发育有至关重要的作用。尤其在早产儿神经系统发育早期对神经生发、神经分化和髓鞘形成非常重要。有研究报道,早产儿和足月儿母乳中脂肪酸组成在初乳时差异不大,随泌乳期延长差异逐渐明显。从泌乳 1 个月到 6 个月中,足月儿母乳中 LC-PUFA 含量持续下降,早产儿母乳 LC-PUFA 下降幅度较小,保持相对稳定。在 6 个月时,早产儿母乳中 AA 含量可达足月儿母乳的 1.5 倍,DHA 更达到了 2 倍,故应鼓励早产儿 6 个月内采用母乳喂养,以保障早产儿神经系统及视网膜的正常发育。

(2)胆固醇:母乳中胆固醇含量受孕期、母亲饮食结构等多因素影响,初乳中含量最高,约 31mg/100ml,随哺乳期逐渐降低,成熟乳中含量约 16mg/100ml。胆固醇是细胞膜和髓鞘的重要组成部分,是环绕在中枢和外周神经系统中的神经元轴突的脂肪鞘以及新轴突和突触形成的必要成分,对神经轴突生长以及对成簇的突触后受体具有重要影响,是早产儿神经系统发育不可或缺的重要物质基础。

结合大脑影像学检查、神经心理评估及动作电位测定等方法发现,母乳能促进髓鞘化,母乳喂养的婴儿髓鞘化程度及脑白质的发育更好、母乳喂养婴儿在青春期脑白质容积更大、神经信号转导更快,这些都是母乳促进神经发育的结构改变基础。脑白质由神经胶质细胞和传导神经信号的髓鞘轴突组成,是大脑的骨架,更高级的认知功能需要脑白质传递的神经信号更迅速以期达到同步化。髓鞘化的时间与程度也反映了协调运动、社会心理进程和其他行为运动的发育。髓鞘化异常包括髓鞘成分或完整性的异常可对大脑功能造成严重危害,如脑白质营养不良、脱髓鞘疾病、多发性硬化等。孕晚期至生后早期,随着神经系统髓鞘化的加速及突触数量的大量增加,早产儿对胆固醇的需要量亦显著增加,而母乳中含量丰富胆固醇为其提供了重要物质基础。

鉴于胆固醇在神经发育中的重要性,调节其吸收和 / 或代谢的影响因子也可能影响神经发育进程。载脂蛋白 E(ApoE)是胆固醇和脂肪酸的转运蛋白,在神经代谢中发挥着重要作用。载脂蛋白 E 被推测可能和脂质在神经细胞中的再分配和胆固醇平衡的调节有关。该蛋白 E4 亚型已被证明是与血清胆固醇水平增高有关。Wright 等人最近的一项研究发现,出生时的 ApoE4 亚型的存在与婴幼儿在 24 个月龄的贝利 MDI 评分中表现更好相关。E4 等位基因的携带者相较于 E4 变种等位基因的携带者表现在评分中能取得 4.4 分以上的更好成绩。

(3)磷脂:磷脂约占婴儿大脑总干物的 1/4,在婴儿大脑生长发育过程具有非常重要的作用,磷脂主要包括神经鞘磷脂、脑磷脂、卵磷脂、磷脂酰肌醇、磷脂酰丝氨酸等。

一项随机双盲对照研究,24 例低体重早产儿随机分别接受神经鞘磷脂强化配方(神经鞘磷脂占总磷脂 20%,平均周龄 29 周)和对照配方喂养(神经鞘磷脂占总磷脂 13%,平均周龄 30 周),随访至 18 个月,测定婴儿的血清神经鞘磷脂含量和注意力、记忆力等神经行为指标,神经鞘磷脂强化组早产儿的目标性、情感发育及运动质量等评分均显著高于对照组,提示神经鞘磷脂能改善早产儿情感发育及运动质量;神经轴突的生长源于细胞膜的膨胀,而新的细胞膜合成需要足量的原料,足量的磷脂和蛋白质则是轴突生长所需要的物质。在动物交感神经元中发现,正常神经轴突的生长和合成离不开磷脂和饱和脂肪酸,在轴突生长过程中,轴突脑磷脂含量增加,提示脑磷脂对维持正常神经轴突的生长具有重要意义;卵磷脂代谢产生的胆碱是大脑神经递质——乙酰胆碱的前体物质,只有保证足够的卵磷脂摄入,才能与体内的乙酰生成神经递质,促进脑发育;卵磷脂还是细胞膜的主要成分之一,可改善记忆能力;磷脂酰肌醇在神经信息传递中发挥非常重要作用;磷脂酰丝氨酸是调控细胞膜关键蛋白功能状态的磷脂,人体实验证实可提升即时回忆能力和总体学习力,还具有神经保护和抗氧化作用。

神经鞘磷脂在母乳中的含量几乎不变,磷脂酰胆碱随母乳的泌乳周期延长而含量减少,磷脂酰丝氨酸和磷脂酰乙醇胺随母乳的泌乳周期延长而增加,磷脂酰肌醇在母乳中含量几乎不变,总磷脂在哺乳阶段含量增加,在过渡乳阶段达到最大值,表明其是婴儿发育尤其是神经系统发育必不可少的营养物质。

(4)唾液酸:母乳,尤其初乳中富含有唾液酸,早产母乳中唾液酸含量高于足月母乳。主要以 N- 乙酰神经氨酸(Neu5Ac)结构与低聚糖结合,3% 唾液酸以游离形式存在。唾液酸在中枢神经系统中含量丰富,是大脑神经节苷脂和糖蛋白的重要组成成分,在促进神经生长发育、突触形成、认知及记忆功能中扮演着重要角色。动物研究表明,饮食中富含唾液酸能增加大脑组织的唾液酸含量,有助于提高学习及记忆能力。但仍需进一步的临床研究来明确饮食中唾液酸对神经系统发育的影响。

(5)牛磺酸:牛磺酸是人初乳中含量最丰富的游离氨基酸,含量约为 40mg/L,是一种条件必需氨基酸,新生儿尤其是早产儿体内合成牛磺酸的半胱氨酸磺酸基脱羧酶活性低下,需自食物中摄取。牛磺酸不参与蛋白质的合成,以小分子二肽或三肽的形式存在于中枢神经系统及视网膜,其中在成熟视网膜中占总游离氨基酸的 40%~50%,牛磺酸对新生儿脑发育和视觉发育具有重要作用。

近年来牛磺酸的营养和神经生理功能受到越来越广泛的关注。生长发育阶段的婴儿大脑中牛磺酸的含量最高,但随着脑发育的不断成熟,牛磺酸水平随之下降,至成年以后大脑中牛磺酸含量大约为新生儿的 1/3。牛磺酸对婴儿脑发育的影响是通过提高机体对蛋白质的利用率,促进大脑细胞尤其是海马细胞结构和功能的发育;作为神经细胞代谢活性因子,直接参加神经细胞大分子合成代谢,促进人大脑神经细胞增殖、分化、成熟和存活;作为抗氧化物质,阻止氧自由基过氧化过程,保护神经细胞膜的完整性;与其他神经营养素协同作用于神经细胞的代谢。除此之外,牛磺酸对促进糖代谢,参与矿物元素代谢,提高机体抗氧化能力,提高机体免疫力,参与神经内分泌调节等方面具有重要影响。

研究发现,早产儿初乳中游离牛磺酸浓度低于足月儿母乳(275.9μmol/L 与 356.0μmol/L),但随泌乳期延长其牛磺酸浓度下降较慢,在泌乳第 10 天时仅下降至 230.0μmol/L,足月儿母乳此时则已下降约一半(176.5μmol/L)。

(6)激素和生长因子:母乳中含有多种高浓度的激素和生长因子,直接或间接参与早产儿神经系统发育,包括生长激素释放因子、生长激素抑制素、神经生长因子、神经降压素、胰岛素、胰岛素样生长因子、促甲状腺激素释放激素、甲状腺素、S100B、激活素 A 等。

甲状腺激素(thyroxin,TH)是胎儿和新生儿期大脑发育的关键激素,甲状腺激素形成中的碘不足将导致永久的神经系统发育不良后果。婴幼儿甲状腺发育发生在妊娠前三个月。极早产儿暂时性低水平的 T_3 和 T_4 很常见,这种情况称为低 T_4 血症。应及时动态监测并补充甲状腺素,根据临床表现及实验室数据调整剂量,低 T_4 血症纠正后停用。

神经生长因子(nerve growth factor,NGF)是一种低分子量蛋白质,通过与靶细胞表面受体结合,启动增长反应。神经生长因子对交感神经元的形成和发展至关重要,有助于交感神经元树突的形成。细胞培养可测定和识别乳液中神经生长因子水平,以产后2小时内初乳活性最强。母乳中各种其他的激素和生长因子通过复杂的神经内分泌代谢调节网络对早产儿神经系统发育发挥重要作用,其确切机制有待进一步研究。

2. 母乳中主要的神经保护因子

(1)谷氨酸/谷氨酰胺:母乳中,谷氨酸/谷氨酰胺和牛磺酸是主要氨基酸,约占游离氨基酸(free amino acid,FAA)50%。谷氨酸/谷氨酰胺是人初乳中含量第二丰富的游离氨基酸,随着泌乳期延长,谷氨酸/谷氨酰胺含量迅速升高,成为过渡乳和成熟乳中含量最丰富的游离氨基酸,且始终为母乳中含量最丰富的构成蛋白质的氨基酸。

谷氨酸/谷氨酰胺对早产儿神经系统发挥保护作用可能的机制为两个方面,一方面作为大脑的一种能量来源,直接促进脑白质发育。谷氨酸/谷氨酰胺能提高锌的吸收,被认为是与大脑兴奋性有关的一种重要神经递质,并有益于长期与短期记忆,增强智力。另一方面是谷氨酰胺能够促进肠道完整性,降低微生物移位,降低全身性感染的发生,从而降低脑白质损伤的发生风险。早产儿胃肠道发育不成熟,不能将肠道中的物质全部转化为能量供机体需要,而谷氨酸/谷氨酰胺则构成了肠道中的主要能量物质。谷氨酸/谷氨酰胺参与合成谷胱甘肽(一种重要的抗氧化剂),维持肠道屏障的结构及功能;谷氨酰胺是肠道黏膜细胞代谢必需的营养物质,对维持肠道黏膜上皮结构的完整性起着十分重要的作用。

谷氨酰胺具有重要的免疫调节作用,为淋巴细胞分泌、增殖及其功能维持所必需。作为核酸生物合成的前体和主要能源,谷氨酰胺可促使淋巴细胞、巨噬细胞的有丝分裂和分化增殖,增加细胞因子TNF、IL-1等的产生和磷脂的mRNA合成,增强机体的免疫功能。

一项研究探讨早产儿营养干预对于脑部微结构的影响。研究对象为胎龄不足32周或出生体重小于1 500g的早产儿,在产后3天起在肠内喂养过程中添加谷氨酸酰或丙氨酸。长期随访结果显示,8岁时干预组与对照组比较,投射到海马体的扣带束部分异向性指数(fractional anisotropy,FA)值呈现增高趋势,而脑白质神经束FA值更高意味着微结构完整性更好,水扩散性更佳;另外,干预组的脑白质、海马回、脑干体积更大;干预组IQ评分增加8分。这些结果可能与谷氨酸酰能降低新生儿感染有关。但8岁时的认知功能、运动功能和行为发育,两组之间差异没有统计学意义,可能与该研究两组随访的样本量较小有关。某些研究显示,添加谷氨酰胺能够促进早产儿的体重、身长和头围的生长。谷氨酰胺促进大脑发育以及随后认知发育的假设仍需进一步验证。

(2)益生菌:另一种可能对早产儿有益的潜在神经保护因子是益生菌。益生菌定植在肠道能通过改善宿主肠道黏膜屏障的完整性,调节菌群定植,增强黏膜IgA的反应,调节免疫反应,增加抗炎细胞因子和减少促炎细胞因子等作用对机体产生健康益处的微生物群。

母乳中已发现有700多种微生物,母亲通过肠-乳腺途径,将微生物通过乳汁传递给新生儿,从而对新生儿肠道微生态和整体健康带来重要影响。新生儿在宫内、产程中以及产后母乳中都会接触细菌,对促进肠道正常菌群定植有重要作用。自然分娩、纯母乳喂养的早产儿在生后10~20天肠道中定植的细菌80%~90%为双歧杆菌和乳酸杆菌,其他为肠球菌、链球菌、大肠杆菌、类杆菌等。捐赠母乳或配方奶喂养者,其新生儿肠道定植细菌50%~60%为肠球菌、链球菌、大肠杆菌、类杆菌等杂菌等,而双歧杆菌和乳酸杆菌仅占40%~50%。

益生菌可能对处于快速发育过程中的早产儿大脑带来益处。其可能机制有两个途径,一方面通过增强肠道免疫功能而发挥调节全身免疫反应,减轻炎症,从而降低早产儿脑白质损伤;另一方面通过肠道和大脑之间的交互作用,微生物组 - 脑 - 肠轴(microbiome-gut-brain axis,MGBA)(图 2-2-1)等一系列复杂的神经内分泌反应发挥促进脑发育与脑保护作用。肠道菌群可能通过各种免疫信号如免疫细胞、促炎细胞因子、抗炎细胞因子,趋化因子等,内分泌和神经通路来调节早产儿脑发育和脑功能。大脑也可能通过神经递质对免疫功能产生影响,并通过垂体 - 下丘脑 - 肾上腺轴(hypothalamic-pituitary-adrenal axis,HPA)调节激素水平、肠道蠕动和渗透性改变而影响肠道的消化系统。母乳营养成分作为能源底物和物质基础可能对这些信号通道发挥深远影响。虽然肠道 MGBA 目前已成为围产医学、消化营养、神经科学等多学科热点研究方向,但对于人类庞大的肠道微生物组学与疾病、健康的确切关系,益生菌对神经发育影响的确切机制,益生菌对早产儿脑发育的潜在价值仍需进一步研究。

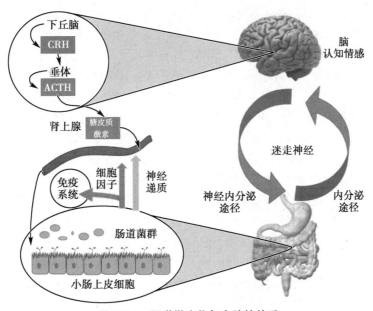

图 2-2-1　肠道微生物与大脑的关系

肠道微生态可通过免疫信号(包括促炎因子、抗炎因子,趋化因子和免疫细胞)、内分泌和神经途径来发挥大脑发育的调节功能。与之相反,大脑可通过神经递质、皮质醇水平、肠道动力和肠道渗透性来调节免疫功能。营养成分能够通过调节双向沟通来发挥作用。

(3)母乳低聚糖:母乳低聚糖(human milk oligosaccharide,HMO)在肠道中被细菌分解,产生的短链脂肪酸(short chain fatty acid,SCFA)是肠道黏膜细胞首选的能量来源,结肠黏膜细胞总能量的 70% 由 SCFA 提供。

低聚糖对大脑发育的潜在作用机制之一是作为益生元促进肠道双歧杆菌等有益菌的生长,从而抑制潜在致病菌数量,影响肠道微生态建立免疫平衡以促进不成熟的免疫系统发育而发挥抗菌、免疫调节和抗炎作用;另外,低聚糖可能与免疫细胞直接互动从而调节免疫功能。低聚糖结构类似黏膜表层受体,通过诱使致病菌与之结合,通过预防致病菌与黏膜表层的受体相结合,从而发挥抑制致病菌移位,避免微生物侵入而引起感染;低聚糖亦通过MGBA而发挥对早产儿的脑保护作用。低聚糖通过多重机制影响早产儿脑发育的远期临床结局还有待于进一步研究。

(4)其他具有神经保护作用的营养成分:母乳中其他可能发挥神经保护作用的营养成分还包括硒、L-精氨酸及具有强力抗氧化作用的维生素 A、C、E、β 胡萝卜素及超氧化物歧化酶、谷胱甘肽过氧化物酶、过氧化氢酶、半胱氨酸等。硒为免疫刺激剂能通过促进活性 T 细胞增殖,增强 B 细胞功能及自然杀伤细胞活性而减少全身感染;L-精氨酸增加 NO 生成(L-精氨酸前体),减少坏死性小肠结肠炎发生率,增加脑血流;母乳尤其是初乳富含维生素 A、C、E 和 β 胡萝卜素及超氧化物歧化酶,谷胱甘肽过氧化物酶,过氧化氢酶,半胱氨酸等,均具有强力抗氧化作用。多数神经元损伤与氧化应激有关,机体代谢过程中复杂的生化反应,如蛋白质降解、自由基反应,存在谷氨酸盐兴奋性中毒氧化应激,这些氧化应急损伤可能会造成线粒体功能障碍,脑细胞凋亡,进而可能引起脑组织不可逆损伤。母乳中的各种强力抗氧化剂通过其对抗自由基反应,减轻氧化应激损伤而对早产儿神经系统发挥重要的保护作用。

3. **母乳干细胞** 婴儿每日摄取大量母乳以及母乳中的细胞,其中包括大量母乳干细胞(human breastmilk stem cell,hBSC)。hBSC 具有多能干细胞特性,即自我更新能力和分化潜能,研究显示用神经源性培养基培养分泌期立体母乳细胞群,所得 hBSC 衍生的细胞具有神经元形态和表达神经元的标志物 β-Ⅲ 微管蛋白和巢蛋白、MAP2,少突胶质细胞标志物 OCT4 及星形胶质细胞标志物 GFAP,证实母乳干细胞能够定向分化为神经元细胞、少突胶质细胞及星形胶质细胞。可能机制与中枢神经系统和乳腺共同起源于外胚层,hBSC 可向神经元分化的潜能有关。推测母乳中的干细胞可通过乳汁进入后代体内,母乳干细胞在婴儿体内可能整合、分化为神经细胞以及其他细胞类型,潜在地分泌神经营养因子,并促进神经系统组织稳态、发育成熟、再生修复等进程。这对母亲和婴儿的健康以及神经再生医学的发展起到了不可估量的发展前景。

关于 MGBA 的潜在机制以及母乳干细胞临床应用有待进一步研究。母乳成分丰富且复杂,与乳母的生活环境、饮食习惯、健康状况密切相关,个体差异很大,部分成分与神经系统发育之间的关系以及机制仍不明确。我们建议母亲在哺乳期间注意合理均衡膳食,可参阅第三章第三节中对早产儿母亲营养的指导与建议。

(二)母乳喂养对脑结构与功能的作用

通过上述成分分析可知母乳为早产儿神经系统发育提供重要物质基础,结合已知的脑损伤对于早产儿的高风险性以及生命早期是大脑神经管发育、脑区分化、脑细胞和突触增殖、神经通路连接等基础构建和高级功能发育的高峰期和关键期,因此出生后的早期营养干预,即母乳喂养对脑形态结构及脑功能的发育及修复具有重要意义。相对于其他影响神经系统发育的因素而言,营养干预被认为是相对安全、经济方便、容易实现的措施。

1. **增加早产儿大脑容积** 母乳喂养可增加早产儿大脑容积,尤其是脑白质容积。脑白质发育与智力、阅读、信息处理速度和记忆等方面密切相关。研究表明,随着纯母乳喂养时间的延长,大脑总容量、皮质厚度、白质体积也随着增加,随着脑白质容积的增加,大脑中神经信号传导速度及处理速度得以增加。母乳喂养持续时间与脑白质微观结构改变呈正相关关系,其中包括额叶及颞叶白质,内囊和皮质脊髓束的外围区域,上纵束以及上额枕束等,这些区域通常与高级认知有关,如执行、规划、社会情感及语言功能。大量流行病学研究认为母乳喂养可以提高儿童认知功能和 IQ 评分。

　　Sean C. L. Deoni 的研究结果显示：母乳喂养的孩子脑白质容积比配方奶喂养的孩子要高 20%。而且其结构改变与认知行为评测得分一致。认为母乳喂养的孩子，其语言能力、视觉感受能力、运动及控制能力等都明显优于对照组。且哺乳期在一年以上的孩子，其大脑发育更快，尤其是在运动功能区。Isaacs 等人的一项随机对照研究母乳喂养与早产儿认知得分以及得分与大脑容积间的相关性，计算婴儿时期母乳摄入率，通过磁共振扫描分别得到其大脑总容积、灰质及白质体积。研究发现母乳摄入量与 IQ 以及青春期整个大脑体积呈剂量 - 依赖关系，母乳对白质的影响比灰质更显著，并且这种改变在男性儿童中更明显，但这项研究仅限于 7 岁时神经功能状态正常的儿童。Ou 等人的研究中也证实了母乳喂养与白质发育的关系，其中包括胼胝体、上纵束、后扣带回、额叶白质及内囊后肢等区域。多项研究均发现，相比女性儿童而言，白质发育在男性儿童中更明显，不同性别大脑发育轨迹的差异或许可以解释这些现象。Belfort 等人的研究中发现在早产儿纠正胎龄足月时，母乳摄入量与深部灰质核团及海马的体积呈正相关关系，但遗憾的是他们只是针对局部大脑区域进行了磁共振分析，并未对脑白质微观结构进行扫描分析。多项大型流行病学调查认为，早期充分的母乳喂养与儿童及青春期的智商和认知功能的提高有关。该研究中对年龄为 3 个月到 4 岁的共 133 位健康儿童应用磁共振检查，以对比他们脑白质微结构（mcDESPOT 测量髓鞘含水量）。研究对象分别接受了至少三个月的纯母乳喂养、配方奶喂养及混合喂养。结果显示，母乳喂养的儿童在晚熟额叶皮质及其相关区域有更发达的脑白质。在一些与认知及行为相关的区域，母乳喂养的持续时间与脑白质微结构成正相关。到青春期时大脑白质体积、皮质下灰质的体积及顶叶皮层的厚度都较高，这与高智商相关。虽然造成这样结构性改变的机制尚有待进一步深入研究，但上述研究为母乳喂养相关的极早期发育又是提供了新的依据，也支持母乳成分能促进神经生长及脑白质发育的假说。

　　2. 改善神经系统发育结局　多项临床队列研究显示，母乳喂养能够通过促进早产儿的视觉、语言、运动、记忆、高级认知及情感的健康发展改善神经系统发育结局。1999 年 Anderson 等关于"母乳喂养与配方奶喂养婴儿认知发育差异的 meta 分析"研究结果显示，对父母因素、婴儿胎龄及出生体重等关键因素进行校正后，显示母乳喂养婴儿在认知发育方面得分比配方奶喂养婴儿高 3.16 分，视觉功能及运动技能更好，情绪及行为问题更少，且母乳喂养的有益影响可以持续到青少年时期。相比足月儿而言，早产儿能从母乳喂养中获得更大的益处。1992 年 Lucas 等在对母亲受教育程度和社会阶层的组间差异进行校正后，采用儿童韦氏智力量表评估比较母乳与配方奶喂养对早产儿智商（IQ）的影响，评估时间为 7.5 岁至 8 岁之间，母乳喂养组早产儿在 IQ 得分上存在 8.3 分优势（$P < 0.000\ 1$）。McCrory 等研究表明母乳喂养对粗大及精细运动发育、解决问题能力和社交能力产生积极影响。一项亚洲儿童母乳喂养对早期神经认知发育的影响研究结果显示，母乳喂养与记忆力、语言能力之间存在正相关关系。虽然普遍认为纯母乳喂养通过影响神经发育从而改善认知发展，但其对社会 - 情感的潜在影响却知之甚少。也有学者认为，母乳喂养与婴儿快乐积极情感的表达有关。

三、影响早产儿神经系统发育结局的喂养相关因素

（一）母乳喂养方式对早产儿神经系统发育的影响

　　不同母乳的选择及不同喂养的方式对于早产儿神经系统发育均具有不同的影响。研究

显示,即使生后短期亲母母乳(own mother's milk,OMM)喂养亦可能是神经系统发育的保护因素,而这一效果可能与OMM喂养的剂量、时间相关。一项研究对>88%的婴儿住院期间使用OMM喂养,而另一项研究中77%的婴儿直到出院均未进行母乳喂养,结果显示即使只是短时间使用OMM也可能对神经系统发育产生显著效果。以OMM为主的喂养可以促进神经系统发育,使其神经系统发育评分达到正常范围。对极低体重(VLBWI)早产儿的一项长达7~8年的随访研究显示,坚持母乳喂养至8个月甚至更长可使言语IQ评分平均提高6分。而另一项关于VLBWI的研究显示,4个月的母乳喂养对于6岁时神经系统发育无明显影响。亦有研究报道新生儿期采用OMM喂养对其11岁时的阅读能力提高具有一定的作用,而对于计算能力无明显效果。在评估母乳喂养对神经系统发育的作用时,判断是否采用OMM或者捐赠母乳(donor human milk,DHM)非常重要。新鲜的OMM含有许多具有神经营养作用的成分,这些营养因子可以直接或间接的促进神经系统的发育,而DHM在储存过程中可能导致这些物质的失活。单独使用DHM或者将DHM作为补充喂养可能不利于生长发育及神经系统发育。OMM喂养不仅是为婴儿提供能量及营养的简单行为,而是一系列复杂动态的涉及神经、内分泌等多个系统的生理、心理的愉悦体念过程。亲母乳头喂养孩子,通过嗅及母乳的气味、听闻母亲的声音、与母亲眼神的交流、跟随母亲身体的活动、被母亲手臂拥抱的温暖感觉等,孩子获得了听觉、视觉、触觉、味觉、嗅觉、温度觉及快乐情感交流等多种感觉的刺激锻炼,并与母亲互动,形成神经反射。这些通过亲母乳头喂养所获得的体念对于早产儿经验依赖突触的形成,双侧大脑半球的神经联结,神经纤维的髓鞘化等均具有重要影响。此外,OMM喂养与刺激母亲催产素的分泌有关,虽然无法对婴儿脑脊液中催产素进行测定,但动物研究表明,催产素作为大脑中一种神经肽,与积极情感的表达有关。早产儿通过母乳喂养获得这种神经肽而感知到快乐。

(二)母乳喂养持续时间及剂量与早产儿神经系统发育结局的关系

研究显示纯母乳喂养作为这段母乳为孩子唯一膳食来源的持续时间,在对促进早产儿神经系统健康发育和认知发展等方面发挥着重要的作用。母乳喂养持续时间越长,母乳喂养量越大,早产儿获得的益处越大。Krol等利用事件相关电位研究母乳喂养对8个月大婴儿情感神经反应的影响。结果显示,纯母乳喂养持续时间长比纯母乳喂养时间短的婴儿显示出更加明显的快乐的情绪反应,延长纯母乳喂养的时间可以增强婴儿对积极情感信息的反应。这种积极情绪的敏感性增强对婴儿来说,在培养其积极的社会互动方面可能起到重要作用。Vohr等分别在早产儿纠正月龄18个月及30个月时研究母乳对其神经系统发育结局的影响。对父母年龄、婚姻状况、受教育程度、家庭收入、种族等混杂因素进行校正后结果显示:早产儿纠正胎龄18个月(研究对象共1 035例,母乳喂养组775例,非母乳喂养组260例)时,母乳喂养量最高组与无母乳喂养组智力发育指数(mental development index,MDI)均值分别为87.3与75.8,精神运动发育指数(psychomotor developmental index,PDI)均值为89.4与81.3,母乳摄入量增加10ml/(kg·d)可提高MDI 0.53分,PDI 0.63分,行为评分0.82分,再住院率减少6%。早产儿纠正胎龄30个月时(研究对象共773例,母乳喂养组593例,非母乳喂养组180例),母乳喂养量最高组与无母乳喂养组MDI均值分别为89.7与76.5,PDI均值为90.2与78.4,母乳摄入量增加10ml/(kg·d)可提高MDI 0.59分,PDI 0.56分,行为评分0.99分,再住院率减少5%。Quigley等人的研究共纳入了11 879例婴幼儿,其中包括11 101例足月儿和778例早产儿,根据母乳喂养持续时间进行分组,评估5岁时语言能力、空间能力和图形推理能力，母乳喂养持续时间越长，三个方面得分均越高，并且这种关系在早产儿中更加显著。Belfort 等人对 180 例早产儿生后 28 天的母乳喂养情况进行了统计，分析母乳喂养与 7 岁时神经系统发育结局的关系。研究发现母乳摄入量与智力、记忆、运动功能和学术成就相关。当母乳摄入量大于肠内营养的 50% 时，母乳喂养持续时间延长 1 天，IQ 得分提高 0.5 分，母乳喂养量增加 10ml/（kg·d），IQ 得分提高 0.7 分，但此研究只统计了生后 28 天内的母乳喂养情况，并未对出院后母乳喂养情况进行统计分析。英国的一项研究表明，母乳喂养超过 3 个月的儿童在语言测试、推理和认知技能中得分明显高于对照组。

　　Feldman 和 Eidelman 进行了一项研究，记录了 NICU 中母乳喂养的量，记录了喂养时的母婴互动，评估了母亲的抑郁程度，并在矫正年龄 6 个月时进行了贝利 II 评分。根据 HM 的量（大量、中等和最小）将母婴分为不同的组。提供更多母乳的母亲会发起更多的深情抚摸，她们的婴儿也会更加机敏。在调整后的分析中，HM 量最大的婴儿在出院时在 Brablelton 检查中有更大的运动成熟度和状态范围，在矫正年龄 6 个月时有更高的 Bayley 智力发育指数（MDI）和精神运动发育指数（PDI）得分。母亲的深情触摸还与运动成熟度和婴儿警觉性有关，并调节了 HM 对认知发展的影响。HM 量最高和母亲触摸量最高的婴儿认知得分最高。这些数据表明，HM 和母亲的互动行为影响早期发育结局。

　　综上所述，母乳是婴儿最佳的食品，母乳中含量丰富的营养成分及非营养性生物活性物质通过营养、抗氧化、调节免疫、神经保护及减少并发症等多种直接与间接机制对早产儿脑发育发挥着重要作用。首先，母乳喂养通过促进大脑微观结构的发育和组织成熟，改善神经系统发育结局。虽然单纯营养支持不可能完全消除所有极早早产带来的不良预后，但母乳中关键营养素在促进早产儿脑发育尤其是增加脑白质容积、促进神经纤维髓鞘化等方面，能够带来积极作用。其次，母乳喂养营养支持措施被视为神经保护策略的一个重要部分，发挥重要的免疫调节功能，改善免疫平衡，减少炎症反应，降低败血症和 NEC 等并发症的发生率，继而减轻脑白质损伤的严重程度并通过肠道微生态 - 脑肠轴的机制发挥早产儿神经系统保护作用。此外，早产儿在母亲温暖的怀抱中吸吮乳汁的哺乳行为，与母亲皮肤亲密接触，能感知母亲的体温、气息，听闻母亲的声音，与母亲的眼神交流，均有利于早产儿各种神经反射的形成，双侧大脑半球的神经联结，神经纤维的髓鞘化。因此，大力提倡纯母乳喂养 6 个月（必要时补充母乳强化剂），在添加辅食后坚持母乳喂养至纠正年龄两岁更有助于早产儿脑发育，改善早产儿近期临床结局，提高早产儿远期生存质量。

　　母乳喂养不仅是为婴儿提供能量及营养的简单行为，而是一系列复杂动态的涉及神经、内分泌等多个系统的生理、心理的愉悦体验过程，关系到婴儿性格气质的形成及早期社会情感的发展。对于早产儿而言，母乳喂养远远超越了其医学、营养学和发育保护效益作为普通食物来源的作用，意义深远。

【关键知识点】

　　1. DHA、AA 等 LC-PUFA 在大脑神经元和视网膜细胞的磷脂双分子层，通过对膜的流动性影响而影响信号转导作用，对早产儿的中枢神经系统、视网膜、心血管系统和其他组织的生长发育至关重要。

　　2. 胆固醇是细胞膜和髓鞘的重要组成部分，对神经轴突生长具有重要影响，是早产儿神经系统发育不可或缺的物质基础。

3. 磷脂在婴儿大脑生长发育过程具有非常重要的作用,与 DHA、AA、胆固醇协同配合,促进神经系统发育,保障完整神经功能。

4. 唾液酸是大脑神经节苷脂和糖蛋白的重要组成成分,在促进神经生长发育、突触形成、认知及记忆功能中扮演着重要角色。

5. 牛磺酸是人乳的一种条件必需氨基酸,对新生儿脑的发育、正常视觉等发育具有重要作用。能够提高机体对蛋白质的利用率,促进神经细胞发育;直接参加神经细胞大分子合成代谢,促进脑神经细胞增殖、分化、成熟和存活;作为抗氧化物质,阻止氧自由基过氧化过程,保护神经细胞膜的完整性。

6. 谷氨酰胺可促使淋巴细胞、巨噬细胞的有丝分裂和分化增殖,增加细胞因子TNF、IL-1 等的产生和磷脂的 mRNA 合成,增强机体的免疫功能。作为大脑的一种能量来源,直接促进脑白质发育。谷氨酰胺能促进肠道完整性,降低微生物移位,降低全身性感染的发生,从而降低脑白质损伤的发生。

7. 益生菌可通过增强肠道免疫功能而发挥调节全身免疫反应,减轻炎症,从而降低早产儿脑白质损伤。另一方面,通过微生物 - 脑肠轴等一系列复杂的神经内分泌反应发挥促进脑发育与脑保护作用。

8. 母乳低聚糖能够促进肠道正常菌群的建立,从而促进免疫系统成熟,发挥抗菌、免疫调节和抗炎作用。也通过微生物 - 脑肠轴发挥脑保护作用,另外低聚糖上的唾液酸发挥促进大脑发育的作用。

9. 母乳干细胞能够在适当条件下分化衍生的细胞具有神经元形态和表达神经元的标志物的能力,证实母乳干细胞能够定向分化为神经元细胞、少突胶质细胞及星形胶质细胞。推测母乳干细胞进入后代体内后能够整合、分化为神经细胞,促进神经系统组织稳态、发育成熟、再生修复等进程。

(陈平洋)

参考文献

1. YOU J, SHAMSI BH, HAO MC, et al. A study on the neurodevelopment outcomes of late preterm infants. BMC Neurol, 2019, 19 (1): 108.

2. ROMEO DM, RICCI M, PICILLI M, et al. Early Neurological Assessment and Long-Term Neuromotor Outcomes in Late Preterm Infants: A Critical Review. Medicina (Kaunas), 2020, 56 (9): E475.

3. ESPGHAN Committee on Nutrition. Feeding the Late and Moderately Preterm Infant: A Position Paper of the European Society for Paediatric Gastroenterology, Hepatology and Nutrition Committee on Nutrition. J Pediatr Gastroenterol Nutr, 2019, 69 (2): 259-270.

4. BELFORT MB, ANDERSON PJ, NOWAK VA, et al. Breast Milk Feeding, Brain Development, and Neuro-cognitive Outcomes: A 7-Year Longitudinal Study in Infants Born at Less Than 30 Weeks' Gestation. Journal of Pediatrics, 2016, 177: 133-139. e1.

5. 王静,陈平洋,罗开菊,等. 母乳喂养对极 / 超低体重早产儿近期临床结局的影响. 中华围产医学杂志, 2019, 22 (7): 461-466.

第三节　母乳喂养与早产儿免疫发育

【导读】 早产儿免疫系统发育不成熟,可能会受到与早产有关的各种不良因素的进一步损害;由于早产儿缺乏来自母体的保护性抗体,皮肤和黏膜的屏障功能差,故对感染的抵抗能力弱,容易引起败血症等感染性疾病。早产儿的免疫系统在生后处于一个逐步发育成熟的过程,母亲为早产儿准备的乳汁提供了大量的保护性成分以助其抵抗感染,同时还具有促进早产儿免疫系统发育的作用。母乳是多种生物活性物质的混合物,不仅含有大量的抗菌成分帮助早产儿抵御感染,而且还含有丰富的免疫细胞和免疫调节因子,对于早产儿的免疫发育具有显著促进作用,调节免疫耐受和炎症反应。同时,母乳喂养也可以看作是母亲和早产儿免疫系统之间相互交流的媒介。

一、早产儿免疫系统的特点

(一)早产儿非特异性免疫的发育

新生儿在出生时,免疫系统并没有发育成熟,获得性免疫到儿童期才会相对成熟。因此,对新生儿来说,早期发挥免疫作用的主要是其先天性免疫系统。早产儿由于过早出生,非特异性免疫系统发育也不成熟,由于缺少可溶性蛋白/多肽以及细胞免疫,使得其免疫能力减弱。可溶性蛋白/多肽具有抗菌特性,能够帮助吞噬细胞吞噬病原菌,并直接杀死病原菌。白细胞当中的中性粒细胞、单核细胞/巨噬细胞以及淋巴细胞能够分泌一些抗菌蛋白和多肽,如免疫球蛋白、乳铁蛋白、溶菌酶等,但这些物质的合成与胎龄具有相关性。32周以后大量的IgG通过胎盘传输给胎儿,并随着胎龄的增加而增加。因此早产儿具有较低水平的IgG,导致抗感染能力下降。体液免疫检测结果显示,早产儿IgG、IgA和IgM都明显低于足月儿水平,其中IgG差异更明显。但在3个月随访时,其IgA的差异已不明显,但IgG和IgM的水平仍较足月儿低。

补体激活后具有溶菌、溶细胞作用,并可促进吞噬细胞的吞噬作用,还可使肥大细胞脱颗粒、释放组胺等,导致血管通透性增高、产生炎症反应,有利于将吞噬细胞集中到炎症部位,将免疫复合物清除。早产儿补体激活的传统途径、旁路途径及MBL途径都会减弱,从而导致其杀死病原菌的能力减弱。主要由于早产儿缺少C1、C4(传统途径)和B因子(旁路途径)的产生,同时也缺少模式识别受体甘露糖结合凝集素(MBL途径)。甘露糖结合凝集素的生产随着孕周的增加而增加。

另一方面,早产儿体内由于粒细胞集落刺激因子(granulocyte colony-stimulating factor,G-CSF)和粒细胞-巨噬细胞集落刺激因子(granulocyte-macrophage colony stimulating factor,GM-CSF)含量低,循环池中缺少中性粒细胞、单核细胞以及它们的前体细胞。早产儿单核细胞和粒细胞减少极大的影响早产儿的抗感染能力,通过GM-CSF治疗能够得到一定改善,但并不能降低早产儿败血症的发生率。中性粒细胞是对感染的第一感受着,在细菌清除方面具有重要作用。它能够迁移到受感染的部位吞噬杀死入侵的病原微生物。然而早产儿缺少相关黏性蛋白(趋化因子)的表达,从而使得中性粒细胞向感染位点迁移的能力减弱。中性粒细胞通过分泌酶将吞噬的病原微生物消化杀死。中性粒细胞功能(吞噬功能、氧自由基生成、在细胞内杀死病原菌)不足也是败血症产生的高风险因素。此外,早产儿缺少中性粒细胞外陷阱(NET)使其缺少胞外病原菌杀死能力。单核细胞是具有吞噬作用的血源性细胞,能够分化成巨噬细胞和树突细胞。单核细胞具有吞噬、杀菌和抗原呈递作用。通过分泌细胞因子、趋化因子和抗原呈递,单核细胞/巨噬细胞能够激活其他免疫细胞(T 细胞和 B 细胞)。虽然早产儿的巨噬细胞吞噬病原菌的效果和胞内病原菌杀死能力与足月儿相似,但其生成细胞因子能力较弱,对 T 细胞的激活能力也较弱,从而减弱特异性免疫反应(图 2-3-1)。

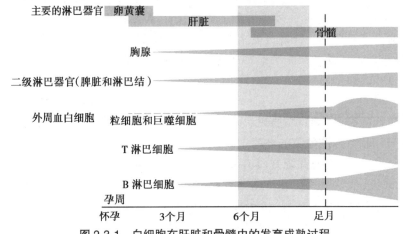

图 2-3-1　白细胞在肝脏和骨髓中的发育成熟过程

(二)早产儿特异性免疫的发育

特异性免疫是淋巴细胞在抗原的刺激下对抗原作出的特异性反应,能够产生免疫记忆效应。抗原识别使得淋巴细胞激活,抗原清除和记忆淋巴细胞的产生使机体再次受到相同抗原攻击时能够迅速发生免疫响应。特异性免疫的成熟一般发生在出生后,因此与成人相比所有的新生儿都在 T 细胞激活和细胞因子生成、B 细胞免疫球蛋白生成、B 细胞和 T 细胞相互作用方面存在不足。细胞介导的免疫主要涉及两类 T 细胞:毒性 T 细胞(cytotoxic T lymphocyte,CTL;CD8$^+$) 和 辅 助 性 T 细 胞(helper T cell,Th;CD4$^+$)。T 细胞识别单核细胞/巨噬细胞呈递的抗原。CD8$^+$T 细胞主要参与细胞内病原微生物(如病毒)的清除。CD4$^+$T 细胞可分成两类,Th1 和 Th2,Th1 与发炎有关,产生干扰素 γ(IFN-γ)、白细胞介素(IL)-2、肿瘤坏死因子(TNF)等,Th2 与抗炎有关,主要产生 IL-4、IL-5、IL-10、IL-13 等。

胎儿在妊娠期的最后 3 个月可能是特异性免疫功能成熟的关键时期,胸腺发育增快,T 细胞总数和各亚群细胞数量增长迅速,功能逐渐完善。早产儿尤其是胎龄较小的早产儿,胸腺发育不成熟,胸腺内分泌功能不完善,导致 T 细胞总数和各亚群细胞数量减少及功能低下,引起细胞免疫功能低下。在出生早期(<7 天),早产儿外周血 CD3$^+$、CD4$^+$、CD8$^+$T 细胞百分比和 CD4$^+$/CD8$^+$ 的比值都显著低于足月儿。在 3 个月随访时,早产儿和足月儿

$CD3^+$、$CD4^+$、$CD8^+$ T 细胞的百分比没有显著差异,可能是因为早产儿生后数周内胸腺继续快速增长,来自骨髓的前淋巴细胞在胸腺内分化为成熟 T 淋巴细胞的速度相对较足月儿快所致。早产儿体内特异性抗体水平较低,且 B 淋巴细胞合成抗体能力不足,故母亲的特异性抗体对其抗感染免疫极其重要。此外,T 细胞对 B 细胞产生和分泌免疫球蛋白有重要的调节作用,早产儿 T 细胞数量不足且功能低下,调节 B 细胞产生和增加免疫球蛋白分泌的能力均低下。

二、母乳喂养对早产儿肠道的保护作用

肠道不仅是营养物质消化吸收的场所,也是发挥免疫功能的重要器官。肠道中常驻大量微生物,正常情况下,细菌和毒素并不对机体产生危害,这与机体各系统之间相互协调和肠道特有的屏障功能有关。肠道内正常菌群能够抑制条件致病菌的大量增殖,防止细菌入侵肠道上皮细胞。完整的肠道上皮细胞 - 上皮细胞间的紧密连接及基底膜等构成肠道机械屏障是阻挡微生物入侵的第一道防线。肠上皮淋巴细胞、固有层淋巴细胞、派尔集合淋巴结等肠相关淋巴组织分泌的 sIgA 及黏液等覆盖在肠上皮细胞表面,是防止细菌入侵的重要防线。此外,一旦机械屏障和免疫屏障遭到破坏,细菌之间的微生态平衡被打破,细菌和毒素便可穿透肠壁,侵入肠系淋巴结、血液、肝、脾等脏器,发生肠道细菌移位(bacterial translocation,BT),进而发生侵袭性感染。

母乳中含有各种类型的免疫活性成分,包括抗微生物蛋白 / 肽、免疫细胞、免疫球蛋白、细胞因子和炎症趋化因子、生长因子、低聚糖、长链多不饱和脂肪酸和核苷酸类等,对促进早产儿胃肠道和免疫系统发育有重要作用。母乳喂养可以促进早产儿肠道内益生菌的定植,如双歧杆菌,抑制革兰氏阴性致病性微生物的定植。早期的一项研究比较了母乳喂养和配方奶喂养早产儿肠道细菌定植情况,生后两组早产儿都主要是肠杆菌定植,到生后第 6 天时,母乳喂养的早产儿肠道内主要是双歧杆菌定植,而配方奶喂养肠道内仍然是肠杆菌定植。直到生后一个月,两组早产儿肠道内都主要是双歧杆菌定植,但母乳喂养组早产儿肠道内双歧杆菌的定植浓度是配方奶喂养的 10 倍。尽管母乳喂养的早产儿也会发生 NEC,但其发生率低于配方奶喂养的早产儿。研究发现,配方奶喂养的早产儿 NEC 的发生率明显高于纯母乳喂养的早产儿,母乳和配方奶混合喂养的早产儿 NEC 的发生率高于纯母乳喂养的早产儿,但低于纯配方奶喂养的早产儿。母乳中含有的大量低聚糖和乳铁蛋白不仅能够促进益生菌在肠道内定植,调节肠道微生态,还能直接黏附病原菌,为肠道提供保护;乳铁蛋白可通过结合铁抑制细菌生长,还可以阻止细菌利用铁。母乳中含有较高浓度的 sIgA,对母亲曾经接触过的微生物和抗原具有特异性抵抗活性,早产儿摄入的 sIgA 在胃肠道中很稳定,可以与微生物或抗原结合,阻止微生物黏附于肠道上皮。实验研究显示,母乳中分离出的 sIgA 可以阻止潜在病原微生物的定植。母乳中的其他成分也具有抗感染活性,溶菌酶可破坏病原体细菌的细胞壁,过氧化氢酶也具有抗微生物活性。母乳还可能在肠腔内通过限制炎症反应发挥重要作用,同时通过炎症介质抑制肠道损伤发挥保护作用。母乳中的溶菌酶主要作用可能是对炎症反应进行负反馈调控,而不是直接杀菌。初乳中的抗氧化剂可以保护肠道不受氧自由基的损伤。

母乳中的营养因子可以促进胃肠道的生长和发育,同时增强胃肠道的修复机制。早

产儿胃液具有较高的 pH 值、较低的胃肠道蛋白水解酶活性,这可能会减少营养因子的降解,而早产儿肠道较高的通透性可能会促进营养分子的完整吸收。研究发现,母乳中的表皮生长因子可以促进肠道生长,刺激核酸合成,提高对应激性胃溃疡的修复能力。母乳中还包含转化生长因子,在肠道修复中发挥作用。母乳中的胰岛素样生长因子刺激胃肠道的生长,通过脓毒症大鼠模型研究发现,其可以促进氮平衡和肠道黏膜增殖,减少肠道萎缩和降低内毒素的吸收。母乳中的生长激素也可促进早产儿胃肠道的生长和发育。

三、母乳喂养对早产儿免疫功能发育的影响

早产儿免疫系统的发育受营养物质(如母乳和食物等)和环境(如病原菌、过敏原和肠道菌群)的影响,在生后即开始接触外界环境,自身的内源性免疫系统被激活,特异性免疫逐渐建立。特异性免疫系统主要由 T 淋巴细胞和 B 淋巴细胞组成,可以识别抗原递呈细胞(antigen-presenting cell,APC)递呈来的抗原和病原体,产生免疫记忆。生后早期营养管理对早产儿至关重要,而母乳喂养对早产儿免疫系统发育具有相当大的影响。胸腺是 T 淋巴细胞发育成熟的场所,早期人们研究发现,母乳喂养的婴儿胸腺的大小是配方奶喂养婴儿的 2 倍,这可能是母乳喂养促进 T 淋巴细胞发育的一个重要佐证。母乳中的很多活性成分不仅对早产儿肠道有保护作用,还对早产儿免疫系统发育有重要影响。

(一) 母乳中活性成分对早产儿免疫系统发育的影响

1. **抗菌蛋白 / 肽**　母乳中含有大量的抗菌蛋白和肽,可以杀死病原菌,包括细菌、病毒和真菌等,最具有代表性的包括乳铁蛋白(lactoferrin,LF)、溶菌酶、乳粘素和防御素等。LF 可以调节肠相关淋巴组织的发育(gut-associated lymphoid tissue,GALT)和全身免疫系统的发育。文献报道树突状细胞的发育成熟与 LF 密切相关,研究显示,LF 主要通过 TLR-2 和 TLR-4 这两种受体来促进人和鼠的树突状细胞的发育。乳粘素是一种存在于乳汁中的脂肪球膜,在预防轮状病毒感染中发挥重要作用。

2. **白细胞**　母乳中的白细胞一般处于激活状态的,被认为是母亲免疫系统影响或促进婴儿免疫系统发育之间的"桥梁",主要包括巨噬细胞、淋巴细胞、中性粒细胞和自然杀伤细胞等。巨噬细胞具有吞噬功能,能分泌免疫调节因子,其中就包括具有吞食作用的 sIgA,提示巨噬细胞可以调节淋巴细胞的发育以及防止肠道感染,此外,巨噬细胞还具有诱导免疫耐受预防牛奶蛋白过敏的作用。母乳中的淋巴细胞主要是记忆 T 细胞(CD45RO$^+$)和 B 细胞(IgD-CD27$^+$),可以促进 T 淋巴细胞的发育和成熟,并具有免疫监视功能。研究显示当婴儿发生胃肠道、呼吸道、麻疹或流感时,母乳中淋巴细胞的含量明显增加。

3. **免疫球蛋白(immunoglobulin,Ig)**　母亲体内的 Ig 主要在妊娠的第三阶段通过胎盘传递给胎儿,所以胎龄越小的早产儿体内来自母体的 Ig 含量越低。母乳中的 IgA/sIgA 含量丰富,可以通过阻止病原菌黏附和中和细菌毒素而发挥抗菌和被动免疫的作用;IgG 和 IgM 的含量低于 IgA,也被证明具有重要的免疫监视作用。

4. **细胞因子**　母乳中含有一系列的细胞因子,包括 IL-1β、IL-2、IL-4、IL-5、IL-6、IL-8、IL-10、IFN-γ 和 TNF-α 等,这些细胞因子对早产儿免疫系统的发育成熟有一定的影响,例如 TGF-β、IL-6 和 IL-10 可促进分泌 sIgA 的 B 细胞的生长分化,能够促进幼稚的肠道免疫系

统的发育成熟。IL-4、IL-5 和 IL-13 可以促进树突状细胞向 II 型辅助性 T 淋巴细胞(Th2)分化;TGF-β 和 IL-10 促进树突状细胞向调节性 T 细胞(regulatory t cell)分化。研究还证明,鼠乳所含的 IL-7 能够通过子代的肠黏膜吸收入血,促进胸腺 T 细胞增殖,并提高 T 细胞在外周淋巴组织中的存活率。母乳喂养可促进早产儿淋巴系统的数量和各类细胞的比例稳定增长,而配方奶喂养的婴儿却易发生各类细胞的比例失衡,主要表现为自然杀伤细胞的比例降低,幼稚型的 $CD4^+α/βT$ 细胞数量增多和 $CD4^+/CD8^+$ 的比值增高。

5. 母乳低聚糖(HMO)　HMO 是母乳中含量仅次于乳糖和脂类的第三大营养组分,在胃酸环境下轻微降解,小部分被吸收至体循环,大部分到达结肠,具有调节肠道菌群、抵抗肠道病原菌黏附、调节肠道 GALT 组织的发育和调控细胞炎症反应等重要功能,对预防新生儿感染和 NEC,促进中枢神经系统发育有重要作用。体外研究显示,脐带血单核细胞与 HMO 共同培养可以增加表达 IFN-γ、IL-4 和 IL-13 的 T 淋巴细胞的数量,提示 HMO 可以促进 T 淋巴细胞的成熟。

6. 核苷酸类　母乳中的核苷酸、核苷、核酸及相关产物在大量的细胞功能方面发挥重要作用,同时也发现可以增强婴儿的免疫功能。摄入的核苷酸已经被证实发挥多种不同的作用,包括支持能量代谢,产生核酸和核酸的信使(各自的 RNA、DNA 和 cAMP、cGMP 和 ADP),代谢过程中的辅酶(NAD 和 CoA),信号转导分子(cAMP),以及合成反应中的载体分子(UDP、GDP 和 CMP)。母乳含有的核苷酸可以促进 T 细胞成熟,改善早产儿的免疫反应,增加饮食中核苷酸的摄入量有助于增强 Th1 反应和调节 B 细胞的分化成熟。

7. 多不饱和脂肪酸类(LCPUFA)　母乳中的 LCPUFA 主要包括花生四烯酸(AA)和二十二碳六烯酸(DHA),虽然 AA 和 DHA 仅占到母乳中所有脂肪酸的 1%,但研究证据表明这两种脂肪酸有利于早产儿免疫系统的发育和免疫耐受的建立。对于有过敏性疾病家族史的患儿发生过敏性疾病的概率和母乳中 DHA 的含量成反比。此外,配方奶喂养的早产儿补充 AA 和 DHA 相对于未补充的早产儿,其体内 T 淋巴细胞的水平及有利细胞因子的水平增加。所以,对早产儿补充 LCPUFA 对其免疫系统的发育是有益的。

(二) 母乳喂养对免疫接种的影响

既往很多研究通过疫苗接种反应、感染以及变态反应的发生率等,比较母乳喂养和配方奶喂养对免疫调节的影响。根据 WHO 和国际生命科学院推荐,疫苗接种后的免疫反应可以作为评估免疫应答的客观方法或模型。疫苗接种反应可以通过疫苗特异性的体外细胞增殖和细胞因子生成来判断,也可以通过涵盖抗原特异性 T、B 细胞反应的中和抗体水平进行判断。例如 12 个月龄的接受母乳喂养的孩子与配方奶喂养的孩子在接种麻风腮疫苗后比较,母乳喂养的孩子体内 IFN-γ 的产生和 $CD56^+$、$CD8^+$ 细胞(活化的细胞毒性 T 细胞)的比例明显高于配方奶喂养的孩子。另外,麻风腮接种后两种喂养方式间的细胞因子反应也不同。这些结果提示母乳喂养的早产儿与配方奶喂养的早产儿比较,影响更多的可能是 Th1 型免疫应答。

(三) 母乳喂养通过影响肠道菌群影响免疫系统发育

早产儿肠道菌群的定植状态和免疫功能发育成熟密切相关,益生菌有增强早产儿免疫力的潜在功能,降低新生儿坏死性小肠结肠炎的发生风险。母乳喂养可以促进健康肠道微生物群的发育,到 1 岁的时候,配方奶喂养和母乳喂养的婴儿肠道微生物群的组成仍然存在差异。母乳喂养早产儿的肠道微生物群的种类比配方奶喂养早产儿少,但含更多的双歧杆菌。母乳中的一些成分可能导致这种情况,如母乳含有较多的不易消化的低聚糖类或特定多肽这样的益生元。早产儿母乳喂养可通过存在更多双歧杆菌的环境作用促进肠道发育和免疫系统发育。

四、母乳喂养与早产儿免疫耐受

研究表明,哮喘、过敏和胰岛素依赖性糖尿病与生命早期建立免疫耐受失调有关,母乳喂养能减少此类疾病的发生,这可能与一定条件下母乳喂养诱导免疫耐受相关。母乳中含有的抗原和免疫分子可能促进新生儿对食物和微生物抗原的耐受性。研究显示,母亲食用花生、鸡蛋和牛奶后,母乳中会出现微量的花生蛋白、卵清蛋白和牛 β 乳清蛋白等,因经消化吸收后这些蛋白成分的抗原性明显下降,喂养后可增加早产儿肠道免疫细胞对此类抗原的耐受性。动物实验研究表明,母鼠将卵清蛋白 -IgG 复合物传递给了子鼠,诱发产生 FoxP3+、CD25+ 调节性 T 细胞,可下调气道过敏性反应,该过程通过子鼠上皮细胞表达的 Fc 受体发挥作用,但无需母源性 IgA、TGF-β 的参与。但是亦有报道认为母乳喂养介导的免疫耐受依赖相关抗原和 TGF-β 的参与。因此,母乳诱导早产儿免疫系统对相关抗原产生免疫耐受和减轻过敏反应的机制还需要进一步的研究论证。此外,母体来源的呼吸道过敏原、细胞和胰岛素等均存在于母乳中,亦可能和母乳喂养诱导免疫耐受相关。母乳喂养与过敏还会在相关章节进行详细阐述。

【关键知识点】

1. 母乳喂养不仅给早产儿提供充足的营养来源,更为重要的是在生命早期能调节早产儿的免疫发育,增强早产儿的免疫功能,特别是抵抗感染的能力,可降低早产儿喂养不耐受和 NEC 的发生率,而且能降低早产儿将来发生过敏性疾病和自身免疫性疾病的风险。

2. 通过研究母乳中有效成分与早产儿免疫系统发育的相关性,不仅有助于婴儿食品的开发,还对了解早期营养管理与新生儿免疫之间的关系、促进健康具有更重要的意义。

(孔祥永)

参考文献

1. LEWIS ED, RICHARD C, LARSEN BM, et al. The importance of human milk for immunity in preterm infants. Clin Perinatol, 2017, 44 (1): 23-47.

2. MELVILLE JM, MOSS TJ. The immune consequences of preterm birth. Frontiers in Neuroscience, 2013, 7: 79.

3. YU LC, WANG JT, WEI SC, et al. Host-microbial interactions and regulation of intestinal epithelial barrier function: From physiology to pathology. World J Gastrointest Pathophysiol, 2012, 3 (1): 27-43.

4. RICHARD C, LEWIS ED, FIELD CJ. Evidence for the essentiality of arachidonic and docosahexaenoic acid in the postnatal maternal and infant diet for the development of the infant's immune system early in life. Appl

Physiol Nutr Metab, 2016, 41 (5): 461-475.

5. MUNBLIT D, VERHASSELT V. Allergy prevention by breastfeeding: possible mechanisms and evidence from human cohorts. Curr Opin Allergy Clin Immunol, 2016, 16 (5): 427-433.

6. 孔祥永, 封志纯. 肠道微生态与新生儿坏死性小肠结肠炎关系研究进展. 中国新生儿科杂志, 2011, 26 (2): 57-59.

第四节 母乳喂养与早产相关并发症

> 【导读】 早产儿的生理机能发育不完善, 不仅对营养的需求较高, 而且易发生各种并发症, 如喂养不耐受、败血症和坏死性小肠结肠炎等。在发展中国家, 非母乳喂养的婴儿在第一年的死亡率相当高。早产儿母乳中含有丰富的优质蛋白质, 更适合于早产儿迅速生长的需要, 并降低相关并发症的发生风险, 所以要尽可能实施母乳喂养。本节将集中讨论母乳喂养对早产儿相关并发症的影响。

一、母乳喂养与早产儿败血症

母乳喂养可提高早产儿的防御能力。母乳尤其是初乳含有丰富的细胞因子、生长因子、IgA、分泌型 IgA (secreted immunoglobulin A, sIgA)、乳铁蛋白、溶菌酶、低聚糖和抗氧化剂等免疫活性物质, 这些物质可增强母乳喂养早产儿对感染的防御能力, 降低早产儿的患病率, 解决了早产儿因提前出生而出现的免疫功能未成熟的问题。母乳中大量乳铁蛋白补偿了早产儿的先天不足, 母乳中的低聚糖在早产儿肠道内可抑制病原体与受体结合, 并促进双歧杆菌的生长因此早产母乳喂养可以保护早产儿免受感染, 特别是能够降低败血症的发生风险。营养素中如谷氨酰胺、牛磺酸和肌醇等对保护早产儿也起着双重作用。来自全球各地新生儿病房的临床研究表明, 母乳喂养的早产儿的各种感染发生率明显低于配方奶粉喂养者; 白天母乳喂养晚上给予配方奶粉的早产儿感染性疾病的发生率比完全配方奶粉喂养者低, 纯母乳喂养的早产儿感染发生率更低。也有报道无论新鲜的还是经过巴氏消毒的母乳喂养都可降低早产儿败血症的发生率。

二、母乳喂养与早产儿坏死性小肠结肠炎

新生儿坏死性小肠结肠炎 (necrotizing enterocolitis, NEC) 是新生儿期特有的一种累及回肠和 / 或结肠的肠道炎症坏死性疾病, 在早产儿中尤为多见, 是严重威胁新生儿生命的最常见疾病之一。对住院早产儿的研究表明, 生后最初进行母乳喂养的早产儿 NEC 的发生率较配方奶粉喂养的早产儿低, 无论是完全还是部分使用未强化母乳喂养的早产儿 NEC 的发生率都明显低于纯配方奶粉喂养者。一项新生儿回顾性研究表明, 在住院期间接受母乳喂养大于 50% 的早产儿和小于 50% 的早产儿相比, 其生长速度无明显差别, 但降低了 NEC 的发生率和早产儿的病死率。目前已经发现多种母乳成分在预防 NEC 中发

挥重要作用,包括母乳低聚糖(HMO)、乳铁蛋白、生长因子、谷氨酰胺、精氨酸等。母乳喂养可有效防治 NEC 的发生,减少 NEC 的不良后果,近年来受到广泛关注。HMO 是存在于人乳中的天然低聚糖,是人乳的主要成分,在 NEC 发生时起关键的保护作用。HMO 不能被胃酸破坏或消化酶分解,可直接到达大肠,被有益菌所利用,为其提供营养物质,从而改变胃肠道微生物菌群。HMO 能抑制肺炎链球菌、致肠病性大肠杆菌、铜绿假单胞菌等致病菌的生长,同时对一些病毒和毒素也有一定抑制作用。乳铁蛋白可通过与病原微生物竞争性地结合铁离子,破坏细胞膜生理功能起直接抗菌作用,协同益生菌具有保护肠道免受侵袭性大肠杆菌感染的作用。乳铁蛋白能减轻脂多糖介导的炎性反应,并刺激肠上皮细胞增殖和分化,保持肠黏膜的完整性。早产儿可以完整的吸收母乳来源的乳铁蛋白并分泌到尿中,与配方奶粉喂养的早产儿相比,母乳喂养早产儿粪便和尿中 IgA 和乳铁蛋白的含量更高。美国的一项研究发现母乳摄入量与未发生 NEC 的存活率之间存在量效关系,即母乳摄入越多,坏死性小肠结肠炎发生率越低,存活率越高。基于以上研究结果,母乳可通过局部和全身反应增强早产儿的防御功能,减少感染和 NEC 的发生率。因此,上述关于母乳喂养与降低感染和 / 或 NEC 发生率的关系的研究结果提示母乳更适合早产儿。

三、母乳喂养与早产儿视网膜病

早产儿视网膜病(retinopathy of prematurity,ROP)是发生在早产儿或低体重儿的眼部视网膜血管增生性疾病。母乳喂养可改善早产儿的视觉功能,降低 ROP 的发生率及严重程度,配方奶粉喂养的早产儿 ROP 的发生率比母乳喂养早产儿高且病情严重。母乳中含有的二十二碳六烯酸(DHA)是视网膜感受器的必需物质,研究证明可降低早产儿 ROP 的发生率及严重程度。母乳中的抗氧化物如维生素 E、胡萝卜素和牛磺酸对早产儿视网膜发育起保护作用。母乳中长链多不饱和脂肪酸(long-chain polyunsaturated fatty acid,LCPUFA),如花生四烯酸和二十二碳六烯酸是中枢神经系统结构脂的重要成分,存在于细胞及亚细胞膜的磷脂中,胎儿期最后 3 个月至生后 18 个月 LCPUFA 较多累积到婴儿的中枢神经系统中,对婴儿大脑及视网膜的发育起着很重要的作用。早产儿较易发生 LCPUFA 缺乏,而早产儿母乳中富含 LCPUFA,故应鼓励早产儿母乳喂养。

2015 年,英国学者通过对 5 项前瞻性研究中 2 208 例早产儿的临床荟萃分析证实,母乳喂养对不同分期的 ROP 以及严重类型的 ROP 具有潜在保护作用。母乳喂养的早产儿视觉功能得到明显改善,考虑与母乳中的长链多不饱和脂肪酸、β- 胡萝卜素、牛磺酸和维生素 E 的抗氧化作用有关。Hylan 等研究发现,人工喂养的早产儿 ROP 患病率是母乳喂养儿的 2.3 倍,后者很少发生需要冷冻治疗的严重 ROP,无论是否采取强化母乳措施对视觉改善的效果相似。通过脑干听觉诱发电位(brain auditory evoked response,BAER)技术检测发现,母乳喂养儿比人工喂养儿的脑干发育速度更快,母乳喂养可显著改善 VLBW 的认知功能,改善神经预后;与社会经济地位、B 超显示的脑损伤相比,缺乏母乳喂养是极早产儿不良神经预后的主要危险因素。

四、母乳喂养与早产儿喂养不耐受

肠内营养对早产儿的生长及胃肠道发育十分重要。早产儿的早期喂养状况不仅影响其近期生长和疾病转归,而且也关系到其远期预后。母乳喂养可以降低新生儿喂养不耐受的发生,接受母乳喂养的早产儿能够较快地达到全肠道内喂养和需要较少的肠外营养。一项前瞻性队列研究结果发现,高剂量母乳喂养组达到 100ml/(kg·d)肠内营养比低剂量母乳喂养组快 4.5 天,喂养达到 150ml/(kg·d)比低剂量母乳喂养组快 5 天。校正胎龄、性别和呼吸窘迫综合征等因素之后,高剂量母乳喂养组达到 100ml/(kg·d)和 150ml/(kg·d)的时间显著短于低剂量母乳喂养组。

五、母乳喂养与支气管肺发育不良

支气管肺发育不良(bronchopulmonary dysplasia,BPD)是由于早产儿肺发育不成熟和出生前后自身或外界因素共同作用而产生的肺和支气管的异常发育,是早产儿最常见的呼吸系统疾病,也是影响患儿生存质量的重要因素之一,但目前仍缺少切实有效的预防和治疗措施。既往研究资料显示,在 NICU 住院的早产儿其预后与是否进行母乳喂养及母乳的用量呈密切正相关,不仅可降低早产儿喂养不耐受、NEC 和晚发型败血症的发生率,还可以降低 BPD 的发生率。一项荟萃分析显示,对于胎龄<32 周、出生体重<1 500g 的极早产儿,和单纯配方奶喂养和混合喂养相比较,纯母乳喂养可降低 BPD 的发生风险,*OR* 分别为 2.59(95% *CI*:1.33~5.04)和 1.61(95% *CI*:1.15~2.25)。尽管关于母乳喂养和 BPD 的相关研究证据和其他并发症(如 NEC、败血症等)相比仍较少,但研究证明母乳中的抗氧化剂、抗炎因子以及其他成分(如肌醇)在降低 BPD 发生中起重要作用。此外,母乳喂养在降低 NEC、败血症发生率的同时也间接减少了 BPD 的发生风险。

> **【关键知识点】**
> 1. 母乳喂养对早产儿的益处已被大量研究证据证实。
> 2. 母乳喂养的早产儿较少患感染性疾病,特别是败血症;用母乳喂养的早产儿能保护其不成熟的胃肠道,降低喂养不耐受和 NEC 发生的风险;母乳喂养可降低早产儿 ROP 和 BPD 的发生率及严重程度。

(孔祥永)

参考文献

1. WHO Collaborative Study Team on the Role of Breastfeeding on the Prevention of Infant Mortality. Effect of breastfeeding on infant and child mortality due to infectious diseases in less developed countries: a pooled analysis. Lancet, 2000, 355 (9202): 451-455.
2. KONG XY, FENG ZC. Lactoferrin and Necrotizing Enterocolitis in Preterm Infants. International Journal of Clinical Medicine Research, 2016, 3 (3): 60-63.
3. CHOWNING R, RADMACHER P, LEWIS S, et al. A retrospective analysis of the effect of human milk on prevention of necrotizing enterocolitis and postnatal growth. J Perinatol, 2016, 36 (3): 221-224.
4. WANG C, ZHANG M, GUO H, et al. Human Milk Oligosaccharides Protect against Necrotizing Enterocolitis by Inhibiting Intestinal Damage via Increasing the Proliferation of Crypt Cells. Mol Nutr Food Res, 2019, 63 (18): e1900262.
5. 孔祥永,庄璐,王梅玉,等. 补充牛乳铁蛋白对早产鼠坏死性小肠结肠炎肠道炎症因子表达的影响. 中华实用儿科临床杂志, 2020, 35 (2): 151-155.

6. GINOVART G, GICH I, VERD S. Human milk feeding protects very low-birth-weight infants from retinopathy of prematurity: a pre-post cohort analysis. J Matern Fetal Neonatal Med, 2016, 29 (23): 3790-3795.

7. 韩树萍. 母乳喂养对新生儿重症监护病房早产儿的益处. 中国新生儿科杂志, 2015, 30 (3): 161-162.

8. VILLAMOR-MARTÍNEZ E, PIERRO M, CAVALLARO G, et al. Donor Human Milk Protects against Bronchopulmonary Dysplasia: A Systematic Review and Meta-Analysis. Nutrients, 2018; 10 (2): 238.

9. HOWLETT A, OHLSSON A, PLAKKAL N. Inositol in preterm infants at risk for or having respiratory distress syndrome. Cochrane Database Syst Rev, 2019, 7 (7): CD000366.

第五节　早产儿母乳喂养的远期预后

> 📝 **【导读】** 随着围产医学和诊疗技术的不断发展,世界范围的新生儿重症监护病房的工作重点已逐步转移到对早产儿的救治管理。营养支持是早产儿治疗中的重要组成部分。大量基础及临床研究探讨了不同营养途径、种类、剂量、疗程和结局对早产儿近/远期疾病、体格及神经系统发育的影响;从长远角度来看,积极的营养措施对促进神经系统发育、改善远期预后有重要意义;从喂养种类的角度来讲,母乳是所有新生儿的最佳营养来源,而早产儿获益远大于足月儿。早产儿母乳喂养已成为世界公认的改善远期预后的黄金标准措施。

一、早产儿母乳成分的特殊性

早产儿母乳成分与足月儿母乳不同,其营养价值和生物学功能更适合早产儿的需求,人工喂养产品的任何模仿措施都达不到母乳的神奇效果。从营养成分来看,早产儿母乳中蛋白质含量高,乳清蛋白与酪蛋白比例达 70∶30,利于早产儿的快速生长;脂肪和乳糖含量较低,易于消化吸收;钠盐较高,利于补充早产儿的代谢丢失。从生物学功能的角度分析,早产母乳中的某些成分包括激素、肽类、氨基酸、糖蛋白等能促进胃肠功能的成熟;母乳中有抗微生物因子(分泌型 IgA、乳铁蛋白、溶菌酶、寡聚糖等)、抗炎症因子(抗氧化物、表皮生长因子、细胞保护因子等)和白细胞(中性粒细胞、吞噬细胞和淋巴细胞)等,不仅提供保护性免疫物质,还对早产儿免疫系统发育起调节作用。

早产母乳中的长链多不饱和脂肪酸,如二十二碳六烯酸、花生四烯酸和牛磺酸,对促进早产儿中枢神经系统和视网膜的发育有积极意义;母乳中还含有多种未分化的干细胞,对整个生命过程的健康有潜在影响。母乳喂养的益处存在量效关系,喂养量越大,效果越佳。

二、早产儿母乳喂养对远期健康的影响

早产儿母乳有调节免疫、抗感染、抗炎、保护消化道黏膜的作用,母乳中还含有多种未分化的干细胞,潜在影响早产儿的远期健康。美国国家儿童健康与发展研究所(National Institute of Child Health and Development, NICHD)进行了多项母乳喂养的研究,包括随机对

照研究、病例对照研究和荟萃分析等,均表明生后第 1 年持续母乳喂养 3 个月能降低早产儿生后 1 岁发生呼吸道感染的风险(图 2-5-1)。2021 年美国一项单中心横断面调查研究显示,亲母母乳喂养剂量大的极低体重儿,矫正年龄 1 岁时的心功能指标有所改善,接近健康足月儿 1 岁时心功能指标。针对所有婴儿来讲,生后第 1 年持续母乳喂养 3 个月能降低婴幼儿时期中耳炎的患病率 50%,呼吸道感染住院率降低 72%,非特异性肠炎的患病率降低 64%;母乳喂养持续 6 个月能够降低儿童期白血病患病率 15%~19%;儿童期哮喘发病率降低 27%,10 岁前哮喘发病率降低 40%(表 2-5-1)。

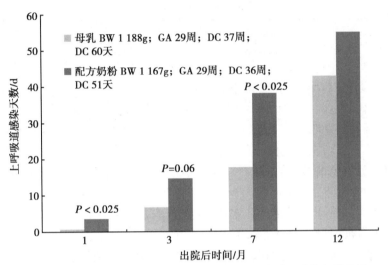

图 2-5-1 母乳喂养对早产儿生后 1 岁发生上呼吸道感染的保护作用

表 2-5-1 母乳喂养与婴幼儿远期预后的剂量效应

疾病风险	降低风险率	评价	OR	95% CI
SIDS	降低 73%	纯母乳喂养	0.27	0.24~0.31
急性中耳炎	降低 50%	纯母乳喂养 ≥6 个月与 3 个月比较	0.50	0.36~0.70
上呼吸道感染	降低 70%	纯母乳喂养 ≥6 个月与不足 6 个月比较	0.30	0.18~0.74
下呼吸道感染	降低 77%	纯母乳喂养 ≥6 个月与不足 6 个月比较	0.23	0.07~0.79
哮喘	降低 40%	纯母乳喂养 ≥3 个月,伴阳性家族史	0.60	0.43~0.82
RSV 支气管炎	降低 74%	纯母乳喂养 ≥4 个月	0.26	0.07~0.90
胃肠炎	降低 64%	任何情况的母乳喂养	0.36	0.32~0.40
NEC	降低 77%	纯母乳喂养	0.23	0.51~0.94
炎症性肠病	降低 31%	任何情况的母乳喂养	0.69	0.32~0.40
乳糜泻	降低 52%	母乳喂养接触谷类蛋白 >2 个月	0.48	0.40~0.89
特异性皮炎	降低 42%	纯母乳喂养 ≥3 个月,伴阳性家族史	0.58	0.41~0.92

续表

疾病风险	降低风险率	评价	OR	95% CI
肥胖	降低 24%	任何情况的母乳喂养	0.76	0.67~0.86
1 型糖尿病	降低 30%	纯母乳喂养 ≥ 3 个月	0.71	0.54~0.93
2 型糖尿病	降低 40%	任何情况的母乳喂养	0.61	0.44~0.85
儿童急淋白血病	降低 20%	纯母乳喂养 ≥ 6 个月	0.80	0.71~0.91
儿童急粒白血病	降低 15%	纯母乳喂养 ≥ 6 个月	0.85	0.73~0.98

引自：Breastfeeding and the use of human milk。

注：SIDS. 婴儿猝死综合征；RSV. 呼吸道合胞病毒；NEC. 坏死性小肠结肠炎。

（一）母乳喂养对胃肠道功能的保护作用

目前认为，胃肠道除了基本的消化吸收功能外，还是最大的免疫器官，其结构和防御功能构成了机体强大的黏膜免疫系统，肠道的免疫细胞和众多微生物是黏膜免疫的重要组成部分。免疫营养素是指在肠道内与肠黏膜上皮和免疫细胞相互作用、发挥其辅助免疫防御功能的营养素，如谷氨酰胺、精氨酸、核苷酸、ω-3 多不饱和脂肪酸、乳铁蛋白等。这些免疫营养素在母乳中含量丰富，能调节早产儿的宿主防御机制，促进消化功能，维护肠黏膜屏障的完整性，促进远期健康。对早产儿来说，这些营养素是条件必需营养素，自身合成有限。在出生早期，来自宫内母体的营养输送中断，而喂养尚不能完全建立的情况下，很容易造成这些营养素的缺乏。研究发现，NEC 患儿血浆中谷氨酰胺和精氨酸水平较低。目前已有经肠内外营养途径补充谷氨酰胺和精氨酸的临床对照研究，但尚无明确结论。对于免疫营养素的作用机制、免疫效应、补充途径和安全剂量等仍在继续深入探索中。

母乳喂养可刺激早产儿胃肠道黏膜的成熟与分化，并提供各种消化酶，帮助胃肠道建立消化与吸收功能。母乳喂养量与降低胃肠不耐受程度方面存在量效关系。母乳中有大量各种寡聚糖，在初乳中含量高达 20~23g/L，以后逐渐下降，至产后 4 个月时仅为 9g/L。多数寡聚糖不被消化，其发酵产物 - 短链脂肪酸可为结肠细胞提供营养与能量，促进益生菌如双歧杆菌和乳酸杆菌的生长，抑制致病菌定植，起到益生元的作用（表 2-5-2）。

表 2-5-2 母乳中的生物活性成分在调整肠道免疫反应中的作用机制

母乳中的生物活性成分	调节和预防肠道炎症的作用	效应
微生物或微生物调节因子		
乳酸杆菌	抑制 NF-kB 通路 减少促炎细胞因子如 TNF-α、IL-6 逆转细菌感染所致肠道菌群失调	降低炎症反应 保持胃肠道微生物群稳态
双歧杆菌	增加 SCFA 的产生 减少促炎性因子释放（IL-6，CXCL-1，TNF-α，IL-23）和诱生型一氧化氮合酶	促进抗炎共生细菌增殖 减轻炎症反应
母乳低聚糖	调节共生细菌 作为病原体的诱饵受体 调节免疫信号通路 TLR3，TLR5，PAMP	促进健康的具有抗炎特性的肠道微生物群 预防和减少炎症反应

续表

母乳中的生物活性成分	调节和预防肠道炎症的作用	效应
免疫因子		
sIgA	与病原体和共生细菌结合	预防典型的炎症反应或免疫排斥 影响肠道微生物群
IgG	调理和凝聚细菌	预防典型的急性炎症反应
IL-10	抑制 Thl、NK 细胞、巨噬细胞	免疫调节和预防炎症
TGF-β	抑制幼稚 T 细胞分化为 Thl、Th2 细胞 稳定 FOXP3 的表达	减少促炎性细胞因子表达 抑制免疫反应,减少炎症
ILRA-1 TNFR-1,2 可溶性 TLR-2	与 IL-1 受体竞争 IL-1 直接结合并抑制 TNF-α 诱导受体抑制 IL-8,TNF	防止促炎细胞因子表达和炎症反应
ECF HB-EGF VEGF	上调 IL-10 表达 与细菌结合 刺激血管生成	减少促炎细胞因子的表达 预防肠道水肿
乳铁蛋白	对病原体的直接细胞毒性 抑制 IL-1,6,8 和 TNF-α 促进益生菌的生长	消除急性炎症反应的触发 减少促炎细胞因子的表达和炎症反应 调节肠道微生物群
乳凝集素	增强凋亡细胞的吞噬作用 通过抑制 TLR4 阻断 NF-κB 通路 促进肠道炎症过程中的愈合	消除急性炎症反应的触发 防止促炎信号通路和减少炎症反应 减轻肠道炎症反应程度
溶菌酶	溶解 GP 菌外壁 与乳铁蛋白联合杀死 GN 菌	消除急性炎症反应的触发因素
代谢因子		
脂联素	抑制成熟巨噬细胞功能	减少炎症反应
瘦素	刺激 T 细胞 影响巨噬细胞极化对抗炎细胞的反应	调节免疫反应,预防炎症
E-3-PUFA	降低 NF-κB 与 PPAR-γ 结合 促进乳酸菌和双歧杆菌增殖 改变 PL 膜浓度 抑制白细胞迁移	下调促炎基因表达 促进抗炎共生细菌增殖 减轻炎症反应程度
抗氧化剂	清除自由基	预防损伤和炎症
抗蛋白酶	加速炎症细胞产生的蛋白酶代谢	防止过度的炎症反应

引自:Bioactive Factors in Human Breast Milk Attenuate Intestinal Inflammation during Early Life。

母乳喂养可降低儿童发生炎症性肠病的风险达 31%,可能机制在于母乳中存在免疫调节物质以及与人工喂养儿的肠道菌群种类差异。母乳喂养儿当暴露于谷胶蛋白时,发生乳糜泻的风险降低 52%。

(二)母乳喂养改善神经智力发育

正常足月儿在出生前后经历了脑发育的快速时期,在 1 岁时大脑容积增加 1 倍左右,而早产儿在脑快速发育的阶段提前出生,错失脑发育的黄金时机。另外,早产超未成熟儿罹患各种并发症的风险非常高,包括生长发育迟缓和神经系统并发症等,造成神经发育落后或后遗症风险明显增加。母乳中的多种营养物质包括牛磺酸、胆固醇、ω-3 脂肪酸和氨基糖等均与脑发育有相关性,其中 N-乙酰神经氨酸是脑细胞糖蛋白和神经节苷脂的主要组分。头颅影像学研究发现,母乳喂养儿的脑神经元和脑白质发育更加完善,为母乳喂养促进脑发育的理论假说提供了可靠证据。

Vohr 等对 19 个 NICU 中的 1 034 例超低体重儿进行观察分析,研究母乳喂养对早产儿远期预后的影响,比较 NICU 住院期间及出院后母乳喂养和非母乳喂养的早产儿至矫正 18 月龄时在体格生长、疾病发生率、再次入院率及神经发育的差别。结果显示,两组在脑白质软化、支气管肺发育不良、住院天数等方面无差异,各项生长参数包括体重、身长和头围也无明显差异。然而母乳喂养的早产儿在行为发育方面表现优异,智力发育指数(mental development index,MDI)、心理运动发育指数(psychomotor development index,PDI)、行为评定量表(behavior rating scale,BRS)评分均高于非母乳喂养组,母乳喂养量达 110ml/(kg·d)者,Bayley 评分平均增加 5 分;且 MDI、PDI、BRS 评分与母乳喂养存在时间-剂量相关性。奶量增加 10ml/(kg·d),MDI 增加 0.53 分,PDI 增加 0.63 分,BRS 增加 0.82 分。母乳量<喂养总量的 20% 者和大于喂养总量的 80% 者进行比较,后者 MDI 增高 13.1 分,PDI 增加 8.8 分。该研究持续到这些早产儿矫正 30 月龄,母乳喂养组贝利婴儿发育量表(Bayley Scales of Infant Development Ⅱ)评分高,情绪调节能力佳,在生长指标及脑瘫发生率方面无差异。再到 7.5~8 岁时随访,进行韦氏智力测试评分,即使对母亲受教育程度和经济状态校正后,母乳喂养的儿童比对照组 IQ 分高出 8.3 分($P<0.000\ 1$)。

Rochat 等人的研究共纳入 1 536 名 7~11 岁儿童及家庭,研究者采用 KABC-Ⅱ评估认知能力、发展性神经心理测试(NEPSY-Ⅱ)评估神经发育情况、儿童行为量表(CBCL)评估行为障碍,结果显示,除了已知的母乳能提供婴儿所需的全面营养,降低短期疾病发生率和死亡率外,纯母乳喂养 6 个月能降低儿童 6 岁后患品行障碍的发生率 56%,母乳喂养时间越长,发生率越低。另外,纯母乳喂养 1 个月以上的男生学习能力比纯母乳喂养少于 1 个月的男生高 2 倍左右,且母亲的认知能力越高,益于其子的认知能力发育,结果具有显著差异。当然,喂养方式不是行为障碍的唯一影响因素,数据显示母亲患精神疾病、高压、紧张的家庭环境会增加儿童发生行为障碍的风险。

与适于胎龄儿(AGA)相比,小于胎龄儿(SGA)尤其没有追赶性生长者更易导致神经系统不良结局,而母乳喂养是重要的保护因素。研究显示,对不同喂养方式的 SGA 婴儿在 18 月龄进行神经发育评估,母乳喂养组的智力发育指数和运动发育指数分别高于人工喂养组 8.2 分(95% CI:5.0~11.4)和 5.8 分(95% CI:2.8~8.7)。

(三)母乳喂养降低代谢性综合征的风险

目前在世界范围内,慢性疾病的患病人群逐渐扩大。最新数据显示,每年慢性疾病死亡人数超过 3 800 万,其中 1 600 万归为慢性疾病造成的过早死亡(年龄 <70 岁)。就发生率而言,有 82% 是由于心血管疾病、癌症、呼吸系统疾病和糖尿病引起的。很多慢性疾病的发展与胎儿期营养有关。许多证据显示孕期、哺乳期和儿童早期所处的环境会影响生理、机体结构、免疫系统、机体代谢和行为方式。因此,从怀孕到 1 岁的这段时期是通过营养干预措施降低患慢性疾病的关键窗口期。早期营养的不同模式对婴儿的生长发育和短期/长期发病率的影响有显著差异。

在 20 世纪 80 年代,英国 David Barker 教授在进行了一系列流行病学研究后,提出健康与疾病的发育起源学说(Developmental Origins of Health and Disease,DOHaD)。1998 年,英国营养学专家 Alan Lucas 教授通过历经 10 年对早产儿前瞻性队列研究,提出了"营养程序化"(nutrition programming)的概念,即在发育的关键期或敏感期的营养状况将对机体或各器官功能产生长期乃至终生的影响。在人类发育的进程中,细胞在不断地新陈代谢,对早期事件的"记忆"如何在一生中得以"贮存"和"表达",已成为目前人们探索早期营养程序化基本机制的主要内容。

在人类发育过程中,器官和系统的发育要经过一段对环境敏感且易变的时期,对多数器官和系统而言,这一"时间窗"是在胎儿期和出生后早期。由于基因表达的表观遗传修饰为适应和促进生存提供了"可塑性",使胎儿易于应对环境如宫内营养不良,胎儿会产生内分泌和生理方面的适应性反应如减少身体大小、改变代谢速度和血流重新分布,以利用有限的营养来维持生存。发育阶段各种不良因素造成基因表达的变化将改变一个人在成年后对环境的反应,小于胎龄儿(small for gestational age infant,SGA)在成年更易受到肥胖、糖尿病、高血脂和心血管疾病等不良后果的伤害。多数早产儿在胎儿期生长适宜,由于提前出生导致生存环境发生巨大变化,出生后由于各种合并症、不良环境因素和营养摄入不足使他们生长落后,有相当一部分在足月(预产期)时存在宫外生长迟缓(extrauterine growth restriction,EUGR)。对这些早产儿来讲,给他们造成伤害的不良事件不是发生在宫内,而是发生在宫外。

母乳喂养对早产 SGA 来说非常重要。母乳对婴儿而言是纯天然且种属特异性的营养物质,含有许多生物活性分子包括各类激素、生长因子、神经肽和抗炎免疫性成分,其中不少是多功能的且起到协同作用。母乳不仅提供婴儿最理想的营养物质,还能调节机体生理功能。除了早期改善喂养进程、减少 NEC 和院内感染外,还可降低成年后 1 型和 2 型糖尿病、肥胖、高血压、高血脂、哮喘和某些肿瘤的发病风险。

Gillman 等的大样本回顾性队列研究显示,对 15 341 例 9~14 岁的儿童家庭进行问卷调查,内容包括婴儿喂养、生长情况、运动及饮食生活方式等方面,结果显示,生后 6 个月内,9 953 例(62%)为纯母乳或以母乳喂养为主,4 744 例(31%)为纯配方奶粉或大部分配方奶粉喂养;母乳喂养者比配方奶粉喂养者超重发病率低,分别为 5.7% 和 7.1%(OR=0.78)。在校正年龄、性别、能量摄入、体育运动、母亲体重指数以及生活方式等混淆因素后,母乳喂养持续时间 6 个月者与仅 3 个月者相比,发生超重比例分别为 6.7% 和 8.4%(OR=0.8)。结论是母乳喂养持续时间越长,在儿童及青少年期发生超重的风险越小。

通过系统回顾和荟萃分析发现,母乳喂养儿发生肥胖的概率比人工喂养儿降低 24%,每坚持 1 个月的母乳喂养,超重或肥胖概率下降 4%,纯母乳喂养比混合喂养的作用更为明显。关于母乳喂养降低后期发生肥胖症及心血管疾病的机制,目前考虑可能为纯母乳喂养婴儿可自行调节进食量,其生长速度慢于配方奶粉喂养者;并通过早期自身代谢的调节机制,影响营养行为和成年后体重。已有研究发现,母乳中含有胰岛素及胰岛素样生长因子、瘦素、胃生长素、脂联素、抵抗素等,这些激素对新生儿及婴幼儿时期的生长发育起重要的调节作用,也是控制食欲和体重的重要调节激素。另外,人工喂养婴儿在生后 4 个月前过早开始添加辅食,也造成 3 岁时发生肥胖的风险增加 6 倍。而肥胖几乎与大多数慢性疾病有关。

纯母乳喂养持续超过 3 个月以上可降低 1 型糖尿病风险近 30%,机制可能是由于避免婴儿暴露于牛奶蛋白质 β- 乳球蛋白,后者可刺激胰腺 β 细胞发生免疫介导的炎症反应。母乳中含有多种免疫保护性物质,以避免感染,防止发生肠道相关淋巴组织突变和胰岛细胞的免疫损伤反应。对患胰岛素依赖性糖尿病儿童的研究发现,机体中含有对牛乳白蛋白的特异性 IgG 抗体,可同时作用于胰岛细胞表面的受体蛋白,产生免疫损伤作用。母乳喂养婴儿发生 2 型糖尿病的风险降低 39%,可能机制在于母乳喂养对体重和食欲控制的长期自身调节作用。

(四) 母乳喂养降低过敏性疾病的风险

过敏性疾病已成为全球第六大疾病,发病率仅次于肥胖症、高血压、糖尿病、冠心病、精神疾病,发病率占全球人口的 20%。纯母乳喂养可降低 2 岁前发生牛奶蛋白过敏、特异性皮炎和 4 岁前发生喘息的风险,对有阳性家族史的婴儿保护作用更明显(高达 40%)。但不同的临床研究结论还有很多争议和偏倚之处,在某些研究中,对母亲的饮食习惯等因素没有校正。目前多数国内外专家推荐,纯母乳喂养至少 4~6 个月可以预防婴幼儿过敏性疾病的发生。

【关键知识点】

1. 早产儿母乳喂养可明显改善早产儿的远期生存预后,可降低发生中耳炎、呼吸道感染、特异性皮炎、炎症性肠病、儿童期哮喘甚至白血病的发病风险。

2. 母乳喂养对促进早产儿神经系统发育,降低成年后肥胖、糖尿病、高血压等远期不良预后有重要意义。

3. 早产儿从母乳喂养中获益远大于足月儿。

4. 早产儿母乳喂养已成为世界公认的改善早产儿远期预后的黄金标准措施。

（童笑梅）

参考文献

1. BIER J AB, OLIVER T, FERGUSON A, et al. Human milk reduces outpatient upper respiratory symptoms in premature infants during their first year of life. Journal of Perinatology, 2002, 22 (5): 354-359.

2. American Academy of Pediatrics Section on Breastfeeding. Breastfeeding and the use of human milk. Pediatrics, 2012, 129 (3): e827-e841.

3. ROCHAT TJ, HOULE B, STEIN A, et al. Exclusive Breastfeeding and Cognition, Executive Function, and Behavioural Disorders in Primary School-Aged Children in Rural South Africa: A Cohort Analysis. PLoS Med, 2016, 13 (6): e1002-e1044.

4. ZHOU J, SHUKLA VV, JOHN D, et al. Human Milk Feeding as a Protective Factor for Retinopathy of Prematurity: A Meta-analysis. Pediatrics, 2015, 136 (6): e1576-e1586.

5. GILLMAN MW, RIFAS-SHIMAN SL, CAMARGO CA, et al. Risk of overweight among adolescents who were breastfed as infants. JAMA, 2001, 285: 2461-2467.

6. THAI JD, GREGORY KE. Bioactive Factors in Human Breast Milk Attenuate Intestinal Inflammation during Early Life. Nutrients, 2020, 12: 581.

7. RUTH AL, ROBERT ML. Breast feeding: A Guide for the Medical Profession. 8ed. Elsevier Inc, 2016.

8. 中华儿科杂志编辑委员会, 中华医学会儿科学分会. 儿童过敏性疾病诊断及治疗专家共识. 中华儿科杂志, 2019, 57 (3): 164-171.

9. EL-KHUFFASH A, LEWANDOWSKI AJ, JAIN A, et al. Cardiac Performance in the First Year of Age Among Preterm Infants Fed Maternal Breast Milk. JAMA Netw Open, 2021, 4 (8): e2121206.

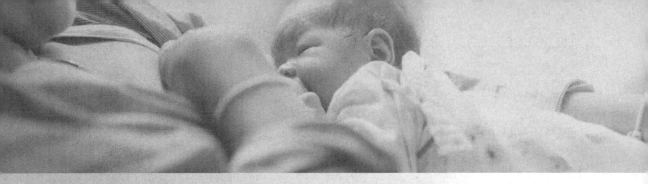

第三章

早产儿母亲的临床泌乳支持

第一节　泌乳机理与早产相关影响因素

【导读】　随着围产医学的进步,早产儿存活率逐年提高,这种趋势也促使对早产儿的关注从提高存活率转向改善存活患儿的转归、预后及生存质量。纯亲母母乳喂养能显著降低早产儿坏死性小肠结肠炎、败血症、支气管肺发育不良等早产儿并发症的发病率,缩短肠外营养时间,亲母母乳的这种保护作用呈剂量相关性。但早产儿母亲较足月儿母亲更易出现泌乳困难或泌乳维持时间短及泌乳量不足。因此,深入了解早产儿母亲的泌乳生理学、乳腺结构与泌乳功能之间的关系,能使这些高危早产儿从母乳和母乳喂养中获得更多益处。本节将对早产泌乳机理及早产相关因素进行相关阐述。

一、哺乳期乳腺结构与功能

乳腺发育及其泌乳活动是哺乳动物最突出的生理特征。乳房内有两种组织,一种是有乳腺腺泡和导管系统构成的腺体组织或实质,具有合成、分泌和泌乳的功能;另一种是由结缔组织和脂肪组织构成的间质,起到保护和支撑腺体组织的作用。

乳腺实质的基本结构单位是乳腺叶,而乳腺叶主要由乳腺小叶组成,每个乳腺小叶含有大量的腺泡和导管分支。腺泡是乳腺泌乳的基本单位,由导管末端的单层上皮细胞分化为泌乳细胞,将血液内的营养物质转变为乳汁。每个腺泡由单层乳腺上皮细胞构成,一般呈袋状,中间为腺泡腔。腺泡表面包绕一层肌上皮细胞,能在血清催产素的刺激下产生收缩,挤压腺泡将其中的乳汁挤入导管系统,出现喷乳现象,这个过程称为喷乳反射(milk ejection reflex,MER)

或射乳反射(图 3-1-1)。

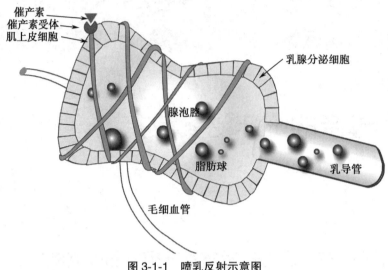

图 3-1-1 喷乳反射示意图

泌乳(lactation)是乳腺最基本的生理功能,分为乳汁分泌(milk secretion)和排乳(milk ejection)两个性质不同但又相互联系的过程。乳汁分泌是指乳腺组织中的泌乳细胞,以血液中各种营养物质为原料,在细胞中生成乳汁后,分泌到腺泡腔中的过程。乳汁分泌包括泌乳启动、泌乳建立和泌乳维持 3 个阶段。排乳是指腺泡腔中的乳汁通过乳腺导管流向体外的过程。

二、泌乳机理

(一) 乳汁分泌

人体乳腺的生长发育经历了 5 个不同阶段,即胚芽发育期、青春期、妊娠期、泌乳期和退化期。乳房开始泌乳分为两个阶段,乳腺分化期和乳腺活化期。乳腺分化期(secretory differentiation)或泌乳 I 期(lactogenesis I)是指妊娠期乳腺上皮细胞分化为泌乳细胞,开始具有分泌合成乳汁成分能力的阶段。乳腺活化期(secretory activation)或泌乳 II 期(lactogenesis II),即从分娩到乳汁大量生成的阶段,发生在产后一个短暂但关键的时期,涉及系统激素的剧烈变化,乳腺上皮的解剖变化和乳汁的成分变化。了解乳汁分泌的生理过程,有助于早产儿母亲成功建立泌乳,为早产儿提供最佳营养。泌乳生理学示意图见书末彩图 3-1-2。

1. **乳腺发育期** 乳腺是多种内分泌激素的靶器官,因此乳腺的生长发育及其生理功能的发挥依赖于各种相关内分泌激素相互协调、共同作用而实现。妊娠开始,体内雌激素、孕激素、胎盘催乳素、催乳素和催产素直接作用于乳腺,调节乳腺功能状态。代谢类激素如生长激素、糖皮质激素等协调身体对代谢改变和应激的反应以及调控营养间接作用于乳腺。生长激素促使乳腺导管形成以及数目增加。糖皮质激素促进腺泡发育,影响细胞增殖。黄体酮促进乳腺导管分支以及腺泡形成;雌激素促进乳腺导管上皮增生,间接促进乳管及小叶周围结缔组织发育,使乳管延长并分支;催乳素促乳腺充分发育,使乳腺小叶终末导管分化成小腺泡(乳头和乳晕变化),孕期大量的雌、孕激素抑制了催乳素的泌乳作用。妊娠期乳房体积变化的大小和生长方式有个体差异。有研究发现妊娠期乳房体积增加不明显的母亲与生后 21 天奶量不足有关,但也有相反报道认为两者无明显关联。对多数女性来讲,乳房的增长体积在孕 22 周时基本固定。早产时妊娠期缩短导致乳腺发育不完全是泌乳失败的原因之一。

2. **乳腺分化期(泌乳 I 期)** 在孕中期到孕晚期阶段,乳腺组织的上皮细胞分化为能够合成乳汁成分的泌乳细胞,分泌活性升高,腺泡中脂肪球、乳糖和蛋白质水平增加,被称为乳腺分化期。乳腺分化由刺激泌乳细胞生长和导管系统增殖的系统激素催化,包括生殖激素(雌激素、黄体酮、催乳素和催产素)和代谢激素(人类生长激素、糖皮质激素和胰岛素)。这一时期随着乳汁分泌,腺泡腔扩张,但暂无乳汁排出。

乳腺是身体产生乳糖的主要部位,孕中期开始乳糖通过乳腺泌乳细胞旁路途径再吸收进入血液,乳糖不在血中代谢,在尿液中清除,因此尿液中的乳糖浓度可作为乳腺发育的一个指标,提示其发育程度。研究结果显示,外周血催乳素水平与尿乳糖浓度呈正相关,但雌激素、孕激素和胎盘催乳素的水平没有变化。尿液中乳糖浓度差异很大,且出现时间也不同,最早可出现在妊娠第 10 周,最晚至妊娠 22 周。妊娠 22 周左右,多数孕妇乳腺分化期已经开始。因此,有学者认为即使是孕周很小的早产儿母亲也可能经历了重要的乳腺发育期,乳腺细胞已开始逐渐发育成具有泌乳能力的泌乳细胞。有研究比较 23~42 孕周的产妇,用手挤乳所得乳量与孕周无关,这与目前的泌乳机制研究相符,因此,早产儿母亲有能力实现成功泌乳。

3. **乳腺活化期(泌乳 II 期)** 从分娩到乳汁开始大量合成,称为乳腺活化期或泌乳 II 期。胎盘娩出后,抑制催乳素发挥分泌乳汁作用的黄体酮水平急剧下降,触发乳腺活化,当然还需要足够的催乳素、胰岛素、肾上腺皮质激素的分泌。糖皮质激素与乳腺上皮细胞溶质中糖皮质激素受体结合,并与催乳素活化转录因子协同作用合成乳汁蛋白如酪蛋白和 α- 乳清蛋白,而黄体酮与糖皮质激素受体结合后抑制其蛋白合成作用,妊娠期黄体酮可能代替糖皮质激素与其受体进行结合。使用溴隐亭(一种抑制催乳素分泌的药物)能抑制乳腺活化;而使用多潘立酮(一种增加血清催乳素浓度的药物)能促进乳腺活化。因此,在乳腺活化期需要足够水平的催乳素及糖皮质激素等参与乳腺分泌调节。

乳汁中的钠、氯、蛋白质水平迅速下降,乳糖和乳脂水平上升。这些细胞代谢产物水平的变化,源于腺泡中泌乳细胞间的致密连接复合物的关闭。在泌乳启动前(产后 24~72 小时),乳腺泌乳细胞间的旁路途径间隙较大;哺乳期启动后,乳腺泌乳细胞间出现楔形蛋白质,称为桥粒,这种致密连接导致乳腺泌乳细胞的细胞旁路关闭(图 3-1-3)。

细胞旁通路关闭对随后的乳汁分泌、建立足够的乳量和维持泌乳至关重要。随着细胞旁路关闭,合成的乳糖等成分无法进入细胞间质,留在腺泡腔内。腺泡腔内乳糖等影响渗透压的成分浓度增加,促使水分渗入腺泡,以保持腺泡内外渗透压平衡,这一过程既保证了大量乳汁分泌,又使一些被称为"泌乳标记物"的乳汁成分也发生了很大变化(图 3-1-4)。乳汁从初乳(总蛋白质,免疫球蛋白、钠和氯化物含量较高;乳糖、钾、葡萄糖及柠檬酸盐含量较低)过渡为成熟乳(这些物质的含量变化相反)。研究发现,早产儿母亲在产后前 14 天出现泌乳标志物中一种或多种成分的异常改变,可能与泌乳量低以及后续难以维持母乳喂养有关。产后 5 天后母乳中蛋白质含量高的母亲更有可能在婴儿校正年龄 4 个月前使用更多的配方奶喂养或过早停止母乳喂养,即可能在建立和／或维持母乳供应方面遇到困难。因此,产后早期母乳生物标志物浓度的变化既反映了乳汁合成的上调,也反映了细胞旁路的逐渐关闭。这一过程中乳汁分泌迅速增加,产妇突然感觉乳房充盈、胀满,即泌乳启动。在此期间,母亲也可能会因为乳房胀大、变硬、乳房疼痛等出现情绪低落。Chapman 等在一项研究中发现,母亲感知与生化指标有较好的同步性,可作为诊断泌乳启动延迟的有效方法。当然,没有发生生理性乳胀也能成功产乳。相反,在炎症(乳腺炎)和复旧(断奶)因素影响下,细胞旁路会重新打开,一旦细胞旁路关闭受损会破坏关键泌乳阶段的乳汁合成,导致随后解决低乳量问题愈发困难。

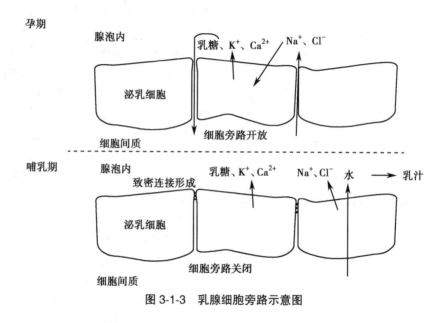

图 3-1-3　乳腺细胞旁路示意图

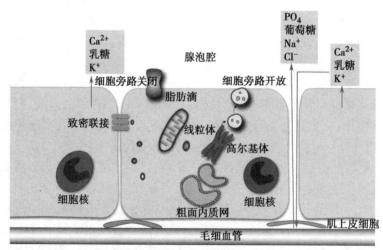

图 3-1-4　乳汁合成与分泌示意图

人类黄体酮水平的骤降出现在胎盘娩出后,这与其他哺乳动物不同,后者黄体酮水平在生产前即开始下降,乳腺活化期在生后立即出现。而人泌乳启动多在分娩后 15~45 小时启动,也有报道足月儿母亲通常出现在分娩后 30~48 小时。

4. 泌乳建立期　泌乳启动后,仍需频繁有效的刺激乳房来达到婴儿所需要的乳量,实现供需平衡。母婴达到供需平衡的时期为泌乳建立期,通常为从泌乳启动到日均泌乳量 ≥ 500ml/d 的时期,对纯母乳喂养的健康母婴一般在产后 4~7 天。对母婴分离的母亲,在分娩后 14 天内泌乳建立过程非常重要。研究表明,产后 14 天内泌乳建立是极低体重儿从 NICU 出院后继续维持亲母母乳喂养的最强预测因子。

产后 14 天内泌乳建立有赖于高水平的催乳素。催乳素不仅能调节细胞旁路的关闭,还能上调泌乳细胞增殖的基因表达。这一点对于早产儿母亲来说很重要。由于早产母亲没有完整的妊娠期完成乳房发育,此外催乳素还能阻止泌乳细胞的凋亡,所以催乳素有助于产生更多的泌乳细胞,并使泌乳细胞存活更长时间,两者都意味着会刺激更多母乳的产生。持续高浓度的催乳素至关重要,在产后初期更是如此。更早、更有效、更高频率的刺激乳房,对达到高催乳素水平非常关键。通过利用具有泌乳启动程序的医用级吸乳器进行频繁吸乳,NICU 婴儿的母亲可以在产后第 6 天达到与纯母乳喂养健康足月儿母亲相似的乳量。对于吸乳器依赖型母亲或早产儿母亲,当细胞旁路途径关闭后如果降低吸乳频率,即使只是产后前 14 天中的某一天,她们几乎立即再次出现细胞旁路打开的情况。如果细胞旁路打开,对长期维持母乳供应存在严重风险。

5. 泌乳维持期　指泌乳建立后至乳腺退化前这段时期,乳腺长时间持续进行泌乳活动。在泌乳维持阶段,泌乳细胞数量和泌乳量的变化受激素和神经反射的调节,与吸吮频率和强度有关。如果乳腺没有频繁的排空动作,即使催乳素等激素水平很高也无法有效维持泌乳,提示泌乳维持不仅受催乳素等激素调控,规律的吸吮或排空乳腺也是泌乳维持的重要因素之一。

乳头受到吸吮刺激后,冲动传入下丘脑,反射性引起催产素和催乳素分泌与释放。研究证实,无论足月儿还是早产儿母亲第一次哺乳或吸乳开始时间与母乳喂养持续时间以及奶量密切相关。生后 6 小时内开始吸乳的母亲泌乳时间多数能维持 40 周以上。生后 1 小时内开始吸乳的超低体重儿的母亲在生后 1 周的乳汁量是生后 1~6 小时开始吸乳母亲的 2 倍,且乳腺活化期开始的时间更早,奶量在 3 周时仍高于对照组。延迟 1~1.5 小时吸乳可导致乳腺活化延迟和泌乳持续时间缩短。产后 6~7 天的平均泌乳量可作为产后 6 周是否有足够奶量(定义为大于 500ml/d)的一个预测值,提示早吸乳对提高泌乳量的重要性。早期吸乳与产后 2~6 周奶量充足相关。但也有报道发现,早期吸乳仅增加产后 1 周的奶量,与产后 2~6 周的奶量变化无关。

超低体重儿母亲开始吸乳时间平均在产后 27.3 ± 14.9 小时,平均 34 小时,开始吸乳的时间与产后 1 周的奶量呈负相关。足月儿母亲产后 6 天奶量约 550~700ml,在 6 个月奶量通常维持在 440~1 220ml 之间。早产儿母亲第一周的奶量个体差异很大,早期 24~48 小时仅有几滴初乳,产后 72 小时奶量明显增加,产后 5 天奶量在 20~550ml 不等。虽然早产儿生后早期不需要大量母乳,但是在乳腺活化期建立高产奶量非常重要,尽量达到 440ml/d 以上。超低体重儿母亲即使持续吸乳 3~6 周,泌乳量在分娩后 3~4 周常有明显减少,有研究者推测这与母婴长时间分离有关,可能潜在地限制了纯母乳喂养的可能性。

临床多数超低体重儿母亲在分娩后经历数小时到数天不等的吸乳延迟。孕 28~30 周的早产儿母亲如果在产后 6 天才开始吸乳,可导致产后 2 周平均 24 小时的奶量下降。最近一项前瞻性观察队列研究表明,极早产儿或极低体重儿的母亲使用医院级吸乳器吸乳,吸乳频率与第 7、14、42 天的泌乳量呈正相关。与吸乳次数<6 次 /d 的母亲相比,吸乳次数 ≥6 次 /d 的母亲在第 7、14、42 天的泌乳量显著增加。无效或不频繁吸乳容易导致乳腺活化期失败或延迟,通常在临床上没有引起足够重视。因此建议在产后尽早开始使用医用级电动双侧吸乳器吸乳,吸乳 8~10 次 /d,并鼓励产妇记录吸乳日志以改善吸乳顺应性,也便于医护人员评估和提供针对性建议。

由此可见,乳腺在围产期发生一系列生理变化,泌乳启动、泌乳建立并维持泌乳。泌乳成功至少需要 3 个条件:①妊娠期和哺乳期激素平衡;②乳腺腺泡和导管增殖、分化以及神经系统的完整性;③乳汁的持续合成与排出。

(二)乳汁排出

乳腺腺泡排乳的物理过程称为喷乳反射,这一过程对从分泌的乳腺中排出乳汁和持续的乳汁合成至关重要。哺乳或吸乳时,乳头感受器受吸吮动作的刺激,乳晕末梢神经将刺激转入到中枢神经系统,刺激垂体后叶释放催产素,催产素经血液循环运送至乳腺,并与位于腺泡和乳腺导管的肌上皮细胞上的催产素受体结合,使肌上皮细胞收缩,从而引发喷乳反射,使乳汁从腺泡和终末导管流出。

基础研究中,可以通过超声影像学观察乳头下方区域的乳腺导管的直径变化来间接判断婴儿或吸乳器是否引发喷乳反射。当出现喷乳反射时,导管直径明显增大,喷乳反射时腺泡挤压形成正压推动乳汁的流出,是所有母亲建立成功泌乳过程中非常重要的一个因素。此外,如果母亲进入泌乳启动期,但是吸乳器未能有效地吸出乳汁,母亲尿液中的乳糖排出仍然会增加。为了增加乳汁供应,满足婴儿正常发育所需,乳房需要频繁有效地排空,以维持和增强乳腺分泌活动。

乳房排空不但可刺激分泌催乳素、催产素等泌乳相关激素,也可通过局部排空改善乳腺腺泡压力,促进乳腺上皮细胞的分泌活动。不及时排乳不利于泌乳维持:①抑制有关乳汁成分合成酶或使相关促泌乳激素水平下降,诱导乳腺退化,导致泌乳活动停止;②动物实验发现,乳腺内压力较大时,局部抑制泌乳的效果可能占优势;③腺泡结构逐渐退化,细胞代谢活性降低,大量乳腺细胞凋亡,泌乳细胞的数量和体积缩小,分泌腔渐消失,终末导管萎缩,乳汁合成停止,残留乳汁被重吸收,最终导致泌乳活动完全停止;④泌乳量受乳汁中泌乳反馈抑制蛋白(feedback inhibitor of lactation,FIL)浓度影响,FIL 是乳汁乳清蛋白,通过浓度依赖性方式发挥泌乳的自反馈调节作用,但不会改变乳汁成分。

(三)内分泌控制与自分泌控制

生殖激素和代谢激素的早期影响是乳腺从内分泌控制转向自分泌控制的基础。自分泌控制也称局部控制,是指乳腺通过局部分泌激素调节泌乳功能的机制,同一个体的两侧乳房的泌乳量差异与乳房排空频率直接相关,证明局部控制理论。局部控制的调控机制尚不完全明确,目前已知相关因素包括乳汁中泌乳反馈抑制蛋白(FIL)浓度、乳腺内压力等因素。泌乳过程中内分泌控制始于乳腺分化期,止于乳腺活化期。自分泌控制始于乳腺活化期直至泌乳退化期(图 3-1-5)。

通常认为泌乳不足,没有达到泌乳预期值是大多数早产儿母亲中断母乳喂养的原因之一。而从上述机理可见,产后 2 周内对于所有母乳喂养产妇而言是泌乳关键期。体内泌乳相关的生殖激素、代谢激素和生化物质浓度在产后两周都会经历变化,在内分泌控制期建立较高水平泌乳量有助于自分泌控制期的泌乳量维持。

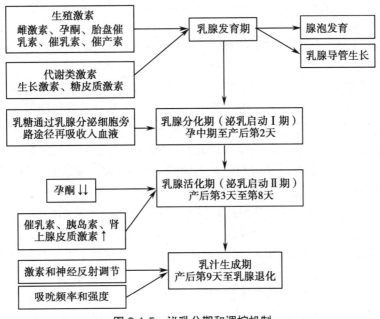

图 3-1-5 泌乳分期和调控机制

除了结构和生理过程外,母乳喂养过程还包括母体的心理及情绪反应,母体大脑中的多个区域,包括杏仁核、纹状体、迷走神经和感觉核、脊髓中间外侧柱的节前交感神经元,都在泌乳过程中经历结构及分泌功能的变化。尽管催乳素和催产素都由垂体分泌,但大脑高级中枢也参与这两种激素的分泌,可能促进母性行为。此外,不仅吸吮能刺激催乳激素释放,而且哺乳过程中其他身体接触和交流也能引发激素分泌,使神经激素响应最大化。

三、泌乳启动延迟 / 失败及其影响因素

泌乳启动延迟,即母体在产后 72 小时及以上仍然无法感受到乳房充盈、肿痛及漏奶,即从初乳阶段到大量泌乳的时间间隔比正常情况更长。发生泌乳延迟时,母体通常仍能在有效泌乳指导支持下实现完全泌乳。如果错过泌乳建立和足够乳汁量发展的关键时期,会引起长期泌乳结果不理想,进而导致婴儿体重增加不佳、缺乏纯母乳喂养、补充配方奶或母乳捐赠、过早断奶以及母亲无法达到个人喂养目标等。

有研究发现,82% 的 31~35 孕周分娩的母亲存在乳腺活化障碍。无论早产儿或足月儿母亲,泌乳启动延迟均较常见,22%~31% 的母亲在产后 72 小时才进入此期。泌乳启动必要的激素水平变化需满足:①黄体酮快速下降;②垂体分泌催乳素和催产素水平升高;③婴儿 / 吸乳器刺激乳房,有效排出乳汁。若出现干扰激素分泌的生理或病理状况,可能延迟乳腺活化。

泌乳启动延迟的高危因素可分为三类:①内环境影响,包括母亲激素分泌水平、母亲急慢性健康状况以及分娩因素等。如患多囊卵巢综合征(polycystic ovarian syndrome,PCOS)、黄体功能不全、糖尿病、妊娠高血压、孕产妇围产期大量失血等,体内生殖激素分泌与代谢紊乱,可导致分泌激活延迟或受损,进而影响泌乳。②乳腺发育和导管、神经系统完善程度。妊娠开始,孕妇体内生殖激素和代谢激素调控乳房发育,如雌激素和孕激素能够刺激乳导管和乳腺腺泡的增殖;孕中期,乳腺细胞分化为泌乳细胞,开始具备泌乳功能。发育中断 / 不

完全或导管神经通路受阻会影响产妇泌乳和排乳,如孕妇的乳腺发育过程因早产中断或经历隆胸/缩胸术可能使导管神经系统受到破坏影响乳汁分泌或催产素释放。③排乳有效性和积极性。母婴分离、新生儿口腔吸吮能力不佳等情况下,不及时或不能频繁有效地吸乳,可能影响后续维持泌乳。

研究发现,初产妇泌乳启动延迟的风险为33%~44%。而经产妇泌乳启动延迟风险为5%,且经产妇产后第4天的乳量比初产妇高,进一步验证初产是泌乳启动延迟的一个高危因素。其他泌乳延迟的产科高危因素还包括分娩方式(如剖宫产)、产程过长、母亲孕前超重(身体质量指数BMI ≥ 25kg/m²)或肥胖(BMI ≥ 30kg/m²)以及孕期体重增长过快等。此外,孕期增重过多会明显增加产后泌乳启动延迟风险,建议正常体重的女性孕后期增重16kg,而超重女性孕后期增重15kg。

当早期诊断出泌乳启动延迟并经过积极干预仍未能促进泌乳过程恢复,则认为泌乳启动失败。泌乳启动失败是指由于外界因素干扰母体无法达到最大泌乳潜能,导致母体无法足量泌乳。泌乳启动失败可分为原发性泌乳失败和继发性泌乳失败。原发性泌乳失败的因素包括母体乳房结构异常和激素水平失衡,包括乳腺腺体组织不足、伴有希恩综合征的产后出血、卵泡膜黄体囊肿、多囊卵巢综合征、糖尿病、甲状腺功能减退或肥胖以及某些乳腺手术可能导致泌乳失败。小型乳腺手术(如乳房肿瘤切除术)不会对泌乳产生很大影响,但是对乳头/乳晕区进行的侵入性操作则可能影响正常的泌乳排乳功能,如乳房植入体手术以及乳房复位成形术。继发性泌乳失败的原因包括任何可能导致无效吸吮/吸吮力不足的婴儿问题(如早产、舌系带过短、唇腭裂和先天性心脏病等)、导致乳汁无法有效排空哺乳的问题(如哺乳含接不正确、滥用安抚奶嘴以及不必要的使用配方奶)以及母体用药等。值得注意的是,任何可导致泌乳启动延迟的因素若得不到有效干预,将可能导致继发性泌乳失败(表3-1-1)。

表3-1-1 导致泌乳启动延迟或失败的风险因素

泌乳启动延迟产前主要风险因素	泌乳启动延迟的主要风险因素	泌乳启动失败和/或泌乳不足
年龄 > 30岁	早产	乳房手术/损伤
初产	母婴分离	胎盘残留
糖尿病	剖宫产	吸烟
高血压	首次哺乳延迟	甲状腺功能减退;脑垂体功能减退
孕前超重、肥胖	哺乳或吸乳频率过低	卵巢卵泡膜黄体囊肿
体重增长过多	产程过长/压力	乳腺腺体组织发育不足
	心理压力	多囊卵巢综合征
	BMI > 30kg/m²	伴有希恩综合征的产后出血
	产后一周服用含有激素的避孕药	

四、早产对泌乳的影响

早产产妇的乳腺分化期(泌乳启动Ⅰ期)虽已经开始,但还未充分启动。因多种泌乳高危因素叠加而加重泌乳困难,是产后需要母乳喂养支持的重点人群。

早产对泌乳的影响可能与以下因素相关。

(一) 乳腺发育不完全

早产产妇的乳腺发育过程因提前分娩而中断,导致乳腺发育不完全。然而有研究显示,乳腺发育并不随妊娠终止而完全中断,产后可通过频繁吸吮刺激乳腺继续发育和活化,提高泌乳能力。另外,低体重儿由于发育、生理及胃肠道功能不成熟,较弱的口腔吸吮力无法有效刺激产妇分泌较高水平的催产素和催乳素,因此早产儿母亲需借助人工吸乳器刺激活化乳腺。非仿生学的吸乳器不能有效地效仿母乳喂养的吸吮机制,导致乳腺活化期的延迟并且潜在限制了泌乳维持。如果泌乳启动延迟导致早产母亲泌乳不足,母乳则可能被配方奶替代或者导致肠内喂养延迟。超低体重儿的母亲常因奶量不足而终止母乳喂养。

(二) 母体激素水平不平衡

一些母亲在分娩前泌乳启动期尚未开始,乳腺上皮细胞不能被妊娠期激素刺激有效的合成乳汁。较低的胎盘功能以及低水平的胎盘催乳素可能加重这一过程。

(三) 母亲用药

产妇自身健康状况不佳如肥胖、糖尿病、高血压等,分娩前后用药如倍他米松可能引起过早的启动泌乳;产后一周服用含有激素的避孕药、孕激素类药物,导致泌乳启动抑制或延迟,进而引起泌乳减少。研究发现,产前类固醇使用是导致早产后建立母乳喂养困难的高危因素,与母乳中蛋白含量增高有关。与没有接受激素治疗的母亲相比,在分娩前接受激素治疗的母亲在产后第 5 天显示出更高的母乳蛋白含量。因此,可将母乳中总蛋白含量作为早期识别早产母亲可能面临的哺乳困难的生物标志物。

(四) 早产儿吸吮力弱甚至无吸吮力

早产儿先天神经系统及其他器官系统发育不成熟,合并慢性肺部疾病、颅内出血等疾病风险高,导致吸吮、吞咽和呼吸的协调性不佳,使早产儿经口喂养有效性差且存在喂养风险;对母亲来说,缺少婴儿频繁有效的吸吮刺激和乳汁排空,可导致泌乳启动和维持困难。

一项回顾性研究发现,80% 的晚期早产儿(胎龄 34~36^{+6} 周)再入院的原因与黄疸有关,母乳摄入量不足是黄疸的主要原因,这与喂养技能、早产儿自身吸吮能力弱以及母亲泌乳不佳有关;生后较早出院后,缺乏护理人员的指导和支持是导致泌乳困难加重的原因之一,尤其是在泌乳启动尚未开始之前。因此,在院期间对婴儿喂养需密切观察和关注,以及出院后较好的母乳支持是减少这些婴儿再入院的一个手段。

(五) 心理及情绪因素

母亲在早产后的身心状态如压力、疲劳、焦虑等因素也可能抑制泌乳:①医源性压力:担心婴儿病情,对医院陌生的环境感到不安,在陌生人面前暴露乳房哺乳感到尴尬;②哺乳 /吸乳问题与损伤:乳头疼痛、乳房胀痛、分娩及吸乳导致疲劳等,常伴随焦虑情绪。多因素叠加可导致催乳素抑制因子释放,进而抑制泌乳。过多负面情绪可能抑制喷乳反射的引发,从而降低日均泌乳量和哺乳 / 吸乳效率。

Cregan 等研究结果显示,早期不理想的泌乳启动会导致后期泌乳量下降。Schanler 等研究发现,依赖吸乳器的早产儿母亲日均泌乳量较低。但是 Meier PP 等和 Spatz DL 等认为当早产儿母亲在围产期接受有效的母乳喂养指导和个性化宣教,在完善的临床指导路径下开始母乳喂养,启动活化乳腺,能够显著降低早产儿母亲泌乳不足的发生率。因此,上述对泌乳启动延迟或失败的研究均证实了产后早期为早产儿母亲建立充足泌乳量的重要性。对于产后无法母乳喂养的早产母亲,应采取适当措施,在分娩后尽早促进母乳分泌,并保持母乳产量,避免后期发生泌乳量不足的风险。优化母乳量的主要有效策略依然是频繁和有效的乳房排空。

五、早产儿母亲母乳喂养常见误区

对早产儿母亲尤其是极低/超低体重儿的母亲而言,为婴儿提供母乳是一种具有挑战性的经历,充满各种障碍。受多种因素的影响,极低/超低体重儿母亲的母乳喂养率低于足月儿母亲,且较足月儿母亲更早中断母乳喂养。但基于母乳对早产儿的重要意义,即使早产儿母亲仅能维持短期泌乳,甚至她们没有打算直接母乳喂养,产科及NICU的医护人员也应积极鼓励其吸乳以建立和维持泌乳。

误区一:质疑早产产妇的泌乳可能性。

早产儿母亲乳腺发育和乳腺分化期较足月儿短,但是早产产妇仍然可通过积极有效干预促进乳腺发育和乳汁分泌,成功实施母乳喂养。

因此,可通过告知早产产妇泌乳相关基础知识与母乳喂养重要性,制定泌乳指导方案,制作并向早产儿家庭提供早产儿母乳喂养宣传册。当早产儿父母第一次到NICU探视时,应告知父母母乳喂养的重要性,亲母母乳是早产儿喂养的首选,有益于稳定病情,降低早产相关并发症的发生率。与我们惯常认为的相反,这时期的咨询不但没有增加母亲的压力和焦虑感,反而有助于泌乳启动的发生。当母婴分离时,如果有条件尽量使早产儿和母亲的护理人员保持联络,确保母亲已经开始吸乳。

误区二:产后初期泌乳量少被认为"没奶"。

合理设定泌乳量预期值,告知母亲产后早期的初乳量很少,生后24~48小时每次初乳可能只有几滴或者几毫升,并且可能存在乳腺活化期延迟,即大量泌乳延后。积极鼓励母亲24小时吸乳不少于8次,因为在这一时期打断有效的吸乳频率可能会严重影响奶量可能达到的高峰值。研究表明,产后5周有足量母乳的超低体重儿母亲,每周泵奶至少45次/周(大于6次/d)。目标是在第10天建立至少750ml/d的泌乳量,因为母乳产量是评估成功泌乳最重要的决定因素,通常在生后2周达到稳态。

误区三:吸乳可延迟到早产儿病情稳定后才开始。

分娩后应尽早吸乳和勤吸乳。研究发现,产后开始吸乳的时间与后期泌乳量及泌乳维持时间密切相关,与产后1~6小时和产后6小时后开始吸乳相比,产后1小时内开始吸乳可提高产后7天、产后第3周和第6周的日均泌乳量,且越早开始吸乳,日均泌乳量越高。另有研究结果显示,产后4天的吸乳频率能强烈预测产后6周的日均泌乳量,体现产后早期勤吸乳的重要性。

误区四:出院后早产儿就可直接哺乳,无需吸乳等干预措施。

应当在出院前宣教中告知早产儿的母亲,出院后初期早产儿仍可能存在吸吮力弱、持续时间短等问题,还无法像健康足月儿一样完全按需哺乳,这样可能导致早产儿母亲泌乳量下降,导致早产儿因母乳摄入量不足引发相关并发症。有临床研究评估NICU患儿出院后前4周的母乳摄入量,结果显示所有母亲都有足够的奶量进行纯母乳喂养,出院后第1周在家,早产儿矫正胎龄约35~36周,直接母乳喂养的平均摄入量为100ml/d或者为日摄入总奶量的1/3。在第4周(接近足月时),趋势逆转开始以婴儿直接吸吮为主(见图3-1-6)。

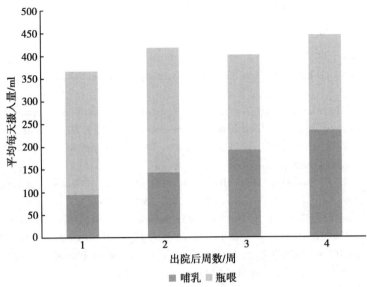

图 3-1-6　早产儿出院后 4 周的哺乳能力进展

这些数据有助于对早产儿母亲产后第一个月的奶量预期值进行指导。出院早期,早产儿处于瓶喂向直接亲喂转换的过渡阶段,母亲不必着急心切,至少 3~4 次 /d 的排空乳房仍然非常重要。通过频繁和完全的排空乳房,乳腺得到适当刺激,维持充足泌乳量。当早产儿矫正胎龄达到足月儿时,他们才能有效吸吮使乳房排空。早产儿出院早期阶段,母亲既要母乳喂养又需吸乳操作,消耗大量时间和精力,心理压力较大,我们仍要鼓励母亲每日使用吸乳器吸乳 ≥ 3 次 /d,来维持母乳量,即使婴儿还是奶瓶喂养母乳。

误区五:早产儿母亲可以用手挤代替吸乳器排乳。

在泌乳启动期,手挤可增加初乳的排出。通常认为产后 48 小时内手挤是排初乳的最佳方式,然而最近在 Lussier MM 的研究中,早产产妇产后 1 周纯手挤与吸乳器比较,纯手挤组产后一周内的累积泌乳量低于吸乳器组,对于依赖吸乳器的早产儿母亲而言,纯靠手挤奶难以保障建立泌乳,还是需要使用吸乳器或在吸乳的基础上配合手挤操作。

【关键知识点】

1. 乳房的泌乳功能涉及乳腺发育、泌乳启动及维持、乳汁生成等各阶段,受到机体的内分泌、自分泌控制。

2. 早产母亲更容易发生各种泌乳障碍,需要医务人员密切关注和高效的泌乳支持。

3. 产儿科医护人员应掌握乳腺生理学和如何刺激母乳分泌的相关知识。

4. 多数情况下,早期成功泌乳会使早产儿母亲实现母乳喂养,达到早产儿母乳喂养的最终目标。

（唐　军）

参考文献

1. TADA K, MIYAGI Y, NAKAMURA K, et al. The Optimal Prepregnancy Body Mass Index for Lactation in Japanese Women with Neonatal Separation as Analyzed by a Differential Equation. Acta Med Okayama, 2021, 75 (1): 63-69.

2. GALANTE L, REYNOLDS CM, MILAN AM, et al. Preterm human milk: associations between perinatal factors and hormone concentrations throughout lactation. Pediatr Res, 2021, 89 (6): 1461-1469.

3. XIFANG RU, XIAOFANG HUANG, QI FENG. Successful Full Lactation Achieved by Mothers of Preterm Infants Using Exclusive Pumping. Front Pediatr, 2020, 8: 191.

4. MEDINA POELINIZ C, ENGSTROM JL, HOBAN R, et al. Measures of Secretory Activation for Research and Practice: An Integrative Review. Breastfeed Med, 2020, 15 (4): 191-212.

5. HUANG L, CHEN X, ZHANG Y, et al. Gestational weight gain is associated with delayed onset of lactogenesis in the TMCHC study: A prospective cohort study. Clin Nutr, 2019, 38 (5): 2436-2441.

6. ZHANG X, ZHANG M, ZHAO Z, et al. Geographic Variation in Prevalence of Adult Obesity in China: Results From the 2013-2014 National Chronic Disease and Risk Factor Surveillance. Ann Intern Med, 2020, 172 (4): 291-293.

7. ELIZABETH V. ASZTALOS. Supporting Mothers of Very Preterm Infants and Breast Milk Production: A Review of the Role of Galactogogues. Nutrients, 2018, 10 (5): 600.

第二节　早产母亲泌乳支持方案

【导读】　母乳喂养对早产儿的重要性显而易见。研究证实母乳的保护作用具有剂量相关性。早产儿易合并多种疾患、早产母亲妊娠合并症发生率高、生后早期的母婴分离等原因均可阻碍母亲提供足够的乳汁以满足早产儿的需要,故临床实践中"母乳不足"是阻碍早产儿母乳喂养顺利实施的主要障碍。

乳汁的分泌包括泌乳启动和泌乳维持两个阶段,积极启动泌乳和有效维持泌乳,可使早产儿能充分享受到初乳的保护作用且维持足够长时间的母乳喂养,以促进其远期的代谢保护和神经发育。为了指导早产母亲顺利进行母乳喂养,医护人员有必要了解泌乳生理学以及早产相关母婴健康问题对泌乳的影响,便于在产儿科密切合作中,尽早识别出各种可能导致泌乳问题的高危因素,给予早产母亲适当的支持和正确的指导,提供泌乳支持方案、质量评估和管理。

一、产前泌乳支持方案

研究显示早产母亲更容易面临泌乳启动延迟或失败。Cregan 等比较了早产与足月产妇分泌乳汁中生化成分差异,将足月自然分娩产妇产后 5 天乳汁中的乳糖、柠檬酸盐、钠、总蛋白含量平均值 +3*SD*(standard deviation, SD)定义为正常范围,发现 82% 的早产母亲有一项或多项成分偏离正常范围,另外发现当乳汁四项成分中出现偏移的越多,24 小时泌乳量越低,提示 82% 的早产母亲可能存在不同程度的泌乳启动延迟。Hill 研究发现与足月儿母亲比较,早产儿母亲产后 6 周时每日的泌乳量不足 500ml 的风险高 3 倍。美国学者研究发现仅有 10%~37% 早产母亲实施母乳喂养,其中在早产儿出院时仅有 50% 仍保持母乳喂养,这些数据均提示早产儿的母乳喂养比足月儿终止的更早,我们需重视早产产妇的泌乳问题,及早进行干预以预防母乳分泌不足的情况。早产母亲在产后 12 周时母乳不足的预测因子包括多胎、产后 6 周时母乳不足、母亲年龄小于 29 岁、计划哺乳时间不超过胎龄 34 周。常见导致泌乳启动延迟或失败的高危因素见表 3-1-1,值得注意的是所有早产母亲都是泌乳启动延迟的高危人群。

（一）产前高危因素筛查

在孕期进行早产及泌乳高危因素的筛查与评估（见表 3-2-1）,有助于发现存在泌乳问题的高危人群,并及时给予相应教育与指导。费城儿童医院开展了一项名为"妈妈关爱"的产前护理模式,该模式针对所有产前筛查出胎儿先天异常的母亲及照护者,在孕中期末进行产前母乳喂养宣教。共纳入 92 对母婴,100% 的母亲在产后第一天启动泌乳;80.2% 的先天异常婴儿的母亲有纯母乳喂养意愿,出院时实际纯母乳喂养比例为 87.1%;虽然有 7 位婴儿夭折,但在出院回家后,费城儿童医院会陆续组织患者小聚,交流养育信息,答疑解惑,小组家庭间互相给予心理支持。

表 3-2-1　产前泌乳启动延迟高危人群筛查表

产前泌乳能力评估表
您好! 感谢您在百忙之中参与这次调查,这次调查可以帮你更好地了解产后泌乳及母乳喂养情况,请真实填写。 1. 您的姓名: 2. 联系电话: 3. 您的年龄段:○<18 周岁 ○ 18~29 周岁 ○ 30~40 周岁 ○ ≥40 周岁 4. 您之前的分娩次数:○ 0 次 ○ 1 次 ○ 2 次 ○ 3 次及以上 5. 您孕前 BMI 范围［BMI=体重（kg）÷身高（m）的平方］:○<24 ○ 24~28 ○ ≥28 6. 您是否诊断为妊娠期糖尿病? ○是 ○否 7. 您的血压是否存在高压 ≥ 140mmHg 和（或）低压 ≥ 90mmHg 的情况? ○是 ○否 8. 您是否进行过乳房手术? ○是 ○否

（二）产前宣教与知情选择

虽然很多家庭成员了解母乳喂养的益处,但却不知道早产儿不进行母乳喂养的健康风险。医护人员应该对所有可能早产的住院产妇进行母乳喂养益处的宣教。研究显示,为早产母亲提供咨询能够增加产后早开奶和母乳喂养率,而且并不增加产妇的压力和焦虑程度。

无论采用何种宣教方式,应包含以下 4 个关键要素:①亲母母乳的重要性及亲母母乳对病患儿是一种医疗干预;②泌乳生理学;③泌乳关键窗口期优化泌乳建立的紧迫性;④组织帮助母亲泌乳启动和建立的相关人员积极参与。

从母乳成分和母乳喂养健康益处的角度去宣教,使早产家属明确母乳喂养对早产儿的重要性。母乳对其新生儿具有特异性,早产儿母乳比足月儿母乳含有更多蛋白质、脂肪和热量,这些含量差异可维持至少 29 天。母乳除了提供完整的营养组分外,还具有免疫保护作用,如母乳中的白细胞(巨噬细胞、中性粒细胞、B 细胞和 T 细胞)具有抗感染作用;母乳中的 sIgA、乳铁蛋白、溶菌酶、寡聚糖和生长因子能增加新生儿免疫防御功能。母乳喂养能降低早产儿患近、远期疾病的风险,如能降低住院期间患坏死性小肠结肠炎、视网膜病变以及院内感染的发生风险。进行亲母母乳重要性和配方奶喂养风险的宣教可以让父母明确喂养的选择,树立母乳喂养信心和决心。

临近分娩前,进行母乳喂养待产包准备并熟知在母乳喂养过程中需掌握的操作规范。多数研究均显示,系统化的哺乳支持健康教育可使泌乳启动显著提前。与足月婴儿相比,早产婴儿的母亲更愿意在早产儿身上倾注更多的心血,给予其更特别的关照,因此临床医生应在分娩前即通过有效的宣教和医患沟通,使早产父母充分明白母乳对早产宝宝的重要的保护作用,不仅是帮助其建立健康肠道免疫必备之"良药",还是一项保障早产儿未来最佳健康和发育结局的医疗措施。

二、分娩后第一周泌乳支持方案

产后第一周经历泌乳启动进入泌乳建立期,这期间属于内分泌控制阶段,是乳房程序化的关键时期,必须通过尽早、频繁和有效地母乳喂养和吸乳操作,以支持成功泌乳。

(一) 产后宣教

产后初期,医护人员可列表告知家庭成员他们要做的事情,如费城儿童医院的持续质量改进项目中,产妇最重要的工作是"吃好、睡好,吸乳及看望婴儿"(费城儿童医院的 NICU 是对家长开放的),家庭其他成员要承担其他护理工作,并列出早产家庭成员在产后要做的10 件事(表 3-2-2)。

表 3-2-2　父亲或家人母乳喂养支持工作表

爸爸为妈妈做的十项工作
1. 正确安装吸乳器和配件。
2. 开机,按泌乳键,进入泌乳启动程序(该程序有助于吸出初乳)。
3. 调节负压,使妈妈在最大舒适负压下吸乳。
4. 当妈妈结束吸乳后,收集初乳,不要浪费任何一滴初乳。
5. 在储奶瓶上贴好标签,标签内容:宝宝的全名、病床号、妈妈的吸乳日期和时间。
6. 初乳要按照妈妈吸乳的次序进行编号,直到妈妈单侧乳房吸出 20ml。
7. 清洗。与乳汁或乳房接触的配件彻底拆开,并用热水(加入洗洁精或奶瓶清洗液)清洗,然后漂洗干净、晾干。
8. 杀菌。一天一次,使用微波消毒袋蒸汽消毒(加 60ml 水,微波炉高火 3 分钟)。
9. 记录吸乳日志。
10. 产后尽早吸乳,一旦收集到初乳就开始进行口腔护理。

引自:Pump Early,Pump Often:A Continuous Quality Improvement Project。

(二) 产后早吸乳

WHO 和 UNICEF 的促进母乳喂养成功的十条措施中指出,要帮助母亲在分娩后半小时内开始母婴接触和母乳喂养,即早接触、早吸吮。医护人员应该鼓励母亲在出生后尽早开始吸吮(挤奶),24小时内挤奶8~10次,两次挤奶间隔不超过6小时。虽然尽早开始哺乳或吸奶是关键,医护人员需要协助早产母亲树立切实可行的初始泌乳量的目标,刚分娩后最初的24~48小时初乳量只有几滴,甚至不生产初乳也是正常的。产后频繁吸乳的目的不是为了产奶,而是为了乳房建立泌乳程序化。提供健康宣教可以预防母亲觉得吸乳器不工作或者过度紧张焦虑而停止吸乳。研究发现自然分娩和剖宫产产妇分别于产后24小时、48小时进行乳房按摩,每日1次,可有效促进泌乳启动,使乳房充盈时间明显缩短,这与按摩乳腺后加速乳房排空、反射性地刺激脑垂体分泌催乳素有关。疼痛抑制催乳素的分泌,影响泌乳启动。2015年Parker等研究显示VLBWI的母亲在产后1小时内开始吸乳与产后1~6小时吸乳、产后6小时后吸乳相比,能够增加产后7天、第3周和第6周的日均泌乳量,三组泌乳量相比显示,开始吸乳时间越早,后期日均泌乳量越高。2020年上海复旦大学护理系一项研究显示,采取综合策略促进早产母亲生后早期、频繁、有效地吸乳,在生后6小时内母乳泌乳的依从性从23%显著增加到87%,在生后48小时内,每日8~12次吸乳的依从性也呈现从0到50%的显著改善。对存在合并症及生后既面临母婴分离的早产儿母亲来讲,医护人员尽一切努力做到一对一的帮助,可达到早接触、早吸吮的母乳喂养成功目标。

(三)皮肤接触

根据2014年爱婴医院复核标准的第4条建议,90%的新生儿在生后1小时内进行母婴皮肤接触并进行早吸吮(包括剖宫产)。2003年WHO建议待早产儿生命体征稳定后,即开始间断性或连续性的母婴皮肤接触,直至矫正胎龄40周或体重达2500g。目前国内越来越多的医院开始尝试让早产儿与其父母进行皮肤接触。研究发现,皮肤接触能降低早产儿发生低体温、呼吸暂停的风险,可促进早产儿的生理稳定性,促进生长发育。瑞典的研究显示皮肤接触能促进胎龄小于32周的极早产儿的母乳喂养。单胎足月的健康母婴进行皮肤接触,结果显示接触时间越长,住院期间纯母乳喂养率越高,呈剂量相关性。皮肤接触的时候,新生儿吸吮和手按摩胸部的动作让母亲体内的催产素水平升高,使泌乳启动时间提前,促进子宫恢复、喷乳反射发生,同时建立了母婴之间感情的纽带。

(四)双侧吸乳与吸乳频率

对乳房的刺激频率和乳房排空程度直接关系到母亲的泌乳量。母婴分离或早产儿的不完全吸吮的情况,可以通过电动吸乳器来辅助弥补。临床上母亲每日定时吸乳8~10次,白天至少3小时1次,晚上至少5小时1次,每次10~15分钟能让泌乳量达到750~1000ml。理论上说,这种频繁吸乳操作能在血清泌乳相关激素水平较高时,充分刺激乳腺腺泡生长。模拟婴儿吸吮模式的双侧电动吸乳器可以高效促进泌乳。部分研究发现,双侧同时吸乳比单侧交替吸乳效果更佳。研究显示需要长期吸乳的妈妈使用医院级电动吸乳器配合双侧配件时,将获得更好的泌乳效果。为改善泌乳量,确保初乳的使用,可使用专门设计的吸乳模式(泌乳启动程序技术),以有效帮助泌乳启动和维持。

(五)吸乳配合手挤按摩

研究发现使用吸乳器时辅以手挤按摩,可有效保证乳房排空,增加泌乳量。Morton(2012)研究发现吸乳配合手挤(hands-on pumping)增加泌乳量,即产后前3天,每日>5次双侧吸乳加5次手挤,与4次吸乳加<2次手挤进行比较,前者显著提高8周内的泌乳量,提高早产产妇的吸乳顺应性和舒适度。2001年Jones等发现双侧吸乳以及吸乳配合按摩能够

显著提高泌乳量,结果显示单侧吸乳 51.32g;单侧吸乳结合按摩 78.21g;双侧吸乳 87.69g;双侧结合按摩 125.08g。2012 年 Prime DK 等研究结果显示,双侧吸乳与单侧吸乳比较,增加 18% 的吸乳量,双侧吸乳可引发更多的喷乳反射。2016 年 Fewtrell 使用多因素回归分析研究早产儿母亲泌乳的影响因素,结果显示,双侧吸乳比单侧吸乳增加 109g/d 泌乳量($P = 0.007$),更多的早产产妇在产后 10 天内分泌充足乳汁(按日均泌乳量达 500ml 认为充足)。因此,为增加早产儿住院期间母婴分离时的泌乳量,建议早产产妇每日可结合手挤按摩方法,双侧频繁吸乳。

（六）评估（乳房充盈情况、吸乳日志等）

产后数天内,当产妇自述感觉乳房有明显的充盈和胀满感时可判断泌乳启动。哺乳时,唯一客观的方法是对婴儿的哺乳前后称重计算婴儿的摄入量,可用于早期评估和诊断疑似泌乳 II 期延迟失败现象,称重时是采用精密度较高的电子秤(精确到至少 1~2g),在哺乳前后几乎完全相同的条件下称量着衣的婴儿,然后用哺乳后的重量减去哺乳前的重量,所增加的重量每 1g 约为 1ml 的乳汁摄入量。也可根据每周随访对母乳喂养模式、加奶量或哺乳后可吸出的乳量进行评估。对于住院早产儿,鼓励母亲记录吸乳日志(见表 3-2-3)以利于医护人员准确评估母亲泌乳情况。临床还可以按照单位时间内泌乳量来计算 24 小时泌乳量,如距上次排空乳汁 3 小时后,早产母亲的泌乳量有 90ml,90ml ÷ 3h = 30ml/h,30ml/h × 24h = 720ml,即 24 小时总量为 720ml。Fewtrell 显示延长吸乳日志的记录天数能增加 17g/d 的泌乳量($P = 0.01$)。

除了吸乳日志,医护人员还需指导产妇做好婴儿排便 / 尿情况的简单记录,便于医务人员了解母乳喂养状况,及时发现任何影响婴儿有效吸吮的问题,如含接姿势不当、乳头扁平凹陷、舌系带过短等,并指导母亲采取措施去改善 / 纠正,避免或减缓泌乳延迟。当存在乳胀或乳头损伤 / 疼痛时,应采用根据医院母乳喂养临床指南采取适当措施以缓解症状,保证舒适哺乳的同时促进乳汁有效流出。

三、分娩一周后至出院泌乳支持方案

分娩一周后,处于泌乳建立和泌乳维持期,属自分泌控制阶段。在了解泌乳反馈抑制的工作机制后,应通过勤吸乳来维持泌乳。理想情况下产妇可以在产后 1~2 周内达到 500~1 000ml 的日均泌乳量。

（一）设定泌乳目标

早产尤其是极早产儿的母亲可由于乳腺发育不足增加泌乳建立失败的概率。住院早产儿母亲的情况比较特殊,即使能够维持同样的挤奶频率,但随着早产儿住院时间的延长,泌乳量也会下降。我们可通过一个 24 小时母乳量标准(表 3-2-4)来判断是否需要进行泌乳策略干预。研究结果显示,对 ELBWI 的母亲而言,生后 6~7 天内的平均泌乳量基线能预测其生后 6 周是否有充足泌乳量。Meier 等建议如果早产儿母亲能够在 10~14 天时达到每日泌乳量 800~1 000ml 时,即使后续早产儿住院期间泌乳量下降 50%,出院后母亲依然有足够的奶量哺喂她的婴儿。因此,作为住院期间奶量下降的保护措施,应在实际工作中制定出早产母亲产后 1~2 周的泌乳目标,即应在产后第 14 天至少 500ml/d,以保证在出生后关键的头 2 周进行持续的泌乳支持。一般认为,产后最初几周母体激素环境对于刺激的反应性最高,有利于改善泌乳效果,而后期刺激泌乳的效果会有所减弱。当早产母亲在产后 2 周不能达到

表 3-2-3　吸乳日志

1~14 天吸乳日志

母亲姓名：

婴儿 ID:

吸乳方式：A 医院级吸乳器；B 双侧电动吸乳器；C 单侧电动吸乳器；D 手动吸乳器；E 手挤奶

分娩日期及时间：

产后首次吸乳日期及时间：

分娩第 1 天

开始时间	结束时间	左侧乳量	右侧乳量	吸乳方式 (A/B/C/D/E)

今天总吸乳量：_____ ml

分娩第 2 天

开始时间	结束时间	左侧乳量	右侧乳量	吸乳方式 (A/B/C/D/E)

今天总吸乳量：_____ ml

分娩第 3 天

开始时间	结束时间	左侧乳量	右侧乳量	吸乳方式 (A/B/C/D/E)

今天总吸乳量：_____ ml

分娩第 4 天

开始时间	结束时间	左侧乳量	右侧乳量	吸乳方式 (A/B/C/D/E)

今天总吸乳量：_____ ml

分娩第 5 天

开始时间	结束时间	左侧乳量	右侧乳量	吸乳方式 (A/B/C/D/E)

今天总吸乳量：_____ ml

分娩第 6 天

开始时间	结束时间	左侧乳量	右侧乳量	吸乳方式 (A/B/C/D/E)

今天总吸乳量：_____ ml

分娩第 7 天

开始时间	结束时间	左侧乳量	右侧乳量	吸乳方式 (A/B/C/D/E)

今天总吸乳量：_____ ml

温馨提示：
- 乳房充盈感度：0，没感觉到乳房充盈；1，略有感觉；2，明显充盈
- 产后 1 小时内吸乳，可以帮您尽快开奶
- 坚持每日 8~12 次哺乳／吸乳，能让您乳量充足
- 泌乳目标：产后 2 周泌乳量达到 500~1 000ml
- 00:00~07:00 保证至少吸乳 1 次，有利于奶量充足
- 双侧同时吸乳可以增加 18% 奶量，减少 50% 吸乳时间

续表

1~14 天吸乳日志

母亲姓名：

婴儿 ID：

分娩日期及时间：

产后首次吸乳日期及时间：

吸乳方式：A 医院级吸乳器；B 双侧电动吸乳器；C 单侧电动吸乳器；D 手动吸乳器；E 手挤奶

分娩第 8 天

开始时间	结束时间	左侧乳量	右侧乳量	吸乳方式(A/B/C/D/E)

今天总吸乳量：_____ ml

分娩第 9 天

开始时间	结束时间	左侧乳量	右侧乳量	吸乳方式(A/B/C/D/E)

今天总吸乳量：_____ ml

分娩第 10 天

开始时间	结束时间	左侧乳量	右侧乳量	吸乳方式(A/B/C/D/E)

今天总吸乳量：_____ ml

分娩第 11 天

开始时间	结束时间	左侧乳量	右侧乳量	吸乳方式(A/B/C/D/E)

今天总吸乳量：_____ ml

分娩第 12 天

开始时间	结束时间	左侧乳量	右侧乳量	吸乳方式(A/B/C/D/E)

今天总吸乳量：_____ ml

分娩第 13 天

开始时间	结束时间	左侧乳量	右侧乳量	吸乳方式(A/B/C/D/E)

今天总吸乳量：_____ ml

分娩第 14 天

开始时间	结束时间	左侧乳量	右侧乳量	吸乳方式(A/B/C/D/E)

今天总吸乳量：_____ ml

温馨提示：
- 坚持每日 8~12 次哺乳／吸乳，能让您乳量充足
- 泌乳目标：产后 2 周泌乳量达到 500~1 000ml
- 00:00~07:00 保证至少吸乳 1 次，有利于奶量充足
- 双侧同时吸乳可以增加 18% 奶量，减少 50% 吸乳时间

理想的泌乳量时,医护人员需要积极查找原因并给予提供支持。如泌乳量小于350ml/d,应当立即启动泌乳干预策略:吸乳前放松、增加吸乳次数、用吸乳器前先行手挤奶、吸乳时乳房按摩等。

表 3-2-4　产后 10~14 天时的泌乳目标

分类	目标
理想	≥750ml(25oz.)
底线	350~500ml(12~17oz.)
母乳不足	≤350ml(12oz.)

(二) 促进乳房排空

泌乳启动后,乳腺能够在整个哺乳期持续进行泌乳活动,需要吸吮刺激。乳汁中有一种乳清蛋白,称为泌乳反馈抑制物(feedback inhibitor of lactation,FIL),FIL 积累在乳腺中能够发挥抑制乳汁合成的作用。所以,在泌乳维持阶段,有效频繁地排空乳房是维持泌乳的必要条件。2011 年 Danielle 等人研究发现每个哺乳期女性的喷乳反射模式是恒定的,但不同女性之间的喷乳反射模式有所不同。妈妈的排乳技术会影响乳汁成分。脂肪至少提供了母乳中 50% 的热量,在一次排乳过程中脂肪含量不断上升,最后几滴乳汁的脂肪含量非常高,能对整个母乳样本的热量产生影响。因此有效排空乳房维持泌乳量,并获得更多热量更高的乳汁,建议吸乳直至乳汁停止流出后 2 分钟来增加乳汁排出;一般来说,10~15 分钟的吸乳过程已经足够,但个体间差异较大。吸乳时建议使用最大舒适负压,即将电动吸乳器从最小负压开始逐渐增加,至感觉稍有不适时减低一档即最大舒适负压。在最大舒适负压时乳房排空程度约为 70%,与婴儿直接哺乳的 67% 相当,意味在母婴分离等情况下,母亲在最大舒适负压下吸乳可达到维持泌乳的效果(图 3-2-1)。最后,选择合适的吸乳护罩可以避免对乳导管的压迫,从而确保乳房的排空和保持最大流量。

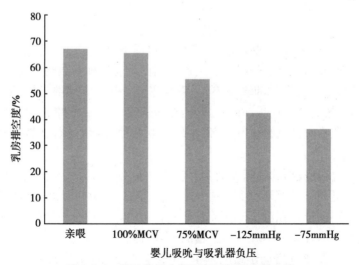

图 3-2-1　吸乳的最大舒适负压与乳房排空度
注:亲喂.婴儿直接吸吮;MCV.最大舒适负压。

（三）放松技巧（音乐、按摩、热敷）

为保证有效排乳并维持泌乳量，除了在最大舒适负压下双侧频繁吸乳外，母亲的自信心、精神心理状态、营养、休息也是维持泌乳的必要条件。产妇可尝试吸乳前从视觉（孩子的照片或视频）、听觉（音乐，孩子的声音）、味觉（同样的杯子同样的温热饮料，最好每次都一样）、嗅觉（孩子的衣服）以及触觉（同样的吸乳场所和同一个座位等）上刺激喷乳反射，并开始吸乳，见图3-2-2。很多实践证实，通过多种感官刺激，标准固定的流程更容易刺激泌乳。另外，哺乳前冲个热水澡或肩膀后背按摩热敷也能够帮助泌乳。

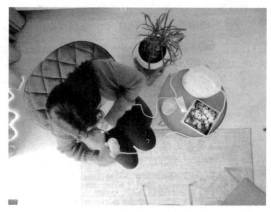

图 3-2-2　吸乳示意图

（四）家人的支持

家人的支持和参与在成功的母乳喂养过程中有不可或缺的作用。Theresa Hunter 研究分析初产妇的丈夫积极参与对母乳喂养的影响。问卷结果分析显示，在产后初期阶段，如果初产妇的丈夫积极参与和支持，将显著提高产后早开奶率和母乳喂养持续时间。家庭和社会的支持、母亲及家人母乳喂养相关知识及技能（婴儿正确的含接、有效的吸吮）的掌握是维持泌乳的重要影响因素。

四、转为直接哺乳阶段

在早产儿稳定后，可在矫正胎龄32~34周左右尝试让早产儿在母亲乳房上进行非营养性吸吮。由于早产儿的吸吮-吞咽-呼吸协调性可能尚未建立，母亲需先用电动吸乳器排空乳房。让早产儿在母亲乳房上锻炼非营养性吸吮，可有助于其逐渐过渡到营养性吸吮，并增加母乳喂养的时间。在非营养性吸吮的过程中，产妇可用手按摩乳房让早产儿吃到1~2滴母乳，以帮助早产儿强化其管饲期间的母乳喂养味觉刺激。理想情况下，在皮肤接触的同时就可以进行非营养性吸吮。当早产儿宫外生长得较成熟之后并能够从乳房上获得乳汁时，可以从非营养性吸吮转为营养性吸吮。母乳哺喂过程中，早产儿出现窒息、心动过缓的概率更低，而瓶喂的早产儿由于可能长时间的气道关闭而出现生理参数的变化。在哺喂期间，产妇可使用橄榄球式或者交叉式哺乳姿势，一手托住早产儿的头颈部，另一手托住乳房，保证婴儿口腔密闭和有效的含接吸吮动作。另外，在锻炼营养性吸吮期间，可使用亲密接触型乳头护罩，辅助早产儿吸吮，增加乳汁摄入量和母乳喂养时间。关于如何转为直接哺乳的具体操作可详见第四章第六节。

促进早产母亲泌乳成功的临床关键主要包括以下几点：第一，医护人员应具备专业的知识和技能，使早产儿母亲分娩后获得专业的护理。第二，注意对家庭成员的宣教，为早产父母提供足够的支持，宣传母乳对早产儿的好处及相关内容。第三，做到早吸吮、勤吸吮，排空乳房。另外，目前国内外关于泌乳启动延迟的发病机制还不明确，还需要广大学者和专家进一步深入研究，以预防泌乳启动延迟的发生，降低早产母亲泌乳启动延迟的发生率，使更多的早产母亲都能早泌乳、多泌乳，提高早产儿生后6个月内的纯母乳喂养率。

【关键知识点】

1. 医护人员需要知晓以下几方面的知识和技能,使早产儿母亲分娩后获得专业的护理。包括早产母亲维持有效泌乳的原则和措施;母乳的收集、处理和储存;早产儿发育支持护理方法;必要时需支持早产母亲哺乳停止后的再哺乳要求等,提供相应的指导以支持父母的决定。

2. 对家庭成员的宣教内容应涉及但不仅限于充分知晓早产儿母乳喂养的益处;分娩后如何尽快启动泌乳并维持有效的泌乳量的重要性;与母乳喂养的健康足月儿相比,早产儿母乳喂养更易出现的问题;婴儿喂养方案的选择和操作流程;母乳喂养辅助物品准备等。

3. 通过分娩后立即启动泌乳(强调早期的重要性),吸吮越频繁,乳汁分泌越多;乳房排空越彻底,乳汁生成越多。生后1~2周的泌乳量是能否纯母乳喂养及其长期持续分泌的最重要的决定因素;频繁有效的吸吮(挤奶)是建立早产母亲哺乳并持续保持最大泌乳量最关键的措施。

(常艳美)

参考文献

1. HUANG X, ZHANG J, ZHOU F, et al. Promotion of early breast milk expression among mothers of preterm infants in the neonatal ICU in an obstetrics and gynaecology hospital: a best practice implementation project. JBI Evid Implement, 2020, 18 (3): 278-287.

2. FEWTRELL MS, KENNEDY K, AHLUWALIA JS, et al. Predictors of expressed breast milk volume in mothers expressing milk for their preterm infant. Arch Dis Child Fetal Neonatal Ed, 2016, 101 (6): F502-F506.

3. FROH EB, SCHWARZ J, SPATZ DL. Lactation Outcomes Among Dyads Following Participation in a Model of Group Prenatal Care for Patients with Prenatally Diagnosed Fetal Anomalies. Breastfeed Med, 2020, 15 (11): 698-702.

第三节　早产儿母亲的营养指导

【导读】　母乳喂养对早产儿的宫外生长乃至远期的生长发育至关重要,尤其对早产儿具有免疫保护、组织修复、促进更好地生长作用,是早产儿营养最佳的选择。产妇在哺乳阶段的能量和营养需求,还与其在孕前或孕期营养储备水平的不同而不同,如果在孕前和孕期存在严重的营养不良或偏食,可能增加母亲产后的健康风险,也增加了泌乳问题和对母乳成分的影响。

　　早产母乳的营养构成不同于足月母乳,过渡乳成分不同于成熟乳。早产儿的母乳喂养过程通常会受到医疗过程的干扰,目前尚缺乏充足的早产产妇膳食营养摄入对自身乳汁成分影响的研究。目前只能就哺乳期母亲的营养结合早产儿特点展开探讨。

一、哺乳期母亲的营养和能量需要

　　研究显示足月儿产后前 6 个月的日均奶量约为 750ml/d,按能量密度 670kcal/L 计算为加上生成乳汁消耗的能量,哺乳期母亲由于泌乳而增加的日均能量约为 625~850kcal/L。虽然每对母婴的日均喂养量和母乳成分均有个体化差异和波动,但整体而言,哺乳期母亲为满足泌乳的需要更多的提供能量,其中一部分源于每日营养摄入,更大的一部分是通过消耗孕期身体储备的能量。考虑到孕期母亲储存大量能量用于哺乳期消耗,因此一个营养状况良好的哺乳期母亲应当平衡饮食配合适当运动,并坚持哺乳,才能有效消耗孕期存储的脂肪,以便尽快恢复到孕前体型,一般不建议在哺乳期过度摄入食物,以便促进身体储备的动员。表 3-3-1 列出了美国医学研究所(International Organization of Medicine,IOM)制订的哺乳期膳食营养素参考摄入量(Dietary Reference Intakes,DRIs),表 3-3-2 是我国 18~49 岁哺乳期女性膳食营养素参考摄入量(2013 年版,2017 年再次发布)。早产儿母亲亦可参照上述膳食营养素推荐量摄入,由于早产儿胃肠道、神经系统及免疫系统尚未发育完善,不建议母亲过多摄入牛奶、海产品、坚果及茶等(详见本节四、五)。

二、饮食对母乳成分和泌乳量的影响

　　根据美国医学研究所建议,哺乳期应当增加摄入的营养成分包括能量、蛋白质、碳水化合物、膳食纤维、亚油酸以及特定的维生素和矿物质。而对于蛋白质、脂肪、碳水化合物和绝大多数维生素和矿物质,未发现母亲的膳食对乳汁成分有明显改变。以目前的研究结果来看,仅少量营养成分包括维生素 A、维生素 B_6、维生素 B_{12} 和维生素 D、碘以及长链不饱和脂肪酸容易受到母亲膳食摄入不足的影响。

　　虽然针对哺乳期母亲的饮食对母乳成分影响的研究还不充分,但是近期的一些研究表明,与母乳营养价值相关的不是哺乳期饮食而是母体成分。一项系统综述研究表明,所有非素食、素食和纯素食母亲生产的母乳营养价值相当。一些差异主要归因于脂肪酸和一些微量成分,主要是维生素 B_{12}。根据目前的证据,只要提供适当的补充剂来满足母乳喂养的母亲的营养需求,素食和纯素食母亲能够为婴儿提供高营养价值的母乳。

　　在母婴健康的范畴,一个重要的概念就是,母亲吃什么,孩子就吃什么。母亲的饮食结构会在某种程度上直接影响孩子营养摄入。但母乳中营养成分不仅源于近期膳食摄入,更是通过动用母体储备的营养素使乳汁成分在短期内不受影响,但长期营养摄入不足或营养不良时,可使母体体重和营养成分明显降低,乳母本身的健康会受到影响,进而影响到其乳汁营养素的构成比。因此,我们需要对早产产妇的营养摄入以及营养状态对母乳成分和营养素的影响进一步探索,以便保证和改善早产儿母婴的健康状况。图 3-3-1 是关于母体营养储备和膳食对母乳成分的影响的概念框架图。

表 3-3-1　美国医学研究所（IOM）制订的哺乳期膳食营养素参考摄入量（DRIs）

营养素	<18 岁	19~30 岁	31~50 岁	参考来源
水/(L·d⁻¹)	3.8	3.8	3.8	自来水或瓶装水、果汁、茶、牛奶、汤、部分蔬菜水果等
碳水化合物/(g·d⁻¹)	210	210	210	面包、饼干、米饭、麦、薯类、枣、葡萄干、燕麦粥等
蛋白质/(g·d⁻¹)	71	71	71	鸡肉、鱼、牛肉、猪肉、羊肉、大豆、豆类、蛋、坚果、奶酪、牛奶等
总膳食纤维/(g·d⁻¹)	29	29	29	大麦粉、豆类、豌豆扁豆、小麦纤维、核桃、燕麦、麸皮等
亚油酸/(g·d⁻¹)	13	13	13	葵花油、玉米油、大豆油松子、大豆油、芝麻油等
α-亚麻酸/(g·d⁻¹)	1.3	1.3	1.3	亚麻油、核桃、菜籽油、大豆油、多脂鱼类
维生素 A(mcg RAE)/(IU·d⁻¹)	1 200 (4 000) 上限 2 800 (9 240)	1 300 (4 300) 上限 3 000 (10 000)	1 300 (4 300) 上限 3 000 (10 000)	肝脏、强化乳制品、鸡蛋、深绿色叶蔬菜、黄色/橙色的蔬菜和水果
维生素 B₆/(mg·d⁻¹)	2.0	2.0	2.0	鸡、鱼、猪肉、鸡蛋、肝脏、豆类、水果、坚果、牛油果
维生素 B₁₂/(mg·d⁻¹)	2.8	2.8	2.8	强化食品、动物来源食品
维生素 B₁/(mg·d⁻¹)	1.4	1.4	1.4	全谷物豆类、种子、强化食品
维生素 B₂/(mg·d⁻¹)	1.6	1.6	1.6	乳制品、蛋类、肝脏、绿色蔬菜
维生素 D(mcg)/(IU·d⁻¹)	15 (600) 上限 50 (2 000)	15 (600) 上限 50 (2 000)	15 (600) 上限 50 (2 000)	多脂鱼类、强化乳制品、增加日晒
烟酸/(mg·d⁻¹)	17 上限 30	17 上限 35	17 上限 35	肉、鱼、家禽、菌类、花生、土豆
叶酸/(mg·d⁻¹)	500 上限 800	500 上限 1 000	500 上限 1 000	绿叶蔬菜、肝脏、豆类、橙子、花生种子
碘/(mcg·d⁻¹)	290 上限 900	290 上限 1 100	290 上限 1 100	海产品、奶制品、碘盐
铁/(mg·d⁻¹)	10 上限 45	9 上限 45	9 上限 45	瘦肉、鱼、家禽、肝脏、豆类、坚果
钙/(mg·d⁻¹)	1 300 上限 2 500	1 000 上限 2 500	1 000 上限 2 500	奶制品、强化食品、深绿蔬菜、沙丁鱼、菠菜、大豆
钾/(g·d⁻¹)	5.1	5.1	5.1	水果、蔬菜、豆类
钠/(g·d⁻¹)	1.5	1.5	1.5	盐、加工食品

表 3-3-2　中国 18~49 岁哺乳期女性膳食营养素参考摄入量(2013)

能量或营养素	RNI	AMDR	营养素	RNI	PI	UL	营养素	RNI	PI	UL
能量[a]/(MJ·d^{-1})			钙/(mg·d^{-1})	1 000	—	2 000	维生素 A/(μgRAE·d^{-1})[f]	1 300	—	3 000
PAL(Ⅰ)	7.53[a]	—	磷/(mg·d^{-1})	720	—	3 500	维生素 D/(μg·d^{-1})	10	—	50
PAL(Ⅱ)	8.79[a]	—	钾/(mg·d^{-1})	2 400(AI)	3 600	—	维生素 E/(mg α-TE·d^{-1})[g]	17(AI)	—	700
PAL(Ⅲ)	10.04[a]	—	钠/(mg·d^{-1})	1 500(AI)	2 000	—	维生素 K/(μg·d^{-1})	85(AI)	—	—
蛋白质/(g·d^{-1})	80	—	镁/(mg·d^{-1})	330	—	—	维生素 B$_1$/(mg·d^{-1})	1.5	—	—
总碳水化合物/%E[c]	—	50~60	氯/(mg·d^{-1})	2 300(AI)	—	—	维生素 B$_2$/(mg·d^{-1})	1.5	—	—
—添加糖/%E	—	<10	铁/(mg·d^{-1})	24	—	42	维生素 B$_6$/(mg·d^{-1})	1.7	—	60
总脂肪/%E	—	20~30	碘/(μg·d^{-1})	240	—	600	维生素 B$_{12}$/(μg·d^{-1})	3.2	—	—
—饱和脂肪酸/%E	—	<10	锌/(mg·d^{-1})	12.0	—	40	维生素 C/(mg·d^{-1})	150	—	2 000
—n-6多不饱和脂肪酸/%E	—	2.5~9	硒/(μg·d^{-1})	78	—	400	泛酸/(mg·d^{-1})	7.0(AI)	—	—
—亚油酸/%E	—	—	铜/(mg·d^{-1})	1.4	—	8	叶酸/(μgDFE·d^{-1})[h]	550	—	1 000[i]
—n-3多不饱和脂肪酸/%E	—	0.5~2.0	氟/(mg·d^{-1})	1.5(AI)	—	3.5	烟酸/(mgNE·d^{-1})[j]	15	200	35/310[k]
—α-亚麻酸/%E	—	—	铬/(μg·d^{-1})	37(AI)	—	—	胆碱/(mg·d^{-1})	520(AI)	—	3 000
—DHA+EPA/(g·d^{-1})	—	—	锰/(mg·d^{-1})	4.8(AI)	—	11	生物素/(μg·d^{-1})	50(AI)	—	—
			钼/(μg·d^{-1})	103	—	900				

注:EAR:estimated average requirement,平均需要量;RNI:recommended nutrition intakes,参考摄入量;AI:adequate intake,适宜摄入量;UL:tolerable upper intake level,可耐受最高摄入量(有些营养素未规定 UL,主要因为研究资料不充分,并不表示过量摄入没有健康风险);AMDR:acceptable macronutrient distribution range,宏量营养素可接受范围;PAL:physical activity level,身体活动水平,Ⅰ=1.5(轻),Ⅱ=1.75(中),Ⅲ=2.0(重)。PI:proposed intakes for preventing non-communication chronic disease,预防非传染性慢性病的建议摄入量;1 000kcal=4.184MJ,1MJ=239kcal。

a. 能量需要量,EER:estimated energy requirement;1 000kcal=4.184MJ,1MJ=239kcal;
b. 未制定参考值者用 "—" 表示;
c. %E 为占能量的百分比;
d. 单位为 g/d;
e. DHA;
f. 维生素 A 的单位为视黄醇活性当量(RAE),1μgRAE=膳食或补充剂来源全反式视黄醇(μg)+1/2 补充剂纯品全反式 β-胡萝卜素(μg)+1/2 膳食全反式 β-胡萝卜素(μg)+1/24 其他膳食维生素 A 类胡萝卜素(μg);维生素 A 的 UL 不包括维生素 A 原料视黄醇 RAE;
g. α-生育酚当量(α-TE),膳食中总 α-生育酚当量(mg)=1×α-生育酚(mg)+0.5×β-生育酚(mg)+0.1×γ-生育酚(mg)+0.02×δ-生育酚(mg)+0.3×α-三烯生育酚(mg);
h. 膳食叶酸当量(DFE,μg)=天然食物来源叶酸(μg)+1.7×合成叶酸(μg);
i. 指合成叶酸摄入量上限,不包括天然食物来源的叶酸,单位为 μg/d;
k. 烟酰胺,单位 mg/d。

也有研究探讨了哺乳期饮食与泌乳量的关系,1994 年 Dusdieker 研究发现在极度营养摄入限制状况下,原本营养状况良好的哺乳期母亲连续一周日均能量低于 1 500kcal 时,泌乳量会降低 15%。

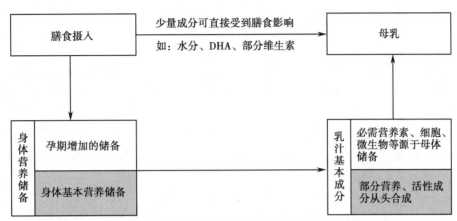

图 3-3-1　母体营养储备和膳食对母乳成分的影响概念框架图

三、哺乳期母亲饮食指导

中国营养学会颁布了《中国居民膳食指南(2016)》,并针对妇幼人群特定制订了膳食指南,其中包括了《中国哺乳期妇女膳食指南(2016)》,表 3-3-3 是指南中的 5 项核心内容。

表 3-3-3　《中国哺乳期妇女膳食指南(2016)》5 项核心内容

核心内容	关键推荐
增加富含优质蛋白质及维生素 A 的动物性食物和海产品,选用碘盐	1. 每日比孕前增加约 80~100g 的鱼、禽、蛋、瘦肉(每日总量为 220g),必要时可部分用大豆及其制品替代。 2. 每日比孕前增加 200ml 的牛奶,使饮奶总量达到每日 400~500ml。 3. 每周吃 1~2 次动物肝脏(总量达 85g 猪肝,或总量 40g 鸡肝)。 4. 至少每周摄入 1 次海鱼、海带、紫菜、贝类等海产品。 5. 采用加碘盐烹调食物。
产褥期食物多样不过量,重视整个哺乳期营养	1. 产褥期膳食应是由多样化食物构成的平衡膳食,无特殊食物禁忌。 2. 产褥期每日应吃肉、禽、鱼、蛋、奶等动物性食品,但不应过量。吃各种各样蔬菜水果,保证每日摄入蔬菜 500g。 3. 保证整个哺乳期的营养充足和均衡,以持续进行母乳喂养。
愉悦心情,充足睡眠,促进乳汁分泌	1. 家人应充分关心乳母,帮助其调整心态,舒缓压力,树立母乳喂养的自信心。 2. 乳母应生活规律,每日保证 8 小时以上睡眠时间。 3. 乳母每日需水量应比一般人增加 500~1 000ml,每餐应保证有带汤水的食物。
坚持哺乳,适度运动,逐步恢复适宜体重	1. 产后 2 天开始做产褥期保健操。 2. 产后 6 周开始规律有氧运动如散步、慢跑等。 3. 有氧运动从每日 15 分钟逐渐增加至每日 45 分钟,每周坚持 4~5 次。
忌烟酒,避免浓茶和咖啡	1. 乳母忌吸烟饮酒,并防止母亲及婴儿吸入二手烟。 2. 乳母应避免饮用浓茶和大量咖啡,以免摄入过多咖啡因。

制定者:中国营养学会膳食指南修订专家委员会妇幼人群膳食指南修订专家工作组。

（一）蛋白质与氨基酸

母乳中的蛋白质和氨基酸是构成机体每一个细胞和所有重要物质的基础。早产母乳蛋白质的含量高于足月母乳，且以 α- 乳清蛋白为主，其对早产儿有重要的营养作用，可为早产儿提供必需的半胱甘酸和色氨酸，以满足早产儿快速生长发育的需要。乳清蛋白还有促进乳糖的合成及钙的联接转运功能。早产母乳的成熟乳含有丰富的 κ- 酪蛋白（初乳中其含量很低），可促进双歧杆菌的生长并可阻止细菌、病毒与肠黏膜的黏附；此外，酪蛋白的消化降解产物（磷酸肽）可提高钙及锌的吸收及调节小肠的运动。母乳中蛋白质还有各种消化酶（脂肪酶、胰蛋白酶、胃蛋白酶等）、合成酶及代谢所需要的酶类，有利于营养物质消化吸收及合成利用。

早产母乳还含有丰富的游离氨基酸（如牛磺酸、谷氨酸 / 谷氨酰胺）及核苷酸等。牛磺酸在早产初乳中最丰富，吸收后广泛分布在大脑、心脏、肝脏及其他各组织，具有促进早产儿体格生长、神经系统及视觉功能发育、与胆汁酸结合促进脂质吸收；防止二氧化氮引起肺损伤及抗氧化保护细胞膜等作用。谷氨酸 / 谷氨酰胺在成熟乳中的含量较初乳丰富，其主要生理功能是：①大脑兴奋性神经递质；②肠道主要的能量物质，参与三羧酸循环代谢；③嘌呤和嘧啶的合成前体，并保持氮平衡；④提高机体对锌的吸收能力。此外，母乳中的核苷酸含量丰富，是早产儿必不可少的氨基酸，其主要在肝脏合成。由于早产儿肝脏发育未成熟，合成能力差，因此，主要依赖母乳提供。核苷酸是组织细胞合成 DNA、RNA 的主要成分，并具有促进早产儿对脂蛋白及多不饱和脂肪酸的合成，促进早产儿体格及神经系统发育；促进肠道功能成熟、调整肠道菌群的组成，有利于双歧杆菌生长，增加机体免疫调节作用。

关于母乳中蛋白质含量是否受母亲饮食的影响，目前国内外研究结果尚未十分明确。2000 年我国上海市儿科研究所调查发现，上海市母乳蛋白质含量高于推荐的日摄食量（recommended dietary allowance，RDA）参考值，市区母乳蛋白含量高于郊区者，提示这一变化与人们生活水平的提高以及膳食结构改善有一定的相关性，因此，建议早产母亲应注意补充足量含有高蛋白的食物。2014 年一项研究显示，早产母亲的膳食与母乳蛋白质等含量没有相关性。但考虑到母乳中蛋白质含量约为 11.6g/L，日均泌乳量 750ml，因此，每日从乳汁中排出的蛋白质约为 8.7g/d，考虑到膳食蛋白质的转换效率和生理价值，哺乳期母亲每日应在原基础上增加摄入量 25g，即达到每日摄入优质蛋白 80g 左右。

（二）脂肪

母乳中的脂肪不仅是早产儿能量的主要来源（约占总能量的 50%），也是脂溶性维生素 A、D、E、K 的载体，可刺激胆汁的分泌，促进维生素的吸收。母乳中脂肪颗粒小，含有丰富的脂肪酶，有利于早产儿对脂肪的消化吸收。母乳中含有中长链多不饱和脂肪酸，如二十二碳六烯酸（DHA）、花生四烯酸（AA）等，是中枢神经系统髓鞘发育及杆状细胞的感光功能和早产儿视力成熟的重要营养素，DHA 还可通过下调炎症反应降低早产儿患 BPD、NEC、ROP 的风险。在妊娠最后 3 个月 DHA 和 AA 在胎儿体内大量储存，早产儿由于提前出生，其储存量少，且早产儿体内不饱和脂肪酸合成酶的活力较低，导致 DHA 及 AA 合成减少。

早产母乳初乳脂肪含量低，但富含长链多不饱和脂肪酸；早产母乳成熟乳脂肪含量高于足月母乳，中链脂肪酸（medium-chain fatty acid，MCFA）及长链多不饱和脂肪酸含量均较足月母乳多。早产儿胆汁分泌少，胰脂酶系统发育未成熟，对脂肪消化吸收能力差，而中链脂肪酸碳链较短，水溶性较好，在肠道不依赖胆盐的乳化，可直接由静脉吸收，进入机体内不需要肉碱携带,可直接进入线粒体进行 β 氧化,较快提供能量。这些特殊的脂肪酸,有利于早产儿生长发育的特殊需要。

值得注意的是,在成熟乳中后段乳脂肪含量最高,因此,在早产儿体液受限的阶段其摄入总量少,如果仅摄入前段或中段奶,易导致脂肪摄入量缺乏,发生体重增长缓慢,甚至影响神经纤维髓鞘及视网膜的发育。

母乳中的脂肪如中链脂肪酸主要在乳腺内自行合成,另一部分脂肪由乳腺的分泌细胞从血液循环中摄取后进行加工形成(如长链多不饱和脂肪酸和甘油三酯结合构成的脂肪)。长链多不饱和脂肪酸,如 DHA 和 AA 为机体必需脂肪酸,只能从饮食获得,故母乳中的脂肪成分明显受到乳母饮食中脂肪摄入量的影响。上海市曾调查发现母乳脂肪含量较 RDA 标准低,可能与目前人们为了防止糖尿病、高血脂、高血压等及产妇可能会考虑体形恢复等,有意识控制脂肪的摄入量有关。另外,经调查发现,我国母乳中脂肪酸含量明显高于欧美国家,可能与我国乳母食用植物油较多有关。由于早产儿生后脂肪摄取主要靠母乳提供,乳汁脂肪含量与饮食密切相关。因此,建议早产母亲应更注意食用富含 DHA 及 AA 丰富的食物,如鱼类及海产品食物,防止过度限制饮食,保证足够的营养,以满足早产儿生长发育的特殊需求。表 3-3-4 列出了可获得优质蛋白质 25g 的食物组合的实例。

表 3-3-4　获得 25g 优质蛋白质的食物组合举例　　　　　　　　　单位:g

组合一		组合二		组合三	
食物及数量	蛋白质含量	食物及数量	蛋白质含量	食物及数量	蛋白质含量
牛肉 50	10.0	瘦猪肉 50	10.0	鸭肉 50	7.7
鱼 50	9.1	鸡肉 60	9.5	虾 60	10.9
牛奶 200	6.0	鸡肝 30	5.0	豆腐 80	6.4
合计	25.1	合计	24.5	合计	25.0

(三) 碳水化合物

母乳中碳水化合物对早产儿发育同等重要。碳水化合物主要功能是供能。母乳中碳水化合物是以乳糖含量最多(约占 90%~95%),早产母乳中乳糖含量与足月相仿。乳糖是机体组织和细胞的重要组成成分及能量来源。乳糖分解为半乳糖和葡萄糖。半乳糖参与细胞组织构成,其与脂类构成半乳糖脂,由其构成脑苷脂,是神经系统发育所必需的物质。它也是矿物质的载体,为胎儿及早产儿提供必需的营养物质。葡萄糖是中枢神经系统的主要能源,以保证脑细胞的正常代谢和功能。乳糖还可促进肠道乳酸杆菌生长,也可在肠道中发酵形成乳酸,增加肠道酸性,增加肠道感染的抵抗力。同时,早产母乳中还含有丰富的低聚糖,其对早产儿肠道成熟及肠道免疫非常重要。低聚糖是肠道益生菌,如双歧杆菌等的生长因子;其在细菌的代谢下生成短链脂肪酸,起到维持肠道微生态稳定的作用;增加肠黏膜的屏障功能,防止病原微生物侵袭肠黏膜的作用;还可抑制其毒素,减少炎症反应,对预防早产儿 NEC 有重要的保护作用。

一般而言,母乳中的碳水化合物与其饮食关系不大。研究发现,产妇高热量饮食或过多补充脂肪类物质,会使乳汁中乳糖含量下降约 7.6%,若高碳水化合物(由 35% 提高到 65%)、低脂饮食(由 50% 下降至 15%),依然可使乳糖含量下降;素食者不影响乳汁中乳糖含量。

同时喂养双胎或三胎的产妇,其乳汁中乳糖含量较高,提示母体依据婴儿对乳糖的需要量具有自动调节机制。但是在孕期不建议孕母过多的摄入富含碳水化合物的食物(如:葡萄、榴莲、甘蔗、甜瓜等),尤其对晚期早产儿影响较大,可引起其体重过大、生后低血糖及其并发症的发生。

(四) 矿物质及微量元素

钙、磷是骨骼和牙齿的重要组成部分,并对维持神经与肌肉正常兴奋性和细胞膜的正常功能有重要作用。母乳中钙含量虽然低于牛乳,但钙磷比例适当,为 2:1,其吸收率远高于牛乳,这是由于母乳中酪蛋白含量较少,脂肪也较易吸收,故不易与钙结合,有利于钙的吸收。母乳含有丰富的乳糖,可在肠道中部分转变为乳酸,使肠腔 pH 值降低,有利于钙盐溶解而易被肠道吸收。磷在肠道被吸收后,约 80% 的磷以磷酸钙的形式贮存在骨骼中。

关于母乳中钙磷含量与饮食的关系,国内曾调查发现目前我国产妇母乳中钙含量普遍低于 RDA 参考值,而磷含量接近其参考值。通常认为,母乳中钙含量比较稳定,如果哺乳期钙摄入量较低,母亲会首先动员自身骨骼中的钙储备来维持母乳中的钙含量相对稳定,但母亲可能因缺钙引起骨质软化症。而如果可能会导致乳汁钙含量较低,而如果乳汁中的钙含量较低,婴儿则易患低钙性抽搐及佝偻病。早产儿由于提前出生,钙磷储备不足,生后生长迅速,骨骼对钙、磷的需要量多,易患代谢性骨病。因此,根据《哺乳期妇女膳食指南(2016)》推荐,哺乳期女性应保证膳食钙摄入量比孕前增加 200mg,总量达到 1 000mg。并给出了如何保证 1 000mg 钙的食物组合,见表 3-3-5。

表 3-3-5　保证 1 000mg 钙的食物组合举例

组合一		组合二	
食物及数量	含钙量 /mg	食物及数量	含钙量 /mg
牛奶 500ml	540	牛奶 300ml	324
豆腐 100g	127	豆腐干 60g	185
虾皮 5g	50	芝麻酱 10g	117
蛋类 50g	30	蛋类 50g	30
绿叶菜(如小白菜)200g	180	绿叶菜(如小白菜)250g	270
鱼类(如鲫鱼)100g	79	鱼类(如鲫鱼)100g	79
合计	1 006	合计	1 005

母乳中的各种无机盐如钠、钾、氯同样是维持神经与肌肉兴奋性、细胞膜的通透性和所有细胞正常功能的必要条件。一般而言,母乳中的钠和氯含量受食盐摄入量的影响。由于早产儿肾功能未发育成熟,无机盐过多会增加肾溶质负荷,加重肾脏负担。故建议早产儿母亲要少盐饮食。

乳汁中的微量元素(铁、锌、铜、硒、锰)含量随着泌乳期的延长而发生改变,是早产儿生长发育必需的营养素,胎儿在妊娠最后 12 周母亲提供营养素增加。早产儿出生时常存在各种微量元素缺乏。其中铁是最重要的微量元素。母乳与牛乳中铁含量均较低,但母乳中的铁生物利用度较高,易于吸收,平均吸收率为 50%(牛乳仅 10%)。国内外很多研究都证实,铁的摄入与乳汁中铁的含量无直接关系,认为可能为其代偿机制的作用。早产儿因储铁不足,生后吸吮能力差,且经母乳吸收铁的量有限,加之多数早产儿生后早期在NICU中救治,经历反复采血,很容易导致铁缺乏。因此,早产儿生后1~2周常规应额外给予铁剂1~2mg/kg,以预防缺铁性贫血的发生。锌也是人体重要的微量元素之一,参与200多种酶的合成。母乳中的锌对早产儿的体格生长、智能发育、免疫功能成熟等密切相关。母乳中锌的含量与牛奶相仿,但吸收率高。乳锌含量与母亲对锌的摄入量有关。含锌较高的食物有牡蛎、肝脏、瘦肉、蛋类、粗粮、核桃、花生及蔬菜等,因含锌的食物较多,只要不偏食,一般不会造成缺锌。此外,铜、锰、硒也是人体必需的微量元素。在正常情况下,血浆中的铜90%以上与铜蓝蛋白结合,可促进铁的吸收及储存铁的释放。铜缺乏亦可产生低色素性小细胞贫血,且有中性粒细胞减少。锰是机体几种特异性酶系统,如糖基转移酶和磷酸烯醇丙酮酸羧激酶的重要组成成分。硒的作用主要是提高免疫力,抗氧化、解毒护肝等。母乳中微量元素含量与饮食的关系的研究很少,但已明确乳汁中的锰和硒含量依赖于母亲的营养状况。国内一些学者研究发现人体铜的吸收有选择性,其吸收率为30%,锰的吸收率为3%。一般母乳中铜、锰、硒的含量,能满足新生儿及早产儿生长所需,因此,保证早产儿生后的足量母乳喂养尤为重要。

(五) 维生素

母乳中维生素的含量依赖于母亲的维生素水平,并与母体饮食中的摄入量有关。母乳中维生素含量与母体摄入量的关系,因维生素不同种类而异。水溶性维生素比脂溶性维生素更易受到母亲饮食的影响。当母亲口服大量的维生素C,乳汁中的维生素含量也增高,但到一定饱和量后,就不再随饮食量增加而升高了。乳汁中维生素B_1的含量却能随着摄入量增加持续升高。乳汁中叶酸含量的维持依赖母亲体内的储存量,但只有当母体叶酸耗竭时,乳汁中的叶酸含量才下降。

在脂溶性维生素中,只有维生素A能少量通过乳腺,其随饮食量增加而增加,但达到一定饱和量后也不再增加。维生素A具有维持早产儿正常生长、视觉发育、抗感染及预防早产儿BPD发生的作用。因此,早产母亲应注意补充富含维生素A的食物,如动物肝脏、蛋黄和胡萝卜、青椒、南瓜等蔬菜,防止早产儿发生维生素A缺乏。

乳汁中维生素K含量很低,故早产儿生后很容易发生维生素K缺乏。维生素K是肝脏合成凝血因子(Ⅱ、Ⅶ、Ⅸ、Ⅹ)的依赖因子,维生素K缺乏导致凝血功能障碍。维生素K缺乏会导致出血倾向,尤以颅内出血多见,故应注意早产儿出生后尽早给予预防措施,生后即肌注维生素K_1 0.5~1mg或口服1.0~2.0mg。

维生素E生理功能主要是通过脂溶性物质的抗氧化作用,防止不饱和脂肪酸发生过氧化反应,维持细胞膜的稳定性及机体功能的正常运行。早产儿维生素E的需求量大,约为0.7IU/(kg·d),是足月儿需求量[0.3IU/(kg·d)]的2倍以上,极低体重儿需求量更高,可达5~25IU/(kg·d),胎龄越少、体重越低的早产儿维生素E的需求量越大,越易发生维生素E缺乏。当维生素E缺乏时红细胞膜易发生过氧化损伤,其完整性受到破坏而发生溶血性贫血。因为母乳中的维生素E不能满足早产儿的需求,因此生后需额外补充维生素E。预防给药从达到经口足量喂养开始补充,每日10mg,分两次口服,至矫正胎龄38~40周。

维生素D不仅能促进小肠及肾脏对钙、磷的吸收及骨骼的矿化作用,还是维持细胞生长发育必不可少的物质,维生素D缺乏与生长发育迟缓、1型糖尿病、过敏性疾病、下呼吸道感染等相关,影响机体免疫、神经、生殖、内分泌等功能。一般认为母乳中维生素 D 含量很低,而且与母亲饮食的关系不大,因此,美国儿科学会等专业机构都建议需常规补充维生素 D,以避免由于维生素 D 缺乏而罹患代谢性骨病,对于早产儿建议生后 1 周口服维生素 D 800~1 000IU/d。同时也有母乳喂养支持机构建议哺乳期母亲可适当补充维生素 D 以满足自身和婴儿的需要,通常建议每日约 15mcg(600IU)。

最近有研究显示,要达到 IOM 建议的血清水平>20ng/ml,每日维生素 D 摄入量需达到 20 000IU/d,研究发现在孕中期开始每日摄入 4 000IU/d 能够有效改善母亲的维生素 D 和 25(OH)D 的水平,而且未发现不良反应。由于乳汁中维生素 D 不足可能是由于母体维生素 D 的广泛不足引起,研究建议哺乳期母亲每日应补充 6 000IU 才能满足哺乳期母婴的维生素 D 需求。还需要进一步针对该方案确定剂量安全性、治疗有效性以及不同种族、生活方式、膳食结构的人群适用性等进行充分论证。

四、早产母亲应忌易过敏的食物

牛奶蛋白是婴儿食物过敏的主要过敏原。研究发现,喝牛奶的母亲乳汁里含有牛源的 α- 酪蛋白和 β- 乳球蛋白,为致敏性很强的异种食物蛋白。母亲还可通过摄入鸡蛋、海鲜类、大豆、花生等食物,使乳汁含有易过敏的异体蛋白。早产儿由于其免疫系统及肠道功能尚未发育完善,摄入上述含过敏原的乳汁后,可引起机体炎症反应,可表现为喂养不耐受如吐奶、腹胀、腹泻、腹痛、皮疹,严重者可出现便血,甚至坏死性小肠结肠炎及炎症性肠病的发生。因此,早产儿母亲要注意回避易过敏性食物,对预防早产儿过敏及变态反应性疾病的发生,维持满意的生长发育尤为重要。

五、早产母亲避免烟酒、浓茶及咖啡

(一) 烟酒

烟草中的尼古丁可进入乳汁,且吸烟可通过抑制催产素和催乳素分泌进而减少乳汁的产生,还可能降低乳汁中的免疫保护成分的含量,还有可能降低婴儿对母乳保护作用的反应性,相关作用机制尚不明确。因此,孕期和哺乳期女性应当避免吸烟或避免母婴吸入二手烟。

虽然乳腺不会存储酒精,但乳汁中的酒精含量与母亲血清酒精含量呈正相关,研究证明,酒精的摄入可能延长喷乳反射引发时间、降低泌乳量,同时可能影响乳汁气味从而减少婴儿对乳汁的摄入,还可能改变婴儿睡眠周期,干扰大运动发育,增加婴儿低血糖风险,降低母乳喂养持续时间等。因此建议哺乳期母亲避免饮酒。如少量饮酒,应在饮酒后 2 小时内避免哺乳。

(二) 浓茶和咖啡

浓茶与咖啡中的咖啡因能够进入乳汁,可造成婴儿兴奋,有研究显示哺乳期母亲摄入咖啡因较多时可引起婴儿烦躁并影响婴儿睡眠质量,长期大量摄入可影响婴儿神经系统发育,因此哺乳期间,母亲应注意避免过量饮用浓茶和咖啡。美国的营养推荐中建议每日咖啡因摄入量应当不超过 200mg,但遗憾的是一般的食品饮料中都没有要求标明咖啡因含量,因此难以直接估计摄入量。

【关键知识点】

1. 母乳中丰富的营养素及其较高生物活性以及它们之间的相互作用,对早产儿健康成长起到至关重要的作用。

2. 早产儿母乳成分最适合早产生长发育的需求,这是任何乳类及配方奶无法替代的。

3. 虽然关于早产母乳与其饮食的关系还尚未完全明确,但是早产母亲需要为早产儿提供足够营养素以满足其追赶性生长的需求,因此,哺乳期需要增加优质蛋白质25g、钙200mg、碘120μg、维生素 A 600mcg RAE。

4. 为保障母婴健康,母乳喂养的母亲应保证均衡合理的膳食搭配,适当运动以及充足睡眠。同时还应注意戒忌烟酒、咖啡、浓茶等影响乳汁功能及早产儿生长发育的不良嗜好。

5. 由于早产儿免疫及肠道功能尚未发育完善,其母亲应回避易发生过敏的食物,以预防或减少早产儿喂养不耐受、肠道炎症及过敏性疾病的发生。

（严超英）

参考文献

1. Institute of Medicine. Dietary Reference Intake Reports. Washington DC. National Academies Press, 2015.

2. 中国营养学会膳食指南修订专家委员会妇幼人群膳食指南修订专家工作组 . 哺乳期妇女膳食指南 . 中华围产医学杂志 , 2016, 19 (10): 721-726.

3. WAGNER CL, TAYLOR SN, JOHNSON DD, et al. The role of vitamin D in pregnancy and lactation: emerging concepts. Women Health, 2012, 8: 323-340.

4. HOLLIS BW, WAGNER CL, HOWARD CR, et al. Maternal Versus Infant Vitamin D Supplementation During Lactation: A Randomized Controlled Trial. Pediatrics, 2015, 136 (4): 625-634.

5. BAHADORI B, RIEDIGER ND, FARRELL SM, et al. Hypothesis: smoking decreases breast feeding duration by suppressing prolactin secretion. Medical Hypotheses, 2013, 81 (4): 582-586.

6. DUNNEY C, MULDOON K, MURPHY DJ. Alcohol consumption in pregnancy and its implications for breastfeeding. British Journal of Midwifery, 2015, 23 (2): 126-134.

7. NOLAN LS, PARKS OB, GOOD M. A Review of the Immunomodulating Components of Maternal Breast Milk and Protection Against Necrotizing Enterocolitis. Nutrients, 2020, 12 (14): 1-14.

8. BZIKOWSKA-JURA A, CZERWONOGRODZKA-SENCZYNA A, OLĘDZKA G, et al. Maternal Nutrition and Body Composition During Breastfeeding: Association with Human Milk Composition. Nutrients, 2018, 10 (10): 1379.

9. KARCZ K, KRÓLAK-OLEJNIK B. Vegan or vegetarian diet and breast milk composition-a systematic review. Crit Rev Food Sci Nutr, 2021, 61 (7): 1081-1098.

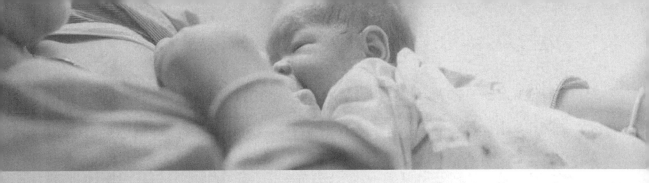

第四章

早产儿母乳喂养的临床实践

第一节　早产儿住院期间的母乳喂养

> **【导读】** 随着围产医学和新生儿重症监护技术的发展，住院期间的营养支持成为提高早产儿存活率的一个重要环节。如何改善早产儿营养状况，促进其体格和神经系统更好发育，是新生儿科医生亟须解决的临床问题。国内外学者对合理的肠道喂养在早产儿营养支持中的重要性已形成共识。早期微量肠内喂养（minimal enteral feeding，MEF）可以刺激胃肠道激素分泌，减少并发症发生，促进肠道发育；母乳是 MEF 的首选食物；MEF 还能给早产儿带来其他益处。但母乳的营养成分和能量不能满足部分早产儿的生长所需，所以对母乳必须予以强化。

一、初乳口腔免疫治疗

早产儿出生时营养储备不足，存在累积营养缺失和发育迟缓等风险。由于消化道、神经、肌肉发育不成熟，几乎所有出生体重不足 1 500g 的早产儿在出生早期都会以肠外营养开始其营养支持。早产儿亲母的初乳含有高浓度的细胞因子及其他免疫成分，产后 1~2 天内通过初乳口腔免疫治疗，即经口咽部涂抹少量初乳，能为极低体重儿（very low birth weight infant，VLBWI）带来健康益处。

初乳口腔免疫治疗，又称初乳口腔护理或初乳口腔涂抹，是指使用注射器或无菌棉签将少量初乳滴/涂于新生儿口腔黏膜的过程，主要用于入住 NICU 且生后早期不能经口喂养的极低或超低体重儿（extremely low birth weight infant，ELBWI）。VLBWI/ELBWI 生后早期可能不能经口喂养而只能给予管饲或全胃肠外营养，母乳中的细胞因子等免疫活性成分不能接触到口咽部淋巴组织或口腔黏膜,降低了母乳的免疫保护作用,而口腔涂抹初乳可弥补这一缺陷。初乳口腔涂抹的概念最早是由 Rodriguez NA 和 Paula Meier 研究小组在 2009 年提出,该研究发现口腔免疫治疗用于早产儿安全、易行、无不良反应,而且能促进早开奶、促进肠黏膜细胞生长、显著缩短早产儿达到全肠道喂养时间、降低败血症发生率、抑制促炎细胞因子释放、增加循环中免疫保护因子水平等(见本章第二节)。

二、微量肠内喂养

(一)微量肠内喂养的可行性和必要性

早产儿的营养需求量高,但其消化吸收和代谢功能相对有限,在疾病情况下易发生胃肠道功能障碍,许多重症患儿甚至不能经口进食;另一方面,长期依赖肠外营养的患儿容易发生各种并发症,长期缺乏肠内营养物质刺激的患儿还可能发生胃肠道黏膜萎缩和免疫功能异常。基于上述事实,国内外专家们提出了"微量肠内喂养"这一概念。母乳是新生儿最好的食物,也是国内外专家首推的微量肠内喂养食物来源。

既往研究发现,妊娠 15 周时就可以检测到胎儿的吸吮动作,事实上,胎儿在胎龄达 12 周时就开始吞咽羊水,这对发育中的胃肠道有明显的肠内营养和肠腔内刺激作用;至妊娠末期,胎儿每日可吞咽 500ml 左右的羊水,可提供多达 3g 的蛋白质,为胎儿出生后过渡到宫外营养做准备。微量肠内喂养(minimal enteral feeding,MEF)通过喂养微量的母乳或配方乳,使早产儿能够继续胎儿宫内吞咽羊水的模式,以少量乳汁促进肠道成熟和适应,使肠道动力按正常的宫内发育轨迹继续成熟,同时也预防了胃肠道发生萎缩。即使患儿因病情原因不能耐受全肠内营养,这种生理学的益处甚至可以发生在喂养容量低至 1ml/(kg·d)时,在近年来国内外已达成共识,对于小胎龄早产儿或危重新生儿,只要心肺体征稳定(没有严重的酸中毒、低血压和低氧血症等),可尽早地开始 MEF,喂养量 0.5~1ml/(kg·h)或 5~20ml/(kg·d),持续 5~10 天,待患儿临床情况稳定和能够耐受喂养时再考虑逐渐增加奶量。

(二)微量肠内喂养的食物选择

亲母母乳是早产儿 MEF 的首选食物,其次是经巴氏消毒的捐献人乳(pasteurized donor human milk,PDHM),第三选择是早产儿配方乳。PDHM 中的营养物质如蛋白质、脂肪、碳水化合物及维生素和矿物质等损失很小,一些免疫活性物质如淋巴细胞、溶菌酶、sIgA 等会明显减少,但绝大部分非特异性免疫物质不受影响,对早产儿同样有免疫保护和改善预后的益处,可显著降低其近远期合并症,包括肠内喂养不耐受、院内感染、坏死性小肠结肠炎、慢性肺疾病、早产儿视网膜病变综合征(retinopathy of prematurity syndrome,ROPS)以及出院后再住院和远期神经发育落后等。PDHM 是目前早产儿理想的亲母母乳替代品。

(三)微量肠内母乳喂养对早产儿的益处

1. 促进早产儿早期体格生长 一般而言,营养摄入主要依赖于肠道功能。但是,早产儿尤其是 VLBWI/ELBWI,在母体外生存能力弱,同时由于合并各种严重疾病,且胃肠道发育及功能不成熟、胃肠激素水平低,常造成喂养困难,故 VLBWI/ELBWI 出生后早期能量、营养素摄入明显不足;另一方面,早产儿能量代谢旺盛,代谢多处于负平衡状态,造成营养亏空严重,导致其生后体重明显下降,恢复至出生体重的时间延长,往往无法达到理想的体重增长。MEF 虽仅为早产儿提供较少的营养物质,但可对患儿胃肠道进行有效刺激,促进胃肠激素分泌增加,肠道正常菌群建立,增强胃肠道局部抗氧化能力及减轻氧自由基对细胞的损害,对新生幼稚的胃肠黏膜可起到保护作用,从而促进胃肠功能成熟。同时,母乳喂养可增加早产儿的肠内喂养耐受性,母乳中所含多种活性酶在一定程度上可补充早产儿因为胰酶和脂酶活性不足导致的脂肪消化吸收不良。因此,微量肠内母乳喂养有助于早产儿从胃肠外营养过渡到胃肠内营养,缩短达到全肠道喂养时间,促进早产儿对食物的消化、吸收和利用,促进早产儿早期体格生长。国内外已有大量研究表明,早期微量母乳喂养的早产儿恢复出生体重时间更早,住院期间体重增长速度较快。

2. **降低早产儿高胆红素血症的发生率**　早期微量母乳喂养,使患儿能及早得到母亲初乳,有利于胃肠道生理及运动功能成熟,特别是初乳中富含抗氧化剂,如 β- 胡萝卜素、维生素 E 等,能保护红细胞膜不易破坏。同时早期微量母乳喂养促进肠道蠕动功能,有利于胆红素的排泄;帮助建立正常的肠道菌群,以减少胆红素代谢的肝 - 肠循环,降低早产儿血清胆红素水平,减少高胆红素血症的发生。

3. **降低早产儿院内感染和坏死性小肠结肠炎发生率**　早期微量母乳喂养为早产儿提供最理想的免疫防御功能,母乳包括抗微生物因子(分泌型 IgA、乳铁蛋白、溶菌酶、母乳低聚糖等)、抗炎症因子(抗氧化物、细胞保护因子等)和白细胞(中性粒细胞、吞噬细胞和淋巴细胞)等。同时母乳中的碳水化合物以乳糖和母乳低聚糖为主,乳糖有利于肠道益生菌的生成和矿物质的吸收。母乳低聚糖促进肠道内双歧杆菌的增殖,可在结肠菌群的作用下,生成短链脂肪酸,保持肠道内低 pH 值,有利于双歧杆菌和乳酸杆菌的生长,维持肠道的正常微生态,从而保护早产儿免受肠道致病菌的侵扰。此外,母乳中的营养性因子可加快胃排空,减少胃潴留及腹胀情况,降低肠道通透性,减少坏死性小肠结肠炎的发生率。

(四) 早期微量肠内喂养的方法

1. **喂养时机**　早产儿生命早期情况稳定后,应尽早开始肠内营养,VLBWI/ELBWI 最好在生后 24 小时内开始喂养;其中,出生体重>1 000g、病情相对稳定者可于出生后 12 小时内开始,有严重围产期窒息(Apgar 评分 5 分钟<4 分)、脐动脉插管或出生体重<1 000g 者可适当延迟至 24~48 小时开奶。应鼓励和指导产妇在分娩后 0.5~1.0 小时内即开始正确吸乳,24 小时内每 2~3 小时吸乳 1 次,以促进初乳尽快分泌。经口咽途径对早产儿予以喂哺,如经口喂养有困难者(如吞咽障碍、应用机械通气等)可行初乳涂抹口腔护理。

2. **喂养量**　加拿大《极低体重儿喂养指南》指出,可依据早产儿的体重确定每餐最小喂养量,见表 4-1-1。

表 4-1-1　低体重儿微量喂养方法

项目	<500g	500~749g	750~1 000g	>1 000g
每餐最小喂养量	2ml	3ml	4ml	5ml
非营养性喂养	最小喂养量 10~15ml/(kg·d),建议生后 24 小时内开始			
营养性喂养量	15~20ml/(kg·d)			30ml/(kg·d)
加奶速度	循序渐进,一般不超过 20ml/(kg·d),均匀分成 6~8 次,视耐受情况每 1~2 天增加一次			
目标	160~180ml/(kg·d)［128~144kcal/(kg·d)］			

根据早产儿的具体情况(如生命体征、胃肠条件等),分为非营养性喂养与营养性喂养。前者的最小喂养量为 10~15ml/(kg·d),喂养目的更多是促进胃肠发育而不是提供营养素,此后酌情参考营养性喂养的方法逐步增加奶量;后者依出生体重不同而异,出生体重<1 000g者从 15~20ml/(kg·d) 开始喂养、出生体重>1 000g者从 30ml/(kg·d) 开始喂养,观察 2~3天,如果可以耐受再考虑提高加奶速度。

加奶速度同样要依据不同体重情况而定。总体而言,应循序渐进地增加奶量,一般以不超过 20ml/(kg·d) 为宜,以免增加发生喂养不耐受或坏死性小肠结肠炎的风险。每日增加的奶量均匀分成 6~8 次,视耐受情况每 1~2 天增加 1 次,目标是达到奶量 160~180ml/(kg·d),能量 128~144kcal/(kg·d)水平。

3. 喂奶频次 出生体重 1 250g 以上的早产儿每 3 小时喂奶 1 次,<1 250g 的早产儿,根据早产儿的情况可选择每 3 小时或每 2 小时喂奶 1 次。对于 ELBWI 而言,出生早期缩短喂养间隔时间,可以减少每次喂养量,增加喂养耐受性,减少胃潴留,在每日总奶量相同的情况下,可减少每次增加的奶量,对尽早达到足量肠内营养是有益的。

4. 喂奶途径

(1)经口喂养:适用于胎龄 ≥32~34 周以上,吸吮、吞咽和呼吸功能协调的新生儿。

(2)管饲喂养

1)适应证:胎龄<32~34 周的早产儿;吸吮和吞咽功能不全、不能经口喂养者;因疾病本身或治疗的因素不能经口喂养者;作为经口喂养不足的补充。

2)管饲途径:①口 / 鼻胃管喂养:管饲营养的首选方法,应选用内径小而柔软的硅胶或聚亚胺酯导管;②经幽门 / 幽门后喂养:适用于上消化道畸形、胃动力不足、严重胃食管反流等。

3)管饲方式:①推注法:适用于发育较成熟、胃肠道耐受性好、经口 / 鼻胃管喂养者,但不宜用于胃食管反流和胃排空延迟者。需注意推注速度。②间歇输注法:适用于胃食管反流、胃排空延迟等患儿。每次输注时间应持续 30 分钟至 2 小时(建议使用输液泵),根据肠道耐受情况间隔 1~4 小时输注。③持续输注法:用于上述两种管饲方法不能耐受者。连续20~24 小时用输液泵输注,输液泵中奶液应每 3 小时进行更换。

管饲喂养的用量与添加速度见表4-1-2。

表 4-1-2　新生儿管饲喂养用量与添加速度

出生体重 /g	间隔时间 /h	开始用量 /ml	添加速度 /(ml·kg⁻¹·d⁻¹)	最终喂养量 /ml
<750	2[ab]	≤10(1 周)	15	150
750~1 000	2[ab]	10	15~20	150
1 001~1 250	2[ab]	10	20	150
1 251~1 500	3	20	20	150
1 501~1 800	3	30	30	150
1 801~2 500	3	40	40	165
>2 500	4	50	50	180

注:a. 因为可能造成母乳分层,不建议用母乳进行持续喂养;b. 可以从 1ml/12h 开始逐渐过渡为 q.2~3h.。

要注意缓慢管饲喂养和持续滴注喂养时营养成分丢失的问题,如脂肪黏附在输注管道内壁导致脂肪丢失等。有研究发现持续滴注喂养时脂肪丢失 40%、钙丢失 33%、磷丢失 20%;依靠重力滴注奶液时脂肪、钙、磷分别丢失 6%、9% 和 7%;输注泵输注奶液超过 30 分钟营养素的丢失量介于上述两者之间。应尽可能使用最短的延长管以减少营养成分的丢失。

5. 从微量喂养过渡到全胃肠喂养　尽早开始肠内喂养,尽快达到足量肠内喂养可避免或减少因肠外营养带来的各种相关问题的发生,对体格生长特别是头围增长以及改善远期预后有着重要意义。按加拿大《极低体重儿喂养指南》的要求,以 150~180ml/(kg·d) 为全胃肠内喂养的标准,出生体重<1 000g 早产儿于生后 2 周内、1 000~1 500g 早产儿于生后 1 周内应达到此喂养目标。最新系统评价表明,早期全肠道喂养与延迟或逐步引入肠道喂养相比,可在一定程度上加快早产儿体重增加速率,但需后续更多临床随机试验进行探讨;此外,早期全肠道喂养是否会增加坏死性小肠结肠炎风险目前尚不确定。

由于条件差异,国内要达到此喂养目标难度较大,但应根据实际情况,更新理念,积极创造条件缩短从 MEF 过渡到全胃肠喂养的时间。此外,早产儿特别是出生体重<1 000g 的早产儿容易发生喂养不耐受等消化道问题,对实现本喂养目标需要个体化评估、处理。能否按照预期时间达到足量肠内喂养,与开奶时间、加奶速度、是否母乳喂养、能否积极预防和控制出生后感染、呼吸支持模式等有关。

6. 早期微量喂养禁忌证　先天性肠道畸形和肠梗阻不应早期开始 MEF;出生时窒息、呼吸窘迫综合征、脓毒血症、低血压、血糖紊乱、机械通气和脐插管等均不是禁忌证,具有此类合并症者在开始 MEF 后应密切地监护和观察,应更谨慎地增加奶量。

三、母乳强化

母乳是早产儿最好的食物,对早产儿生长发育的重要性无可替代。但由于不同早产儿母亲的母乳成分差异较大,且其提供的蛋白质摄入量不能满足部分早产儿生长所需,所以必须进行强化母乳喂养。我国的《早产 / 低体重儿喂养建议》中指出,对出生胎龄<34 周、体重<2 000g 或有营养不良高危因素的早产儿,应在母乳中添加富含蛋白质、钙、磷、碳水化合物、维生素和微量元素的人乳强化剂(human milk fortifier,HMF),以满足其预期的营养需求,使早产儿生后仍能维持其在宫内的生长速率,并避免钙、磷、铁等重要营养要素的供给不足(见本章第四节)。

四、非营养性吸吮

非营养性吸吮(non-nutritive sucking,NNS)是指通过在早产儿口中放置无孔安抚奶嘴,以锻炼其吸吮动作而无母乳或配方乳摄入的过程。早产儿在管饲喂养期间采用 NNS,有助于促进胃肠动力和胃肠功能的成熟,缩短管饲喂养到经口喂养的时间;促进新生儿胃肠激素和胃酸的分泌,帮助消化;改善早产儿的生理行为,增加安静睡眠时间,减少激惹和能量消耗,加快临床状态改善的进程。除采用无孔安抚奶嘴进行外,还可以采用母亲排空乳汁的乳房进行,研究表明两者在达到全胃肠喂养时间及住院时间方面无显著差异,采用排空乳房进行 NNS 是一种安全且低成本的干预措施,可显著提高母乳喂养率。

五、早产儿特殊情况下的母乳喂养

(一)伴或不伴有脐动脉舒张末期无血流或反流的小于胎龄儿

小于胎龄儿(small for gestational age infant,SGA)是指出生体重低于同胎龄平均体重的第 10 百分位数,或低于同胎龄平均体重的 2 个标准差的新生儿。如腹部查体未见异常,可于生后 24 小时内开始喂养,但加奶时需谨慎,建议采取每日加奶量的最低值。胎龄<29 周的 SGA 伴脐动脉舒张末期无血流或反流者,生后 10 天内加奶要更缓慢。最好选用母乳。

(二)无创通气

无创通气可导致腹胀,经鼻持续气道正压通气可降低早产儿的餐前餐后肠血流量。因此,对此类小儿应谨慎加奶。不能单独把腹胀作为喂养不耐受的征象,在<1 000g 早产儿尤其如此。

(三)因动脉导管未闭采用吲哚美辛或布洛芬治疗者

因动脉导管未闭采用非甾体类抗炎药物如吲哚美辛或布洛芬治疗的早产儿,如果已经开始 MEF,可继续进行非营养性喂养,待疗程结束后才进行营养性喂养;如果是禁食者,可以进行非营养性吸吮训练。有研究提示,此类患儿给予 MEF 者可在更短时间内达到 120ml/(kg·d)的喂养量。有认为与吲哚美辛相比,布洛芬不会减少肠系膜血流量,坏死性小肠结肠炎发病率更低,用药选择时可予以优先考虑。

(四)支气管肺发育不良

一次较多的奶量进入到胃里可造成胃部过度膨胀,膈肌抬高,胸腔空间减少,会增加呼吸困难的风险。减少每次摄入量,增加摄入的频次,对支气管肺发育不良(broncho-pulmonary dysplasia,BPD)患儿是有益的。建议对此类患儿每 2 小时喂养 1 次,严重者甚至可以每 1 小时喂养 1 次,以减少呼吸暂停和呼吸困难的发生。

六、喂养并发症的评估与处理

(一)胃潴留

1. **评估** 包括胃潴留量与内容物的评估。

胃内容物的容量与体重有关,全肠外营养时早产儿胃内潴留量均值约为 4ml。有建议提出按不同体重胃内潴留量允许值分别为:<500g 约 2ml;≥500~749g 约 3ml;≥750~1 000g 为 4ml;>1 000g 为 5ml。

呕吐胆汁样物提示可能存在肠梗阻。绿色胃潴留物提示可能存在十二指肠 - 胃反流,偶尔出现者可能只是因胃十二指肠反流或过度吸引使十二指肠内容物反流入胃中,有关研究指出绿色残余奶和坏死性小肠结肠炎之间无显著关联。

胃内残余奶不是禁食的指征,一般不必常规检查胃内潴留物,每餐喂养量只能达到最小喂养量时,应于餐前检查胃内潴留量。正常早产儿一个喂养周期内腹围可波动 3.5cm,也与前次排便时间有关;此外,腹围测量本身也存在较大误差,足月儿腹围测量的观察者间误差可达 1cm,因此,腹围不是评价喂养耐受性的可靠指标。

2. **处理** 胃潴留量不超过 5ml/kg 或前次喂养量的 50%(取两者的高值),将胃潴留物注回胃内;如下餐仍有潴留,喂养量需减去潴留量。如潴留量超过 5ml/kg 及前次喂养量的

50%,回注前次喂养量的 50%,并禁食 1 餐。如下餐仍有潴留,根据情况减慢喂奶速度或禁食。如减慢喂奶速度后仍存在胃潴留,把喂奶量减少到可耐受的量。喂奶后把新生儿置俯卧位半小时有助于缓解胃潴留。有血性胃潴留物时需要禁食。

（二）胃食管反流

1. **评估**　采用食管 pH 探头诊断胃食管反流（gastroesophageal reflux,GER）不能检测非酸性的胃食管反流;采用多通道腔内阻抗（MII）探针影响对酸性 GER 病例的判断。为此,可采用 24 小时 MII-pH 结合的方法诊断 GER。

一般认为 GER 的发作与心血管及呼吸系统事件有关,但一项针对 71 例早产儿的研究结果显示,共 12 957 次心血管呼吸系统事件中发现有 4 164 次的 GER 发作,即其相关发生率只有 3%。因此,呼吸暂停、血氧饱和度下降、心动过缓、咳嗽、作呕、易激惹等不能作为诊断早产儿 GER 的证据。

2. **处理**

(1)体位:适当体位可减少胃内容物反流。喂奶后置小儿于左侧卧位,半小时后改头部抬高 30° 的仰卧位有利于减少胃内容物反流。俯卧位不适用于早产儿,因为会增加婴儿猝死综合征的风险。

(2)药物:药物的作用效果尚不明确,而且存在可能的副作用,因此不建议使用多潘力酮、H$_2$ 受体阻滞剂、质子泵抑制剂、增稠剂等作为 GER 的治疗药物。目前没有足够证据建议使用红霉素预防和治疗喂养不耐受。

(3)喂奶时间与途径:疑诊 GER 者如体位管理无改善,可以尝试将每次喂奶时间延长至 30~90 分钟,症状改善后尽快缩短喂奶时间。GER 的最后手段是持续喂奶或经幽门后置管喂养,但平衡利弊后应尽量避免采取这样的手段。

【关键知识点】

1. 早产儿住院期间的首选食物是母乳,即使是早期微量喂养阶段,母乳喂养也能给早产儿的生长发育带来巨大好处。

2. 早产儿住院期间的母乳喂养的实施应遵从阶段性、个体化的原则。

（崔其亮）

参考文献

1. VERENA W, JENNIFER VEB, BETHANY RC, et al. Early full enteral feeding for preterm or low birth weight infants. Cochrane Database Syst Rev, 2020, 12: CD013542.

2. SANDRA F, EMILY W, KIMBERLY D. Enhancing breastfeeding establishment in preterm infants: A randomized clinical trial of two non-nutritive sucking approaches. Early Hum Dev, 2021, 156: 105347.

3. 丁国芳. 极低体重儿尽早达到足量肠内营养喂养策略:《极低体重儿喂养指南》解读. 中国实用儿科杂志, 2016, 31 (2): 85-89.

第二节　初乳重要性与初乳口腔免疫疗法

【导读】　随着早产儿救治技术的提升,早产儿甚至超早产儿的存活率大大提高,但这些早产儿仍然存在多种疾病、容易感染以及生长发育迟缓等问题。出生早期的营养管理对早产儿至关重要,是减少早产儿疾病、降低死亡、提高生存质量的重要环节。母亲初乳中含有大量特殊活性成分,使其成为一种不可替代的医疗支持措施。通过初乳口腔免疫疗法,对于高危新生儿特别是不能经口进食的超早产儿,可使初乳中的免疫活性成分接触到口咽部淋巴组织和口腔黏膜而发挥母乳的生理作用,特别是可提供免疫保护、抑制炎症反应和降低感染发生率等,能为超早产儿带来更多益处。

一、初乳的重要性

母乳含有丰富的营养成分,还含有大量免疫物质和生长因子,包括抗炎细胞因子、抗菌肽(乳铁蛋白、乳过氧化物酶、乳清蛋白和溶酶体)、免疫球蛋白(IgA、IgG 和 IgM)、生长因子[表皮生长因子(EGF),转化生长因子(TGF)-α 和 -β,胰岛素样生长因子(IGF)-Ⅰ 和 -Ⅱ,血管内皮生长因子(VEGF)等]、生长激素和免疫活性细胞等,所以说母乳是专为新生儿准备的无可替代的最佳食物。

分娩后母亲的泌乳存在一个质与量的逐渐转变过程。从生理学角度来说,初乳是乳腺上皮细胞致密连接开放阶段的乳汁,如图 4-2-1 所示,在这个阶段,母亲血液循环中的大量免疫保护成分能够穿过乳腺上皮细胞间的细胞旁路途径进入乳汁,因此初乳含有更高浓度的分泌型 IgA(sIgA)、生长因子、细胞因子、乳铁蛋白、抗氧化剂和其他保护成分。出生数天后,乳腺上皮细胞的紧密连接逐渐关闭,初乳就转变为过渡乳和成熟乳。

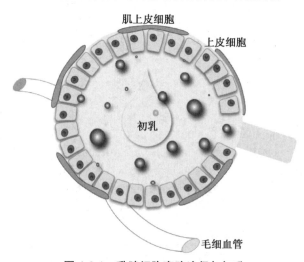

图 4-2-1　乳腺细胞旁路途径与初乳

研究表明,不同孕周的乳汁及泌乳不同阶段的母乳成分差异较大。早产分娩使乳腺上皮细胞间紧密连接关闭延迟,因此早产母乳的初乳分泌期更长。初乳中的蛋白质明显高于过渡乳和成熟乳,但脂肪、碳水化合物和能量均低于过渡乳和成熟乳,母乳中几乎所有的免疫物质都以初乳中含量最高。胎龄越小,其母亲初乳中免疫物质含量越高,所以说早产母亲乳汁的营养价值和生物学功能更适合早产儿需求。研究发现,早期母乳喂养有助于早产儿免疫系统的发育成熟,刺激胃肠道激素分泌,促进肠道发育,减少疾病的发生。

2013 年 Lemay DG 等用 RNA 测序技术,深入分析初乳、过渡乳和成熟乳阶段乳汁 mRNA 转录情况,以便了解泌乳细胞的基因表达谱是否存在差异,结果如图显示(图 4-2-2),初乳阶段的主要标志是免疫防御物质,过渡乳阶段为上调蛋白质合成的成分(如核糖体),而成熟乳阶段以大量的脂肪合成为标志。

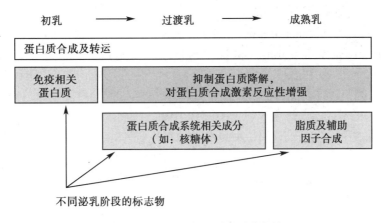

图 4-2-2　泌乳阶段及其各阶段标志

初乳阶段的主要标志是免疫防御,过渡乳阶段为上调蛋白质合成相关的成分(如核糖体等)和下调蛋白质分解,而成熟乳阶段以大量的脂肪合成为标志。不管哪个阶段,蛋白质合成都是高表达基因的重要功能。

分析显示,初乳成分更接近于羊水。羊水中不仅含碳水化合物、蛋白质、脂肪、多肽、电解质和酶类等,还含有多种生长因子和干细胞等,其中部分生长因子如 TGF-β1 在孕晚期才会在羊水中检测到。TGF-β1 能够促进上皮细胞分化和分泌 sIgA,能发挥促进胎儿出生后适应宫外生活的重要作用。在孕晚期,胎儿吞咽含有大量生长因子的羊水可使其肠黏膜重量增加翻倍。所以对没有机会获得羊水中各种物质的极早产儿而言,早期初乳喂养可补偿早产儿由于缺乏宫内吞咽羊水而带来的益处,如能刺激肠黏膜快速生长,促进蛋白质胞吞并诱导消化酶的分泌。在动物模型中,如果初乳不是第一口奶,其肠道就无法达到相应的成熟度。即使最初喂的是同种哺乳动物的成熟乳,然后再喂初乳,结果也是如此。此外,研究表明,当配方奶作为小猪产后第一口奶时,配方奶本身作为一种独立的不利因素,导致胃肠道萎缩、肠组织诱生型一氧化氮合酶浓度高及血清皮质醇水平升高,进而可引起坏死性小肠结肠炎(NEC)的发生。

基于初乳的特殊成分和作用,对早产儿应开展母乳喂养,首选亲母的母乳喂养。在早产儿入住 NICU 导致母婴分离时,应尽早对孩子父母进行母乳喂养宣教,提高进行母乳喂养的积极性和配合成功性。如尽早开始挤奶或吸乳,可借助仿生学的吸乳器有效地模仿母乳喂养的吸吮机制,促进乳腺的成熟活化,增加泌乳。

二、初乳口腔免疫疗法

如本节前文所述,母乳除具有营养作用外,还可提供免疫保护和免疫调控等作用。早产母亲的初乳富含多种生长因子和免疫物质,更适合早产儿的生长发育、减少喂养不耐受和与感染相关疾病如 NEC 的发生。因此,对极早产儿而言,初乳可视为一种免疫替代疗法的特殊药物,应提倡初乳成为早产儿的第一口奶。尽管早产初乳具有理论优势,但极早产儿在生后早期面对各种各样的生存挑战,如由于疾病或胃肠功能不成熟而不能耐受肠内喂养,只能依靠肠外静脉营养,而无法获得亲母母乳的免疫保护。因此出现了在肠外营养与肠内营养之间使用初乳进行口腔免疫疗法的临床实践措施,以弥补这段时期的空白。

(一) 初乳口腔免疫疗法的概念

初乳口腔免疫疗法(colostrum oral immune therapy,COIT),又叫初乳口腔涂抹或初乳口咽哺喂(oropharyngeal administration of colostrum,OAC),是指出生后头几天,将少量初乳涂抹于新生儿口咽黏膜,使初乳中的细胞因子等免疫活性成分与口咽淋巴组织和口腔黏膜相互作用的过程。用亲母母乳涂抹口咽相当于提供口服免疫疗法,主要针对入住 NICU 早期不能经口进食的极低或超低体重儿(VLBWI/ELBWI)。

初乳口腔哺喂的概念最早是在 2009 年由 Rodriguez NA 和 Paula Meier 研究小组提出的,该研究显示,OAC 适用于最弱小的早产儿,具有安全、易行、无不良反应等,能够促进开奶和促进生长,并能显著缩短早产儿达到全肠道喂养的时间等。OAC 可作为新生儿重症监护室早产儿的常规护理。

(二) 初乳口腔免疫疗法的理论依据

初乳口腔涂抹发挥作用的机制目前尚不完全清楚,但学者们普遍认为可通过以下三种机制促进免疫功能。

1. 细胞因子刺激免疫细胞活性及维持肠黏膜的完整性　早产母亲的初乳含有丰富的细胞因子,其具有良好的稳定性,不受巴氏消毒处理而破坏。即使在母婴分离时,从获得母乳到母乳应用于早产儿中间存在一定时间消耗,也不会影响口腔涂抹的效果。

用初乳涂抹口腔时,细胞因子可刺激口咽部淋巴组织中的上皮细胞或淋巴细胞,合成并分泌免疫活性物质。TGF-β、IL-6、IL-10 等优先刺激口咽淋巴组织中的 B 淋巴细胞,诱导其增殖分化形成浆细胞,后者产生 sIgA,增强黏膜屏障的保护作用。细胞因子 EGF 和 TGF-β 等可通过口腔吞咽进入消化道,有助于维护小肠细胞的连接以及小肠黏膜屏障的完整性,降低炎症反应和促进受损肠上皮细胞的修复。早产初乳中含有丰富的细胞因子 EGF 和 TGF-β,如足月初乳和早产初乳中 TGF-β 的浓度分别为 3 899ng/ml 和 4 648ng/ml。因此,初乳口腔涂抹即使只有 0.2ml,仍然能够发挥较好的作用。

2. 口腔黏膜直接吸收免疫保护性因子　初乳中含有丰富的 sIgA、寡聚糖、乳铁蛋白等屏障保护作用的活性成分。在口腔涂抹过程中,这些保护性成分可直接分布于口腔黏膜表面,干预细菌在口咽部的定植生长,发挥局部黏膜的免疫保护作用。同时,口腔黏膜可吸收 sIgA 和乳铁蛋白等物质并重新分布在消化道、呼吸道、泌尿道等处的黏膜表面,增强局部黏膜屏障作用,阻止微生物黏附,预防早产儿相关疾病。其作用主要表现在:① sIgA 可抑制病原体附着在消化道和呼吸道等黏膜上,降低 NEC 和败血症等感染性疾病的发生。sIgA 在生后第 1 天的初乳中含量最高,而后迅速下降。②乳铁蛋白在初乳中含量高且持续较久,达一周以上。乳铁蛋白具有较强的杀菌和抑菌作用、抗感染、抗病毒作用,可抑制致病菌吸附于口咽黏膜及增强胃肠道黏膜屏障功能。乳铁蛋白还具有免疫调节作用,表现为促进肠道上皮细胞的增殖分化、调节辅助性 T 细胞 Th1/Th2 的比例和激活吞噬细胞,从而促进胃肠发育和免疫系统的发育、增强肠道抗病原微生物的屏障功能等。③寡聚糖是人乳中特有的成分,可促进肠道内益生菌(如双歧杆菌)的生长、抑制致病菌定植,从而发挥改善肠道微环境及预防感染的作用。HMO 还具有免疫调节功能,表现为促进淋巴组织成熟,并使机体 T 细胞反应更趋向生产均衡的 Th1/Th2 细胞因子,使机体处于免疫低敏状态。研究显示,配方奶中加入乳 HMO,可能减少新生儿过敏性疾病的发生。

3. 吞咽动作转运母乳中的有效成分　在用初乳进行口腔涂抹时,初乳中的细胞因子及免疫物质通过吞咽动作而进入消化道,可以增强胃肠道黏膜的免疫屏障功能和促进肠道上皮细胞增殖分化成熟,并与消化道淋巴组织相互作用,从而降低局部的炎症反应和促进受损肠上皮细胞的修复。

(三)初乳口腔免疫疗法的安全性与可行性

对初乳口腔免疫疗法的质疑主要是极低体重儿大脑发育不成熟,OAC 可能会干预患儿固有的吸吮 - 吞咽 - 呼吸协调性,从而诱发或增加早产儿呼吸暂停等。OAC 对极低体重儿安全性的研究显示,该疗法不但不会引起呼吸抑制、心率加快等不良反应,而且在操作过程中患儿还出现了节律性的吮吸动作,说明初乳口腔涂抹可对患儿产生良性的口腔刺激,促进吮吸反射的出现和吮吸 - 吞咽 - 呼吸动作的协调性。

国外的 NICU 多为开放式病房,鼓励患儿家长的探视和陪伴,并在 NICU 病房提供吸乳器等相关设备、配置母乳喂养指导护士和专职泌乳顾问,因此采集和开展初乳进行口腔免疫疗法的可行性高,应用广泛,同时也可提高产后母亲的吸乳积极性和初乳的获得。我们应积极提倡对入住 NICU 的极低体重儿积极开展初乳口腔涂抹。2016 年我国发布《新生儿重症监护室推行早产儿母乳喂养的建议》中明确提出"对极早产儿而言,初乳可视为一种免疫替代疗法的特殊药物,经口喂养困难者如吞咽障碍、应用机械通气时可行初乳涂抹口腔护理"。

(四)初乳口腔免疫疗法的适应证和操作方法

1. **适应证**　早期不能经口喂养的极早产儿,如喂养不耐受、气管插管机械通气、内环境不稳定如低血压和休克等。

2. **初乳采集**　医务人员或母乳喂养咨询师应积极指导早产母亲正确吸乳,鼓励其在分娩后 0.5~1 小时内即开始,24 小时内每 2~3 小时吸乳 1 次,可借助仿生学的吸乳器有效地模仿母乳喂养的吸吮机制,促进初乳尽快分泌。新鲜初乳挤出后应立即运送至 NICU,由护理人员进行初乳涂抹口腔护理,剩余初乳在无菌条件下应用注射器分装冷藏或冷冻保存。

3. **口腔免疫疗法的操作**　具体实践可因地制宜进行。目前常用的方法:①生后尽早开始,频率为每 2~4 小时 1 次(或每次吸乳后进行)。②获得初乳后应立即开始初乳口腔涂抹,没有用完的初乳可置冰箱冷藏室内 4℃保存 96 小时,预计超过 96 小时不用的可置 –20℃冰冻保存。③选用新鲜初乳或冷藏初乳,每次 0.2ml,用无菌棉签蘸取,从婴儿口腔内左颊黏膜到右面颊黏膜进行涂抹,或用 1ml 的无菌注射器抽取初乳少量(0.2ml)进行口腔内滴注(每侧口腔黏膜 0.1ml),滴注时注意保持匀速、缓慢推注,以防止发生呛咳,见图 4-2-3。

④初乳口腔免疫疗法至少持续至新生儿生后第7天或至患儿开始经口喂养。

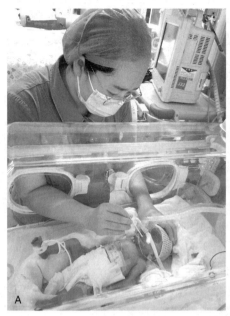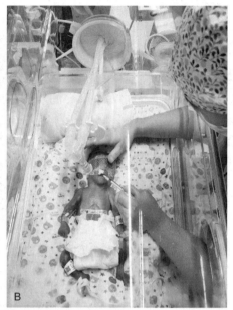

图 4-2-3　初乳口腔免疫治疗
A.口腔涂抹　B.口腔滴注。

4. 初乳口腔免疫疗法的程序和注意事项见表 4-2-1。

表 4-2-1　初乳口腔免疫疗法的步骤

程序	要点
1. 获得新鲜或冰冻母亲初乳	1. 给母亲母乳收集容器和指导母亲手法挤奶以增加初乳量
2. 核实初乳标识符以匹配婴儿的标识符	2. 根据初乳采集时间做好标记
3. 洗手及去掉手套	3. 尽可能使用新鲜乳
4. 把消毒棉签浸泡在初乳中(大约 0.2ml)	4. 冷藏母乳时间不超过 48~96 小时
5. 用上述棉签轻轻涂抹婴儿的舌、牙龈和颊黏膜	5. 如果母乳不足 <0.2ml,可补充少量无菌水
6. 每 3~4 小时重复以上步骤一次。在鼻饲喂养前或喂养时,都可进行初乳口腔涂抹或滴注	6. 记录初乳口腔免疫疗法时间等

初乳口腔免疫治疗的操作可参见视频 1。

（五）初乳口腔免疫疗法的临床效果

近年来,较多 OAC 对早产儿益处的临床研究,主要方法为选择出生体重 <1 500g 或胎龄 <34 周的早产儿,用 OAC 作为干预措施,对照组使用安慰剂或不干预,观察二组临床实验室(细菌定植)、临床结果(NEC、LOS、死亡等)和营养结果(出院时体重、达全肠道营养时间等),一系列研究显示,OAC 能够缩短早产儿达到全肠道喂养的时间和减少住院天数,减少临床败

视频 1　初乳口腔免疫治疗

血症和呼吸机相关肺炎的发生,增加循环中免疫保护因子的水平及降低促炎细胞因子的水平等。

　　母乳不但具有营养作用,更具有免疫保护及促进生长等作用。母乳成分随胎龄、生后时间等而不同。初乳是生后最初 7 天内分泌的乳汁,与过渡乳、成熟乳在成分上有显著差异,初乳含有较多的蛋白质、细胞因子和多种免疫活性成分。早产母乳的营养价值和生物学功能更适合早产儿的需求,可减少感染、增加肠道屏障功能、促进体重增长等。对极早产儿而言,初乳可视为一种免疫替代疗法的特殊药物,应提倡初乳成为早产儿的第一口奶。初乳口腔免疫疗法,可以弥补极早产儿不能经口喂养的缺憾。

⊕【关键知识点】

　　1. 母亲分娩后分泌的乳汁分为初乳、过渡乳、成熟乳和晚乳等阶段,不同阶段乳汁的成分差异较大。其中初乳富含蛋白质和较多的免疫物质和细胞因子等。

　　2. 与足月母乳相比,早产儿母亲的初乳分泌期更长,蛋白质和免疫保护性物质的含量更高,更适合早产儿生长需求。

　　许多早产儿出生后收住新生儿重症监护病房(NICU),导致母儿分离。部分早产儿特别是极早产儿,因疾病和胃肠功能不成熟而不能尽早开始肠内喂养,得不到母亲初乳的保护,NEC 和败血症等相关疾病的风险明显增加。初乳口腔免疫疗法可缩短早产儿达到全肠道喂养的时间和减少住院天数,减少晚发败血症 NEC 和呼吸机相关肺炎的发生。

(陈　玲)

参考文献

1. LEMAY DG, BALLARD OA, HUGHES MA, et al. RNA sequencing of the human milk fat layer transcriptome reveals distinct gene expression profiles at three stages of lactation. Plos One, 2013, 8 (7): e67531.

2. RODRIGUEZ NA, MEIER PP, GROER MW, et al. Oropharyngeal administration of colostrum to extremely low birth weight infants: theoretical perspectives. Journal of Perinatology Official Journal of the California Perinatal Association, 2009, 29 (1): 1-7.

3. MA A, YANG J, LI Y, et al. Oropharyngeal colostrum therapy reduces the incidence of ventilator-associated pneumonia in very low birth weight infants: a systematic review and meta-analysis. Pediatr Res, 2021, 89 (1): 54-62.

4. 中国医师协会新生儿科医师分会营养专业委员会. 新生儿重症监护病房推行早产儿母乳喂养的建议. 中华儿科杂志, 2016, 54 (1): 13-16.

5. ESTEFANÍA MÁ, JAVIER DC, MANUELA PC, et al. Oropharyngeal Colostrum Positively Modulates the Inflammatory Response in Preterm Neonates. Nutrients, 2020, 12 (2): 413.

6. LEE J, KIM HS, JUNG YH, et al. Oropharyngeal colostrum administration in extremely premature infants: an RCT. Pediatrics, 2015, 135 (2): 357-366.

7. DEEPAK S, AMANDEEP K, NAZANIN F, et al. Role of Oropharyngeal Administration of Colostrum in Very Low Birth Weight Infants for Reducing Necrotizing Enterocolitis: A Randomized Controlled Trial. Am J Perinatol, 2020, 37 (7): 716-721.

第三节 亲母乳汁的收集 - 转运 - 使用建议

【导读】目前新生儿重症监护病房（neonatal intensive care unit, NICU）内母乳喂养的实施越来越受到重视。医院应当建立完善的母乳管理系统,以确保母乳储存、转运到喂哺过程的安全性。本节内容适用于新生儿病房因母婴疾病或其他因素导致母婴分离状态下的亲母母乳喂养时的规范化管理。与捐献人乳的乳汁处理流程完全不同（详见第七章第二节）。优化的母乳采集步骤首先应保持母乳收集 - 转运 - 使用的整个过程清洁,避免乳汁污染;操作步骤精简流畅,避免操作失误。其次,尽可能保证有效泌乳,确保泌乳量,同时减少对母乳的营养和免疫等活性成分的影响。

一、定义

新鲜母乳（fresh milk）:室温或冷藏（0~4℃）放置的母乳。

冰冻母乳（frozen milk）:（-20±2）℃或 -70℃保存的母乳。

解冻母乳（thawed milk）:冰冻母乳融化后的母乳。

巴氏消毒后的母乳（heat processed milk）:新鲜 / 冰冻母乳经过 62.5℃加热半小时消毒流程处理后的母乳。

二、母乳的收集、储存容器的选择

从母乳储存的有效性角度来看,应考虑到母乳储存容器材质可能对母乳活性或营养成分的吸附或损伤,而从安全性角度来看,需注意来自容器的可能存在的潜在风险,如物理损伤、化学污染以及生物污染。有密封盖的玻璃或者硬质塑料 - 聚丙烯（PP）储奶瓶最适合母乳储存使用,因为两者都能够维持脂溶性成分及 sIgA 的稳定性,且易于操作。柔软的储奶袋 - 聚乙烯（PE）不适合母乳收集储存,会导致母乳中细胞数量和活性成分显著降低,并且在储存和操作过程中容易发生破损,导致乳汁损失及细菌污染。对于新生儿重症监护病房的日常操作而言,使用储奶袋会增加奶瓶与储奶袋之间转移的操作步骤,每次打开储奶袋时可能会出现因手部 / 手指污染而增加细菌滋生的风险。温水浴加热时沾到储奶袋口时也可能增加微生物污染风险,这些操作环节应特别注意。因此,新生儿重症监护病房的母乳储存不建议使用储奶袋,应使用有密封盖的玻璃或食品级硬质塑料储奶瓶以减少相关操作环节奶汁污染的风险。

三、收集 - 转运 - 使用流程

（一）环境要求

为促进产妇的乳汁分泌,有条件时应鼓励采用床旁采集或收集母乳时尝试与婴儿进行皮肤接触（袋鼠式护理的支持模式）。采奶要在温馨清洁的房间进行,采集时乳母应选择并保持舒适、轻松的坐姿,播放平静、舒缓的音乐,稍微休息后可配合轻轻按摩乳房。回想愉悦的事情、看婴儿照片或闻婴儿衣物气味等均可帮助产妇放松。

有条件的医院或科室,应设置专用采奶室。采奶室(图 4-3-1)可以作为向早产儿母亲 / 家庭提供宣教、操作指导、咨询以及袋鼠式护理和吸乳的场所,在装修时应考虑设置流动水源、舒适的沙发、屏风或布帘、医院级吸乳器、小桌子、脚凳、电源插座等,还可以配置音乐播放、宣教视频播放的相关设备。

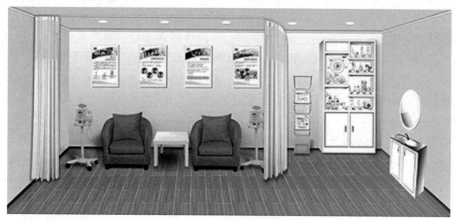

图 4-3-1　采奶室示意图

(二) 准备工作

母乳并非无菌,因此需要向妈妈们提供正确的清洁指引,确保她们正确洗手、清洁乳房、仔细清洁吸乳器、以避免有除表皮细菌以外的致病菌在吸乳器设备表面定植。医护人员应指导产妇如何正确吸乳。每次吸乳前后应按吸乳器说明书仔细清洁吸乳组件和奶瓶,建议选用婴儿专用奶具清洗剂清洗、漂净、消毒,亦可用沸水灭菌,清洗后晾干备用。

吸乳前首先用肥皂或洗手液、流动水彻底清洁手部并冲洗至少 15 秒,注意指甲内侧的清洁,洗净后用清洁毛巾擦干手部(手部注意避免佩戴饰品),并用清水擦拭乳头区域(避免使用肥皂)以免增加感染风险。使用医院级多人用吸乳器时,在吸乳前用洁净湿巾清洁吸乳器表面。母婴分离状态下的早产母亲需经常吸乳,建议采用双侧电动吸乳器,可节省吸乳时间,充分利用双侧乳房同时发生喷乳反射的生理机制,提高吸乳效率,有助于缓解早产母亲吸乳时的压力和劳累。选择使用合适大小、预先清洁 / 消毒的吸乳配件,足够数量的母乳储存容器,避免吸乳过程中不得不中断吸乳以便倒出乳汁,收集储存容器尽可能使用统一的容器,以避免操作步骤出现混乱。

(三) 收集母乳

使用吸乳器时,首先刺激喷乳反射,必要时也可用手按摩乳房辅助刺激喷乳反射。母乳开始流出后切换到吸乳模式。每次吸乳一般持续 10~15 分钟,一般在乳汁停止流出后再吸 2 分钟就可以停止,不宜吸乳过长时间。吸乳时,注意使用最大舒适负压(maximum comfortable vacuum,MCV),即从最小负压缓慢上调,至乳房感觉稍有不适就下调一档,这是使用者舒适的最大负压,在这样的负压下保持有节律地吸乳,有助于保证吸乳效率和适当的乳房排空度。吸乳负压过高不但不能增加奶量,反而会引起疼痛甚至乳头损伤,抑制泌乳和乳汁有效流出。如果需要转移乳汁,应确保在吸乳结束后立即将母乳倒入无菌容器中。如果单侧乳房吸乳量超过收集容器的容量,当采集瓶满 3/4 时,转入预先清洁的储存容器以防止吸乳时母乳回流。

开始时母乳量可能不多,应积极鼓励母亲树立泌乳的信心,规律、频繁吸乳数天后会产生更多母乳。还可提供吸乳日志,鼓励产妇及其家属每次吸乳时记录相关信息,便于跟踪和针对性指导(详见第五章第四节)。为有效维持泌乳,建议早产母亲产后 1~6 小时内即开始吸乳,越早越好。吸乳时保证每日 8 次左右的吸乳频率。鼓励妈妈夜间至少保证 1 次吸乳,因为催乳素水平在每日凌晨 0~4 时最高,此时吸乳可更好地维持泌乳量。为兼顾有效泌乳和母亲休息,强调应在夜间睡前至少吸乳一次,并在清晨起床后尽早吸乳。如奶量不能满足婴儿需求,可增加到每日吸乳 10~12 次。告知产妇及家属,身体有泌乳反馈机制,如果母乳存留于乳房中不及时吸出,会导致泌乳减少甚至停止,因此为保证乳房有效排空,产后初期每 24 小时每侧乳房应至少吸乳 100 分钟或更久。

(四) 标记母乳

每次吸出的乳汁都应单独收集,每个采集容器上用防水标签和记号笔注明吸奶日期、时间、吸奶量、婴儿姓名或病例号,以避免混淆和差错。一般不推荐分次采集的母乳混装,应向婴儿父母强调不建议将多次母乳混合存放在 1 个容器里。处于早期喂养阶段的早产儿或每次需要奶量很少时,鼓励每个无菌容器分装 10~20ml 母乳,有条件的亦可采用初乳收集杯等容量小的专用无菌容器,建议根据早产儿吃奶量分装,便于快速解冻且减少浪费或污染。

(五) 储存母乳

采集后的母乳应立即放入冰箱冷藏或冷冻保存,应确认密封容器标签上的日期和时间。不同日期母乳分开存放,根据母乳采集日期将其在冰箱冷藏或冷冻室合理摆放储存。注意"先进先出"原则,将采集储存时间较长的容器应尽量放在容易取用的位置。医院储奶冰箱中禁止存放其他物品。家用冰箱中应尽可能将母乳与其他食物分隔放置,减少污染风险。

采集后的新鲜母乳可在冷藏(≤4℃)保存 96 小时。预计在 96 小时内使用的母乳应储存在冷藏室,放置时应放在冰箱冷藏室最内侧,而不能放在冰箱门处,以防温度波动过大导致乳汁变质。如母乳量超过需求或超过冷藏储存时间,可将母乳转移至冷冻室冷冻。因液体冷冻时体积增大,故储奶容器中奶量不得超过最大容量的 3/4,容器内应留有适当空间。母乳储存时间见表 4-3-1,新生儿病房母婴分离时亲母母乳收集储存指导见表 4-3-2。

表 4-3-1　母乳储存的时间

母乳	室温	冷藏	冷冻
刚挤出的母乳	26℃,<4 小时	0~4℃,<72~96 小时	-20℃,3~6 个月
冻结后解冻母乳(未复温)	<4 小时	<24 小时	不再冷冻
冻结后解冻母乳(已复温)	直至此次喂食完毕	不再冷藏	不再冷冻

注:不要将母乳放在冰箱或冰柜的门室中。

表 4-3-2　新生儿病房 - 母婴分离时亲母母乳收集储存指导

序号	操作
1	每次吸入前洗净双手,擦拭指甲内侧,用清水擦拭乳头区域(避免使用肥皂)
2	使用玻璃或者硬质塑料(PP)容器收集和储存吸出的母乳,新生儿病房的母乳储存不建议用储奶袋
3	每次使用后,将所有与乳汁接触的母乳储存设备使用热肥皂水清洗并漂净。清洗前将所有配件彻底拆开,使用奶瓶刷擦拭清洗细小缝隙
4	每日一次对母乳储存设备进行灭菌,可沸水煮 15~20 分钟,或是用微波炉消毒袋
5	每个储奶瓶正确标记婴儿的姓名、病历号、吸乳日期和吸乳时间,如果使用母亲使用药物应在标签上注明

(六) 转运及接收

医护人员应提醒家长每次最多只送 2~3 天量的母乳。转运母乳时建议使用绝缘性好、有冰袋的冷藏箱或绝缘保温袋。可购买冰排和冰袋保持低温,长距离转运时建议使用干冰。不建议采用冰块,因为冰的温度高于已经冻结的母乳,很可能造成母乳冻融。转运母乳期间保持冰包盖紧密封,不要中途打开容器。

送来的母乳如处于冷冻状态,而早产儿还处于禁食期间或冷藏室内解冻 / 新鲜母乳已

视频 2　母乳的收集、储存及转运

足够下一个 24 小时用量时,母乳应直接放入冰箱的冷冻室。母亲住院期间吸出的新鲜乳汁,或是送达时母乳已解冻或部分解冻,已处于半液态,则应在放至冷藏室 24 小时内使用。婴儿家长送达母乳时,NICU 护士应确认容器密封良好,核对每个储奶容器上的姓名、住院号、采集日期等标记,并登记备案。任何无标记的母乳容器均应立即丢弃。接收母乳者需评估送来的母乳量,如果总量少于新生儿摄入量,应和家长一起分析母乳采集过程是否正确,如奶量持续不足,建议家长请求泌乳相关的专业人士帮助。

母乳的收集、储存及转运可参见视频 2。

(七) 解冻或复温

应在专用配奶室准备母乳,专用配奶室应为放置储存冰箱的清洁区。准备前应用含过氧化氢的消毒巾将喂养准备区台面全面清洁并晾干。接触母乳前应进行肥皂及流动水洗手,或使用含酒精的擦手液擦手,手部有皮肤破损时戴手套。

标记母乳从冷冻室取出的日期和时间,一般先解冻日期最早的母乳。母乳解冻的最佳方式是在冰箱冷藏室,每次解冻母乳量为预计下一个 24 小时的需要量。母乳解冻后在冷藏室内可保存 24 小时,解冻后未用完的母乳不能再冷冻,24 小时内未用完的母乳必须丢弃。因为室温下有利于细菌滋生,所以不建议在室温下解冻母乳。在情况紧急时,可将母乳储存容器放入温奶器或 37℃ 左右的流动水中解冻。禁止用微波炉加热母乳,微波加热不均可能会灼伤婴儿,微波也会降低母乳的免疫作用,造成蛋白质和抗感染成分变性以及营养成分丢失。一旦母乳被解冻和复温后,就不能再次冷冻。解冻并复温的母乳必须在 2~4 小时内使用。喂养后容器中剩下的母乳应丢弃,不应再用。不建议给婴儿喂前一次剩下或加温过的母乳。任何味道变酸的母乳都应丢弃。

需要特别注意的是,母乳储存和解冻的只可以 "降级" 保存,但不能 "升级" 保存,即如

果母乳在冷冻室,可以"降级"放入冷藏室;如母乳在冷藏室解冻后就不能"升级"再放入冷冻室;或从室温(已取出一段时间)下再放回冷藏室。

可用室温或加温后的母乳喂养早产儿。把装有母乳的注射器放入空杯置室温中30分钟,注射器口用盖子盖住,一般情况下恢复至室温已经足够。输液泵持续喂养系统内的母乳,无论是否添加母乳强化剂,都只能在室温下放置4小时。同时持续喂养系统中的母乳无须提前加温,因加温可能造成细菌增殖,且母乳通过输液泵系统时会自然加温。

(八)使用母乳

亲母母乳应强调专人专用,未经知情同意不能违反规则使用他人母乳。母乳解冻和使用均需要仔细核对相关信息后,才可根据医嘱进行喂养准备。

如母亲还在医院,应鼓励将母乳尤其是初乳尽快送到新生儿科病房。应鼓励早产母亲在产后0.5~1小时内立即开始吸乳,分娩后24小时内每1~2小时吸乳1次,以促进初乳尽快分泌。新鲜初乳应立即送至NICU,无菌条件下用注射器分装冷藏。在24小时内尽量经口咽途径喂哺,无法经口喂养或直接哺乳时,可采用初乳进行口腔护理,模拟健康新生儿的直接喂哺的方式(详见第三章第二节)。

在早产儿喂养过程中如何选择应遵循以下顺序:①新鲜母乳优于冷藏母乳优于冷冻母乳优于巴氏消毒后的母乳;②亲母母乳优于捐赠人乳优于配方奶。新鲜母乳优于冰冻母乳,冷冻可使母乳中一些免疫活性成分和营养素发生改变,因此首选使用新鲜母乳,可使婴儿获取最佳的喂哺效果和益处。如不具备使用新鲜母乳的条件时,应先使用日期最久的冰冻母乳。应当指出,研究显示母乳的成分随日龄增加而改变,尤其是出生前2周,所以初乳阶段应按采集的时间顺序使用。

准备母乳时保持无菌最为重要,要求吸取喂养所需奶量时,只能用无菌注射器的针尖接触母乳。护士摇动容器混合母乳(单纯母乳或加强化剂的母乳)时应注意手法柔和,否则会破坏母乳中的脂肪球,导致更多脂肪黏附在容器侧壁上而破坏损失。添加母乳强化剂或其他营养成分时,应在喂养医嘱中注明且必须在冰箱冷藏室存放,且要求在24小时内使用。需要注意的是多胎婴儿的母乳可一起存放,但由于每个新生儿的喂养量可能不同,必须标记清楚,以防止差错。

四、泌乳支持和质量控制

每个新生儿病房均应考虑建立母乳管理部门,设立母乳喂养指导小组和母乳质量控制监督小组以促进早产母乳喂养的安全顺利实施。

(一)母乳管理部门

新生儿科的母乳管理部门简单地说有三大功能模块,包括母乳采集区、母乳配置区和母乳储存区。根据不同医院情况,可以设置一个或多个房间。如果需要推动新生儿科的母乳喂养,这几个功能区域必不可少。母乳采集区可设置采奶室或母婴室,配置流动水源、沙发/摇椅、布帘/屏风、吸乳器以及视听设备等以满足宣教、袋鼠式护理和吸乳等需求。母乳配置区应当具有母乳加热、强化、分析以及母乳工程学操作等功能以及相关设备。母乳储存区应当具备母乳冰箱、冰柜等设备,其规模应当与科室绝大多数母乳喂养时所需的母乳储存能力相匹配。

(二)母乳喂养指导小组

每个涉及母乳喂养的医疗单位均需建立母乳喂养指导小组(包含至少1名临床营养医

生、1~2 名护士),其熟知母乳喂养的知识和维持泌乳的技巧和方法。指导小组需在分娩前即对父母进行健康宣教,住院期间进行喂养的监测和评估,出院后直接母乳喂养的指导,并对 NICU 的全部人员进行定期培训。责任医师应给早产儿父母有关母乳收集和储存的书面建议,并做出详细解释确保父母完全理解整个流程和步骤并能够正确操作,必要时填写母乳喂养时乳母的药物和疾病情况单,便于在出现泌乳或喂养问题时专业人士能及时介入并有效与父母进行沟通。

(三) 母乳质量控制监督小组

每个新生儿重症监护病房在推动亲母母乳喂养时,均需成立母乳质量控制监督小组。制定新生儿病房母乳使用规范,定期对母乳的管理进行质控检查,建议由科主任和护士长牵头。制度规范应包括但不限于:如母乳储存冰箱应接上 UPS 不间断电源避免紧急停电影响母乳储存;储存冰箱应接有温度计并有专人定时检查温度并做记录;母乳储存冰箱或储存室的专人管理,母乳储存冰箱的定期物表菌落数监测,避免乳汁储存期受到任何污染;废弃乳汁的处置原则同其他体液一样,不能随便丢弃等。此处需特别说明,亲母乳汁不建议常规做细菌学培养,仅在临床出现可能疑似乳汁污染时进行细菌学筛查,便于发现不恰当的收集操作。

表 4-3-3　NICU 内早产乳的收集 - 转运 - 使用步骤

1. 准备
- 清洁:洗手、剪指甲、清洁乳房
- 吸乳器:双侧电动吸乳器最佳,每次用后清洗管道、风干
- 容器:密封的硬质塑料或玻璃瓶、母乳收集袋
- 父母指导
  - 乳母的用药和疾病情况
  - 可清楚重复整个步骤
  - 母乳喂养指导小组保持联络通畅

2. 收集
- 分娩后半小时内尽快开始挤奶 / 吸乳
- 每日 8~10 次吸出乳汁
- 每次排空双侧乳房
- 每次挤奶 / 吸乳都应单独收集乳汁
- 以每次喂养量分装
- 标识挤奶 / 吸乳时间、新生儿姓名
- 不要丢弃乳汁

3. 储存
- 初乳挤出后要立即喂哺早产儿
- 冷藏或冷冻区彻底清洁,专区保存
- 吸乳后尽快冷藏的母乳,可以在 96 小时内哺喂。
- 预计母乳吸出 96 小时内未使用的,应当立即冷冻
- 冷冻可保存 3 个月

4. 转运
- 密闭的隔热容器
- 冻存母乳维持冰冻状态

5. 接收
- 核对新生儿姓名、床号
- 核对乳汁采集时间,是否在安全使用时间内。
- 专用冰箱保存
- 专人负责
- 储存位置安全、固定

6. 使用
- 每次用前需核对乳汁采集时间
- 专人专用
- 初乳尽量经口咽途径给予
- 按采集的先后次序使用
- 加热至 37~40℃使用
- 禁忌微波加热
- 加热后未使用的乳汁不可重复使用
- 遵医嘱,按比例添加母乳强化剂
- 强化母乳现配现用,混合均匀

7. 质量控制
- 冷藏、冷冻的温度控制
- 给父母的书面建议
- 乳母的书面药物和疾病记录
- 乳汁不要求常规细菌学培养
- 必要时细菌学筛查,可发现不恰当的收集技术
- 乳汁的处置原则同其他体液

引自:《新生儿重症监护病房推行早产儿母乳喂养的建议》。

五、母乳收集储存处理方面的争议与思考

由于母乳成分的复杂性,母乳的储存条件和操作处理对母乳安全性与生物活性的影响一直是争议的焦点。从微生物滋生的安全性角度来说,母乳储存温度越低、母乳加热处理(如巴氏消毒)越强烈越好;而从母乳活性来说,母乳的温度变化越小越好。另一方面,从母乳的临床使用来说,母乳储存条件广、时间长,能避免母乳的浪费但可能增加母乳喂养过程中微生物感染风险。因此,不同的国家地区、不同医疗机构和不同的研究提供的母乳储存建议可能存在较大分歧,可能导致临床工作人员无所适从。

(一) 冷藏还是冷冻

为了保证母乳使用的安全性,国内的新生儿科在一段时间内曾要求出院后的母亲吸出母乳应立即冰冻保存,并以转运到新生儿科时是否仍然保存冰冻状况作为一项质量控制标准。目前大量研究显示,冰冻过程虽然对母乳的营养成分没有显著影响,但冰冻过程中母乳的脂肪含量会有所降低,同时母乳的温度变化会对母乳中的活细胞(免疫细胞、干细胞和益生菌等)产生影响,并降低母乳抗氧化成分等的活性,冰冻情况下对活细胞和抗氧化活性的影响更大。因此,母乳喂养的优先顺序是新鲜吸出的母乳优于冷藏母乳,冷藏母乳优于冷冻母乳。2016 年我国《新生儿重症监护推行早产儿母乳喂养建议》中推荐,预计 96 小时内使用的乳汁收集后需冷藏(0~6℃);预计超过 96 小时的乳汁收集后立即冷冻(−18℃以下),冷冻可保存 3 个月。因此,如果母亲同期与新生儿住在一家医院但不能直接哺乳时,建议挤出新鲜母乳送到新生儿病房喂给早产儿;母亲已回家的住院新生儿,在充分告知并确保家属掌握正确的乳汁采集和储存技术的前提下,有条件做到每日 1~2 次送奶的家庭,建议使用冷藏母乳;而没有条件能做到每日送奶的家庭则建议使用冷冻母乳。

(二) 冷藏时间的争议

国内目前要求冷藏条件下母乳保存不超过 24 小时,也有研究报道母乳冷藏 72 小时后母乳的抗菌活性下降,因此推荐母乳冷藏不应超过 48 小时。而 Slutzah 等从母乳安全性及生物活性角度综合考察在 NICU 病房冰箱中储存母乳的最佳冷藏时间。研究发现,储存于 NICU 冷藏冰箱,冰箱日均开关 20 次的条件下,母乳冷藏可以达到 96 小时,其微生物计数、渗透压、sIgA 和乳铁蛋白含量不变,白细胞含量下降 16%。2016 年 Ting 等人研究显示,巴氏消毒母乳和哺喂后剩余的巴氏消毒母乳在 4℃冰箱储存 7 天,总好氧菌数量并未显著增加,总蛋白质含量和生物活性蛋白(溶菌酶、sIgA)保持稳定。冷冻 9 个月的母乳中,乳铁蛋白、sIgA 与新鲜母乳无显著性差异。这些研究提示,在满足微生物安全性及保留母乳免疫活性的条件下,母乳冷藏 / 冷冻时间存在延长的空间,这可大大增加 NICU 可用奶量以及早产儿家庭的送奶灵活性。

当然,冷藏 / 冷冻都会显著影响母乳中活细胞的有益效应,在探讨最佳母乳储存时间应综合考虑母乳中活性细胞这一因素,在母亲泌乳量充足的条件下,应当鼓励家属缩短送奶间隔,保障最佳治疗效果。

(三) 亲母母乳的常规巴氏消毒

医患双方对母乳"细菌污染"的担忧是影响早产儿母乳喂养的主要原因之一。一些临床工作人员希望通过巴氏消毒杀灭母乳中的细菌,以保证母乳的安全性。然而,母乳中的微生物和活性成分对热敏感。研究显示,巴氏消毒的母乳能够保留绝大多数的碳水化合物,而

蛋白质、总脂肪含量下降,同时部分活性物质以及全部细胞成分完全失活(见表 4-3-4)。同时巴氏消毒会降低脂肪吸收,使婴儿体重增长更慢。临床研究还证实,亲母母乳进行巴氏消毒并不能降低晚发败血症的风险。因此,亲母母乳不建议常规进行巴氏消毒处理。

表 4-3-4 巴氏消毒对母乳成分的影响

成分	保留(>90%)	保留(50%~90%)	保留(10%~50%)	保留(≤10%)
宏量营养素	碳水化合物(乳糖、低聚糖)	蛋白质、总脂肪		
微量营养素	钙、铜、镁、磷、钾、钠、锌	铁		
维生素	维生素 A	叶酸、维生素 B_6、维生素 C		
活性物质(免疫)	IL-8、IL-12p70、IL-13、TGF-α	IgA、sIgA、IgG、IGF-1、IGF-2、IGF-BP2,3、IFN-B、IL-1β、IL-4、IL-5、IL-10、TGF-0	CD14(可溶)、IL-2、乳铁蛋白铁的结合能力、溶菌酶	IgM、淋巴细胞
活性物质(代谢)	表皮生长因子(EGF)	神经节苷脂、脂联素、淀粉酶、胰岛素	促红细胞生成素、肝细胞生长因子	胆盐依赖脂肪酶、脂蛋白脂肪酶

引自:*Human milk pasteurization:benefits and risks*。

(四)亲母母乳的常规微生物检测

研究显示,母乳本身并非无菌,健康母乳中含有种类丰富的微生物,这些微生物对于婴儿肠道健康菌群的建立具有重要作用,促进婴儿免疫系统发育。2015 年我国华西二院的研究小组等对住院新生儿转运母乳进行细菌培养,结果显示母乳检出微生物与患儿住院期间的感染发生无明确相关性,提示对亲母转运母乳进行常规微生物检测,不能作为临床感染的预警信号。只能在早产儿出现临床感染时,作为病原学检测时的一个环节。应当通过强调手卫生和母乳收集、分装过程和设备的清洁来避免微生物污染风险。降低、预防亲母母乳细菌污染的指导建议见表 4-3-5。

表 4-3-5 降低、预防亲母母乳细菌污染的指导建议

流程	指导
母乳收集	指导妈妈正确实施母乳收集技术,包括洗手和吸乳设备的正常维护。
母乳储存	每次吸出的母乳分开保存,双侧吸乳时两瓶母乳可以混合。
	新鲜/冰冻的母乳转运时应确保放在冰中或使用冰包,避免融化或过热。
	融化后的母乳不得再次冰冻。
母乳解冻	母乳解冻需使用无水加热设备。
	标记解冻日期及解冻时间。
母乳准备	在新生儿病房规划合适大小的配奶空间。
	准备和配置母乳时医护人员应佩戴手套。
	一次为多名婴儿配奶时,应在配置间隔洗手或者更换手套并擦拭工作台面。

续表

流程	指导
母乳强化	按医生处方配置,并确保充分混合均匀。
	不要用力摇晃母乳,避免乳汁脂肪膜结构破坏(可能导致乳脂黏附在胃管或者奶瓶上)。
	添加强化剂的亲母母乳应该在 24 小时内用完。
母乳加热	亲母母乳在喂哺前用电子喂奶设备加热到 36~37℃。
	避免使用无人看管的水浴方法温奶,可由于加温过高导致母乳成分损失。
母乳哺喂	连续喂养时,输注时间不能超过 4 小时。
	胃管喂养时,不要使用加长管。

【关键知识点】

1. 母乳储存条件的争议主要在于如何平衡母乳微生物安全性及母乳营养及生物活性保留。母乳本身含有丰富多样的微生物(包括葡萄球菌属、链球菌属、双歧杆菌属等)、抑菌物质和活性细胞,这些物质的功能属性还在进一步研究中。

2. 使用亲母母乳喂养早产儿时,关键在于防止母乳受外界污染,做好宣教、保证吸乳时手卫生、吸乳器和配件的清洁、储奶瓶预消毒、减少操作步骤等。

(常艳美)

参考文献

1. 中国医师协会新生儿科医师分会营养专业委员会. 新生儿重症监护病房推行早产儿母乳喂养的建议. 中华儿科杂志, 2016, 54 (1): 13-16.
2. SLUTZAH M, CODIPILLY C N, POTAK D, et al. Refrigerator Storage of Expressed Human Milk in the Neonatal Intensive Care Unit. Journal of Pediatrics, 2010, 156 (1): 26-28.
3. MENG T, PERRIN MT, ALLEN JC, et al. Storage of Unfed and Leftover Pasteurized Human Milk. Breastfeed Med, 2016, 11: 538-543.
4. O'CONNOR DL, EWASCHUK JB, UNGER S. Human milk pasteurization: benefits and risks. Current Opinion in Clinical Nutrition & Metabolic Care, 2015, 18 (3): 269-275.
5. COSSEY V, VANHOLE C, EERDEKENS A, et al. Pasteurization of Mother's Own Milk for Preterm Infants Does Not Reduce the Incidence of Late-Onset Sepsis. Neonatology, 2013, 103: 170-176.
6. 杨晓燕, 胡艳玲, 陈超等. 转送母乳细菌培养结果的初步分析. 中国当代儿科杂志, 2015, 17 (12): 1333-1337.

第四节　早产儿母乳强化

【导读】　介绍早产儿母乳喂养时需要母乳强化的原因、母乳强化剂现有研究进展及母乳强化剂剂型、营养素来源及特点等，强调需根据早产儿发育特点、早期营养状况、体格生长趋势、个体化代谢指标监测、必要时配合母乳营养素含量监测进行母乳强化。重点介绍了母乳强化剂使用对象、开始使用时间、使用方法及注意事项。

众所周知，母乳是婴儿的最佳食品。

早产儿母乳喂养有助于其疾病恢复及身心发育（见第二章）。但是，早产儿是一类特殊人群，其出生时胎龄小、体重低、营养储备不足；发育不成熟导致消化吸收功能不足、喂养耐受性差；疾病可导致消耗增加，并因疾病需要限制液量等，使早产儿呈现出相对营养素储存不足、摄入受限、需求较高的状况，此与早产儿生长发育及必要的追赶生长对营养素及能量高需求构成矛盾，造成临床营养支持与管理上的困难，并由此可影响早产儿疾病恢复及体格生长，从而对远期健康带来不利影响。

由于早产儿特别是出生体重较低的早产儿对营养素的高需求，常规母乳喂养往往不能满足其生长发育的需求。大量研究显示，早产儿生后早期体格生长及营养素储集与疾病恢复及后续体格生长相关，与神经系统发育及预后相关，与成年期骨健康相关，甚至影响成年期慢性疾病的发生。因此，保证早产儿良好的体格生长意义重大。为保障和促进早产儿早期生长及发育，维护远期健康，当前早产儿母乳喂养实践中提出了母乳强化的概念，并付诸实践。

顾名思义，母乳强化即是增加母乳能量密度及营养素含量，实践中通过添加营养成分到母乳中实现，此添加物名为母乳强化剂（human milk fortifier，HMF）或母乳营养补充剂。随着科技进步及临床实践探索与总结，母乳强化具备了可行性。近年来的多项荟萃分析显示，早期母乳强化有利于增加住院期间身长、体重及头围生长，验证了 HMF 的有效性；随着 HMF 临床应用，其安全性也得到了认可。虽然尚无使用 HMF 对婴儿期以后神经系统发育促进作用的直接证据，但综合分析体格生长对各方面发展带来良性促进作用的事实，目前各国的围产医学学术组织仍然推荐母乳强化作为有适应证的母乳喂养早产儿的标准喂养方式。

一、早产儿母乳强化的原因

早产儿喂养的目标是使其有恰当的体重、身长、头围生长，恰当的各指标间比例关系；同时保持其恰当的体成分构成，适宜的瘦体重、骨矿物质含量以及符合生理状态的血中营养素水平。发育不成熟的早产儿，尤其是胎龄、体重较小的早产儿，存在下述供需失衡，在常规母乳喂养的基础上，需要额外营养素补充予以补偿。

（一）早产儿自身发育特点

1. 营养素储存不足　由于早产，缺乏妊娠后期阶段这一重要的营养物质储存时期，造成早产儿多种营养物质先天储存不足。

2. **胃肠道发育不成熟** 早产儿胃肠动力差、喂养耐受性不足,导致出生后营养素摄取不足;消化吸收功能不足,导致食物消化吸收不完全,营养素利用率低。

(二)早产儿对营养素及能量的需求高

参照目前早产儿的管理规范,期望早产儿出生后应继续维持宫内生长速率。但与胎儿比较,早产儿出生后需要维持体温、自主呼吸、自行进食等,增加了对营养素及能量的需求;同时,早产儿需要克服疾病带来的额外营养素丢失及需求增加。基于此,各学术组织推荐的早产儿热卡及营养素需求量均高于足月儿。

(三)疾病影响

疾病影响喂奶量及对营养支持、喂养的耐受性;可能需要限制液体入量导致难以摄入、供给足够的营养素及能量;营养素丢失、消耗增加等。

(四)早产儿易发生宫外生长受限的现实

1999 年 Ehrenkranz 等提出极低/超低体重儿宫外生长受限(extrauterine growth restriction, EUGR)的问题,随后国内外有不少研究亦反映此现象的存在及其普遍性、严重性。以体重低于第十百分位(P_{10})定义 EUGR,我国区域性研究报告,超低体重儿出院时 EUGR 发生率 78.3%,意大利一项研究报告的胎龄 <30 周非小于胎龄的早产儿,在矫正胎龄 36 和 40 周时 EUGR 发生率为 87.2% 及 62.2%。

(五)早产儿母乳或捐赠人乳能量密度不能满足早产儿的需求

早产儿母乳喂养(人乳喂养)包括以早产儿自己母亲的母乳(亲母母乳)喂养和使用捐赠人乳喂养两种情况。

亲母母乳(mother's own milk,MOM)早产儿亲生母亲产生的乳汁,是早产儿喂养的最佳营养来源。早产儿出生早期,母乳中较高的蛋白质含量及丰富的免疫活性成分可满足早产儿生长发育的需求并提供健康保护。随着生后日龄的增长,母乳营养素含量出现变化并呈现出多变性。多项研究显示,早产儿母乳中宏量营养素含量呈现动态变化的特点,各营养素含量个体差异极大,虽能量、脂肪、乳糖总体水平基本维持稳定,但蛋白质含量变异很大且随早产儿的年龄增长明显降低。对比专业学会对早产儿营养需要推荐标准,MOM 营养素含量不能满足胎龄、体重较小的早产儿需求。

不能获得 MOM 或 MOM 不足时以捐赠人乳(donor human milk,DHM)喂养胎龄 <32 周早产儿已是推荐的标准措施,母乳库的建立使 DHM 喂养实施及推广成为可能。全球很多国家建立了母乳库,我国母乳库也在逐渐建立中,部分中国的早产儿也能够进行 DHM 喂养。由于 DHM 基本上来源于母乳喂养已经建立的足月儿母亲的成熟乳,母乳中营养素含量、能量密度均低于早期早产儿母乳,因此,单纯 DHM 喂养不能满足体重较低、快速成长期早产儿的营养需求。

(六)早产儿母乳喂养实践中存在的其他问题

母亲健康状况、营养状况及营养素摄入会影响母乳成分,母乳喂养方法及技巧会影响早产儿母乳摄入量、母乳营养素含量。乳汁中脂肪含量波动较大,不仅在一次哺乳或吸乳过程中前奶和后奶的脂肪含量差异巨大,而且在每日不同时间、不同吸乳频率下脂肪含量也会有显著差异。另外母乳的收集、储存、加热、哺喂等环节也都可能导致脂肪损失,从而影响母乳的能量密度。

　　结合前述各项早产儿营养支持、管理中的危险因素及母乳喂养的挑战,最典型的病例为罹患支气管肺发育不良的早产儿。此类早产儿往往出生胎龄小、体重低,宫内营养素储存不足;出生后喂养不耐受,早期喂养建立困难;各类合并症较多,容易发生营养素丢失及消耗增加,特别是呼吸做功增加;肺部疾患及经常并发的动脉导管未闭导致每日液量限制,如缺乏很好的肠道内外营养支持,特别是后期缺乏高能量密度的奶类喂养,很多患儿存在常规能量供给不足。BPD 早产儿出生早期往往病情较重且发育不成熟,需要挤出母乳强化后喂养。即使给予积极营养管理,出院时 BPD 早产儿仍易合并 EUGR,出院后需继续营养支持。

　　综上所述,发育极不成熟的母乳喂养早产儿,需要使用 HMF 提高母乳中营养素含量来满足生长需求。

二、HMF 的发展及研究进展

(一) 母乳强化理论及实践

　　随着对小胎龄、低体重早产儿救治存活后的定期随访工作的不断推进,对早期营养与早产儿体格生长及后期神经系统发育关系的认识不断加深,有关纯母乳喂养早产儿体格生长状况观察、早产儿母乳成分分析、早产儿母乳与足月儿母乳营养成分对比研究、母乳中添加蛋白质等营养成分对早产儿体格生长影响等相关研究不断开展,提高了对母乳喂养的早产儿营养管理必要性的认识,对其营养管理中的要点、难点逐渐深入了解并不断开发、实施针对性处理措施。结合早产儿特殊高能量密度配方奶的研发及使用效果的研究,提高早产儿母乳的能量密度及部分营养素成分的理念逐渐产生。伴随着早产儿救治中对体格生长促进的需求,早产儿母乳强化的实践逐渐出现,近 40 年以来,专供母乳喂养早产儿使用的母乳营养素补充剂(母乳强化剂)使用逐渐普遍,其组成成分及配比日趋完善。

(二) 母乳强化剂的研究进展

　　HMF 研究进展主要体现在 HMF 临床使用方面及 HMF 制剂开发及有关研究等方面。临床使用方面包括针对不同特征 HMF 制剂的开发、应用研究,如酸碱度改变、液态制剂;HMF 中主要成分(主要是蛋白质)不同来源制剂的研究,主要是母乳与牛乳来源 HMF 使用效果、开始使用时机、合并症情况;个体化营养强化策略的使用及开展。

　　HMF 制剂成分的相关研究主要包括以下几方面。

　　1. 成分　目前 HMF 主要成分为蛋白质、脂类、矿物质及维生素。

　　(1)蛋白质:根据母乳成分检测、早产儿近远期营养需求以及蛋白质对远期健康影响的研究,明确认识到蛋白质对早产儿生长发育的重要性,无论何种 HMF 均强调补充蛋白质。以标准化母乳成分为基准,全强化后母乳中蛋白质含量约为 2.6~2.8g/100ml。母乳中强化蛋白质虽可带来短期体重、身长、头围的增长,但 2020 年的系统综述分析显示,现有研究缺乏对体格生长、神经系统发育的长期随访信息。根据对蛋白质补充作用的研究及认识,目前,早产儿母乳喂养时补充蛋白质是常规,除多种营养素混合制剂 HMF 中强化蛋白质外,还有单独的母乳蛋白质补充剂。

　　(2)脂类:提供早产儿生长所需的额外热卡,使强化后的母乳热卡达 81~85kcal/100ml。考虑到早产儿对脂类吸收、代谢的能力,脂类中包含一定比例的中链脂肪酸。

　　(3)矿物质及维生素:早产儿缺乏宫内发育后半阶段的营养素储存过程,特别是钙和磷储存不足,早产儿代谢性骨病是影响其近远期健康的疾病,针对此问题,HMF 中添加了钙、磷等矿物质,并补充维生素 A 及维生素 D。不同产品各营养素含量均在推荐标准以内,但各制剂中相关营养素含量有所不同。铁是早产儿需要的另一重要营养素,部分 HMF 中足量添加早产儿所需的铁元素,有利于提高铁元素补充的依从性、有效性;但也有研究认为铁剂添加可能影响母乳的抑菌能力,因此,也有未额外添加铁元素的 HMF 产品。

(4)其他成分:随着对早产儿生长需求、促进神经系统发展成分的进一步了解,科技的进步,HMF 的营养素成分更加细化、更加符合生理需要,更容易利用。从促进早产儿神经系统发育角度出发,尝试在 HMF 中增加人体必需的多不饱和脂肪酸,如二十二碳六烯酸(DHA)和花生四烯酸(AA),以及胆碱、各种磷脂等。

2. 制剂性状

(1)粉状:早期研发的 HMF 是粉状制剂,由于其生产工艺经典、便于保存,此种剂型持续存在并使用。通常为独立包装的粉状制剂。

(2)液态:随着对喂养安全的关注,特别是担心高危早产儿受到阪崎肠杆菌感染以及使用中可能带来的污染,近年来不断开发、生产并推荐使用液态浓缩 HMF,既保证母乳营养素的补充,又不稀释母乳。此类制剂为独立小包装,但对运输及储存条件要求较高。

3. 成分来源　一般 HMF 中的蛋白质来源于牛乳,使用 HMF 即意味着在母乳喂养的早产儿中引入牛奶蛋白。根据对部分水解 HMF 的研究及借鉴部分水解蛋白配方奶的研究结果,部分 HMF 产品对其中牛乳蛋白进行了水解技术处理。由于目前有关蛋白质性状与喂养耐受性及喂养效果研究结果不完全一致,2019 年国内外 HMF 使用共识并未对水解蛋白制剂的使用作明确推荐,还有待进一步研究。

随着母乳库的广泛建立,美国市场现有人乳来源的 HMF,其蛋白质来源于母乳库中的人乳。近 10 余年的研究显示,利用人乳来源的蛋白质作为 HMF 中蛋白质补充,可相对提早引入 HMF,有利于体格生长,有助于减少早产儿坏死性小肠结肠炎(NEC)的发生及其严重性,部分研究还显示人乳来源 HMF 有减少晚发败血症及支气管肺发育不良(BPD)、早产儿视网膜病变综合征(ROPS)的作用。由于早产儿 MOM 或 DHM 能量密度不同并存在较大的个体化差异,人乳来源的 HMF 还针对性地制备成不同能量密度的包装,可供进行不同程度的母乳强化需求。

三、HMF 使用推荐

国际、国内不同学术组织在有关早期婴儿喂养的指南、共识、建议中均积极倡导母乳喂养。虽然目前还缺乏 HMF 使用对早产儿远期神经系统发育和远期预后的直接证据,但 HMF 促进早产儿早期体格生长的作用是肯定的。

中国近年来有关早产儿 HMF 使用建议包括《中国新生儿营养支持临床应用指南》(2013)、《新生儿重症监护病房推行早产儿母乳喂养的建议》(2016)、《早产、低体重儿出院后喂养建议》(2016)和《早产儿母乳强化剂使用专家共识》(2019)等均提倡对有指征的母乳喂养早产儿进行母乳强化喂养。

不同国际组织、机构也在近年有关早产儿喂养的多个文件中提及、推荐早产儿母乳强化。与我国推出早产儿母乳强化剂使用专家共识同期,2019 年欧洲母乳库母乳强化工作组也更新了早产儿母乳强化的推荐,推荐有指征的早产需要强化母乳喂养。

四、HMF 使用

(一) 使用对象

理论上,HMF 适用于任何原因导致的早期体格生长受限,特别是疾病情况导致的液体摄入受限但同时需要充分热卡供应的情况。但目前有关母乳强化的推荐及研究主要针对出生体重较低的早产儿,本章节也主要针对早产儿母乳强化进行论述。

最新的中国及欧洲 HMF 使用共识中提及的 HMF 使用对象均为出生体重<1 800g 的母乳喂养的早产儿,此部分早产儿通常处于住院治疗阶段。对于不符合推荐使用 HMF 的对象,如果确实出现体格生长落后,在分析生长落后产生原因的基础上,其中部分出生后相对早期的婴儿也可考虑使用 HMF。此种情况由医生具体分析决定。对于出院后的早产儿是否需要继续使用 HMF 有不同意见。原则上,出院后的早产儿使用 HMF 是住院期间 HMF 使用基础上的序贯过程,出院后需继续限制液体入量或摄入奶量不足的早产儿、存在 EUGR 并且短期单纯母乳喂养体重增长不满意的婴儿,可考虑使用 HMF 提高母乳能量密度和蛋白质含量。

(二) 开始使用时间

2012 年 Tillman 等进行胎龄<31 周早产儿生后第一次喂养即开始使用 HMF 的研究,此组早产儿可较好耐受 HMF 并可降低后期血清碱性磷酸酶的水平,但过早母乳强化并未使早产儿体重增加更迅速。由于出生体重较低的早产儿生后早期处于胃肠功能建立和微量喂养阶段,生后 2 周内早产儿 MOM 中蛋白质水平较高,因此,一般不推荐早产儿过早使用 HMF。

虽然研究显示早产儿对牛乳来源的 HMF 耐受性良好,但考虑到此种 HMF 还是有过敏、增加肠道渗透压和喂养不耐受的可能,以及使用牛奶蛋白 HMF 制剂的早产儿 NEC 发生率高于使用母乳来源 HMF 者,综合考虑早期早产儿母乳强化带来体格生长受益及可能风险的利弊平衡,2019 年中国及欧洲 HMF 使用推荐建议,当早产儿的母乳喂养量达 50~80ml/(kg·d)时开始使用 HMF。

目前有关早产儿母乳强化相关指南、共识推荐还存在有不一致性,调查研究也显示各早产儿救治单位使用 HMF 时机很不一致,因此,更为准确、广为接受的 HMF 使用时机还有待继续研究。把握 HMF 使用时机的总体原则是以母乳喂养的早产儿体格生长状况为基础,兼顾考虑液体供给量、喂养耐受性、使用 MOM 或 DHM、HMF 制剂特点、特殊疾病状况热卡消耗与需求等。

(三) 使用方法

HMF 均需加入母乳中使用。各种 HMF 制剂均标注标准使用方法,通常以强化后母乳能量密度达 81~85kcal/100ml(23~24kcal/oz)作为全量强化(标准强化),如果能量密度为 72~74kcal/100ml(22kcal/oz)则为半量强化。

母乳强化通常从半量强化开始。如早产儿需要全量强化喂养并且对 HMF 耐受性良好,建议 3~5 天内改为全量强化(标准强化)。

HMF 使用不仅涉及向母乳中添加 HMF 的操作,还需关注母乳收集、储藏、运送、融化、分装、使用等各个环节,注意操作者手卫生。医院内护理人员添加 HMF 需遵守无菌操作的基本原则;家庭中使用挤出母乳添加 HMF 需遵守清洁消毒的原则。由于 HMF 加入母乳中存放会增加强化后母乳的酸度及渗透压,因此建议喂养前再将 HFM 加入母乳中并摇匀后使用,即现吃现配。虽然有研究显示添加 HMF 的母乳可在冰箱冷藏室保存 24 小时,但存放时间越久,强化后母乳的渗透压越高。加入强化剂的乳汁尽可能在 1 小时内完成喂养,未使用部分需弃去。根据早产儿母乳喂养量及强化程度需求,HMF 用量需准确,必要时精确称量后添加,但整体过程需避免污染。

(四) 个体化强化

所谓母乳标准性强化是根据众多母乳营养素含量检测后做出的推荐,强化的基础是认定母乳能量密度为 67kcal/L,并未考虑早产儿母乳特点及母乳营养素含量的动态变化,也未考虑多数 DHM 来自足月儿母亲成熟母乳,由此可见,标准强化并非适合每个早产儿,采取统一的母乳强化程度喂养早产儿可能会出现不同的喂养效果和结局情况。

为更好地进行早产儿营养管理,使母乳强化喂养的早产儿有良好的体格生长,就需要克服前述母乳营养素个体差异带来的问题,同时还要针对不同生长特点、代谢状况的早产儿进行针对性监测及喂养策略的调整,并根据所发现存在的问题采取针对性措施,从而产生了早产儿母乳强化中个体化强化的概念和措施。

早产儿个体化母乳强化措施分为目标性强化和可调节性强化。

1. **目标性强化**　采用仪器进行母乳宏量营养素成分的检测和监测,进而推算母乳能量密度,并以此为依据指导母乳中营养素个体化添加。理论上,此方法针对性强,除可调整标准 HMF 的用量外,还可根据检测结果额外补充蛋白质、脂肪等。但此强化策略受母乳检测设备的可及性及检测方法准确性等诸多因素影响和制约。2017 年 Fusch 等对 NICU 床旁母乳检测进行了系统综述,该文涉及检测原理、设备定标、待测母乳的标准化收集及准备等。结果显示,根据母乳检测结果进行个体化强化有助于促进早产儿体格生长,但仍需要不断研究并克服设备、检测方法及标本采集过程中存在的问题,否则可能会对早产儿体格生长带来负面影响。

2. **可调节性强化**　此方法以早产儿代谢水平监测为出发点,除监测早产儿体重增长速率外,通过监测母乳强化喂养的早产儿血清 BUN 水平,间接推测早产儿蛋白质摄入量,从而指导营养素特别是蛋白质的添加。不具备母乳营养素含量检测条件时可采用此方法,亦可将此方法与母乳营养素检测同时进行。笔者曾进行早产儿生后早期蛋白质摄入与 BUN 水平相关性的研究,结果显示,血清 BUN 是监测蛋白质摄入量的有效指标。2019 年中国及欧洲早产儿 HMF 使用推荐中也就此问题进行了论述,分别提出了较为接近的提示蛋白质摄入不足或充足的血清 BUN 水平,蛋白质水平不足的 BUN 界值分别为 3.2mmol/L 及 10mg/dl (3.5mmol/L),蛋白质供给量充足的 BUN 界值分别为 5.0mmol/L 及 16mg/dl (5.7mmol/L)。血清 BUN 监测简便、可行,但需动态观察并注意除外可能存在的影响 BUN 水平的其他因素。根据欧洲母乳强化推荐建议,使用 HMF 全量强化的早产儿,如果血清 BUN 水平过低且考虑蛋白质供给量不足时,需额外补充母乳蛋白质补充剂。目前我国尚无单纯母乳蛋白质补充剂可供使用。有作者研究可通过增加混合 HMF 制剂使用剂量来补充蛋白质,但此操作需谨慎。

(五) 其他营养素补充

早产儿成长过程中除需要宏量营养素及热卡外,对维生素、矿物质及一些微量元素也有额外需求。混合 HMF 制剂中包含维生素 A 和 D、钙和磷,部分制剂包含一定含量的铁。HMF 使用期间,需综合考虑成长中早产儿对各营养素的需要量,结合 HMF 中的相关含量进行差额补充,避免营养素不足,同时防止营养素过量。

(六) 使用时限

理论上,有使用HMF指征的早产儿,在体格生长未达满意程度前均可使用HMF。早产儿体格生长很重要的指标是体重增长,但身长、头围增长亦很重要,需要综合评估,除年龄别体格生长指标外,还要综合考虑身长别体重,避免不当营养强化带来的体格生长比例失衡。目前有关HMF使用的研究以住院期间为主,关注出院后继续母乳强化的研究及推荐证据有限。但早产儿体格生长是持续的过程,不会因出院与否而突然改变,因此,如果根据体格生长状况评估仍需母乳强化,出院后可继续使用HMF一段时间,但须不断评估婴儿喂养状况、耐受性及体格生长,适时考虑其他营养干预措施。根据早产儿出院后继续使用能量密度相对较高的早产儿过渡配方奶的研究提示,早产儿出院后可继续使用HMF至胎龄52周,相当于矫正年龄12周。由于早产儿出院后多数非全量强化,有母乳直接哺喂的机会及条件,目前研究还未发现出院后继续使用HMF影响母乳喂养率。

通常情况下,需要母乳强化的适于胎龄的早产儿体格生长达相应胎龄/年龄、性别第25~50百分位(P_{25}~P_{50})并维持良好的体格生长速率时,可考虑逐渐停用HMF。对于小于胎龄的早产儿,母乳强化涉及的问题较多,中国早产儿HMF使用专家共识中建议,小于胎龄早产儿母乳强化至体格生长指标达P_{10},但须格外关注身长别体重的指标。

在早产儿母乳强化过程中,强调个体化评估、动态评估及综合评估,切忌单独使用HMF使用时长或目标体重值来界定使用时限。

(七) 使用中需关注的其他问题

除前述HMF制剂合理选择、用量准确、安全添加、按规定保存及使用外,还强调需注意以下问题。

1. **鼓励、促进和维护母乳喂养**　母乳喂养是母乳强化喂养的前提,对于出生体重较小、存在母婴分离的早产儿需要予以关注、帮助,医护人员对母亲进行详细指导,促使尽早开始泌乳、有效挤乳并维持泌乳;严格掌握母乳强化的指征,监测下使用及适时停用;鼓励母乳半量强化喂养的早产儿直接哺喂,必要时进行强化喂养与非强化喂养交替进行;努力开展早产儿袋鼠式护理、早产儿家庭参与式护理,对早产母亲提供情感支持与帮助。

2. **HMF使用过程中的安全性**　强化剂的使用需要挤出母乳后添加,存在母乳挤出、储存及使用过程中污染等风险,HMF添加操作带来的污染风险,HMF用量不当造成强化不足或过量的风险,添加HMF后延缓胃排空,出现喂养不耐受的可能,牛乳蛋白引入后出现便血、皮疹、嗜酸细胞增加等食物过敏情况。应注意观察及鉴别诊断。

综上所述,早产儿出生时营养素储备不足,成长阶段对营养素及能量需求量大,但同时面临喂养耐受性差和疾病影响,因此在鼓励母乳喂养的同时,推荐出生体重<1 800g早产儿母乳喂养量达50~80ml/(kg·d)时进行母乳强化。通常经3~5天从母乳半量强化过渡到全量强化,综合体格生长状况评估来决定HMF使用时长,如果婴儿体格生长不理想,在分析原因、鉴别诊断的基础上,可考虑个体化母乳强化。

【关键知识点】

1. 早产儿出生时胎龄小、体重低、营养储备不足,生长发育及必要的追赶生长对营养素及能量需求量大,同时面临消化吸收功能不足、喂养耐受性差等诸多困扰,早期疾病影响喂养及造成消耗增加。因此在推荐母乳喂养的同时,需要对母乳进行强化以满足早产儿生长发育的需要。

2. 目前研究主要集中于不同来源及性状的 HMF,以及使用 HMF 进行个体化强化。母乳来源 HMF 显示较好的临床使用效果、喂养耐受性及减少早期合并症,但其来源受限。

3. 根据现有研究证据,推荐有指征的母乳喂养早产儿使用 HMF。

4. 推荐出生体重<1 800g 的早产儿母乳喂养达 50~80ml/(kg·d)时使用 HMF,推荐从母乳半量强化开始,3~5 天过渡为母乳全量强化;HMF 使用中关注喂养耐受性、体格生长并进行必要的血生化监测;早产儿体格生长状况是决定 HMF 使用时长的关键指标。部分早产儿需要个体化强化。

(冯　琪)

参考文献

1. PERRIN MT. Donor human milk and fortifier use in united states level 2, 3, and 4 neonatal care hospitals. J Pediatr Gastroenterol Nutr, 2018, 66 (4): 664-669.

2. 早产儿母乳强化剂使用专家共识工作组, 中华新生儿科杂志编辑委员会. 早产儿母乳强化剂使用专家共识. 中华新生儿科杂志, 2019, 34 (5): 321-328.

3. ARSLANOGLU S, BOQUIEN C, KING C, et al. FORTIFICATION OF HUMAN MILK FOR PRETERM INFANTS: Update and Recommendations of the European Milk Bank Association (EMBA). Working Group on Human Milk Fortification. Front Pediatr, 2019, 7: 76.

4. AMISSAH EA, BROWN J, HARDING JE. Protein supplementation of human milk for promoting growth in preterm infants. Cochrane Database Syst Rev, 2018, 6 (6): CD000433.

5. FUSCH G, KWAN C, KOTRRI G, et al. "Bed side" human milk analysis in the neonatal intensive care unit: a systematic review. Clin Perinatol, 2017, 44 (1): 209267.

第五节　袋鼠式护理

> 【导读】　KMC 是一种安全简便有效的新生儿护理方式,能通过母婴皮肤接触降低新生儿发病率和死亡率,是以家庭为中心的护理的重要组成部分。在新生儿生理状态稳定后,应尽早开展 KMC,当母亲由于疾病或其他原因,无法开展 KMC 时,应鼓励父亲或其他家人实施。

一、袋鼠式护理的概念

袋鼠式护理(kangaroo care,KMC),又称为皮肤接触(skin-to-skin care,SSC 或 STS),是指住院或较早出院的低体重儿在出生早期即开始与母亲进行持续性的皮肤接触,这是一种安全、简便、有效的新生儿医疗护理方式,能够通过皮肤接触发挥降低早产儿或足月儿患病率和死亡率等重要作用,也是以家庭为中心的护理理念的重要组成部分。

KMC 这一概念最早起源于 20 世纪 70 年代,Klaus 首先提出健康足月儿出生后的最初1~2 小时内,采取皮肤接触能够促进母婴情感联系的形成,但当时只是促使了母婴同室的实施,皮肤接触未得到任何重视。1978 年哥伦比亚儿科医生 Edgar Rey 和 Hector Martinez 发现由于早产儿出生率较高而医护人员和医疗设备等医疗资源严重匮乏,常常需要多个患儿共用一个暖箱,因而医院感染率较高,导致早产儿死亡率高达 70%,主要致死原因是感染和呼吸系统疾病,两位儿科医生鼓励早产儿母亲们采用与早产儿肌肤接触的方式,维持早产儿正常体温并便于患儿随时进行母乳喂养,结果显示不仅维持体温,还能改善早产儿的呼吸和喂养耐受性。1999 年 Ludington-Hoe 等人认为 KMC 是根据五个概念来运作,见图 4-5-1。

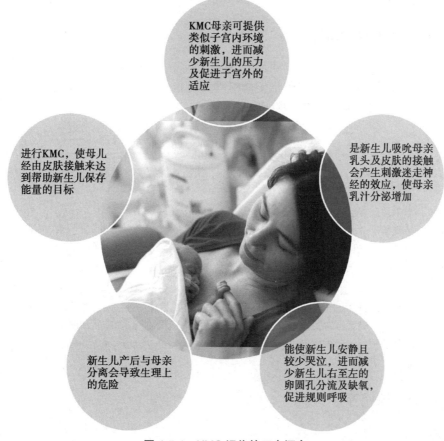

图 4-5-1 KMC 运作的五个概念

目前,KMC 被视为是一种新生儿护理的"体位",也有人将 KMC 视为新生儿出生后的天然栖息地,或作为一项重要的新生儿医疗干预措施,已经在世界各地得到了广泛推广应用。2003 年世界卫生组织公布了《袋鼠式护理实用指南》(*Kangaroo Mother Care: A Practical Guide*)。WHO 关于袋鼠式护理的定义:袋鼠式护理是针对低体重儿和早产儿的临床护理策略,其中包括三大要点:袋鼠式护理体位,袋鼠式护理营养和袋鼠式护理的出院管理。袋鼠式护理体位是指婴儿与母亲,也包括父亲或其他家人之间的皮肤对皮肤的直接接触。袋鼠式营养是指纯母乳喂养,可在需要时添加必要的营养,但最终目标是为了实现纯母乳喂养。出院管理是指婴儿及早出院,母亲可以继续进行皮肤接触和母乳喂养,医疗机构和社区医疗系统应当提供必需的基础支持和密切随访。

目前,已经有大量专业医疗组织、学会等都支持 KMC 能够为母婴带来极大的健康益处,应当作为重要的临床干预措施加以实施,其中包括美国儿科学会(American Academy of Pediatrics,AAP)、美国妇产科学会(American College of Obstetricians and Gynecologists,ACOG)、美国心脏病学会(American Heart Association,ACC)、美国疾病控制与预防中心(Centers for Disease Control and Prevention,CDC)等。近 5 年来我国对"早产儿袋鼠式护理"的研究呈爆发式增长,研究主要集中在对早产儿呼吸、循环、体温、能量代谢、睡眠及行为状态等方面,对"袋鼠式护理"对新生儿神经行为的评价及对产后母亲影响的相关研究较少,无论研究的规模和深度仍有待提高。

二、袋鼠式护理的益处

自 KMC 这一概念的提出,关于 KMC 益处的研究一直持续至今,例如 KMC 能降低感染发生率、缩短住院时间、降低早产儿死亡率等。表 4-5-1 汇总了不同时期 KMC 益处的研究,表 4-5-2 汇总了部分 KMC 相关益处研究的证据评级。

表 4-5-1 不同时期 KMC 益处的研究

时期	益处
1970—1979	早期皮肤接触促进亲子依恋
1980—1989	早期皮肤接触促进亲自依恋 降低早产儿死亡率 维持早产儿体温稳定性
1990—1999	稳定生理状态 • 促进睡眠:通过增加睡眠时间和减少活动水平,降低和稳定早产儿活动相关能量消耗; • 维持体温:即便极低体重儿进行 KMC 时,也能维持体温且代谢速率及氧气消耗不会增加; • 减少呼吸暂停的发生,对低温和低血糖的保护作用,使 β- 内啡肽和皮质醇水平显著降低; • 降低感染的严重程度,缩短住院时间且再入院率未增加。 促进母乳喂养 • 维持足量母乳供应并增加乳量; • 增加住院期间、出院后 1 个月、6 个月的母乳喂养率。 促进母婴亲子依恋
2000—2009	促进发育 • 促进早产儿 1 岁时行为组织能力、警觉性、减少易怒性、增强智力和精神运动发育,提高智商; • 促进大脑功能成熟:减少快速动眼,增加深睡眠,呼吸规律性增强,睡眠周期延长,右脑三个区域更复杂。 疼痛管理 • 足跟采血时进行 KMC,呼吸频率更低并减少 91% 的哭闹; • 2006 年美国儿科学会和加拿大儿科协会推荐在注射过程中,KMC 作为非药物性镇痛干预。

续表

时期	益处
2000—2009	**稳定生理状态** • KMC 能促进生理状态稳定,减少应激,维持体温和血糖的稳定。 **父母感情** • 母亲:降低焦虑和挫败感,增强亲和力和自信心,感情更积极,适应婴儿的喂养暗示、与婴儿建立积极的关系; • 父亲:有强烈的感情,经历过信任和脆弱,经历过对生活和未来的思考,在了解婴儿的同时增加责任感
2010—2019	**降低新生儿死亡率** • 2016 年 Cochrane 综述报道实施 KMC 能降低 <2 000g 的低体重儿死亡率 40%,败血症发生风险相对减少 60%。 **疼痛管理** • 早产儿平均每日受到 7.5~17.3 次疼痛操作,这些操作可能导致婴儿后期疼痛过程和长期神经发育的改变; • 母亲进行 KMC 比父亲更能缓解疼痛; • 接种疫苗过程中及之后,KMC 能降低婴儿生理反应、哭闹时间和疼痛评分。 **婴儿发育和生理状态稳定性** • 极早产儿进行 KMC 时能维持体温及生理状态稳定性,且产后即刻体温升高更好; • 一项 10 年随访研究发现,KMC 增强儿童认知能力和执行能力,改善呼吸性窦性心律失常。 **纯母乳喂养率更高** • 2016 年 Cochrane 综述报道实施 KMC,新生儿期纯母乳喂养率相对增加 30%。 **改善先天性心脏病婴儿的心率变异性** **促进早产儿口腔微生物定植及微生物群成熟**

表 4-5-2 袋鼠式护理相关益处及其研究证据评级

袋鼠式护理的作用	证据评级
生理学影响	
心率	A
呼吸	A
血氧饱和度	A
低氧合状态	B
呼吸暂停状况不变 / 降低	A/B
体温	A
皮质醇	B
体重增加	C
降低感染	A
血糖水平	C

续表

袋鼠式护理的作用	证据评级
行为	
改善睡眠	A
减少哭闹	A
镇痛	A
母乳喂养	
增加泌乳量	A
提高纯母乳喂养率	A
增加持续时间	A
提高开奶率	A
认知行为	
促进总体发育	A
提升认知 / 运动评分	A
增加大脑成熟度	C
社会心理	
减少母亲 / 家长焦虑	A/C
提升母亲 / 家长满意度	A/C
母子依恋 / 亲子依恋	A/C
母亲 / 家长与婴儿更多积极互动	A/C

注：依据美国预防医学工作组的推荐评价标准。

A. 应当使用；B. 建议使用；C. 可以考虑应用；D. 证据有限；E. 无有效性证据。

KMC 被视为是 NICU 母乳喂养支持的必要步骤，在 2015 年美国新生儿护理协会（The National Association of Neonatal Nurses，NANN）的政策声明中，将皮肤接触作为帮助病患儿转为直接哺乳的必要措施。在实施 KMC 前，母亲应该首先将乳房吸空，当婴儿不需要依赖呼吸机时，就可以尝试在吸空的乳房上进行非营养性吸吮，以帮助早产儿进行吸吮相关肌肉的活动训练，有助于后续营养性吸吮的开展。因此，KMC 不仅仅是促进母亲泌乳的有效措施，还是帮助婴儿向直接哺乳过渡的必要步骤。

三、袋鼠式护理的相关操作

（一）袋鼠式护理实施者

新生儿 / 患儿的父母亲或其他家人，只要有能力理解 KMC 的相关措施，有愿望提供支持的亲友均可实施，其中包括祖父母、外祖父母、患儿的兄弟姐妹或其他亲戚，但一般不推荐由该科室的医护人员实施 KMC。

（二）袋鼠式护理的持续时间

KMC 可分为持续性 KMC 和间歇性 KMC。持续性 KMC，通常是指母婴长时间或 24

小时皮肤接触,这个过程需要家庭其他成员,特别是伴侣的密切配合与支持,当母亲需要暂停以进行休整或沐浴等时,父亲应该替补进行。持续性 KMC 适于生理状态稳定的早产儿/低体重儿,既可以在医院实施,帮助家属学习和实践早产儿的护理,也可用于出院后对患儿继续进行皮肤接触,这通常需要定期返回医院/门诊随访。

间歇性 KMC,通常可为一天一次或多次短时(一至数小时)皮肤接触,其余时间婴儿仍然通过保温箱或包被等方式维持体温。对于极早产儿或严重病患儿,通常需要从间歇性 KMC 开始。如果患儿父母无法进行持续性 KMC 时,均可开展间歇性 KMC,能够帮助母婴开始和维持亲子连接,促进母乳喂养,帮助家属熟悉和学习早产后日常护理。

持续性 KMC 与间歇性 KMC 并不矛盾,在患儿生理状态不稳定或母亲产后恢复(如剖宫产后等情况下)阶段,可首先开展间歇性 KMC。如果医院客观条件无法满足全面全时段向家长开放之前,也可首先开展间歇性 KMC,在后续条件成熟时,进一步推动持续性 KMC 的实施。

(三) 开始实施袋鼠式护理的时间

胎龄越小、出生体重越轻的早产儿,早产儿相应并发症等风险也越高。一般按 KMC 开始执行时间分为分娩时、极早期(产后 30~40 分钟)、早期(产后数小时至 1 天内,适合情况稳定的新生儿)、中期(NICU 中脱离呼吸机、病情稳定的新生儿)和晚期(NICU 中病情完全稳定的患儿)。

WHO 在 2003 年 KMC 指南中强调,不能仅凭胎龄或体重来判断能否进行 KMC。一般来说,如果进行持续性 KMC,应当按表 4-5-3 推荐。对于间歇性 KMC,几乎所有的新生儿都可开始短时 KMC,即使仍在治疗(静脉注射、低浓度氧疗、持续正压通气等)中,也能很好地耐受 KMC。

表 4-5-3　持续性 KMC 推荐适用条件

分类	适用条件
>1 800g(30~34 周以上)	生理状态较为稳定; 绝大多数情况下,出生后就可以采取 KMC
1 200 ~1 799g(28~32 周)	发生各种早产儿相关并发症的可能性较高; 先进行治疗和护理,待情况稳定后开始 KMC,通常需要数天
<1 200g(不足 30 周)	常伴发严重并发症,死亡率较高; 可能需要数周后才能开始 KMC

2017 年 WHO 即刻袋鼠式护理研究小组(WHO Immediate KMC Study Group)在中低收入的 5 个国家开展了一项大型随机对照研究(n=3 211),比较出生体重 1.0~1.8kg 的低体重(low birth weight,LBW)婴儿出生后即刻进行 KMC 与生理状态稳定后再行 KMC 的健康结局。研究背景是在目前的状况下,KMC 只推荐用于"稳定"LBW 婴儿。研究的主要假设为即刻 KMC 能降低婴儿的死亡风险。该项研究对即刻 KMC 对新生儿死亡率和 LBW 婴儿各种结局的影响提供了明确答案,这将对临床护理的实施产生重大影响。如果这一假设得到支持,这项试验很可能会带来 LBW 婴儿护理的全球范式转变。2021 年该研究结果发表在新英格兰杂志上,结果发现出生体重在 1.0~1.799kg 的早产/低体重儿在生后立即开始连续袋鼠妈妈护理,与目前建议的病情稳定后再开始袋鼠妈妈护理相比,新生儿死亡风险显著降低。

Ludington-Hoe 制订的 30 周及以上早产儿 KMC 临床实施指南中,模仿《促进母乳喂养成功的十条措施》提出了《促进袋鼠式护理成功的十条措施》(见表 4-5-4),并提出根据患儿、家长和医疗机构的准备程度来评估何时开始实施 KMC。胡晓静等根据我国的实际情况对新生儿 KMC 的评估、流程和监测进行详细介绍和说明,并提出了成功实施 KMC 的十大步骤,见表 4-5-4。

表 4-5-4　促进 KMC 成功的十条措施

序号	Ludington-Hoe 等促进 KMC 成功的十条措施	胡晓静等成功实施 KMC 的十大步骤
1	有书面的 KMC 政策并常规传达给所有医护人员	管理层应针对危重儿、极低体重儿、相对稳定的新生儿和健康的足月儿,分别建立 KMC 相关规章制度、指南,保障 KMC 顺利开展,直至出院
2	对所有医护人员进行必需的技能培训使其能够实施 KMC	医生和护士都应参加 KMC 培训并应用到各自的工作中
3	将 KMC 的好处和处理方法告诉所有的孕妇	在孕期保健中普及推广 KMC 的方法和益处
4	帮助健康足月儿母亲在产后数分钟内开始 KMC;帮助剖宫产、早产儿或病患儿母亲尽早开展 KMC 并密切检测,以确保婴儿能耐受 KMC,避免出现生理或行为损害	在健康足月婴儿出生后几分钟内,即应帮助妈妈开始 KMC。对于剖宫产的婴儿、早产儿和危重儿,需要根据婴儿的情况,尽早帮助母亲开始 KMC,应该进行监测,确保婴儿可以耐受这个过程,不会发生生理行为的不稳定
5	指导母亲如何抱出婴儿以确保 KMC 的安全	向母亲示教进行 KMC 的体位,保证安全(保持头部中线位置,没有屈曲或者过伸,并且保证婴儿安全,不会滑落)
6	允许 24 小时 /d、7 天 / 周开放,保证母婴在出院前能一天 24 小时在一起	允许母亲和婴儿进行每日 24 小时、每周 7 天的 KMC,直至出院
7	无法实施 24/7 持续性 KMC 时,保证每次 KMC 至少能持续 1 小时	如果无法进行每日 24 小时、每周 7 天 KMC,需要每次对婴儿进行至少 1 小时的 KMC
8	鼓励通过 KMC 满足婴儿的保暖和安抚需求	KMC 的同时要保证婴儿的温暖和舒适
9	KMC 过程中提供充分的保暖措施(帽子、温暖的毯子、隔热外套等)	KMC 全程注意保暖,使用帽子、温暖的毯子
10	通过海报、剪报、患者记录或支持小组等方式为出院后的母婴提供支持	通过各种形式和途径促进 KMC 实施者进行相互交流学习,直至出院

总体来说,目前在早产儿或低体重儿生理状态稳定后,应当尽早开展 KMC,有的疾病患儿能够很好地耐受 KMC。另一方面,KMC 还需要依赖于母亲或其他家人参与 KMC 的意愿和投入程度。当母亲由于疾病或手术恢复的原因,无法开展 KMC 时,应该提供资讯鼓励父亲或其他家人实施。

(四)袋鼠式护理实施的环境要求

KMC 时的环境可以满足以下要求(不一定需要全部满足):①环境温度保持在 25~28℃之间,避免对流风,防止母婴体温流失;②保护产妇隐私,使用屏风或床边围帘等以确保隐秘;③调低房间光照,保持环境安静;④准备一张舒适又靠背、扶手的摇椅或沙发,便于家长坐靠或半躺；⑤采取坐姿时，使用脚凳可令患儿父母更加舒适，可维持腿部的血液循环；⑥备好氧气、心电监护仪及其他复苏或急救设备用品，随时监测患儿生命体征；⑦暖箱或辐射台保持预热状态；⑧配置医院级吸乳器，便于母亲在 KMC 间隔期间吸乳，帮助增加和维持泌乳；⑨播放背景音乐，用轻柔舒缓的音乐营造舒适祥和的氛围；⑩家长穿着宽大、舒适、透气的前开襟衣物以便进行 KMC；⑪医院或家长还可准备一面小镜子，帮助观察婴儿状况。

（五）袋鼠式护理实施方法

KMC 时，①婴儿穿着尿片、帽子，其他部分裸露；若环境温度较低，婴儿可穿无袖开衫；②做好母婴的保温工作并在婴儿背部加盖薄被或预热的浴巾毛毯等；③采用直立（或半倾斜位）位置（如图 4-5-2）于家长胸前，头部位于乳房间，身体与母亲胸前肌肤紧贴，并保证最大面积的皮肤接触；保证头与颈部的安全位置；④还在使用气管插管、呼吸机导管或静脉导管等的患儿，可由两名以上医护人员配合下搬动婴儿，配合母亲摆好 KMC 体位；⑤指导母亲一手托住婴儿头颈、背部，用手指轻托下颌，防止头部下滑或过度后弓，保证呼吸道通畅，另一只手托住婴儿臀部以保证其安全；⑥有条件的可使用 KMC 背巾，辅助家长保持 KMC 体位，保证婴儿安全，允许家长解放双手、自由走动；⑦鼓励和引导母亲在实施 KMC 过程中与新生儿轻声说话、唱歌或读书等，也可抚摸、亲吻新生儿等；⑧在 KMC 结束或间隔期间，应当将婴儿置于温暖的保温箱或预加热的浴巾中。

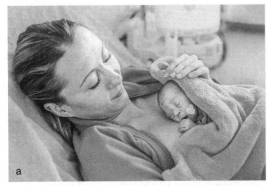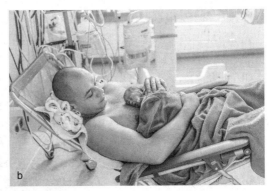

图 4-5-2　KMC 的姿势

注：a. 母亲进行 KMC；b. 父亲进行 KMC。

进行 KMC 时需注意以下事项：①家长应每日洗澡和更换干净衣物，保持常规清洁，但无需额外消毒；②KMC 前进行手卫生；③KMC 前建议清空膀胱，给患儿换好干净尿片；④鼓励母亲 KMC 前吸空乳房，便于婴儿在乳房上尝试非营养性吸吮；⑤父 / 母亲实施 KMC 时，需要家庭、医院和社会的支持；⑥实施 KMC 的父母，不得吸烟，告知父母吸烟危害婴儿的健康；⑦调低房间光照，保持环境安静。

（六）袋鼠式护理的管理和记录

在国内，目前 KMC 的开展还相对有限，无法实施持续性 KMC，基本为间歇性 KMC。使用 KMC 记录，在 KMC 实施过程中记录皮肤接触、喂养、婴儿体重以及对家长的特殊指导内容。采用标准化的医疗记录，能够有助于 KMC 执行和效果评估。表 4-5-5 提供了一份KMC 记录的模板。

表 4-5-5　KMC 记录表模板

日期	开始时间	结束时间	KMC HR	KMC RR	KMC SpO$_2$	KMC Temp	婴儿行为*	婴儿耐受性	不良反应	备注

注：*. 婴儿行为包括哭闹、哺喂、睡眠、觉醒、安静或躁动等。

视频 3　袋鼠式护理

袋鼠式护理的相关操作可参见视频 3。

四、袋鼠式护理实施的障碍和推动

虽然 KMC 是一项循证的能挽救生命的医疗干预措施，世界卫生组织及各国儿科学会推荐实施 KMC，但这种干预从未完全纳入世界各地的卫生系统中作为早产儿常规的护理操作。KMC 实施的障碍主要来自医疗卫生系统和患儿家庭，一方面医疗卫生系统和家庭对 KMC 的认可度和接受程度有待提高，另一方面缺少标准化的操作流程及相应的资金、设备设施和人员的支持。

哈佛大学陈曾熙公共卫生学院 Chan 等人进行了一项系统性综述研究，从医疗卫生系统的角度分析实施 KMC 的障碍和推动。该系统性综述研究共纳入 1960 年 1 月至 2015 年 8 月发表的 2 875 篇关于 KMC 的文章，结果发现 KMC 是一项复杂的并缺少标准操作流程的干预措施，使得其执行面临挑战，该研究表明实施 KMC 的障碍包括：①需要时间、社会支持、医疗护理和家庭的接受，如家长压力大，担心和害怕，不愿或没有时间到 NICU；护士对 KMC 重要性认同感低；医院管理层接受程度低；医护人员短缺，精力时间有限，拒绝改变常规护理模式等。②卫生系统内部的障碍包括组织、筹资和提供服务，如未能进行充分的培训；缺少 KMC 的空间和设备设施（如躺椅、医用级吸乳器）；缺少资金支持，资金管理不良等。③在大环境中，社会文化影响人们对采用该护理方式的看法和成功率，如传统新生儿护理流程（洗澡、喂养）干扰 KMC 实施；NICU 限制家长进入；KMC 实施未进行有效记录，实施效果未及时反馈给执行的护士及家长等。

同时 Chan 等人进一步从患儿家长层面分析 KMC 实施的障碍。从患儿家长本身来讲，①父母及家属对 KMC 的认可度不高：一方面是因为没有从医护人员那里获得详细的培训或宣教，另一方面家长与早产儿缺少依恋关系，甚至想放弃其婴儿；②父母进行 KMC 时感觉没得到帮助和支持：一方面缺少医护人员的支持，如医院拒绝家长参与照顾早产儿、父母感觉医护人员冷漠、父母感觉个人隐私未受到保护，另一方面缺少家庭的支持，如父亲觉得育儿是母亲的责任，长辈家属认为 KMC 不适合新生儿；③缺少时间：KMC 相关指南推荐进行持续的皮肤接触直至早产儿达到一定体重（通常>2 000g）或一定年龄（通常 2 周），对早产儿父母来讲很难平衡工作、生活及 KMC；④成本高：如交通费、医院距离家庭太远；⑤医疗状况：母婴本身存在的一些医疗状况，如母亲剖宫产、疼痛、抑郁等。

在我国实施 KMC 也遇到类似障碍，除此之外 Yue 等人对我国 5 家医院进行的定性研究还发现因为我国文化及政策产生的障碍：①坐月子的文化限制母亲去医院进行 KMC；② NICU 不开放政策，担心 KMC 增加医院感染限制家属进入，医护人员担心家长进入 NICU 监视其工作；③在 NICU 进行 KMC 需要家长定期前往医院且周期长，进一步增加家长的交通费用或住宿费用。

因此推动 KMC 的实施，①了解具体情况下实施和管理 KMC 的障碍及挑战，建议开展 KMC 前进行障碍分析；②制定相关制度并开展医护人员培训，增加医护人员的认同感，并积极为患儿家属提供支持；③向患儿父母及其他家属阐明 KMC 对早产儿及家庭的益处，促进家长参与；④提高医院管理层的认同感和接受程度，以便获得实施 KMC 的空间、设备、设施及其他宣传资源；⑤逐步推动 KMC 的实施，并积极反馈增加参与者的接受程度；⑥更需要广泛地向社会宣传，以便提高整个社会对 KMC 这项有利于早产儿的人性化医疗措施的认识；⑦获得财政资源，以促进 KMC 的发展，这将是 KMC 在中国扩大规模的必要组成部分。

2014 年国家卫生和计划生育委员会妇幼司启动"早产儿干预研究项目"，致力于在涵盖中国 50 家医院的协作网中提高对 KMC 的认识并促进其实施。根据这一项目，来自中国不同省份的医院参与了在其 NICU 和产后病房实施标准化 KMC 的试点，并评估在中国采用间歇 KMC 的可行性和影响因素，并建议家长在出院后继续为新生儿提供间歇性 KMC。KMC 在中国医院的普及速度超过了最初的预期，国家卫生和计划生育委员会 2017 年发布的《早产儿保健服务指南》和《健康儿童行动计划(2018—2020)》中规定，应推广袋鼠护理，以提高早产儿的生活质量。

【关键知识点】

1. KMC 是针对低体重儿和早产儿的临床护理策略，其中包括三大要点：皮肤接触、母乳喂养及出院管理。

2. KMC 能够有效促进早产儿生命体征的稳定、降低早产儿死亡率和院内感染发生率，改善早产儿近期和远期的生长发育，提高母乳喂养成功率，缓解患儿与家长间的亲子关系。

3. 持续性袋鼠式护理通常是指母婴长时间或 24 小时皮肤接触，需要家庭其他成员的密切配合与支持。持续性袋鼠式护理适于生理状态稳定的早产儿 / 低体重儿，可在医院或出院后实施。

4. 间歇性袋鼠式护理，一天一次或多次的短时(一至数小时)皮肤接触，其余时间仍通过保温箱等方式维持体温。对于极早产儿或严重病患儿，通常需要从间歇性袋鼠式护理开始。

5. 进行袋鼠式护理需做好数据记录，方便对效果进行反馈。

6. 袋鼠式护理是一项复杂的医疗干预，实施过程中会遇到多方面的障碍，医护人员及医疗卫生系统应推动袋鼠式护理的实施。

（白爱娟　张美华）

参考文献

1. KOSTANDY RR, LUDINGTON-HOE SM. The evolution of the science of kangaroo (mother) care (skin-to-skin contact). Birth Defects Res, 2019, 111 (15): 1032-1043.

2. CONDE-AGUDELO A, DÍAZ-ROSSELLO JL. Kangaroo mother care to reduce morbidity and mortality in

low birthweight infants. Cochrane Database Syst Rev, 2016, 2016 (8): CD002771.

3. WHO IMMEDIATE KMC STUDY GROUP. Impact of continuous Kangaroo Mother Care initiated immediately after birth (iKMC) on survival of newborns with birth weight between 1. 0 to<1. 8kg: study protocol for a randomized controlled trial. Trials, 2020, 21 (1): 280.

4. 胡晓静，张玉侠，庄薇，等 . 新生儿重症监护病房早产儿袋鼠式照护的评估与实施 . 中国循证儿科杂志，2019, 14 (1): 64-68.

5. CHAN GJ, LABAR AS, WALL S, et al. Kangaroo mother care: a systematic review of barriers and enablers. Bull World Health Organ, 2016, 94 (2): 130-141.

6. SMITH ER, BERGELSON I, CONSTANTIAN S, et al. Barriers and enablers of health system adoption of kangaroo mother care: a systematic review of caregiver perspectives. BMC Pediatr, 2017, 17 (1): 35.

7. YUE J, LIU J, WILLIAMS S, et al. Barriers and facilitators of kangaroo mother care adoption in five Chinese hospitals: a qualitative study. BMC Public Health, 2020, 20 (1): 1234.

8. WHO IMMEDIATE KMC STUDY GROUP. Immediate "Kangaroo Mother Care" and Survival of Infants with Low Birth Weight. The New England Journal of Medicine, 2021, 384: 2028-2038.

第六节 经口喂养与直接哺乳

> **【导读】** 母乳是早产儿医疗措施的重要部分，而经口喂养是早产儿营养的最佳途径，也是出院的判断标准之一。传统观念中，常依据早产儿的胎龄(32~34 周)或体重来判断是否可以进行经口喂养。近年来认为<32 周的早产儿胃肠道功能已能适应肠内营养，如辅以喂养技术支持，能更早实现从管饲向直接哺乳的有效安全过渡。

过去的十多年中，我国的 NICU 逐渐加强了母乳喂养的促进工作，让更多早产儿与病患儿能够获得母乳的保护。随着中国早产儿母乳喂养率的增加，后续如何帮助早产儿向直接哺乳过渡，将成为下一个临床指导和支持重点。

2020 年的调查显示，在 88 家参与调查的国内 NICU 都没有基于循证的经口喂养过渡标准流程或指南。其中 54 家以矫正胎龄(多为 34 周)为经口喂养起始标准，而 22 家以婴儿体重(>1 500g)为标准。其中 87 家机构在初次经口喂养时使用奶瓶喂养，仅一家机构可实施母乳喂养作为首次经口喂养的方式。

虽然国内外都有大量研究探讨如何帮助早产儿转为经口喂养，但尚未取得共识，国内还在探索如何制订适合早产儿经口喂养的临床指南。

一、经口喂养相关研究与实践

(一) 经口喂养相关研究

早产儿的经口喂养过渡时间，是指早产儿从生后开始到完全实现经口喂养之间的转换时间。如果经口喂养的过渡时间较长，可能对早产儿自身的健康发育有不利影响，也会导致婴儿延迟出院，家庭的经济负担也会相应增加。

据报道，有 20%~50% 的健康发育婴儿可能存在经口喂养困难，而如果本身存在早产、脑瘫等发育障碍或复杂病症的患儿,其面临经口喂养困难的风险可高达80%。由于早产儿本身的发育程度及病情原因,他们往往在肌肉张力、生理状态调节、耐力以及吸吮-吞咽-呼吸协调性的方面存在差异,使早产儿的经口喂养过渡支持变得复杂。

1. 早产儿生理状态与吸吮的发育过程

(1) 早产儿生理状态:Als等提出的统合发展理论认为,新生儿出生后会受到外界刺激并启动体内的5个子系统,即自主系统、运动系统、行为状态系统、注意-互动系统和自我调节系统,以维持机体平衡与生命稳定。早产儿的成熟是渐次进行的,经口喂养涉及这5个子系统,意味着早产儿需要首先达到自主系统、运动系统等的稳定后,才可能进一步完成类似吸吮、吞咽等高级任务。因此,对较小的早产儿来说,在难以维持自主系统的稳定时开展经口喂养可能存在障碍。如果医护人员无法提供有效的干预和帮助,确保母婴顺利地由管饲转为直接哺乳,早产儿可能面临生长发育延迟、神经发育受影响等问题。不仅如此,早产儿相关研究显示,生命早期的口腔负面体验(气管插管、吸引、胃管喂养等)的影响可持续到儿童期,增加儿童期进食困难和发育延迟的风险。

(2) 早产儿吸吮发育过程:婴儿吸吮运动可分为营养性吸吮(nutritive sucking,NS)和非营养性吸吮(non-nutritive sucking,NNS)。NNS表现为短暂快速吸吮,速率约为1秒2次,较少出现吞咽反射。NNS时的自主调控功能和吸吮功能可为经口喂养准备的评估提供部分依据。NNS可预测喂养困难,NNS较成熟的早产儿具有更好的进食能力,喂养过渡时间更短,更早实现成功经口喂养。

营养性吸吮的生理机制较复杂,其发育也晚于NNS,约形成于32周。吞咽是由来自口腔的传入反馈引起的,持续时间短。NS约1秒1次,足月儿的吸吮脉冲可达10~30次/组,而早产儿的吸吮压力较低,难以形成持续的含接或有效吸吮;吸吮脉冲较少,持续时间较短,速率较慢,吸吮效率也较低。2003年日本Mizuno K的研究分析了不同矫正胎龄(32~36周)的早产儿奶瓶喂养时的吸吮相关数据,结果显示早产儿的吸吮效率等参数与胎龄有相关性(图4-6-1)。

最新的哺乳超声影像研究表明,营养性吸吮过程中,婴儿的吸吮吞咽动作中包含复杂的舌运动。随着口腔封闭,下颌和舌下降,口腔容积扩大,形成口腔内负压的吸吮效果,将乳汁引入口腔,并推送至咽部准备吞咽。同时舌包裹奶嘴/乳头,下颌及舌前部形成正压挤压奶嘴,也能够挤出奶嘴中乳汁。其中,下颌带动舌进行上下运动,导致口腔负压变化,是婴儿哺乳时吸吮的关键机制。同时婴儿吞咽时,颊、软腭、咽、喉协同作用,封闭气道,使乳汁顺利进入食管(视频4)。因此,吸吮-吞咽-呼吸的协调改变与大脑发育密切相关。而在早产儿吸吮过程中,如果出现不协调,如乳汁"食团"形成延迟,或通过咽/食管向下转移过程的延迟,引起经口喂养困难,进而增加呼吸暂停、心动过缓、生长迟滞、血氧饱和度下降及误吸的风险。

婴儿的大脑与脑干参与口腔吸吮运动、吞咽和呼吸,其发育关键期是孕中晚期至产后第一年。脑干的髓鞘化发生在18~24周左右,与吸吮相关的脑神经和膜内神经髓鞘化发生在妊娠34~36周左右,因此认为到胎龄34~36周左右,婴儿能协调安全地进行吸吮-吞咽-呼吸。而早产儿/病患儿的吸吮-吞咽-呼吸协调性发育欠佳,更容易出现吸吮紊乱。但也有一些研究表明,即使吸吮能力不成熟,早产儿也可能安全进行经口喂养,但其吸吮有效性略差。

视频4　婴儿
吸吮-吞咽-
呼吸协调性

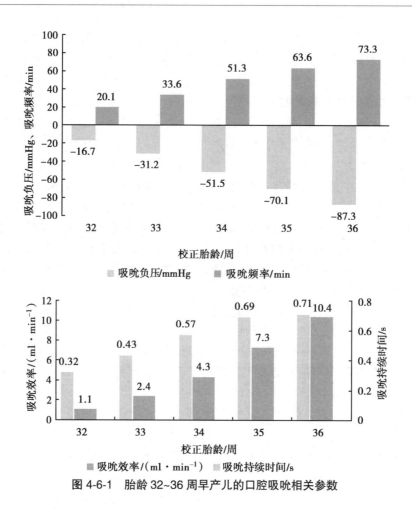

图 4-6-1　胎龄 32~36 周早产儿的口腔吸吮相关参数

2. 经口喂养实施的影响因素

（1）胎龄与吸吮运动：早产儿的大脑发育不成熟，各种神经反射未臻完善，这在经口喂养方面的表现尤为突出。哺乳或奶瓶喂养的过程涉及神经、运动和自主等多系统的整合、成熟与协调，是一个高度复杂的活动。在宫内 14 周左右的胎儿能观察到舌部运动，在孕早期结束时，胎儿已经能够吞咽羊水，到 28 周左右可发现持续而成熟的舌部运动。

尽管胎龄是预示早产儿成熟度的重要指标，一些国内外的早产儿喂养指南中，通常建议从胎龄 32~34 周左右开始经口喂养，如《早产儿 / 低体重儿喂养建议》提出，经口喂养适用于胎龄 >34 周、吸吮和吞咽功能较好、病情稳定、呼吸 <60 次 /min 的早产儿。但这样规定经口喂养的开始时间，也可能忽视了早产儿的个体化差异，导致一些已经具备经口喂养能力的小胎龄早产儿延迟经口喂养。

由于经口喂养也是一种习得行为，可随婴儿发育和练习而逐渐成熟，吸吮脉冲也将逐渐延长，摄入更多乳汁，吸吮效率提高。Nyqvist 于 2008 年进行的研究提出不同的观点，认为可提供完善母乳喂养支持的 NICU，能够在较早（28 周左右）开始尝试直接哺乳，这些极低体重儿能在 29~36 周的矫正胎龄内更早地实现直接哺乳。因此 Nyqvist 认为"有效吸吮"的定义不应依据"是否达到类似足月儿的成熟吸吮模式"来判定，而是应当依据"早产儿是否能够通过哺乳获得充足的营养以保障正常的生长发育"。

(2)生理稳定性：经口喂养涉及神经、运动、自主等多系统的整合、成熟、协调。对早产儿来说，经口喂养是一种强烈的应激源，易导致生理功能失调，而保持生理稳定是早产儿喂养过程发展的首要任务。因此，在一些医学指南中，通常认为对于存在生理状态不稳定（血氧饱和度下降、心动过缓、心律不齐、呼吸暂停、呼吸形态改变等）的婴儿，应当延迟经口喂养。喂养过程中评估自主系统相关表现，如呼吸急促、皮肤苍白、皮肤瘢痕、呼吸暂停、心动过缓、氧合水平较低等。需要明确的是，与足月儿比较，早产儿更容易出现代偿性呼吸动作。喂养过程中应密切观察，及早发现生理稳定性下降以预防呼吸困难等状况的发生。

(3)行为状态：按婴儿的觉醒和睡眠状态评估婴儿所处的状态，包括安静睡眠、活动睡眠、瞌睡、安静觉醒、活动觉醒、哭闹。由于清醒状态时寻乳反射更强，营养性吸吮更协调、有力、持续时间较长，因此，安静觉醒状态是最适合哺喂的理想状态，能够提高喂养成功率。如果早产儿处于睡眠、烦躁或哭闹状态，将会影响吸吮、吞咽及呼吸活动，无法有效完成喂养。帮助早产儿形成安静觉醒状态有助于喂养，同时注意避免将婴儿从深睡眠状态唤醒，这种情况易导致吸吮紊乱、喂养不成功。但也有观察认为早产儿的行为状态改善与喂养表现没有显著相关性，因此这方面还有待进一步研究。

(4)合并疾病及严重程度：早产儿容易伴随多种并发症，这些疾病可能使经口喂养变得更为复杂。国内一些研究者也借鉴 Pickler 的观点，使用新生儿医学指数（neonatal medical index，NMI）对早产儿并发症及其严重程度对经口喂养进程的影响进行分析。结果较为一致，即 NMI 评分越高，病情越重，对早产儿经口喂养的影响也越大，特别是一些存在呼吸困难、需要辅助通气的早产儿。

在诸多并发症中，支气管肺发育不良是研究较多的一项并发症，BPD 患儿的吸吮、吞咽、呼吸功能发育明显延迟，开始经口喂养和达到完全经口喂养时间通常会延迟 1~2 周即使达到足月时，他们仍持续存在吸吮吞咽不良和吸吮吞咽呼吸不协调。

在 2020 年我国发布的《早产儿支气管肺发育不良营养管理专家共识》中提出，BPD 患儿的吞咽与呼吸的协调障碍较为突出，经口喂养和 / 或直接母乳喂养易受阻，应尽早为其提供促进口腔运动技能的喂养措施，缩短达到经口喂养和 / 或母乳喂养的时间。当超过未成熟儿纠正胎龄（postmenstrual age，PMA）28~29 周时，即开始让其尝试使用安抚奶嘴进行非营养性吸吮；PMA 32~33 周时，婴儿开始出现营养性吸吮动作，可将吸吮和吞咽与呼吸动作协调，并形成适应性呼吸道 - 上消化道保护机制。早产儿 PMA 达 33~34 周时，临床状况稳定且无呼吸窘迫和心血管功能障碍，出现非营养性吸吮模式和吸吮动作，应开始建立经口喂养。在此阶段需要专业人员进行定期评估，并进行口腔运动和吞咽功能训练，可缩短从管饲喂养到经口喂养的转换时间。

3. **经口喂养的节奏**　目前国内外很多 NICU 仍常规采用定时定量（scheduled feeding）喂养方法，即根据婴儿的胎龄、体重等标准制订喂养方案，但这种方式忽视了婴儿发育的个体化差异，实际喂养效果不够理想。因此，许多临床团队提出应根据婴儿表现的按需喂养（cue-based feeding）也称婴儿主导的喂养方法（infant driven feeding）或半按需哺乳（semi-demanding feeding）。这种按需喂养的方法能缩短从首次经口喂养到完全经口喂养所需的时间，缩短住院时间。经口喂养方案见表 4-6-1。

表 4-6-1　经口喂养的节奏

喂养方案	具体操作
按需喂养	不限时、不限量,完全根据婴儿的饥饿征兆及饱腹征兆来喂养,也称婴儿主导的喂养
按需定量喂养	根据婴儿饥饿征兆进行喂养,完成规定奶量即结束喂养
定时喂养	根据规定时间而非婴儿状况进行喂养,若婴儿入睡则唤醒婴儿进行喂养
半按需喂养	有照护者而非婴儿决定喂养时机,定时评估婴儿饥饿征兆,如婴儿入睡,则 30 分钟后再次评估;若婴儿仍处于睡眠状态,则进行管饲;如婴儿有饥饿征兆,则予以喂养,完成规定奶量即结束喂养

4. 喂养过程中婴儿的行为暗示　按需喂养方法需要在临床操作中关注寻乳、吸吮、觉醒状态等哺喂准备暗示,同时也需要密切关注婴儿表现出的压力暗示,以保证经口喂养过程的有效性和安全性。半按需哺乳是指在早产儿表现饥饿暗示时让婴儿含接吸吮,也会在设定喂养时间时即使婴儿没有饥饿暗示也进行哺乳或补授。应用这个方法配合尽早频繁哺乳和袋鼠式护理时,能在 NICU 住院期间让早产儿更早达到哺乳目标。Thoyre 认为,婴儿的健康状况和经口喂养经验是影响经口喂养进程的两大因素。因此,喂养者应当根据早产儿的饥饿暗示开始喂养,并在发现婴儿表现出的压力暗示时停止喂养。通过这种按需喂养的方式,能促进婴儿喂养技能的提高,改善喂养的安全性和有效性。具体行为暗示可参见表 4-6-2。

表 4-6-2　早产儿喂养相关的行为暗示(改编自 Thoyre 2005)

行为暗示	具体表现
饥饿暗示	寻乳、扭头寻找乳头、伸手到口、吸吮手指、吸吮奶嘴 / 乳头、做出吸吮动作、吸吮舌头、咀嚼、哭泣、烦躁难以安抚、清醒
饱食暗示	瞌睡、停止吸吮、扭头、面部放松无表情、手臂松垂、手推拒、身体扭开
压力暗示	疲劳、呛奶、咳嗽、呼吸暂停、呼吸急促、气喘、口鼻发绀、作呕、肤色改变、震颤、惊跳、抽搐、全身紧绷

正常足月儿多数能够展现明显的行为提示饥饿,但胎龄小于 33 周以下的早产儿通常不会有太明显的行为或状态改变,需要护理人员或照顾者仔细密切观察。但可能观察到打嗝、轻微哭闹、觉醒、吸吮、积极活动或更换尿片或体位后活动增加等,通常认为强有力吸吮、觅食反射或哭闹是最重要的喂养准备信号,提示照顾人员应当及时响应。

(二) 由管饲转为经口喂养的操作

1. 经口喂养准备评估　开展经口喂养时,医护人员需要全面评估患儿的喂养准备情况,避免喂养相关的呼吸暂停或窒息等不良反应,便于针对患儿采取个体化的喂养方案。目前国外学者已经开发有几个不同经口喂养准备评估工具,包括《促进早产儿经口喂养循证指南(2003)》(*An evidence-based guideline for introducing oral sucking to promote feeding to healthy preterm infant*)、早产儿奶瓶喂养准备量表(2004)(*Preterm Infant Nipple Feeding Readiness Scale*)、早期喂养能力评定量表(2005)(*Early Feeding Skills Assessment*,*EFS*)等,以上三种方法通过试喂养来评估早产儿经口喂养准备情况,存在误吸风险。

Fujinaga 等制作的早产儿准备经口喂养评估量表(*Preterm Infant Oral Feeding Readiness Assessment Scale*,*PIOFRA scale*),是专门用于早产儿准备经口喂养评估的量表,包括相应胎

龄、行为状态、口腔反射、唇舌状态和非营养性吸吮等 5 个方面的 17 项条目,具有良好的信效度。目前国内周春兰等翻译引进的早产儿准备经口喂养评估量表(*Preterm Infant Oral Feeding Readiness Assessment Scale*,*PIOFRA*),具有一定的临床应用价值。

2007 年,Ludwig 等针对婴儿主导的早产儿喂养制订了评估量表(*Infant-Driven Feeding Scale*,*IDFS*),主要内容如表 4-6-3 所示,提供了一种倡导个体化按需喂养的客观评估和记录工具,通过反映早产儿觉醒度及活动能力的"喂养准备情况评分"来决定是否经口喂养;通过"吸吮能力评分"决定每次喂养时间及方式。2015 年,Wellington 研究认为,如果婴儿出现 2 个以上压力暗示表现(呼吸暂停或心动过缓;血氧饱和度降低;肌张力下降;恶心、呃逆、呕吐、费力、喷嚏、咳嗽等),需要停止哺喂,重新使用胃管喂养。

表 4-6-3　经口喂养准备情况评估

	评分	描述
喂养准备情况评估	1	操作前表现为瞌睡、觉醒或烦躁;寻乳、手靠近嘴巴;肌张力佳
	2	医疗操作过程中表现为瞌睡、觉醒;有寻乳动作、能含安抚奶嘴;肌张力尚可
	3	操作过程中基本保持觉醒状态;没有饥饿暗示(寻乳、吸吮行为)。肌张力不变
	4	操作过程中保持睡眠状态;没有饥饿暗示,肌张力不变
	5	操作过程需增加给氧量,出现呼吸暂停或心动过缓,出现心动过速远超基线水平

注:1、2 分可实施经口喂养;3、4、5 分应继续记录评估结果,并实施胃管喂养。

	评分	描述
吸吮情况评估	1	喂养过程协调性佳
	2	喂养过程协调性佳,但过程中容易疲劳
	3	持续吸吮,吞咽协调性弱,漏奶或难以控制节奏
	4	难以持续吸吮,节奏性弱,需要暂停休息
	5	无法协调进行吸吮吞咽呼吸导致频繁/明显呼吸暂停或心动过缓,大量乳汁溢出或心跳过速

注:1、2 分能够有效喂养;3 分需要配合间歇哺喂法;4 分意味着吸吮吞咽协调性不完善;5 分生理状态不稳定,需要停止哺喂,需重新评估喂养安全性。

		描述
照护人员辅助技巧	A	间歇哺喂法;照护者在婴儿无法协调吞咽时调整奶瓶角度以避免呛到或使其暂停以便调整呼吸
	B	改良侧卧式 头位高于脚位,便于吞咽,减少呛奶风险
	C	下颌支持 哺喂者轻柔地托住婴儿下颌,避免乳头滑脱或更好保持含接姿势,应注意避免过度使用该干预措施
	D	面颊支托 可单侧或双侧,缩小口腔空间,改善口腔负压。避免过度使用该干预措施
	E	口腔刺激干预 戴着手套滴入乳汁,在早产儿口周、口腔内轻压按摩,提高吸吮效果

2. **早产儿向经口喂养过渡的策略**　如前文所述,早产儿何时可以向经口喂养过渡,主要由早产儿的生理状态和发育成熟度决定,与矫正胎龄、日龄或体重没有直接关联。如果早产儿生命体征稳定,有吸吮动作,可先进行直接哺乳尝试,将更有助于未来早产儿转为直接哺乳的成功。直接哺乳时,婴儿喂养过程中的呼吸中断较少,其血氧饱和度更稳定,但一定时间内能够摄入的乳汁相比奶瓶喂养较少。喂养过程中,应当注重患儿的积极参与,在整个喂养过程中生命体征稳定、状态协调。医护人员和家长应当重视喂养过程的婴儿行为,而不应该只关注婴儿的摄入量。图 4-6-2 给出了经口喂养的流程。

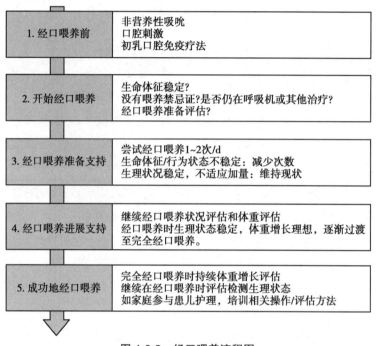

图 4-6-2　经口喂养流程图

（1）口腔运动干预:对尚未开始经口喂养的早产儿,可以采取口腔运动干预措施。口腔运动干预提供口腔的感觉运动超级,能改善早产儿的喂养表现,加快喂养发展进程,帮助早产儿从管饲向经口喂养过渡。口腔运动干预主要包括非营养性吸吮和／或口腔刺激。非营养性吸吮是指让婴儿吸吮安抚奶嘴、戴手套的手指或吸空乳汁的乳房,促进婴儿的吸吮吞咽反射,推动从管饲向直接喂养的过渡。口腔刺激是在经口喂养前或过程中,在早产儿口周、口腔内刺激的措施,比如 15 分钟口周刺激,通过对上唇、脸颊、牙龈和颊内侧、舌头等的刺激,提高早产儿面颊部肌肉的运动范围和张力,改善唇闭合功能,提高舌头运动范围,改善吞咽吸吮能力。

Foster 在 2016 年 Cochrane 综述中发现,接受口腔运动与非营养性吸吮干预的患儿,达到全经口喂养的时间平均缩短 5.51 天,整体的住院时间也缩短 4.59 天。但不同研究由于口腔刺激方法或持续时间的不同,结果也存在较大差异。对于不同胎龄的早产儿运用口腔刺激和非营养性吸吮时的最佳干预时机、持续时长及干预方法还需要进一步研究,以便形成临床实践规范。

(2)喂养支持：在经口喂养阶段采用间歇喂养（pace feeding）、体位支持和口腔支持等，可以改善喂养耐受性。记录开始喂养和完全经口喂养的时间和情况。间歇喂养是指根据早产儿的行为暗示，在婴儿每 3~5 次吸吮后暂停喂养，帮助早产儿协调呼吸，待休息数秒后继续进食。这种方式可减少早产儿喂养过程中的心动过缓或血氧饱和度下降的发生率。

早产儿在乳汁流速较高时容易出现低氧合、吸入和呛奶等问题，而使用低流速奶嘴，能更有效地吸吮，这种限速奶嘴能改善早产儿经口喂养效果，增加母乳摄入量，缩短吸吮时间、提高喂养耐受性。研究也显示了由婴儿吸吮控制乳汁流出的喂养方式能让婴儿更好地进行吸吮 - 吞咽 - 呼吸，带来更多益处。

(3)喂养节奏：临床通常的喂养节奏可包括按需喂养、按需定量喂养、定时喂养、半按需喂养，具体操作见表 3-7-1。目前的研究认为，按需喂养更有利于健康早产儿的生长发育，改善行为状态，缩短住院时间。但目前尚缺集中喂养方法的优缺点评价证据来指导实践。

二、直接哺乳相关研究与实践

(一) 直接哺乳的相关研究

1. **开始向直接哺乳过渡的时间** 对于足月儿母婴来说，直接哺乳是最天然的喂养方式，哺乳过程能调节和改善母婴生理功能。哺乳时的肌肤接触，能帮助婴儿维持体温、调节呼吸、保持酸碱平衡、安抚婴儿情绪，也能延长泌乳持续时间，帮助母亲调节消化吸收功能以满足泌乳期间更高的能量需求。母乳喂养能够持续降低应激状态，哺乳时母亲血压降低、皮质醇水平降低。

过去，NICU 常常以婴儿能否进行奶瓶喂养以及喂养效果来评估婴儿的经口喂养能力，然后才让早产儿从奶瓶喂养过渡到直接哺乳。这种操作有其现实意义，一方面早产母婴直接从管饲直接过渡到直接哺乳并不容易，需要医护人员更积极的支持、指导和陪伴，另一方面，低体重儿往往需要进行母乳强化，所以奶瓶喂养在实际操作中确有其必要性。

但需要强调，早产儿直接哺乳有着诸多益处，比如直接哺乳时早产儿的血氧饱和度和体温调节更佳，哺乳能促进早产儿口腔以及下颌肌肉发育，提高呼吸效率，促进早产儿母婴间的亲子连接。只要母亲愿意，应当尽可能让乳房成为婴儿首次经口喂养的尝试的初体验，并在母亲探视时尽可能多地让早产儿尝试经口喂养。

一些证据显示，可以在早产儿管饲阶段开始尝试直接哺乳，即袋鼠式护理的基础上实施在乳房上的非营养性吸吮，指导母亲在袋鼠式护理前用医院级吸乳器吸空乳房，婴儿可以在袋鼠式护理过程中尝试吸吮已排空的乳房。尝试亲喂的过程中，婴儿可用鼻子触碰乳头或用嘴尝试舔、吸动作，医护人员可指导母亲采用橄榄球式或环抱式体位，让早产儿整个腹面贴着母亲胸前，并且婴儿的脸部与乳房平齐，此时并不需要让早产儿含住乳头乳晕有效吸吮，而是给早产儿机会去尝试舔乳头或在乳头上尝试吮吸动作。如果进展顺利，母亲在后续的袋鼠式护理中，逐渐减少吸乳量，让婴儿逐渐从乳房中获得少量乳汁并逐渐适应较快的乳汁流速。在乳房上的非营养性吸吮能使早产儿在真正开始哺乳前逐渐熟悉直接哺乳的方法，还能促进母亲的乳汁分泌，稳定母亲情绪，延长哺乳持续时间。同时，婴儿行为表现出在乳房上的心情愉悦和生理性稳定性，也强化了效果。对于婴儿来说，在管饲阶段中，"品尝"母乳能提供正面有益的口腔刺激。另外，让早产儿有机会在吸空的乳房上进行非营养性吸吮，为母亲提供了一种与常规吸乳器吸乳完全不同的体验，有助于增加泌乳量。

瑞典的 Nyqvist 等在 1999 年进行的一项队列研究中,前瞻性地研究了从开始到出院阶段的直接哺乳情况,早产儿在胎龄 28 周左右就开始表现出寻乳反射、触碰乳晕,胎龄 30.6 周左右出现营养性吸吮(乳汁摄入 ≥ 5ml),胎龄 31 周左右出现反复的吞咽动作。Nyqvist 在 2001 年使用肌电图测定早产儿直接哺乳时口腔行为。这些早产儿(平均胎龄 32.5 周 ± 2.1 周)在吸吮行为(包括持续时间和吸吮强度)上都有显著的差异,对婴儿吸吮行为的影响因素分析显示只有一个因素存在显著相关性,即婴儿日龄越大,平均吸吮持续时间越长($r=0.39$, $P<0.05$)。这些研究的结果显示了直接哺乳时早产儿的吸吮能力及生理稳定性更理想,因此,可能无须等待婴儿有能力完全奶瓶喂养后才开始直接哺乳。从临床实践的角度,所有的早产儿,如果其生理状态稳定,就可以给予机会尝试袋鼠式护理及乳房上的直接哺乳。

2. 从管饲过渡到直接哺乳的相关研究　在过去的十年中,出现许多的关于早产儿如何转为直接哺乳的相关临床实践,Mona Ziadi 等在 2016 年对早产儿转为直接哺乳的相关研究进行了汇总,筛选了 14 篇从胃管转为直接哺乳的相关研究,并将促进早产儿转为直接哺乳的干预措施概括为四类:非营养性吸吮与口腔刺激;鼓励直接哺乳,避免奶瓶使用;接触母乳气味;按需哺喂(cue-feeding),汇总信息如表 4-6-4 所示。

(1)口腔运动干预:两项随机对照研究显示,使用安抚奶嘴进行非营养性吸吮配合口腔刺激,能够促进早产儿尽快向直接哺乳过渡。其中口腔刺激每日一次持续 10 天以上,研究显示干预组出院时母乳喂养率显著高于对照组,且缩短了住院时间。说明非营养性吸吮与口腔刺激对于促进早产儿管饲向直接哺乳的过渡也有诸多益处。

(2)喂养方式的研究:早产儿存在母婴分离的状况,也有母乳强化的需要,实际喂养中几乎不可能仅仅依靠母乳亲喂,难以避免奶瓶的使用。而早产儿在使用奶瓶特别是快流速的奶瓶时,其正常呼吸节律、吞咽安全性受到影响,增加了呼吸暂停、心动过缓或其他经口喂养的负面体验。通常认为,喂杯的使用可以始于矫正胎龄 30 周左右,而且对母乳喂养的影响也较小。2016 年 Cochrane 系统综述认为喂杯喂养能提高早产儿出院以及 6 个月时的母乳喂养率。但其中一篇研究显示喂杯喂养的依从性差,意味着医护人员或家长对喂杯喂养方法不甚满意,需要重视培训。而 Yilmaz 2014 的研究则支持喂杯喂养能提高纯母乳喂养率且,不会延迟出院时间。目前,我们还需要更多设计严密的研究以评估喂杯喂养的实际可行性和临床效果。

(3)按需哺乳(cue-based feeding):按需哺乳也称婴儿主导的喂养(infant driven feeding),是基于对婴儿经口喂养准备程度及其行为暗示的观察进行反馈式喂养的方法。和传统的按时/按量喂养不同,按需喂养能促进婴儿自我调节系统发展,更好地保障喂养时的安全性,促进早产儿喂养技能提高,缩短达到全经口喂养的时间、缩短住院时间,促进早产儿自然睡眠/觉醒模式,改善体重增长。

(4)母乳气味的作用:早产儿就能够显示出对亲母母乳气味的偏好,即使是早产儿处于长期母婴分离的状态,仍能区分出母亲与他人母乳的气味差异。对照研究中显示,对管饲期的早产儿(矫正胎龄 29~34 周)使用浸过母乳的乳垫,使早产儿接触母乳气味,与使用蘸水的乳垫对照,亲母母乳的气味能促进早产儿的吸吮成熟,提高哺乳摄入量,帮助早产儿从管饲向直接哺乳过渡,并缩短住院时间。但这种方法对早产儿的体重增长并没有显著影响。

表 4-6-4　促进直接哺乳的相关研究

主题	参考文献	病例数	胎龄	证据等级	结果
非营养性吸吮与口腔刺激	Pimenta HP, 2008	98	26~32^{+6}	随机对照, II	实验组（口腔刺激+NNS：戴手套的手指+安抚奶嘴，缩短住院时间（41.81 天 vs. 52.37 天）；出院时，3 个月、6 个月母乳喂养率（76%、47%、27%）显著高于对照组（47%、18%、10%）
	Bache, M 2014	86	26~33	前瞻性随机对照, II	干预组口腔刺激，对照组无口腔刺激或安抚奶嘴；母乳喂养率高（70% vs. 45.6%）；纯母乳喂养率更高（25% vs. 15%）
避免奶瓶，鼓励直接哺乳	Collins CT, 2008	543		Cochrane 系统综述, I	包括 5 项研究，4 项喂杯喂养，1 项乳旁加奶；四项喂杯研究（N=445）的荟萃分析显示，哺乳＋喂杯显著降低婴儿的"不母乳喂养或部分母乳喂养"的风险（RR=0.63）；但 2 项（N=385）研究发现母乳＋避免奶瓶组住院时间增加 10 天；1 项乳旁加奶方式降低所有时间节点的"不母乳喂养"等；研究中发现喂杯喂养的首次引人喂养的医院，不依从性较高，提示医护人员与家长对这种方式和方式的不满
	Yilmaz G, 2014	522	32~35	随机对照, II	喂杯（254）与奶瓶（268），喂杯出院时纯母乳喂养率高（72% vs. 46%），3 个月及 6 个月母乳喂养率高
按需哺乳	Kirk AT, 2007	53	<37 周	前瞻性与回顾性队列研究 III	实验组（29）护士根据喂养行为准备情况喂养；对照组（24）由医师进行。实验组更快达到全经口喂养（252 天 vs. 258 天），体重增长：实验组=（14.5±11.4）g/（kg·d），对照组=（9.4±13.0）g/（kg·d）
	Gelfer P, 2015	124	≥30 周	队列研究IV	干预前（64 例）与干预后（60 例），采取婴儿按需哺乳，护士和患儿家属培训，制定相关指南。干预后按需哺乳更早（35.0±1.1）周 vs.（35.6±1.1）周 PMA；P=0.008）。出院（26.5 天 vs. 28.2 天）和寻求泌乳咨询率（8.3% vs. 18.8%）的差异不显著
接触母乳气味	Yildiz A, 2011	80	31 周	准实验研究 III	实验组（40）管饲时鼻子旁放置浸有母乳的乳垫，对照组（40）在保温箱内进行管饲。实验组达到直接哺乳的时间缩短 3 天，平均住院时间缩短 4 天（18.30 天 vs. 22.85 天）。体重增长差异不具统计学意义（427g vs. 334g）

引自：A Critical Review of Interventions Supporting Transition from Gavage to Direct Breastfeeding in Hospitalized Preterm Infants。

（二）直接哺乳的临床实践

1. **向直接哺乳过渡的步骤** 目前国际的一些研究显示,在适当条件下早产儿可以从管饲直接过渡到直接哺乳。我们可以人为地将过渡的过程分为两个阶段,第一阶段的目标是让母亲了解如何正确地哺喂(哺乳姿势、婴儿行为暗示等),同时早产儿应当能在喂养过程中维持生理稳定性。最初婴儿可能只是鼻尖触碰乳头或舌头舔一下,但这是早产儿的学习过程,应避免干扰。而第二阶段,即出院前的哺乳过程中,婴儿需要能够通过哺乳获得充足能量。这个学习过程需要耐心,同时存在很大的个体差异。医护人员的角色是为母婴提供支持、指导,帮助母亲树立自信心。

根据不同胎龄和发育程度,早产儿的母乳喂养过程通常会涉及:吸乳、肠内喂养、袋鼠式护理、非营养性吸吮、营养性吸吮和直接哺乳等过程,下面将简单叙述不同阶段的注意事项,以期达成整个住院期间的母乳喂养并最终成功地向直接哺乳过渡。

(1)肠内喂养阶段:产后母亲应尽可能在 1 小时内开始吸乳,最迟不得晚于 6 小时,鼓励母亲每 2~3 小时吸乳一次。吸出的母乳可根据婴儿状况进行管饲或口腔护理。对早产儿进行初乳口腔护理可以视为母乳喂养操作的第一步骤。

(2)袋鼠式护理:鼓励患儿家长特别是母亲实施袋鼠式护理。随着早产儿的生长发育,出现寻乳反射并尝试舔食母乳和吸吮是自然而然的。在婴儿吸吮 - 吞咽 - 呼吸协调性不成熟前,可建议母亲在进行袋鼠护理前首先使用吸乳器吸空乳房。

(3)非营养性吸吮:袋鼠式护理过程中,婴儿可能会表现出寻乳反射,或用鼻子、舌触碰或舔乳头。当婴儿出现寻乳反射时,可帮助和引导早产儿舔食或含住乳头,尝试进行非营养性吸吮。这时候乳房仅有少量乳汁,不容易出现呛奶或吸入问题。鼓励母亲为早产儿提供尽可能多的机会,让他们能在管饲时或管饲前在吸空的乳房或安抚奶嘴上进行非营养性吸吮。

(4)营养性吸吮:营养性吸吮与非营养性吸吮相似,都有吸吮脉冲和暂停,但由于存在吞咽,营养性吸吮的吸吮频率较慢,约为 1 秒钟 1 次。随着婴儿多次尝试和进行非营养性吸吮,婴儿的吸吮吞咽呼吸协调性会逐渐改善,可以尝试直接哺乳。可以让母亲吸乳时不用完全吸空,婴儿尝试舔吸乳头时可以获得少量乳汁,学习如何协调地进行吸吮 - 吞咽 - 呼吸。指导母亲了解婴儿哺乳的准备和停止暗示。需要时可采用喂杯喂养进行补充。

2. **直接哺乳方法** 不同研究中 28~32 周左右的早产儿都能够尝试进行直接哺乳,但由于早产儿吸吮力弱、吸吮持续时间短,吸吮吞咽呼吸的协调性差,容易从乳头上滑脱,可能需要反复含接,因此刚开始时可能难以坚持到完成一次哺乳,摄入量难以达到理想设定值。因此应指导母亲采用正确的哺乳姿势,根据需要使用乳头护罩,并判断在哺乳后是否需继续吸乳以维持正常的泌乳量,同时采用胃管或奶瓶补充摄入量。

哺乳姿势:早产儿由于颈部肌肉较弱,头部会显得格外沉重,难以通过自身肌张力得到有效支撑或维持姿势,此时使用传统的摇篮式哺乳时婴儿头部容易前倾或后仰,同时由于吸吮力弱,婴儿难以维持含接状态并保持足够长时间。对于早产儿,采用橄榄球式或交叉式,可以为早产儿提供必要的颈部支撑,便于母亲将婴儿拉近至乳房(图 4-6-3,图 4-6-4)。

母亲可以用手环住婴儿头部,用手腕和前臂支撑婴儿的肩膀。轻轻用力可以保持婴儿头部处于适当位置维持正确的乳房含接姿势,以补偿婴儿自身的柔软的颈部力量。必要时还可以使用舞者手势（dancer hand），即母亲用手掌和中指、无名指、小指托住乳房，用示指和拇指放在乳头前方支撑婴儿的下颌和两颊，这种方式可以帮助有困难的早产儿更好地维持含接状态。

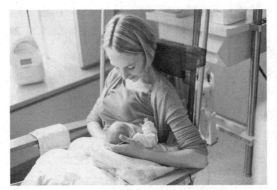
图 4-6-3　橄榄球式早产儿哺喂方式

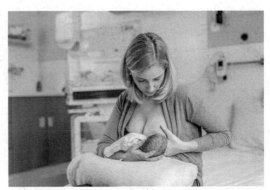
图 4-6-4　交叉式早产儿哺喂方式

如果使用上述的哺乳姿势下，早产儿不能保持有效的含接。医护人员可考虑指导母亲使用乳头护罩以增加乳汁摄入和乳房刺激。乳头护罩的作用在于补偿早产儿相对较弱的口腔负压，避免婴儿在吸吮停顿时从乳头上"滑落"。乳头护罩可作为一个短期使用的哺乳辅助设备，直到婴儿吸吮负压增强，能在整个哺乳过程中保持清醒状态并获得全部所需乳汁。应当使用超薄硅胶材质的乳头护罩，这种超薄硅胶乳头护罩不影响婴儿吸吮刺激的传递，能够提高直接哺乳时婴儿的摄入量，也避免影响泌乳。应避免使用乳胶或奶瓶奶嘴，因为这些方式会影响后续泌乳和乳汁有效流出，还可能导致乳头乳晕损伤。

3. **按需哺乳**（cue-based feeding）　传统的早产儿喂养过程中，通常每 2~3 小时喂养一次，但现在鼓励按需哺乳，即根据饥饿暗示哺乳，如婴儿从睡眠状态中醒来、表现寻乳反射、手伸到嘴边或吸吮、哭闹等，就可以开始喂养。最长哺喂间隔可以不超过 5 小时，间隔期间如始终处于睡眠状态，可继续使用胃管喂养。

4. **评估摄入量**　临床上，医护人员经常使用以下的一些方法来评估早产儿哺乳的效果，例如：哺乳间隔时间（早产儿的发育成熟度也会影响饥饿暗示的表现）；婴儿自行吐出乳头或转入睡眠状态（可能意味着早产儿疲劳）；哺乳持续时间（如果无法保证有效吸吮，哺乳时间长只会增加患儿的能量消耗）或者是否观察到婴儿有吞咽动作等。目前临床评估量表如 LATCH、早期喂养技术评估量表（EFS）、新生儿口腔动力评估量表（NOMAS）和早产儿母乳喂养行为量表（PIBBS）等都无法有效评估婴儿哺乳时的乳汁移出量。Perrella 等比较了在澳大利亚和新西兰新生儿科广泛使用的早产儿母乳喂养评估量表（Preterm Breastfeeding Assessment Tool，PBAT）与婴儿秤在早产儿喂养评估中的相关性。结果显示，PBAT 量表的评估结构与称重法测量的母乳摄入量之间的一致性不理想，而且值得注意的是，其中判断误差较大的是一些较大的早产儿。我们通常"认为"极早产儿可能很难进行有效吸吮，而中晚期早产儿，应能较好地吸吮，也更容易获得足量的乳汁。但实际上，仅凭借观察，可能会高估婴儿的实际摄入量，并可能影响婴儿生长发育。

客观的评估方法,采用哺乳前后婴儿称重法可以测定哺乳时的摄入量。使用精度为1~2g左右的婴儿秤,在婴儿哺乳前后进行称重,在其他衣物、尿片、装置等不变的情况下,哺乳前后的体重差值,可以约等于乳汁摄入量。

评估哺乳时的摄入量,可以评估婴儿的吸吮能力变化情况,计算亲喂摄入量与推荐喂养量之间的比例,也可以确定需要通过喂管或奶瓶进行补充喂养的奶量。另外,如果出现早产儿母乳喂养时体重增长不足,也可以通过称重法,帮助医护人员分析是源于母亲泌乳不足还是婴儿吸吮效率不佳导致的,便于后续的对症处置。

如果担心常规使用婴儿秤可能影响母亲的自信心,应当向患儿母亲说明婴儿的吸吮能力变化趋势,缓解母亲的压力。

5. 补充摄入量　在管饲转为直接哺乳的初期,早产儿难以通过哺乳获得全部所需的营养和能量,也难以完成全天所有的营养摄入量要求,因此,通常仍需要以管饲或其他方式(喂杯、奶瓶、乳旁加奶)补充摄入量,以保障早产儿的生长发育需要。

【关键知识点】

1. 成功的经口喂养是早产儿能够顺利出院的关键指标之一。

2. 经口喂养能力既与婴儿发育情况相关,也是一种习得行为,可随婴儿发育和练习而逐渐成熟。

3. 通过经口喂养准备的评估、口腔运动干预措施能够促进早产儿尽早实现经口喂养。

4. 开展袋鼠式护理和乳房上的非营养性吸吮,能让婴儿有更多机会向直接哺乳过渡。

5. 根据婴儿的状态和行为暗示进行按需喂养,能更安全地转为完全经口喂养,并能缩短住院时间,有助于长期母乳喂养的实施。

（张美华）

参考文献

1. LYU T, ZHANG Y, HU X, et al. Management of Oral Feeding Challenges in Neonatal Intensive Care Units (NICUs): A National Survey in China. Front Pediatr, 2020, 8: 336.

2. 张蓉,林新祝,常艳美,等.早产儿支气管肺发育不良营养管理专家共识.中国当代儿科杂志,2020,22 (8), 805-814.

3. 周春兰,仝慧茹,徐慧颖,等.中文版早产儿准备经口喂养评估量表的信度效度评价.中华实用儿科临床杂志,2013, 28 (7): 501-505.

4. FOSTER JP, PSAILA K, PATTERSON T. Non-nutritive sucking for increasing physiologic stability and nutrition in preterm infants. Cochrane Database Syst Rev, 2016, 10 (10): CD001071.

5. ZIADI M, HÉON M, AITA M. A Critical Review of Interventions Supporting Transition from Gavage to Direct Breastfeeding in Hospitalized Preterm Infants. Newborn & Infant Nursing Reviews, 2016, 16 (2): 78-91.

6. PERRELLA SL, NANCARROW K, REA A, ET AL. Estimates of Preterm Infants' Breastfeeding Transfer Volumes Are Not Reliably Accurate. Adv Neonatal Care, 2020, 20 (5): E93-E99.

第七节　早产儿出院后的母乳喂养

【导读】　大部分早产儿出院时尚未到预产期,各器官系统发育不完善;有些早产相关并发症尚未完全康复,仍存在呼吸、喂养和代谢方面的问题;另外觉醒时间短,吸吮力弱、吸吮吞咽呼吸协调性差等都影响母乳喂养的实施。如何帮助母婴双方顺利完成从医院到家庭的喂养过渡,建立有效的哺乳模式,个体化指导出院后早产儿的母乳喂养是我们面临的挑战。

一般来说,早产儿的出院标准是体重达到 2 000g 以上,生命体征稳定,喂养基本顺利,体重稳定增长。但由于大部分极早产儿出院时尚未到预产期,各器官系统仍发育不完善;有些早产相关并发症未完全康复,仍存在呼吸、喂养和代谢方面的一些问题;与足月儿相比,刚出院的早产儿睡眠较多,觉醒时间较短,吸吮力较弱、协调性较差等都会直接影响母乳喂养的实施。而出院后营养管理关系到早产儿的生长及远期预后,如何指导出院后早产儿的母乳喂养是我们面临的挑战。

一、影响母乳喂养的病理生理因素

(一) 早产儿方面

由于早产儿的各系统和器官尚未发育成熟,早产相关并发症尚未完全恢复,直接或间接地影响到喂养过程。

1. 神经系统　脑发育程度与胎龄关系密切,有研究发现,在妊娠晚期胎儿脑体积的增加与胎龄呈线性相关,在 28~40 周大脑皮质容积增加 4 倍,小脑容积增加 3 倍。尤其髓鞘化脑白质的绝对容积在 35~41 周增加 5 倍之多,脑发育的三分之一处于此阶段。随着胎龄增加,不仅脑体积增大,神经细胞的增殖与分化使其功能逐渐趋于完善直至足月。提前出生中断了脑发育的正常进程,宫外环境或多或少会影响到脑的结构与功能,导致脑发育障碍。

由于早产儿出院时脑发育仍不成熟,睡眠 - 觉醒模式尚不健全,觉醒时间短,睡眠周期无规律,入睡后不易唤醒。如果母亲不能细心察觉到早产儿不典型的寻乳与饥饿表现,常常错过哺乳机会,导致早产儿重新入睡。吸吮次数少和吸吮无力则不利于母亲催乳素的分泌和乳房的排空,从而导致泌乳不足,使母亲难以坚持母乳喂养。

神经系统发育不成熟还表现在早产儿原始反射不健全,如觅食反射弱,哺乳时不能很快寻找到乳房和乳头进行正确的含接。由于神经髓鞘化尚未完成,神经冲动传输能力弱,早产儿不能对刺激做出适当的反应,有目的的运动减少,即使含接了乳头也无法保证有效的吸吮。而且延髓吞咽中枢和呼吸中枢功能不成熟使吸吮和吞咽两者不够协调,吸吮、吞咽与呼吸之间也缺乏有效的整合,喂养过程中易出现呛奶和误吸,导致呼吸暂停和氧饱和度下降。另外,早产儿肌张力低下,在哺乳时难以维持正确的姿势,如果位置不当或气道不畅会影响早产儿的喂养过程,甚至造成危险。刚出院的早产儿从住院期间的奶瓶喂养过渡到直接吸吮母亲的乳房,需要有学习磨合的过程。但由于体力较弱,吃奶易疲劳,经常在哺乳中入睡。这些喂哺过程不顺利的因素常常造成母亲的挫败感,甚至放弃母乳喂养。

2. **消化系统**　消化道结构与功能的发育是随着胎龄增加逐渐成熟的。刚出院的早产儿虽然胃肠道解剖结构大体上分化完成,但功能尚有待于完善。早产儿口腔相对较小,腭弓较浅,颊部脂肪垫薄,对于正确含接母亲乳头和有效吸吮有一定困难。与足月儿相比,早产儿吸吮模式不成熟,吸吮时口腔压力较低,吸吮动作少,持续时间短。协调的食管蠕动出现于胎龄 32 周之后,早产儿的食管收缩幅度低和速度慢,食管括约肌压力不稳定,是导致喂奶后容易反流和呕吐的原因之一。胃液分泌和胃排空是实现消化过程所必需,早产儿胃酸和胃蛋白酶活性均低于足月儿,胃电节律不规整,蠕动和排空较慢,与胃窦和十二指肠动力均不成熟、两者之间缺乏协调有关。早产儿小肠呈低幅而无规律的收缩,几乎无推进运动,随胎龄增加,蠕动频率、振幅和时间逐渐增加,至足月时才出现有规律的向前推进的蠕动波,因此早产儿较易出现腹胀、胃潴留等喂养不耐受现象。此外,早产儿结肠动力功能差,蠕动运动较弱,常出现排便障碍。因此早产儿胃肠功能不成熟所致的喂养困难是出院后继续要面对的问题。

3. **疾病状态**　合并支气管肺发育不良的早产儿心肺功能不稳定,对氧的依赖可能持续至出院后的一段时间,尤其在哺乳时往往会发生呼吸暂停和氧饱和度下降。胃食管反流的早产儿更容易发生吐奶和呛奶,增加了母乳喂养的困难。贫血的早产儿吸吮力弱,吸吮时间短,吃奶容易疲劳,会导致母乳摄入不足,而营养不良又会加重贫血的严重程度。住院期间患坏死性小肠结肠炎的早产儿,尤其经外科手术治疗者,在出院后其胃肠道功能仍需要进一步调整和恢复,喂养过程比较艰辛。

综合以上因素,出院后早产儿生理上的发育不成熟和疾病原因均会影响到喂养过程,同时会增加母亲的担忧和挫败感,对母乳喂养是一种挑战。

(二)母亲方面

许多影响妊娠和产程的状况会同样干扰正常的泌乳启动和泌乳过程,孕期及产后合并症、早产、母婴分离、产后焦虑和抑郁等多种因素在精神和生理上对母亲的影响常常造成母乳喂养的诸多障碍,从而导致泌乳不足和哺乳困难。

早产儿母亲不能建立有效泌乳最根本的原因是乳房缺少有效的吸吮刺激和不能有效排空乳房。对母亲而言,缺少刺激则不能维持血清催乳素的水平,乳房不排空,则乳汁中的泌乳反馈抑制物不能排出,影响了每侧乳房本身的自分泌调节作用的发挥。如果连续数天乳房不能有效排空,将从全身激素水平和局部控制机制上下调节泌乳量。尤其产后 2 周是母亲泌乳的关键窗口期,而此时有并发症的早产儿因住院治疗造成母婴分离,缺乏母婴之间的皮肤接触和对乳房有效的吸吮刺激,对母亲泌乳过程产生极其不利的影响。

一般情况下,乳房体积的大小与泌乳量无关,但乳房发育异常,如两侧明显不对称,管状或锥形乳腺管常常是泌乳量不充足的高危因素。引起发育异常的原因可能与宫内或青春前期暴露于有害环境、漏斗胸或其他因素有关。发育不良的乳房缺少乳腺组织,在妊娠期乳房的体积和形状不发生明显变化,可能仅有乳晕色素加深。有些乳房手术,如隆胸、乳房再造或成形术等会破坏乳腺组织,影响产后泌乳。母亲激素水平异常,如多囊卵巢综合征、甲状腺功能异常、希恩综合征、胎盘残留等均在不同程度上延缓泌乳 II 期启动时间,影响泌乳量。母亲代谢性疾病如糖尿病、肥胖会引起泌乳延迟,孕期重度贫血和产后出血等,常由于母亲自身状况而中断哺乳。研究发现剖宫产、第二产程延长、不恰当应用催产素和硬膜外麻醉等均与泌乳Ⅱ期启动时间延迟和泌乳量不足有关。而泌乳Ⅱ期启动时间延迟产妇的婴儿体重下降过多的风险较正常产妇之婴儿高7倍之多。对于有上述情况母亲的早产儿来说尤其应当重点关注。

此外，双胎或多胎早产儿在生后早期可能难以得到足够的初乳，母亲乳头较大或内陷会使早产儿难以含接和吸吮，而不正确的含接姿势又导致乳头疼痛或皲裂，会减少吸吮次数而使泌乳量进一步减少。

二、应对母乳喂养挑战的措施

众所周知，世界卫生组织和联合国儿童基金会提倡的"爱婴医院"和《促进母乳喂养成功的十项措施》对于提高全球的母乳喂养率、保障儿童健康起到至关重要的作用。近年来，我国修订了"爱婴医院"的创建与审核标准，不仅在产科母婴同室而且在新生儿病房推进母乳喂养，并在不断地完善和改进之中。值得注意的是，出院后的早产儿，无论是超早产儿还是晚期早产儿均面临着母乳喂养能否持续的巨大挑战。即便早产儿出院时已接近足月，但由于其生长发育尚未成熟，并不能完全与足月儿一样对待。

早产儿出院后常常难以适应正常的母乳喂养，尤其在直接哺乳方面存在一定的困难。其原因一方面是由于早产儿自身发育不成熟的生理特点，另一方面是医务人员和照护者的忽视，而未对其母亲进行持续和充分的指导和支持。因此，对早产儿实施积极主动的母乳喂养是最基本的要求，必须在出生后立即开始，并持续至出院以后，是一个序贯的过程，否则任何延缓母乳喂养的不利因素都会极大地增加早产儿的并发症和母乳喂养失败的风险。

(一) 早期皮肤接触和袋鼠式护理

母婴之间皮肤与皮肤的接触会通过反射机制提高母亲血清中催乳素的水平，促进喷乳反射，帮助早产儿学会吸吮，有助于建立有效的母乳喂养。这一过程开始于早产儿分娩之后和住院期间，为出院后顺利实施母乳喂养奠定基础。

近年来，世界卫生组织提倡"第一次拥抱"，即新生儿出生后彻底擦干全身，立即放置于母亲胸前两乳之间进行皮肤接触，延迟断脐。"第一次拥抱"将持续90分钟，在此期间观察新生儿的反应、呼吸和皮肤颜色，一旦出现觅食迹象，如张嘴、舔舌、流口水、寻找乳房等动作即开始指导母乳喂养，不限制吸吮时间持续时间。在完成第一次母乳喂养后再进行称体重、眼部护理、注射维生素K等常规护理措施。"第一次拥抱"是新生儿早期基本保健的重要举措，最早的肌肤接触有助于建立有效的母乳喂养，稳定新生儿的生命体征和帮助建立有益的微生态环境，对于降低新生儿发病率和死亡率有着积极意义。出生后生命体征平稳的早产儿同样可以实施，以促进寻乳反射，尽早尝试初乳，有助于母亲泌乳启动。

袋鼠式护理是世界卫生组织倡导的降低早产儿死亡率的重要干预措施之一。无论在资源有限地区还是发达国家的研究都证明了这种母婴之间每日最少1小时、尽可能长时间的皮肤接触在维持早产儿生命体征稳定、减少不良刺激和能量消耗，降低感染性疾病的风险、促进母乳喂养和体重增长、降低死亡率方面的益处。母亲在此过程中，学习如何观察早产儿的反应，捕捉其寻乳和饥饿的迹象，帮助其正确含接乳头，同时促进自身催乳素水平升高，缓解焦虑情绪，激发母爱，有助于母乳喂养。袋鼠式护理可在住院期间和出院后持续进行，尤其在家庭中实施不受环境和时间限制，更有利于母婴之间的交流和母乳喂养的成功。

(二) 建立有效的哺乳模式

由于刚出院的早产儿胃容量小,吸吮力弱,觉醒时间短等特点,应在按需母乳喂养的原则下,注意把握以下要点:

1. 鼓励直接哺乳　母乳喂养的益处不仅在于其营养与生物学功能,也体现在哺乳过程中的喂养行为对母婴双方的影响。出院前要指导母亲不要因担心奶量摄入不足,一直采取泵奶瓶喂的方式而放弃直接哺乳。早产儿出院一个月以内是学习哺乳的关键期,最初的磨合阶段需要母婴双方的共同努力,母亲的耐心和坚持、家人的鼓励和帮助都是非常重要的。早产儿需要熟悉母亲的气味,学习寻乳和含接乳头,掌握吸吮、吞咽和呼吸协调的能力。指导母亲学会察觉婴儿的寻乳迹象,在他/她饥饿时首先选择直接哺乳,频繁吸吮,在婴儿学习吃奶的过程中同时刺激母亲泌乳。早产儿从住院期间奶瓶喂养过渡到学会直接哺乳是循序渐进的过程,如果总是轻易使用奶瓶,会使婴儿产生乳头混淆,久而久之则导致哺乳失败。与吸吮乳房相比,泵奶对母亲的刺激是完全不同的,属于非生物学效应,最终会影响母亲的泌乳量和泌乳持续时间,同时也失去了母乳喂养行为本身的益处。此外,国内外许多研究和临床实践显示,对于出院后仍需要强化营养的早产儿,直接哺乳与添加母乳强化剂也并不矛盾。只要掌握每日母乳强化剂的用量,分次以少量挤出的母乳溶解后奶瓶喂,其余情况下均为直接哺乳。

2. 乳旁加奶　在产科母婴同室又早期出院的晚期早产儿是一组高危人群,常常被忽视。由于母亲产后较虚弱,尤其剖宫产后,泌乳Ⅱ期启动时间延迟,而早产儿自身糖原储备不足,吸吮力弱,奶量摄入少,容易导致低血糖的发生和体重下降过多。喂养不足使早产儿肠道菌群建立延迟,胆红素排泄障碍,又会加重黄疸,导致再次入院。此时乳旁加奶是一种简便易行、有益于母婴双方的有效措施。婴儿对乳房的频繁吸吮能够学习正确的含接姿势、促进母亲泌乳,同时也通过乳旁加奶得到了营养补充,避免了乳头混淆的弊端。在母亲产后早期泌乳不能满足需要、早期出院的早产儿可以使用。

3. 按需哺乳　我们所说的"按需"是根据早产儿的生长需求按需哺乳。对足月儿来说,有规律的睡眠-觉醒模式,饥饿时会以哭声或不安的状态来表达吃奶的需求,每日哺乳的次数和每次哺乳的时间均能够自我调节来满足需要。早产儿则不同,这种状态转换过程无规律,不典型,对初为人母的产妇来说不易察觉。而且早产儿觉醒时间短,在喂奶中容易入睡,有些母亲认为不宜打扰婴儿睡眠造成哺乳次数少,使早产儿在出院后奶量摄入不足,导致体重不增甚至体重下降。因此,对刚出院的早产儿每日哺乳次数应保证在10~12次以上,睡眠时间最长不应超过3小时,以确保其能量和营养的需求。之后,随着早产儿逐渐发育成熟,胃容量增加、吸吮力增强,每次摄入奶量增多,自然会形成规律的作息时间,使按需哺乳常态化。

(三) 使用辅助工具保障哺乳成功

早产儿母乳喂养会面临诸多困难,正确选择和使用辅助工具是十分重要的。电动吸乳器在分娩后早期一段时间内对于母亲排空乳房、促进泌乳,以保证早产儿的奶量摄入必不可少。对于存在乳头问题的母亲,或早产儿从住院期间奶瓶喂养转换为直接哺乳的磨合期,使用硅胶乳头护罩不失为一种有效的辅助手段。详细内容参见有关章节。

(四) 评估哺乳效果

出院后早产母亲常常困惑的问题是"如何知道我的奶够不够""怎么判断我的宝宝是不是吃饱了"。在从奶瓶喂养到直接哺乳的过渡阶段,这些问题尤其突出。我们评估哺乳的内容包括早产儿的进食需求及状态转换、每日哺乳次数(包括夜间)、每次哺乳的持续时间、每次哺乳时有吞咽动作的时间、单侧或双侧喂哺、直接哺乳或泵出母乳奶瓶喂哺、有无添加母乳强化剂及添加量、早产儿的尿量、睡眠、体重增长、母亲对自己奶量的估计、饮食习惯和身体状况等。

喂养结局主要根据早产儿体重增长情况进行评估。早产儿出院前建议家庭中自备婴儿电子秤,有助于进行体重监测,尤其对小早产儿出院后判断喂养效果很有必要。出院后定期随访中的生长评估包括与群体间的横向比较和纵向生长速率的比较。如生长缓慢、偏离正常婴儿的标准生长曲线应查找原因,如母亲在哺乳过程中是否出现问题,早产儿是否摄入足够奶量和有无疾病表现。

美国母乳喂养医学学会强烈推荐在早产儿出院前能够母婴同室几天时间,有助于从瓶喂到亲喂的过渡,客观评估哺乳效果,对母亲进行具体指导,以便制定有针对性的出院后喂养方案。对于极早产儿和有喂养风险的早产儿,出院后 2~3 天内需要电话随访,及时询问早产儿的喂养情况,帮助母亲解决哺乳中存在的困惑和实际问题。目前我国许多爱婴医院设立母乳喂养咨询室,新生儿科也需要建立对出院早产儿一周内的电话随访制度,以便持续母乳喂养措施得到切实可行的推广和落实。

三、指导个体化的母乳喂养方案

根据我国"早产/低体重儿出院后喂养建议",在早产儿自新生儿科出院前或晚期早产儿随母亲自产科出院前应进行营养风险的评估,这是出院后个体化喂养指导的基础。该评估应由儿科医生完成,并给予出院后喂养的初步建议。

(一)早产儿营养风险程度的分类

根据胎龄、出生体重、喂养状况、生长评估以及并发症将营养风险的程度分为高危、中危和低危三类。晚期早产儿按照胎龄分类为"低危早产儿"(见表 4-7-1),但如有其他高危因素(具备表中 3~8 条之一)则升级为中危早产儿来进行管理。

表 4-7-1 早产儿营养风险程度的分类

早产儿分级	1. 胎龄/周	2. 出生体重/g	3. 宫内生长迟缓	4. 经口喂养	5. 奶量/$(ml \cdot kg^{-1} \cdot d^{-1})$	6. 体重增长/$(g \cdot d^{-1})$	7. 宫外生长迟缓	8. 并发症[a]
高危早产儿	<32	<1 500	有	欠协调	<150	<25	有	有
中危早产儿	32~34	1 500~2 000	无	顺利	>150	>25	无	无
低危早产儿	>34	>2 000	无	顺利	>150	>25	无	无

注:a.并发症包括支气管肺发育不良、坏死性小肠结肠炎、消化道结构或功能异常、代谢性骨病、贫血、严重神经系统损伤等任一条。

(二)早产儿个体化母乳喂养方案

1. 根据出院时营养风险程度评估选择喂养方案 喂养方案的选择既要考虑到早产儿营养风险程度的分类,又要根据随访中监测的早产儿生长速率和水平、摄入母乳量等综合因素进行调整,在医生指导下酌情服用维生素 A、D 和铁剂等营养补充剂,使早产儿达到理想适宜的生长状态(表4-7-2)。

表4-7-2 早产儿个体化母乳喂养方案

分类	母乳喂养	部分母乳喂养
高危早产儿	足量强化母乳喂养(80~85kcal/100ml)至38~40周后,母乳强化调整为半量强化(73kcal/100ml);鼓励部分直接哺乳、部分母乳+母乳强化剂的方式,为将来停止强化、直接哺乳做准备	①母乳量>50%,则足量强化母乳+早产儿配方至胎龄38~40周,之后转换为半量强化母乳+早产儿过渡配方; ②母乳量<50%,或缺乏母乳强化剂时,鼓励直接哺乳+早产儿配方(补授法)至胎龄38~40周,之后转换为直接哺乳+早产儿过渡配方(补授法)
中危早产儿	足量强化母乳喂养(80~85kcal/100ml)至38~40周后母乳强化调整为半量强化(73kcal/100ml);鼓励部分直接哺乳、部分母乳+母乳强化剂的方式,为将来停止强化、直接哺乳做准备	①母乳量>50%,则足量强化母乳+早产儿配方至胎龄38~40周后转换为半量强化母乳+早产儿过渡配方; ②母乳量<50%,或缺乏母乳强化剂时,鼓励直接哺乳+早产儿配方(补授法)至胎龄38~40周,之后转换为直接哺乳+早产儿过渡配方(补授法)
低危早产儿	直接哺乳,给予母亲饮食指导和泌乳支持;按需哺乳,最初喂养间隔<3小时,包括夜间;特别注意补充维生素A、D和铁剂如生长缓慢(<25g/d)或血碱性磷酸酶升高、血磷降低,可适当应用母乳强化剂,直至生长满意及血生化正常	直接哺乳+普通婴儿配方(补授法),促进泌乳量 如生长缓慢(<25g/d)或奶量摄入<150ml/(kg·d),可适当采用部分早产儿过渡配方,直至生长满意

2. **强化营养的时间和乳类转换** 强化营养是指出院后采用强化母乳、早产儿配方或早产儿过渡配方喂养的方法,主要对象是中危和高危的早产儿,强化营养的时间有个体差异。一般来说,中危、生长速率满意的早产儿强化喂养的时间较短;而高危、并发症较多和有宫内外生长迟缓的早产儿则需强化的时间较长。在早产儿随访过程中,应根据其体格生长的各项指标在校正同月龄的百分位数决定是否继续或停止强化营养,最好达到P_{25}~P_{50},小于胎龄儿>P_{10},再参考个体增长速率的情况,注意避免体重/身长>P_{90}。达到追赶目标后,则可逐渐终止强化喂养。适宜的追赶生长目标是有利于早产儿的神经系统发育和降低成年后代谢综合征的风险。

准备停止强化喂养时应逐渐降低乳类的能量密度至67kcal/100ml,即转换为纯母乳或普通婴儿配方。转换期间需监测早产儿的生长情况和血生化指标,如生长速率和各项指标的百分位数出现下降及血生化异常等,可酌情恢复部分强化,直至生长速度恢复正常。

【关键知识点】

1. 大部分早产儿出院时各器官系统发育不完善,相关并发症尚未完全康复,会面对诸多母乳喂养的困难。

2. 根据出院时营养风险程度评估选择喂养方案,给予母亲科学的哺乳知识、采取有效的干预措施和个体化的喂养指导是保障早产儿母乳喂养成功的关键。

(王丹华)

参考文献

1. VOLPE JJ. Brain injury in premature infants: A complex amalgam of destructive and developmental disturbances. Lancet Neurology, 2009, 8: 110-124.

2. 万巴赫, 斯宾塞. 母乳喂养与人类泌乳学. 高雪莲, 孙瑜, 张美华, 等译. 6 版. 北京: 人民卫生出版社, 2021.

3. CONDE-AGUDELO A, DÍAZ-ROSSELLO JL. Kangaroo mother care to reduce morbidity and mortality in low birthweight infants. Cochrane Database Syst Rev, 2016,(8): CD002771.

4. NOBLE LM, OKOGBULE-WONODI AC, YOUNG MA. ABM Clinical Protocol #12: Transitioning the breastfeeding preterm infant from the neonatal intensive care unit to home, revised 2018. Breastfeed Med, 2018, 13 (4): 230-236.

5.《中华儿科杂志》编辑委员会, 中华医学会儿科学分会新生儿学组, 中华医学会儿科学分会儿童保健学组. 早产/低体重儿出院后喂养建议. 中华儿科杂志, 2016, 54: 6-12.

第八节　正确使用母乳喂养辅助工具

> **【导读】**　对于母婴分离的早产儿母亲来说,正确选择和使用母乳喂养辅助工具是实现母乳喂养目标的必要条件。这些工具包括能模仿足月儿的吸吮来刺激母乳泌乳的吸乳器,提升早产儿经口喂养能力的亲密接触乳头护罩、喂杯、特需喂奶器等母乳哺喂设备,以及早产儿住院期间,收集、储存、转运、加热母乳等程序中所用到的设备,以及在早产儿生长发育不佳时,分析母乳中营养及活性成分组成的母乳分析仪等。

一、吸乳器

(一) 概述

关于吸乳设备最早地记载出现在 16 世纪中叶的医学典籍中,当时的玻璃吸管主要用于解决乳胀、乳腺炎等问题,便于妈妈们自行吸出乳汁。随着医学、材料科学的发展,市场上开始出现各种材质和设计的吸乳器。同时,随着现代社会生活方式的变化,妈妈们会在不同情况下选择使用吸乳器,如表 4-8-1。

对于早产儿来说,亲母母乳能促进其消化系统的结构与功能成熟,减少并发症的发生和严重程度。发达国家的 NICU 普遍接受母乳喂养,对于提高喂养耐受性、减少晚发败血症(LOS)、支气管肺发育不良(BPD)及坏死性小肠结肠炎(NEC)的发生、促进神经系统发育、改善远期预后有重要意义。捐赠母乳及配方奶无法比拟亲母母乳对于婴儿特别是早产儿的益处,因此促进早产儿母亲成功泌乳的意义重大。早产儿母亲的成功泌乳依赖于吸乳器的合理使用,她们通常会向医护人员或泌乳顾问咨询关于吸乳器的选择和使用方法。但由于市场上的吸乳器种类和作用方式不同,仅凭个人经验,难以给出切实可行的个体化建议。因此,需要首先了解吸乳器的工作原理和不同类型差异。

表 4-8-1 乳汁收集技术的适用情境

母亲的需要	婴儿的需要
产后促进泌乳启动;	婴儿住院或无法直接哺乳时吸乳喂养;
母婴分离条件下启动、建立和维持泌乳;	早产/病患儿等无法有效哺乳时,吸乳哺喂以保证摄入量;
哺乳期任何时候泌乳不足时增加泌乳量;	
预防或缓解乳胀或乳腺炎等乳汁淤积的情况;	晚期早产儿或出院早产儿吸吮有效性差时,吸乳以排空乳房
乳头凹陷等影响婴儿有效吸吮时;	
外出、上班时吸乳;	
母亲住院或哺乳期使用禁止哺乳的药物时;	
妈妈选择吸乳瓶喂方式进行喂养;	
为母乳库捐献母乳	

1. 吸乳器的工作原理 不管是为了满足偶尔的吸乳需要,还是完全依赖吸乳器的情况,吸乳器的基本原则都是在吸乳过程中代替婴儿的吸吮动作来刺激乳腺,促使母亲的脑垂体释放催产素和催乳素,引发喷乳反射并吸出乳汁。因此我们首先要了解婴儿吸吮的原理。

健康足月婴儿在哺乳时联合使用负压作用(下颌与舌向下时产生负压)和挤压作用(下颌抬起时产生正压)。吸吮时,婴儿用口腔负压拉长乳头并吸出乳汁,舌挤压时能够压迫乳导管使乳汁停止流出,这样婴儿能安全地吞咽乳汁,然后重新打开气道呼吸。这与之前认为婴儿仅通过挤压作用获得乳汁的观点相反。

西澳大学 Hartmann 研究团队针对婴儿吸吮乳汁进行研究,发现婴儿在不同的乳汁流速下能够改变吸吮节奏和负压,从而产生无乳汁吸出和吞咽的非营养性吸吮以及有乳汁吸出并吞咽的营养性吸吮两种模式。

健康足月婴儿的吸吮过程,涉及舌、下颌及口面部各群肌肉、神经的协调运作,吸吮过程既保证婴儿获得充足的营养,又让母亲的乳腺获得足够刺激,以保障乳汁的顺畅流出和后续的乳汁持续分泌。另外,哺喂时婴儿能顺应不同的乳汁流速,调节自己的吸吮频率、节奏和口腔负压,这是人类独有的能力。因此可见,对于吸乳器来说,若只以"能否挤出乳汁"为标准,是远远无法满足实际生活中不同母亲和不同使用情况下的需要。

2. 手挤与吸乳器的差别 手挤是通过正压(挤压)作用于乳导管挤出乳汁,吸乳器利用负压帮助乳汁流出,也是婴儿吸吮时"负压"与"挤压"的区别。虽然手挤一直被认为是婴儿无法有效吸吮时的一种推荐替代方法,但关于手挤与吸乳器效果比较的高质量研究较少,2016 年更新的 Cochrane 研究纳入 22 篇研究,总样本量为 1 339 位母亲。由于研究包括发达国家和发展中国家,需要排乳的原因也各不相同,既包括只吸乳一次,也有早产母亲等需要完全依赖吸乳器持续吸乳数周至数月,结果异质性高,认为"最合适的泌乳方式应当取决于产后时间、吸乳目标和个人需求",综述未能明确在何种情况需要何种吸乳技术。

手挤乳相比吸乳器吸乳,产生的催乳素和催产素浓度低,而催乳素和催产素的浓度影响乳汁的合成和分泌。Lussier 等随机研究,比较了极低体重儿母亲通过手挤乳房($n=12$)与医用级电动吸乳器(*n*=14)在产后前 7 天的泌乳量情况,结果显示纯手挤组产后一周的泌乳总量显著低于电动吸乳器(456ml *vs.*1 317ml)。虽然手挤组母亲在 7 天后转用电动吸乳器,但在产后 8 到 28 天的中位泌乳量仍然较低。因此,对于早产儿母亲来说,由于母婴分离需要长期用吸乳器来替代健康足月婴儿的哺乳模式,此时不建议单纯靠手挤方法来进行乳汁收集。

(二) 吸乳器的类型

目前市场上的吸乳器品牌林立、种类繁多,总体来说可分为:手动吸乳器、电池驱动吸乳器、小型单边电动、双边电动和医用级吸乳器,按动力来源分为手动吸乳器和电动吸乳器(图 4-8-1)。

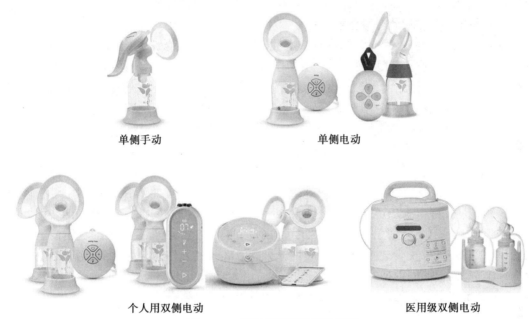

单侧手动　　　　　　　　　　　单侧电动

个人用双侧电动　　　　　　　　　医用级双侧电动

图 4-8-1　不同类型吸乳器示意图

手动吸乳器根据负压产生原理可大致分为橡皮球式、抽气筒式和按压手柄式。早期的橡皮球式吸乳器存在吸力不易掌控、乳汁容易污染等问题,因此不再推荐使用,现在只在网络上偶有销售。

抽气筒式吸乳器,是通过抽气筒或活塞结构生成负压,不同品牌的抽气筒式种类较多,差异也较大。抽气筒式吸乳器的缺点是通常需要双手操作,吸乳的方便性差;有的抽气筒式吸乳器直接使用抽气筒外筒储存乳汁,不仅密封圈浸在乳汁中易滋生细菌;而且吸乳量达到一定量可能会影响抽气筒冲程,从而影响吸乳效果。因此抽气筒式吸乳器的吸乳效率在不同品牌之间有显著差异。有的抽气筒式吸乳器,还可配合医院级电动吸乳器作为配件使用,适合长期使用。总体来说抽气筒式吸乳器使用越来越少。

按压手柄式吸乳器是目前应用较多的手动吸乳器,通过对手柄的反复按压和释放来产生负压。这类吸乳器是适合于主要为直接哺乳,但偶然需要吸乳或在没有电源的环境中吸乳时使用。这类吸乳器价格便宜、轻巧便携、方便单手操作。但对于手臂部损伤的人,例如关节炎或腕管综合征等,使用会有困难。另外频繁或长期使用时,对手、腕关节造成较大负担,也不适用于早产儿母亲等需要长期吸乳的人群。

电动吸乳器的分类形式较多：如按供电来源可简单分为电池或电源供电的吸乳器；根据是否能自动形成"吸 - 放 - 停"负压循环分为自动吸乳器和半自动吸乳器；根据能否双边同时吸乳分为单侧吸乳或双侧吸乳；还可以根据用途来区分个人用和医用级电动吸乳器两类。

从使用适应证角度，可以简单地划分为小型单侧电动（电源或电池驱动，自动或半自动）、大型个人双侧电动吸乳器（电动自动吸乳器）和医用级多人用吸乳器（电动自动吸乳器）三类。

电池驱动吸乳器通常小巧便宜，但电池寿命短，电量不足时吸乳频率会减慢，吸乳效率降低，而且容易增加乳头疼痛损伤的风险；另外噪声较大，不是需要长期频繁吸乳妈妈的理想选择。早产儿妈妈需要长期频繁吸乳，医用级吸乳器是最佳选择。

（三）影响吸乳器吸乳效率的影响因素

近年来学术界涌现出一些更先进客观的技术进行泌乳相关研究，例如通过超声影像观察婴儿吸吮和乳房喷乳反射，使用计算机断层成像技术测量乳房胀满程度和排空程度，采用连续称量技术测量喷乳反射与乳汁流出速度等，通过这些前沿技术的使用，可用喷乳反射引发时间、乳房排空度、单位时间吸乳量等客观参数来评估吸乳效果。综合相关研究认为，影响吸乳量的因素包括：吸乳负压、吸乳频率、吸乳护罩的类型尺寸、双侧或单侧吸乳、每日/每周吸乳次数、产后吸乳时间、吸乳的舒适性等。

1. **吸乳负压** 吸乳器的负压不是越大越好，负压过大可能增加乳头疼痛和损伤的风险，同时也可能抑制喷乳反射的发生。吸乳器的负压应当接近于婴儿的口腔负压水平，研究发现多数足月儿的口腔负压水平范围在 $-56 \sim -163$ mmHg，最大负压为 -220 mmHg，因此吸乳器的负压水平通常设置在 $-50 \sim -250$ mmHg。同时研究也显示，吸乳器的负压设定会影响完成 50%、80% 总吸奶量所需的时间，还会影响吸乳时的乳房排空度，因此为了确保吸乳效率和维持泌乳，使用时应当指导产妇调节至"最大舒适负压（maximum comfort vacuum，MCV）"，即在使用电动吸乳器吸乳时，逐渐增加负压至感觉略有不适再回调一格，这是使用者的最大舒适负压。

2. **吸乳频率** 市场上的自动吸乳器的吸乳频率通常在 20~60 循环/min，有研究认为，吸乳时负压持续时间超过 2 秒（吸乳频率<30 循环/min），容易造成乳头损伤。在吸乳频率固定的吸乳器中，设定负压较低时，"停顿"阶段时间较长，相反负压设定高时，"停顿"时间短，这样可导致吸乳效果有所差异。因此应当考虑将吸乳器设定为"负压与频率一键调节功能"，即负压低时吸乳频率快，负压高时频率慢，以保证吸乳的效率和舒适性。

使用吸乳器时，吸乳器的负压只是一个必要但不充分条件，决定吸乳效果的关键是刺激引发喷乳反射，喷乳反射（milk ejection reflex，MER）是一种条件反射，婴儿或吸乳器对乳头的刺激，导致垂体后叶释放催产素，催产素与乳腺肌上皮细胞对应受体结合，引发腺泡收缩，将乳汁挤压到乳导管中，再从乳头开口处流出。吸乳器在喷乳反射发生前能够吸出的乳汁很少，所以越快引发喷乳反射，吸乳效率就越高。有研究提出，宝宝能够最快刺激妈妈产生喷乳反射，引发时间约为 60 秒。而模仿宝宝吸吮而开发的"双韵律吸乳模式"，刺激阶段（>100 循环/min）引发喷乳反射的时间也约为 60 秒，可以更快刺激喷乳反射，在更短时间吸出更多的乳汁。

3. **双侧吸乳与单侧吸乳** 所有的中大型电动吸乳器都能够双侧同时吸乳。可以缩短一半的吸乳时间并可提高血清催乳素水平，与双侧同时哺乳（如双胎等）结果类似。

随着吸乳器研究技术的应用,通过应用 Showmilk 连续吸乳测定量研究技术分析发现,双侧同时吸乳在不同时间点的吸乳量始终高于单侧交替吸乳,而且双侧吸乳可以刺激更多次喷乳反射,从而在更短时间吸出更多乳汁。而且乳房排空度更高、乳汁脂肪和热量更高,能更好地满足早产儿和病患儿的喂养能量需求。

研究发现,单侧吸乳时第一侧吸乳效率高,可在 10 分钟完成 90%,而第二侧吸出 90% 所需时间显著延长,作者认为这可能是由于吸乳 15 分钟后乳房对血液中的催产素反应性降低有关。因此,使用双侧吸乳不仅节约吸乳时间,提高吸乳量,而且能够保证两侧乳房都得到有效排空,降低两侧泌乳量不均的风险。

对于母婴分离的早产儿母亲,为了帮助她们建立和维持泌乳,建议妈妈使用双侧吸乳器吸乳。

4. 吸乳模式

(1)双韵律吸乳模式:将非营养性吸吮和营养性吸吮运用于吸乳器,就开发出了双韵律(2-phase)吸乳模式,即乳汁流出前采用"刺激泌乳"模式,>100 循环/min 的频率快速吸乳,以更快引发喷乳反射,然后进入"吸乳"模式,以 60 循环/min 左右的频率吸乳,在更短时间吸出更多乳量。目前很多吸乳器厂商都尝试不同吸乳频率以期更快刺激喷乳反射,但较少能超过 100 循环/min 的刺激模式。

(2)泌乳启动程序(initiation technology):美国拉什大学医学中心 Paula Meier 研究团队提出,产后最初 2~3 天的泌乳启动期间,婴儿吸吮方式还不规律(间歇性快速吸吮,吸吮间隔存在长停顿),新生儿只能从乳房上获取少量乳汁。研究者认为这种独特的吸吮模式可能是奠定充足泌乳量的关键性"第一步"(图 4-8-2),因此研发出一种新的吸乳模式——"泌乳启动程序",专门用于产后最初数天母婴分离或吸吮有效性差的婴儿母亲开奶使用。随机对照研究显示,在产后最初 3~4 天,两组使用不同吸乳程序,吸乳量并没有显著差异,但在产后3~4 天后两组开始大量泌乳后,在使用相同的吸乳程序时,两组的泌乳量出现显著差异,证实产后最初 3~4 天"泌乳启动程序"能对乳腺泌乳启动有程序化的影响,从而提高产后 2 周的每日泌乳量和吸乳总量(图 4-8-3),对于早产儿等母婴分离的母亲来说,该程序能帮助其建立和维持泌乳。

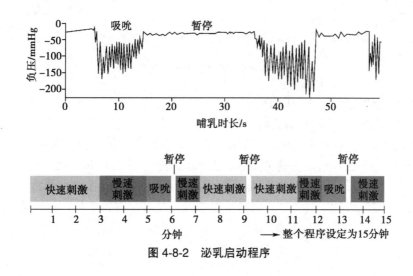

图 4-8-2　泌乳启动程序

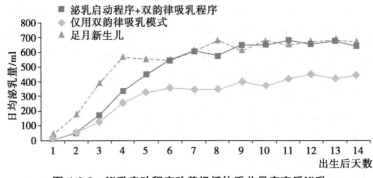

图 4-8-3　泌乳启动程序改善极低体重儿母亲产后泌乳

5. **吸乳护罩尺寸**　早产儿母亲在婴儿住院期间要完全依赖吸乳器进行泌乳,选择合适大小的吸乳护罩非常重要。如果吸乳护罩偏小,可能由于乳头不能自由伸缩或护罩周围压迫乳导管使乳汁无法有效流出,从而影响吸乳效率或造成乳头疼痛水泡、损伤、出血等情况。反之吸乳护罩太大时,吸乳负压被用于拉动乳头乳晕反复伸缩,也难以有效吸出乳汁。

选择吸乳护罩时,可在吸乳前测量乳头基部的直径,根据测量结果选择对应尺寸的吸乳护罩并通过吸乳测试尺寸是否合适(图 4-8-4)

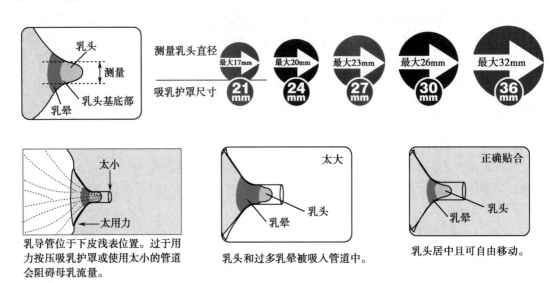

图 4-8-4　吸乳护罩尺寸选择

(四)吸乳器使用技巧和相关研究

关于有效保障早产母亲的泌乳启动和维持,表格汇总了相关文献的研究结果(表 4-8-2),研究涉及吸乳时间、吸乳频率、挤奶方法比较(手挤、吸乳器吸乳、按摩、多种方法配合等)、袋鼠式护理、音乐等方法。从这些研究中,我们可以了解到,为早产母亲提供母乳喂养和泌乳方法等的宣教、尽快开始挤奶或吸乳、保证足够的吸乳频率、提供私密友善的吸乳环境、鼓励母婴皮肤接触和袋鼠式护理、为早产母亲提供心理支持等都有助于早产母亲的泌乳启动、建立和维持。

表 4-8-2　优化早产母亲泌乳的相关研究汇总

措施	结果
手挤	产后 6 天手挤乳量 $[(323 \pm 199) ml, n=19]$ 低于电动吸乳器 $[(578 \pm 228) ml, n=22]$ 或脚踏式吸乳器 $[(463 \pm 302) ml, n=24]$。
	极低体重儿(VLBW)母亲纯手挤($n=12$)与医院级电动吸乳器($n=14$)产后前 7 天的泌乳总量情况显著更低(456ml 与 1 317ml)。7 天后大多数手挤组转用电动吸乳器,28 天泌乳总量仍较低。
	其他研究中,手挤与吸乳器的吸乳量没有显著差异。
早吸乳	VLBW 母亲产后 1 小时与 1~6 小时开始吸乳,产后 7 天泌乳总量 1 374.7ml 与 608.1ml,泌乳启动更早(80.4 小时与 136.8 小时)。
	VLBW 母亲 6 小时内与 6 小时后吸乳,分离产后 1 小时吸乳的亚组后,1~6 小时吸乳组与 6 小时后吸乳组无显著差异。
频繁吸乳	频繁吸乳(24 小时内 8 次以上)能够使乳房有效排空,从而保障关键窗口期(14 天)结束时乳量充足。研究发现,早产儿(GA<31 周,出生体重<1 500g)母亲如果没有频繁吸乳其母乳不足的风险是纯母乳喂养足月儿母亲(GA>37 周,>2 500g)的 2.8 倍。
双侧吸乳	双侧与单侧吸乳比较增加 18% 吸乳量 $[(82 \pm 51) ml$ 与 $(70 \pm 53) ml]$,双侧吸乳引发更多喷乳反射 $[(4.4 \pm 1.7)$ 次与 (3.4 ± 1.4) 次]。
吸乳程序	使用两种吸乳程序对 VLBW 母亲产后 14 天吸乳量的影响,新型吸乳模式在产后 6 天达到健康足月哺乳母亲的奶量。
吸乳 + 按摩	吸乳配合手挤增加乳汁热卡 892.7cal/L 和脂肪含量 62.5g/L
	产后前 3 天每日>5 次双侧吸乳 +5 次手挤,与 4 次吸乳 +<2 次手挤比较,提高 8 周内的泌乳量 48% $[(583 \pm 383) ml$ 与 $(863 \pm 506) ml]$。
	单侧吸乳 51.32g;单侧吸乳 + 按摩 78.21g;双侧吸乳 87.69g;双侧 + 按摩 125.08g。
床旁吸乳	母亲可以看到触摸或者抱着婴儿时,有助于催产素的释放。
吸乳时音乐	吸乳时播放轻音乐可增加奶量 34.70ml/ 次($n = 71$)。

(五) 吸乳器的选择

不同的条件下所需要的吸乳器功能并不相同,可根据不同的泌乳阶段(泌乳启动期、建立期和维持期)和对吸乳器的依赖程度等进行选择。Paula Meier 将不同的吸乳情况分为"偶尔吸乳""部分替代""完全依赖"三类情况(表 4-8-3),对于大多数时间可以直接哺乳的母亲来说,只是偶尔需要吸乳器,因此婴儿是保障泌乳和乳房刺激的来源,对吸乳器的依赖性较低;而对于无法高效持续吸吮或长期母婴分离等情况,母亲们需要用吸乳器启动、建立和维持泌乳,这时就需要更为高效可靠的吸乳器。

研究证明医用级吸乳器使母婴分离的早产儿母亲及时泌乳启动并足量泌乳。2020 年中国冯琪等研究发现,产后 6 小时内首次使用医用级吸乳器吸乳,频繁吸乳(24 小时 6 次及以上),60% 的早产儿母亲能在产后 72 小时内及时泌乳启动,90% 以上的母亲都能在 14 天时达到泌乳建立的标准(连续 3 天日吸乳量>500ml),并且乳量完全满足婴儿每日所需乳量。因此推荐在早产儿住院期间或者母亲达到泌乳建立标准之前,使用医用级吸乳器进行产后早吸乳、频繁吸乳,来实现成功的泌乳。

表 4-8-3　不同哺乳阶段对吸乳器依赖程度不同的母婴吸乳器选择方案

哺乳阶段	吸乳器依赖程度		
	偶尔吸乳	部分替代	完全依赖
泌乳启动期	健康足月儿直接哺乳，每日 8~12 次； 不用安抚奶嘴或奶嘴； 吸乳器类型：不需	晚期早产儿 / 早期足月儿 / 健康足月儿，不能稳定含接和有效吸吮（如嗜睡婴儿；无法有效含接）； 多胎至少其一无法有效含接吸吮； 吸乳器类型：医用级电动吸乳器	无法直接哺乳的 NICU 早产儿 / 患儿；母亲疾病需分离或目标是吸乳瓶喂的母亲； 吸乳器类型：医用级电动吸乳器
泌乳建立期	健康足月儿直接哺乳有效吸吮，每日 8~12 次； 因乳胀或为了舒适而吸乳 吸乳器类型：手动或小型电动或个人用电动吸乳器	晚期早产儿 / 早期足月儿 / 健康足月儿但不能保证每日 8~12 次（包括多胎）有效哺乳 部分时间有效哺乳的足月 NICU 婴儿； 吸乳器类型：医用级电动吸乳器	无法直接哺乳的 NICU 早产儿 / 病患儿； 母亲患疾病需分离； 目标是吸乳瓶喂的母亲； 吸乳器类型：医用级吸乳器
泌乳维持期	健康婴儿直接哺乳有效吸吮，但一天中不超过一半时间处于母婴分离； 吸乳器类型：短暂分离：手动 / 小型电动吸乳器；长期分离：个人用电动吸乳器	晚期早产儿 / 早期足月儿 / 健康足月儿，但不能有效哺乳，乳汁摄入量不足、体重增长不佳或吸吮有效性差； 吸乳器类型：使用医用级吸乳器直到婴儿可直接哺乳 >80% 日摄入量；之后可用个人用吸乳器	无法直接哺乳的早产儿 / 患儿； 健康婴儿超过一半时间分离母婴； 目标是吸乳瓶喂的母亲； 吸乳器类型：医用级吸乳器； 返回工作岗位时为便携且吸乳次数 <50% 可用个人用电动吸乳器

引自：*Which Breast Pump for Which Mother：An Evidenced-Based Approach to Individualizing Breast Pump Technology*。

（六）吸乳器的清洁卫生

医用级吸乳器每次使用前，应使用杀菌液 / 湿巾擦拭吸乳器表面。每个使用者应使用独立的预消毒吸乳配件，可以是一次性或有限次使用的配件，也可是可清洗的反复使用配件，每次使用后应当彻底拆开配件并按吸乳器使用说明书仔细清洗。

早产儿出院回家后，逐渐实现母婴有效哺乳后，母亲可使用个人用电动吸乳器来辅助母乳喂养。购买吸乳器后，在首次吸乳前及每次吸乳后应按照吸乳器说明书进行清洁。一般来说对接触乳房和乳汁的吸乳器部件，在每次使用后应及时清洗，用热肥皂水清洗、彻底漂洗干净、避免配件磨损、洗净后空干即可。每日应对吸乳配件进行一次消毒处理，吸乳配件的消毒灭菌可以通过水煮、灭菌锅、微波炉消毒袋或高温消毒程序的洗碗机中。避免使用反复使用的毛巾擦干，避免使用刺激性化学试剂或大力摩擦配件，因为磨损处容易导致细菌 / 真菌滋生。

如果电动吸乳器的导管有水汽，可将导管拆下甩一下，将水珠甩出，或吸乳完成后拆下吸乳护罩等配件及时清洗的同时，让导管继续连着马达空吸一段时间，以控干导管的水汽。也可以在拆下的导管中注入酒精去除水汽并降低污染风险。导管可水煮消毒，但可能导致导管色泽变浑浊，储奶瓶应当倒置空干或用洁净纸巾擦干。

所有的个人用吸乳器都不应多人使用，使用二手个人用吸乳器可能存在一些问题。首先，多人使用过程可能无法有效保障清洁灭菌，潜在携带感染性疾病的可能，从而增加母婴健康风险；其次，因吸乳器的使用寿命有限，购买或使用他人的二手吸乳器可能难以满足高效吸乳所需的负压和频率要求,增加母亲的泌乳不足的风险;最后,使用二手吸乳器可能违反生产商的质保条例,出现问题时难以获得及时有效的质保服务。

二、母乳哺喂设备

(一)乳头护罩

1. **概述**　乳头护罩也叫乳头贴或乳盾,通常用于乳头扁平凹陷,帮助婴儿含接,或在乳头疼痛损伤时保护乳头,帮助母亲坚持直接哺乳。

从最早文献记载的乳头护罩至今,其材质历经了包括木头、橡胶、锡、骨质、银、玻璃、乳胶、硅胶等改变,而专业人士针对乳头护罩使用利弊的观点也经历了反复改变。早期乳头护罩使用的临床结果非常差,不仅由于使用不当或缺乏指导,也源于乳头护罩本身的设计和材质问题,使哺乳时婴儿的吸吮刺激无法传递并促进催乳素、催产素分泌释放,因此影响了乳汁的有效排出和后续泌乳,干扰母乳喂养。

现代的乳头护罩主要由硅胶制成,西澳大学等关于超薄硅胶护罩的多篇研究显示乳头护罩对婴儿的乳汁摄入量和血清催乳素、催产素水平没有负面影响。正确使用超薄硅胶乳头护罩,能帮助哺乳妈妈解决含接问题和乳头疼痛、乳头异常等问题,避免过早放弃母乳喂养。在 Eglash 等人对 490 名专业人士进行的调查中,绝大多数医护人员会推荐小于 35 周的婴儿直接哺乳时使用乳头护罩促进和维持含接。该推荐基于早产儿较弱的口腔负压,成功的哺乳有赖于吸吮时的口腔负压和协调性的成熟度,在吸吮 - 吞咽 - 呼吸过程中的暂停阶段,足月儿需要维持大约 50mmHg 的基线负压,以避免乳头"滑脱",这对于刺激乳房、吸出乳汁和保证乳汁摄入量都非常关键的,也是与婴儿成熟度相关的表现。对于早产儿来说,难以长时间维持拉长乳头并维持其"奶嘴"形状所需的口腔基线负压,因此无法维持有效的含接和吸吮。此时可以使用超薄乳头护罩,能够补偿早产儿相对较弱的口腔负压,避免婴儿在吸吮停顿时从乳头上"滑落","节约"含接所需的负压,使早产儿在较低口腔负压条件下更好的吸出乳汁。Meier PP 开展的一项关于 NICU 早产儿的研究证实,乳头护罩的使用让早产儿在哺乳时的乳汁摄入量显著提高(18.4ml 与 3.9ml,P=0.000 1),且乳头护罩的使用期与婴儿达到矫正年龄足月的时间一致。因此,乳头护罩可作为早产儿及早期足月儿短期使用的哺乳辅助设备,提高婴儿在哺乳过程中的吸吮效率以获得预期的摄入量,直到婴儿吸吮能力随着年龄和经验增加而改善。

2. **乳头护罩的选择和使用指导**　①医护人员应当评估和指导母乳喂养,不应将乳头护罩作为一线解决方案;②使用时确保母亲了解乳头护罩的利弊以及正确操作方法;③佩戴时先将乳头护罩部分翻转,乳头置于管道中央,撑开护罩两翼,让乳头深入到管道内;④可用温水、乳汁湿润护罩边缘,以改善贴合效果;⑤在乳头护罩外侧滴几滴乳汁,有助于鼓励婴儿含接;⑥确保婴儿张大嘴巴,含住乳头护罩的基部,而非只含住乳头护罩的奶嘴部分;⑦哺乳后检查乳房排空情况,是否存在乳汁淤积等问题;⑧乳头护罩用完后应当用热肥皂水清洗并漂洗干净;⑨有些妈妈可能需要不止一个护罩;⑩每 3 天测量婴儿体重,直到母亲泌乳量稳定或婴儿体重增长理想;⑪当婴儿具备成熟的吸吮能力后,应鼓励其直接在乳房上吸吮,以免形成对乳头护罩的依赖。

乳头护罩的使用方法见图 4-8-5。

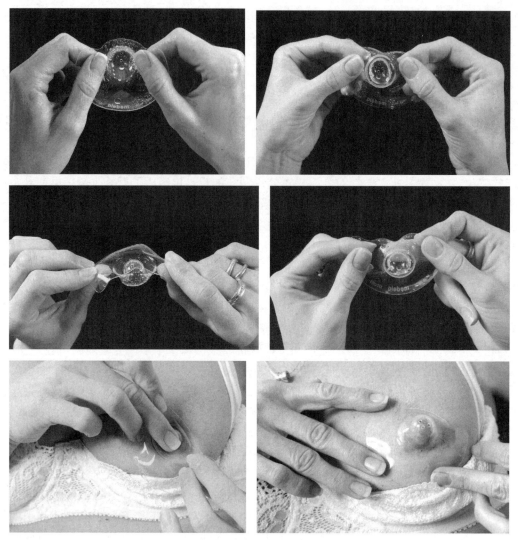

图 4-8-5　乳头护罩使用方法

(二) 奶瓶喂养

目前的临床实践中,当早产儿进入经口喂养阶段后,如果母婴分离无法直接哺乳,早产儿通常会需要使用奶瓶喂养。直接哺乳与奶瓶喂养存在生理学差异,例如,哺乳时婴儿必须引发喷乳反射,乳汁才能流出,而传统奶嘴在重力作用下或舌挤压时乳汁持续流出,流速与奶嘴孔径大小有关,因此使用高流速 / 不限速奶嘴时,婴儿需要更频繁的吸吮和吞咽,易导致吞咽、呼吸节奏混乱,氧合水平和心率受到影响,易出现更多低氧合、吸入或呛奶等的情况。

因此对于早产儿的瓶喂,需要能够控制流量的奶瓶,特需喂奶器(图 4-8-6)就是这样一种特殊的奶瓶,其奶嘴长、底宽,配合防返流装置使得奶嘴始终充满奶液,特殊设计的横向出口允许喂食者在保持奶嘴在婴儿口腔内的同时通过转动奶嘴来改变流量。该奶瓶不仅可用于口腔负压较弱的早产儿喂养,还可用于帮助诸如唇腭裂和低张力患儿的喂养。除了依靠口腔负压吸吮以外,特需喂奶器奶嘴前端的裂缝阀还能让婴儿舌挤压获得乳汁。而且如果需要,家长或医护人员也可以通过转动奶嘴调节奶瓶的流量,使早产儿在呼吸 - 吸吮 - 吞咽协调的前提下获得足够的乳汁。

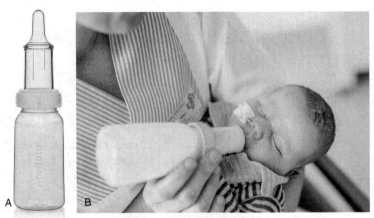

图 4-8-6 特需喂奶器及使用
A. 形状示意；B. 使用示意。

（三）手指喂养

手指喂奶法，是无法直接哺乳时的替代方法之一。手指喂养装置有两种，一种是使用喂管，一端连接乳汁，一端置于操作者手指上；另一种为硅胶软管可连接装奶的注射器（见图 4-8-7）。使用时，操作者将手指连同手指喂奶器深入婴儿口腔，早产儿在吸吮手指时获得乳汁。手指喂奶法有助于避免乳头混淆，有可能改善婴儿吸吮，但可能无法改善婴儿下颌打开或运动幅度，无法达到直接哺乳类似的下颌张合程度，目前 NICU 使用手指喂奶器的研究非常有限。

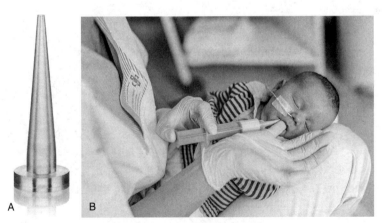

图 4-8-7 手指喂奶器及使用
A. 形状示意；B. 使用示意。

（四）喂杯喂养

喂杯喂养通常被视为 NICU 经口喂养时直接哺乳的替代方法。但喂杯喂养时，让婴儿舔舐母乳、吞咽和呼吸，而不是"吸吮 - 吞咽 - 呼吸"协调进行，并不完全符合直接哺乳的特点，同时医护人员在喂杯使用方面还需要进一步规范化培训。虽然喂杯喂养可以防止婴儿出现乳头混淆的情况,且研究也显示喂杯能增加 NICU 出院时纯母乳喂养率,但使用时容易溅奶、乳汁摄入量相对较少,对 3 个月、6 个月的纯母乳喂养率也没有影响,与奶瓶喂养相比,甚至延迟了出院时间,同时使用喂杯喂养组的顺应性较低。因此,Cochrane 综述目前并不能明确对早产儿来说喂杯喂养比奶瓶喂养更有优势。还需要大规模随机对照研究,以更好地了解早产儿喂杯喂养的作用。

(五) 乳旁加奶

乳旁加奶装置(如:SNS 辅助哺乳系统)是另一个替代喂养方法。乳旁加奶装置通常由挂在妈妈颈部的储奶瓶和导管组成,导管一端连接储奶瓶一端贴在乳头旁边,便于在直接哺乳时补充乳汁,如同正常哺乳一样,保证婴儿正确的衔接是成功的关键(如图 4-8-8)。市场上有可反复使用的产品也有一次性产品,还可使用医院现有材料自行制作。乳旁加奶装置能鼓励婴儿直接哺乳,并帮助刺激乳汁分泌,也能帮助吸吮力弱的、早产儿、体重增长不理想的患儿通过直接哺乳的方式补充额外的乳汁,也可帮助母乳不足、重新启动泌乳甚至收养婴儿母亲增加和维持泌乳。

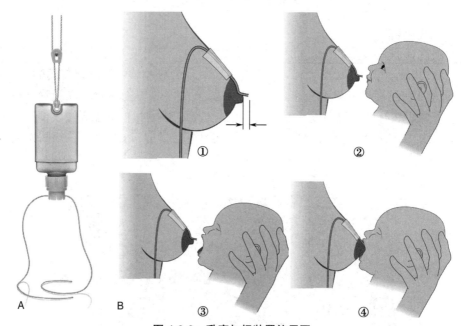

图 4-8-8 乳旁加奶装置使用图
A. 形状示意;B. 使用示意。其中:①贴好细管,管口距乳头约 2mm;
②婴儿贴近乳房;③当婴儿张大嘴时,衔接;④正确衔接是成功的关键。

三、乳汁储存、转运及加热解冻设备

(一) 储奶袋

储奶袋因其节约存储空间、方便易携带的特点,被广泛使用。市面上常见储奶袋的材质是聚乙烯,包括低密度聚乙烯(LDPE)和线性低密度聚乙烯(LLDPE),有些储奶袋还会添加聚酯(PET)使其阻隔性更好,这些材料都是安全的。选择储奶袋时,如果要长期保存母乳,可考虑选择双层膜设计的聚乙烯储奶袋,或者使用玻璃、聚丙烯塑料瓶。一般建议使用单层的聚乙烯储奶袋的保存时间不超过 72 小时,因为单层储奶袋较为柔软单薄,乳汁倒入倒出冰冻后易划破,乳汁易渗漏,操作不当则易于污染。而双层的储奶袋能够较好地隔绝水分和氧气的渗透,能够较好地保护冰冻母乳的抗氧化性物质,对于需要大量冰冻的条件下,这种储奶袋更为经济方便。

为了避免母乳的浪费及母乳转移操作造成的污染,可以根据婴儿每次的食用量选择储奶袋的规格。用储奶袋存储时应标记好婴儿的姓名、吸乳日期、吸乳时间和奶量,并确保标签信息正确完整,粘贴牢固。目前大多数储奶袋的标记区通常设在封口线之外,以避免长期储存过程中油墨渗入到储存袋内导致母乳污染的风险。

(二) 储奶瓶

相较于储奶袋,使用储奶瓶可以减少从收集、储存到加热哺喂过程中的乳汁转移的次数,避免乳汁转移过程中可能增加的污染。常见的储奶瓶材质有玻璃和 PP 材质。玻璃储奶瓶易清洗,但易黏附母乳中的细胞,且在转运过程中易摔碎。PP 储奶瓶可以预消毒、灭菌、价格适中、不易破损,因此,对于早产儿母亲选用 PP 材质的预消毒、灭菌型的储奶瓶既安全又经济。

(三) 母乳转运设备

冰包是母乳转运过程中常用的设备,应选择避光、绝缘保温性能好的冰包、车载冰箱、保温桶等。美国母乳喂养医学会(Academy of Breastfeeding Medicine,ABM)指南中明确说明,母乳在内置预冻冰排的绝缘保温袋中,可以存放 24 小时。为了母乳的安全稳定,建议使用专用冷媒如蓝冰冷冻剂,不建议使用自制冰块。

(四) 无水温奶器

研究表明,使用接近刚吸出母乳的温度的乳汁来对早产儿喂养,其发生胃残留、呼吸暂停及需要抗反流治疗的概率更低。NICU 中解冻母乳的常用办法包括:置于冷藏室中,置于室温下或放在温水中加热。不建议使用微波加热或置于热水或沸水中加热,因为这样会破坏母乳中的抗感染成分,且加热后的母乳温度不均匀、不稳定。水浴加热存在母乳污染的风险,因为水可能会从瓶盖混入母乳中,易被很多致病微生物污染如大肠埃希菌、假单胞菌等。

因此,可在 NCIU 使用无水温奶器来安全高效地进行母乳解冻和加热。无水温奶器主要采用循环热空气加热,加热均匀,防止局部过热,又避免了水源细菌的污染;升温程序缓慢温和,能够将母乳加热到理想的喂养温度(30~38℃)并持续保温,能兼顾母乳的安全性和有效性需求,最大限度地避免母乳中营养成分及维生素的损失。与储奶瓶/注射器接触的内置垫为即用型配件,可进一步降低不同母亲之间母乳的交叉污染。在多人使用的环境中,应在即用型内置垫上标记婴儿的姓名及病床号,防止母乳错喂。无水温奶器方便、实用,能根据乳汁保存条件(室温、冷藏、冷冻)和容量大小(奶瓶、注射器)情况设置加热,保证母乳的活性和安全,加热至预设温度后保温 30分钟,方便护理人员随时取用,如图 4-8-9。

对早产儿进行肠内营养时,如何保证母乳处于接近

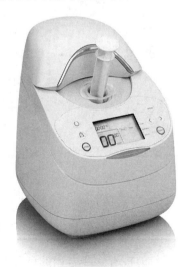

图 4-8-9 无水温奶器

新鲜母乳的最适温度是一个挑战。目前有一款肠内营养无水温奶器 Guardian Warmer，它通过将鼻饲管的中间段放置在无水加热器中，通过温度传感器自动对管道中的母乳进行加热，使母乳温度保持在 32.2~37.8℃之间，如图 4-8-10。

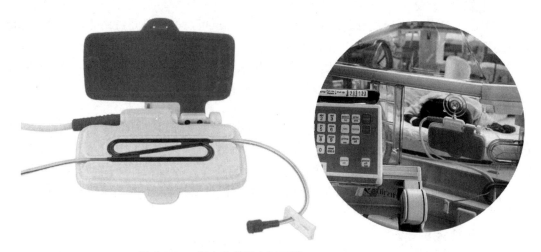

图 4-8-10　肠内营养无水温奶器 Guardian Warmer

四、乳汁分析设备

母乳对婴幼儿的生长发育有着无可替代的作用，随着早产儿母乳喂养临床实践的展开，越来越多的研究者开始关注母乳的个体化喂养，希望通过靶向强化来改善早产儿喂养后的生长发育结果。母乳中各种营养成分的含量与喂养结果有很强的相关性，因此需要更加简便快捷的母乳成分分析手段。基本分析方法，见表 4-8-4。

表 4-8-4　常见母乳成分分析的基本方法

成分	分析方法
总蛋白质	比色测定：二喹啉甲酸（BCA，Pierce）或 BioRad/Brad-ford（BioRad）
氮元素含量	凯式定氮法（Kjeldahl）
活性蛋白	酶免疫测定（ELA）和放射免疫测定（RIA）
脂肪	索氏提取法、碱性乙醚抽取法、气相色谱法
总糖	苯酚 - 硫酸法
乳糖	比色法
母乳寡聚糖	高效液相色谱 - 串联质谱法
热量	计算 100ml 母乳中脂肪、碳水化合物和蛋白质来计算母乳中热量
矿物质	原子吸收光谱法

目前也有一些专用的母乳分析设备，如 MIRIS 母乳分析仪和 Creamatocrit Plus 母乳分析仪等。

(一) MIRIS HMA 母乳分析仪

本设备研发产自瑞典,采用红外光谱法原理,通过物质特有的物理性质检测母乳各营养成分含量。当一定波长的红外光照射样品时,分子中基团振动频率与之相同时会发生共振,产生红外吸收峰,因而可通过各种营养分子产生的红外吸收峰大小测定分子的含量。设备小巧便携,准确性较高,测定中无需其他辅助试剂,只需1~3ml母乳即可在1分钟内检测包括母乳蛋白质、脂肪、乳糖、能量和干物质五项指标的结果。在使用该方法检测时,需要制定矫正曲线以确保检测数据的准确性。MIRIS HMA 母乳分析仪示意图见图4-8-11。

(二) Creamatocrit 母乳分析仪

该分析仪使用一种简单、快速、准确评估母乳中脂肪含量和热卡含量的技术。该技术从1978年起,被广泛用于母乳喂养的研究和临床实践中。该方法基于血细胞比容测定方法演变而来,将母乳置于毛细玻璃管中快速离心,测定母乳的"脂肪"层所占的容积比,计算出母乳中脂肪的含量和全乳的热卡含量。Creamatocrit分析仪(图4-8-12)小巧便捷,操作简单快捷,内嵌的脂肪和卡路里自动计算系统便于NICU早产儿、低体重儿和极低体重儿的临床每日能量摄入管理。虽然Creamatocrit只能测定脂肪和热量,但由于价格相对便宜,适合临床广泛应用,多见于各国母乳库以及NICU的早产儿、低体重儿等的母乳喂养管理中。

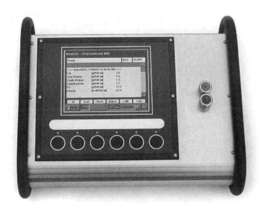
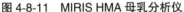
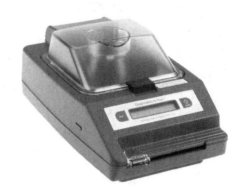

图 4-8-11　MIRIS HMA 母乳分析仪　　　　图 4-8-12　Creamatocrit 母乳分析仪

有研究者提出,对生长不佳的早产儿使用母乳工程学(lacto-engineering)分离更多乳脂以改善早产儿的能量摄入,但需要指出的是,这种方法的使用需要母亲有充足的泌乳,同时也不能完全替代母乳强化剂的使用。

此外,目前国内母乳测量设备中,还有部分是利用超声技术进行母乳成分分析的方法,通过测量母乳声速、声衰减、声阻抗和绝热压缩系数,对乳汁的主要成分建立数学模型,测定母乳中蛋白质、脂肪、乳糖以及矿物质和水的含量。该技术来源于牧业的牛奶成分分析,目前虽然国内有较多品牌在积极推广,但国内外临床相关研究非常有限,没有证据能证明该技术优于其他研究方法。

随着早产儿母乳喂养的关注度不断提高,包括母乳的个体化强化观念的深入人心,母乳成分分析的需求在增加,但目前各种检测方法的敏感度、准确性以及临床实际应用,还需要进一步研究分析。同时需要强调的是,母乳喂养过程包含哺喂频率(4~13次)、日均摄入量(478~1 356ml/d)、每次哺乳时间(12~67分钟)等的正常范围很大,个体化差异非常显著。只要做好按需哺乳，一般婴儿的生长发育都能够符合世界卫生组织的生长曲线要求。因此，母乳分析方法仅适用于早产儿个体化强化以及婴儿生长发育不佳时的病因分析，不应常规用于正常健康母婴的母乳喂养和儿童保健检查中。

【关键知识点】

1. 亲母母乳不仅是早产儿最好的食物，也是挽救生命的药物，因此医护人员有义务来支持早产儿母亲的泌乳。具体措施包括：产后 6 小时内使用医用级吸乳器进行首次吸乳，在泌乳启动（连续 3 次双侧吸乳量 ≥20ml）前使用医用级吸乳器的泌乳启动程序，24 小时内双侧吸乳至少 8 次。

2. 指导早产儿母亲选择合适的吸乳护罩和最大舒适负压，在泌乳启动后继续使用医用级吸乳器并转换到泌乳维持程序（双韵律吸乳模式），并在产后 14 天达到泌乳建立标准（连续 3 天日吸乳量 ≥500ml），以完全满足婴儿的乳量需求。

3. 当早产儿开始经口喂养后，可能会遇到各种问题，如：不能很好地衔接乳头、不能完全通过乳房获得所需乳汁因而需要瓶喂或者其他方式来加奶等等，因此，正确使用亲密接触乳头护罩、喂杯、特需喂奶器等母乳哺喂设备有助于早产儿经口喂养能力的逐渐提升。

4. 在收集、储存、转运、加热母乳等程序中，选择安全、方便的乳汁存储容器，为避免污染，最好选用无水加热设备。

5. 在早产儿生长发育不佳的情况下，可以使用母乳分析仪来分析母乳的营养及活性成分，对母乳进行针对性的强化。

6. 早产儿母乳喂养与足月儿直接哺乳的操作方式有显著的差异，医护人员在推动早产儿母乳喂养的过程中，需要了解母乳喂养相关的辅助设备的风险与益处，把握使用适应证和正确使用方法，以便针对不同母婴情况提供科学、有针对性的指导。

（张美华　窦江丽）

参考文献

1. BECKER GE, SMITH HA, COONEY F. Methods of milk expression for lactating women. Cochrane Database Syst Rev, 2016, 9, CD006170.

2. RU XF, HUANG XF, FENG Q, Successful Full Lactation Achieved by Mothers of Preterm Infants Using Exclusive Pumping. Front Pediatr, 2020, 8: 191.

3. PARKER LA, et al., Timing of milk expression following delivery in mothers delivering preterm very low birth weight infants: a randomized trial. J Perinatol, 2020, 40 (8): 1236-1245.

4. COENTRO VS, et al., Impact of Nipple Shield Use on Milk Transfer and Maternal Nipple Pain. Breastfeed Med, 2021, 16 (3): 222-229.

5. EGLASH A, ZIEMER AL, CHEVALIER A. Health professionals' attitudes and use of nipple shields for breastfeeding women. Breastfeed Med, 2010, 5 (5): 147-51.

6. HILL RR, PARK J, PADOS BF. Bottle-Feeding Challenges in Preterm-Born Infants in the First 7 Months of Life. Glob Pediatr Health, 2020, 7: 2333794X20952688.

7. FLINT A, NEW K, DAVIES MW. Cup feeding versus other forms of supplemental enteral feeding for

newborn infants unable to fully breastfeed. Cochrane Database Syst Rev, 2016, 8: CD005092.

8. PENNY F, JUDGE M, BROWNELL E, et al. What Is the Evidence for Use of a Supplemental Feeding Tube Device as an Alternative Supplemental Feeding Method for Breastfed Infants? Adv Neonatal Care, 2018, 18 (1): 31-37.

9. PHAM Q, PATEL P, BABAN B, et al. Factors Affecting the Composition of Expressed Fresh Human Milk. Breastfeed Med, 2020, 15 (9): 551-558.

10. EOM HY, JANG SI, HWANG JH, et al. Development and validation of a bioanalytical method of analyzing 3′-and 6′-sialyllactose using liquid chromatography-tandem mass spectrometry in minipig plasma and its application in a pharmacokinetic study. J Pharm Biomed Anal, 2021, 195: 113827.

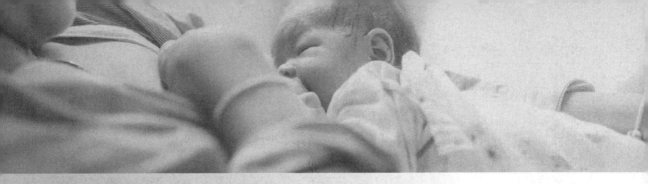

第五章
新生儿重症监护病房母乳喂养支持体系

第一节　国内外新生儿重症监护病房母乳喂养支持模式

【导读】　随着人们对母乳喂养认识的逐渐深入，母乳对早产儿的益处已毋庸置疑，对许多早产儿来说，母乳不仅是食物，还是良药。然而，早产儿生命早期往往在新生儿重症监护病房（neonatal intensive care unit, NICU）度过，考虑其自身健康状况、母婴分离以及 NICU 对母乳喂养的支持模式等诸多因素，早产儿住院期间以及出院后能否继续母乳喂养甚至纯母乳喂养仍然是一个全球性问题。国内外 NICU 对母乳喂养的支持模式既有共同之处又存在差异，本章节分享国内外部分相对成熟的 NICU 母乳喂养支持模式，以期为各地区 NICU 开展母乳喂养提供参考。

一、国外 NICU 母乳喂养支持模式

早产儿母乳喂养率在不同国家及地区间存在很大差异。澳大利亚研究发现，55% 的早产儿出院时得到纯母乳喂养。日本的母乳喂养意识较强，超过 90% 的孕妇表示希望给自己的婴儿母乳喂养，婴儿 3 个月时纯母乳喂养率为 54.7%；但关于早产儿母乳喂养的数据较少，据报道极早产儿出院时纯母乳喂养率为 23%~58%。丹麦 2009 年至 2011 年 NICU 早产儿出院时纯母乳喂养率为 77%，纯母乳亲喂率为 68%。瑞典在传统母乳文化的影响下其母乳喂养率较高，20 世纪末至 21 世纪初，90% 以上的早产儿出院时接受母乳喂养，但随后有下降趋势，纯母乳喂养率从 2004 年的 59% 下降至 2013 年的 45%，以胎龄小于 28 周的超早产儿最为显著。2011 年至 2012 年在欧洲 11 个国家的 19 个地区进行的前瞻性队列研究发现，胎龄小于 32 周的早产儿在 NICU 住院期间接受母乳喂养的比率为 58%，其中丹麦东部最高（80.1%），英国北部

最低(35.7%);19 个地区出院时早产儿平均纯母乳喂养率为 25.7%,纯母乳亲喂率 20.3%,其中荷兰中东部地区纯母乳喂养率最高达 51.5%。美国一项研究显示,极低体重儿在 NICU 内开始母乳喂养的比率为 78%,但其中仅有 34% 于出院时纯母乳喂养。巴西的一项单中心研究发现,体重小于 1 500g 和 / 或胎龄小于 30 周的早产儿,出院时纯母乳喂养率为 16.1%。上述数据的差异亦与不同研究对纯母乳喂养的定义不完全一致相关。为提高 NICU 中早产儿的母乳喂养率,各国家 / 地区采取各种支持模式。

(一) 全球倡导爱婴医院

WHO 与 UNICEF 于 1991 年联合发起了爱婴医院倡议(Baby-Friendly Hospital Initiative, BFHI),通过推行 "促进母乳喂养成功的十项措施",以保护、促进和支持母乳喂养。截至 2014 年,全球已有 156 个国家实施 BFHI,新西兰 96% 的医疗机构属于爱婴医院。2015 年,UNICEF 和 WHO 重新评估和推进 BFHI 计划。根据对十项措施中每一措施的证据仔细检查,2017 年发布了《在提供孕产妇和新生儿服务的医疗机构保护、促进和支持母乳喂养》,并于 2018 年发布了修订版实施指南。修订版指南强调了扩大 BFHI 计划覆盖范围并确保长期可持续性,将计划更充分地整合到医疗保健系统中,以确保所有提供孕产妇和新生儿服务的机构均执行新 "十项措施",详细内容参见第一章第一节。2020 年,一项重点关注需要特殊照护的小婴儿、病患儿及早产儿母乳喂养的指南《保护、促进和支持母乳喂养:针对早产 / 低体重儿、患病新生儿的爱婴医院行动倡议》(*Protecting, promoting and supporting breastfeeding: THE BABY-FRIENDLY HOSPITAL INITIATIVE FOR SMALL, SICK AND PRETERM NEWBORNS*)发布,该指南结合新生儿病房内患儿的特殊情况,对 2018 版指南提出的 "十项措施" 进行详细解读,旨在确保无论哪个国家 / 地区,所有新生儿病房中的每个小婴儿、病患儿、早产儿以及每位高危母亲均可得到科学的护理。

(二) 创建爱婴新生儿科,促进 NICU 内母乳喂养

WHO/UNICEF 的 BFHI 标准主要关注产科病房,尽管亦涉及新生儿科条款,但内容有限。2012 年起,北欧和魁北克(加拿大)工作小组在基于循证依据的情况下将 BFHI 扩展到所有级别的新生儿病房,称之为 "爱婴新生儿科倡议"(The Baby-friendly Hospital Initiative for Neonatal Wards,Neo-BFHI)。2015 年,第二届国际 Neo-BFHI 大会在瑞典召开,参会代表来自 32 个国家,大会正式推出 2015 版的 "Neo-BFHI 十项措施",以满足早产儿和病患儿的特殊需求,并增加了三项指导原则,见表 5-1-1。

表 5-1-1　爱婴新生儿科的三项指导原则和促进新生儿科母乳喂养成功的十项措施

指导原则
1. 医护人员必须根据产妇的个体情况进行个性化指导
2. 医院应以家庭为中心,提供支持性环境
3. 医疗保健系统应确保家庭获得持续性的医疗服务,覆盖从孕期到出院后的整个阶段
新生儿科促进母乳喂养成功的十项措施
1. 有书面的母乳喂养规定,并常规传达到全体医护人员
2. 对全体医护人员进行必要的知识和技术培训,使其能实施有关规定
3. 向所有有早产风险、高危儿的住院孕妇告知母乳喂养的益处、泌乳和哺乳方法相关知识

续表

新生儿科促进母乳喂养成功的十项措施
4. 鼓励及早开始、持续长时间的母婴皮肤接触 / 袋鼠式护理
5. 指导母亲开始和维持泌乳,尝试早期母乳喂养的唯一指征是婴儿生命体征稳定
6. 除母乳外,禁止向新生儿提供任何食物或液体,除非有医学指征
7. 保障 24 小时母婴同室
8. 鼓励按需哺乳,如有必要,早产儿及病患儿可采用半需求喂养的过渡策略
9. 避免使用奶瓶,采用其他替代方法直至完全母乳亲喂,使用安抚奶嘴和乳头罩应有明确适应证
10. 出院时指导家长继续母乳喂养,并确保出院后能获得母乳喂养组织的支持
准则遵守《国际母乳代用品销售守则》和世界卫生大会的有关决议

2017 年,一项关于 Neo-BFHI 的研究由 36 个国家(包含低、中、高收入)的 917 个新生儿病房参与,使用 15 种语言,采用自评问卷的方式收集数据,评分 0~100 分,得分越高表示实施得越好。36 个国家中,实施最好的为指导原则 1(根据产妇情况个性化指导)、措施 5(母乳喂养的开始和支持)和措施 6(使用母乳)。措施 3(产前宣教)和措施 7(母婴同室)得分较低。而高收入国家在指导原则 2(以家庭为中心的护理),措施 4(皮肤接触)和措施 5 的得分较高。爱婴医院的新生儿病房的得分显著高于非爱婴医院。

除 WHO/UNICEF 发布的各项声明及指南外,各国家 / 地区及结合自己国情,制定了促进母乳喂养的相关措施。

(三) 美国 NICU 母乳喂养支持模式

2004 年,美国费城儿童医院的 Spatz 等根据早产儿 / 病患儿的发育特点,提出了早产儿 / 病患儿母乳喂养分步实施方法,称为"促进早产儿 / 病患儿母乳喂养成功的十个步骤",简称"Spatz 10 步法",见表 5-1-2。

表 5-1-2　促进早产儿 / 病患儿母乳喂养的十个步骤(Spatz 10 步法)

Spatz 10 步法	
1. 患儿家长的知情选择	6. 乳房上的非营养性吸吮
2. 启动和维持泌乳	7. 过渡为母乳亲喂
3. 母乳收集、储存、管理	8. 测定乳汁摄入量
4. 初乳口腔免疫与母乳喂养	9. 出院前准备
5. 皮肤接触(袋鼠式护理)	10. 出院后随访

为了解 Spatz 10 步法促进 NICU 中母乳喂养的效果,一项研究调查了 2009—2012 年出生于费城儿童医院的合并复杂畸形需入住 NICU 并手术治疗的患儿(包括早产儿及足月儿)。几乎所有患儿母亲均启动了泌乳,出院后母乳喂养持续中位时间为 8 个月,6 月龄接受母乳喂养的比例为 60.1%,12 月龄接受母乳喂养的比例为 34.5%,3 月龄时纯母乳喂养率为 54.3%,6 月龄时纯母乳喂养率 35.6%,每个数据点均高于美国同期平均母乳喂养率。该研究证实,尽管 NICU 的住院早产儿面临母乳喂养的巨大阻碍,但在强有力的产前哺乳计划、母乳喂养教育专业人员的帮助以及重视母乳喂养的医院文化的支持下,其母乳喂养的情况

也可显著改善。目前,Spatz 10 步法不仅在美国取得广泛推广,在印度、泰国、日本、中国等 NICU 中也进行了推广应用,显著改进了 NICU 母乳喂养比例及亲母母乳的摄入情况。此外,费城儿童医院还开展了医院母乳咨询护士(breastfeeding resource nurse,BRN)项目,通过培训使护士具备专业的母乳喂养支持技能,承担日常母乳喂养支持工作。Spatz 10 步法及 BRN 项目的实施,让费城儿童医院 NICU 出院患儿的母乳喂养率显著高于美国平均水平。

2007 年,美国加州大学圣地亚哥分校医疗中心开展了早产儿营养支持(supporting premature infant nutrition,SPIN)项目,通过开设新生儿营养中心,专注于支持、研究和分析母乳喂养,以期优化早产儿营养摄入和神经发育结局。SPIN 项目是一个多学科哺乳支持计划,支持母亲在住院期间及出院后分泌更多的母乳,该项目有书面材料和视频教材,工作人员和家长可免费获取。"SPIN 妈妈"是以往 NICU 住院患儿的母亲,她们接受过一些哺乳支持的入门培训,以志愿者的形式为需要帮助的母亲们提供同伴支持。SPIN 还支持一家出院后诊所,诊所的运营者是擅长早产儿照护的儿科医生,同时也是国际委员会认证的哺乳顾问。出院的早产儿及母亲可在门诊获得进一步的母乳喂养支持。此外,SPIN 项目也指定了十项措施,见表 5-1-3。

表 5-1-3 SPIN 十项措施

SPIN 十项措施
1. 制定 NICU 母乳营养政策
2. 对所有母婴以及护理人员告知 SPIN 十项措施
3. 对 NICU 患儿的家长进行早产儿最佳营养教育
4. 防止宫外生长受限
5. 规范肠内喂养过程
6. 以 100% 母乳喂养为目标
7. 促进母亲泌乳量最大化
8. 优化母乳质量和安全标准
9. 鼓励皮肤接触和母乳亲喂
10. 提供 NICU 出院的营养和泌乳计划

美国芝加哥拉什医学中心是 NICU 母乳喂养的成功典范。早在 1996 年,拉什医学中心成立了拉什妈妈母乳俱乐部(以下简称母乳俱乐部)。母乳俱乐部的核心是使用证据为家庭解决母乳喂养相关问题,例如母乳的重要性、如何保持泌乳、哺乳知识等。拉什 NICU 中,大多数母亲使用吸乳器将母乳泵出,而非母乳亲喂,母乳俱乐部提供医院级别的吸奶器,通过使用奶量目标、泵乳日志、易于使用的评估工具和基于证据的泵乳方案,帮助母亲保证奶量。此外,母乳俱乐部为家长提供母乳收集、存储、加热、消毒等方面的帮助,提供体重测量工具。针对家长们共同关心的话题,母乳俱乐部制定了母乳喂养政策、程序、谈话要点和 NICU 工具包(例如小册子和家长教育表)。参与母乳俱乐部的家庭在婴儿出生前及 NICU 住院期间从产科医生、新生儿科医生、护士、NICU 营养师及母乳喂养同伴咨询师(breastfeeding peer counselor,BPC)等多处获得有关母乳重要性的标准化信息。

调查发现,尽管拉什 NICU 中有 50% 的母亲原计划给予新生儿配方奶喂养,但在母乳俱乐部的支持和帮助下,最终 98% 的母亲为其住院新生儿提供了母乳。2005 年,母乳俱乐部实施了一项计划,招募以往在拉什 NICU 中住院新生儿的父母,对其进行相关培训后担任 BPCs。该俱乐部提供了一个母乳喂养相关论坛,有需要的家庭可在论坛学习关于母乳喂养的科学原则,分享自己经验,也可提出问题。论坛由工作人员推动,参加者有 BPCs、NICU 中患儿家长以及以往入住 NICU 的患儿家长。在每周一次的母乳支持活动中,母乳俱乐部为参加的母亲提供免费午餐和往返交通工具。

该中心还为医务人员和家庭提供标准的概念和教材,并分配资源,如储存母乳的工业冷柜和咨询师,以优化 NICU 中所有婴儿的母乳喂养量和喂养时间。为帮助医护人员促进 NICU 新生儿母乳喂养,拉什大学医学中心在 Larsson-Rosenquist 家族基金会的支持下,制作了《PROVIDE- 支持 NICU 母乳喂养的培训纲要》,供 NICU 专业人员使用。该纲要将数十年的研究与临床实践相结合,包含 23 张教育信息表,每张聚焦一个在 NICU 提供亲母母乳相关的主题,并邀请专业插画师设计插画以更好地帮助父母理解;4 个长视频,包含家庭版及医护版的 NICU 内袋鼠式护理、亲母母乳口腔护理以及母亲用药安全性;32 个"如何做"短片,其中 16 个与吸乳器使用相关,10 个关于母乳亲喂以及 6 个相关主题(同伴支持及教育外祖母支持母亲母乳喂养)短片。该培训纲要已于 2020 年 8 月 4 日在 Lactahub 上线。

(四) 丹麦 NICU 母乳喂养支持模式

丹麦的 NICU 中母乳喂养率在全球处于领先水平,调查显示,所有 NICU 均有支持早产儿母乳喂养的策略,但支持模式和强度有所不同。丹麦所有的 NICU 中,早产儿在出院前几天允许母婴同室,大多数 NICU 不限制父母探视,也不向母乳喂养的婴儿家长提供任何与奶瓶有关的介绍。早产儿在过渡为纯母乳亲喂前,最常用的补充方法为管饲,个别 NICU 偶尔使用奶瓶。"十项措施"不推荐给足月儿使用安抚奶嘴,但在父母同意的情况下,丹麦所有 NICU 均会为早产儿提供安抚奶嘴,认为早产儿使用安抚奶嘴可能缓解疼痛、压力和焦虑。所有 NICU 均进行不同时间的母婴皮肤接触即袋鼠式护理。79% 的 NICU 对工作人员进行了系统的母乳喂养相关培训。

(五) 建立人乳库

WHO、UNICEF 以及美国儿科学会等专业组织推荐所有早产儿均使用母乳喂养,若无法获得足够的亲母母乳,巴氏消毒的捐赠人乳作为次优选择。在无法获得亲母母乳的情况下,使用捐赠人乳有助于早产儿尽早开始肠内营养。

对捐赠人乳的来源,因母乳成分随胎龄和哺乳阶段的不同而异,故选择相似胎龄和哺乳阶段的捐赠人乳对早产儿更有利。在印度 NICU 的人乳库中,62.3% 的捐赠者是 NICU 中住院新生儿的母亲,而捐赠的人乳 65.5% 来源于早产儿的母亲,其中 20.8% 来源于胎龄小于 32 周早产儿的母亲。对巴西 737 名人乳捐赠者调查发现,47% 的首次捐赠者以及 43.9% 的常规捐赠者为早产儿的母亲。西班牙马德里的一家 NICU 成立了个体化营养单元(personalized nutrition unit,PNU),以促进住院患儿(主要为早产儿)的母亲分泌更多乳汁并捐赠富余的母乳。PNU 对捐赠人乳进行收集、保存、运输和加工分类,定量分析捐赠人乳中的营养素后进行目标强化,最后根据需求分配给婴儿。结果发现,在 NICU 使用捐赠人乳并不减少早产儿亲母母乳的喂养比例,反而显著减少配方奶的使用。PNU 建立后,早产儿亲母母乳喂养率从 90% 升高至 98.8%,亲母纯母乳喂养率由 39% 升高至 55%。

(六) 母乳喂养专业人员的支持

NICU 母乳喂养支持团队应包括医生、护士、泌乳顾问、BPC 等成员,为患儿母亲及家庭提供专业、持续的个体化指导。

国际泌乳顾问(international board certified lactation consultant,IBCLC)是唯一经国际认证的提供母乳喂养支持的专业人员,可协助 NICU 的患儿母亲进行母乳喂养,并针对与哺乳相关的问题提供专业处理。IBCLC 需接受母乳喂养专业教育、临床实践,并由唯一的认证机构 - 国际哺乳顾问顾问委员会(International Board of Lactation Consultant Examiners,IBLCE)考核后,方能授予资格认证。IBLCE 成立于 1985 年,截至 2020 年 IBCLC 分布在全球 125 个国家和地区,共 33 492 名。在美国、澳大利亚、加拿大、奥地利、丹麦、爱尔兰等母乳哺育政策贯彻良好的国家,平均不到 20 000 名公民就有 1 名专业的 IBCLC。IBCLC 旨在通过教育、咨询及处理临床母乳喂养问题,与医疗团队共同合作,以保护、推动及支持母乳哺育的实践。研究认为,IBCLC 可有效增加 NICU 中母乳喂养率,IBCLC 介入干预后,曾经接受母乳喂养的新生儿比例由 31% 增加至 47%,出院时母乳喂养比例从 23% 增加至 37%。有研究比较了费城有 IBCLC 的医院和无 IBCLC 的医院,前者 NICU 的早产儿出院前母乳喂养率为 46.3%,而后者仅 38.8%。

BPCs 是由有母乳喂养经历(尤其是曾经历过母乳喂养困难)的母亲担任,她们在哺乳过程中克服各种困难,拥有喂养相关经验,通过培训获得母乳喂养专业知识,通过分享、互助等方式,为 NICU 住院患儿母亲提供同伴支持。BPCs 不仅向患儿母亲告知母乳的重要性、喂养知识和技巧,陪伴母亲进行袋鼠式护理、床边哺乳,还为母亲解决心理问题。早期的 BPCs 以志愿者身份为母亲提供帮助,随之发展为各母乳喂养支持团队招募 BPCs 为其成员。

各地 NICU 采取各种不同方式对医护人员进行母乳喂养相关知识培训。研究证实,通过对 NICU 工作人员进行促进母乳喂养相关知识培训,可显著提高早产儿母乳喂养率。

(七) 护理模式对母乳喂养的支持

在 NICU 成立早期,人们关注的重点是感染防控,大部分 NICU 采取隔离式管理,患儿的家庭成员被视为疾病传染源。与此同时,无论医护人员还是家长,都认为新生儿无法进行情感交流,新生儿期的情感经历对其远期结局无明显影响。随着时间的推移,NICU 的医疗复杂性增加,新知识、理念、技术的引入带给我们关于早产儿护理的更多思考。早产儿的高死亡率和较长的住院时间引起了人们对其发育和预后的极大关注。越来越多的研究阐明了环境因素、母乳喂养对脑发育的影响,并强调了照护者(尤其是父母)与新生儿建立早期关系的重要性。此外,大多父母也渴望接触他们的新生儿以获得父母角色。因此,NICU 的护理模式逐渐出现转变,袋鼠式护理(kangaroo mother care,KMC)、以家庭为中心的护理(family-centered care,FCCare)、家庭整合式护理(family-integrated care,FICare)逐渐兴起。许多欧洲国家如丹麦、瑞典和英国,NICU 对父母的探视限制极少,允许患儿父母随时探视,在适当情况下甚至允许祖父母、兄弟姐妹及其他亲属探视。在瑞典,NICU 中早产儿可由父母照护,几乎所有的 NICU 均可提供 KMC 及发展性照护。

KMC 最早源于 20 世纪 70 年代的哥伦比亚,当时由于缺乏暖箱,婴儿需共用暖箱,增加了早产儿感染率,此外母婴分离也使更多早产儿被放弃治疗,早产儿死亡率一度高达 70%。因此,儿科医生鼓励早产儿母亲保持类似于袋鼠的姿势,将婴儿置于母亲胸部裸露的皮肤进行母婴皮肤接触,以维持早产儿正常体温并便于哺乳。20 世纪 80—90 年代以来,国外许多

NICU 纷纷开展了 KMC。KMC 包括袋鼠式体位、袋鼠式营养(即纯母乳喂养)和 KMC 的出院管理。KMC 建议一天 24 小时进行母婴皮肤接触,亦可由父亲或其他参与照护的人员接替母亲。循证研究表明,KMC 可降低早产儿死亡率和发病率,防止低体温和感染,改善母婴依恋,延长纯母乳喂养的时间。2007 年,哥伦比亚发布了早产儿 KMC 的循证指南。2008 年,美国制定的胎龄 30 周及以上的早产儿 KMC 临床实施指南提出了"促进袋鼠式护理成功的十项措施",为 KMC 的实践提供了指导原则。WHO 大力提倡早产儿 KMC,于 2003 年颁布了 KMC 临床实践指南,此后,WHO 推荐出生体重 2 000g 及以下的新生儿常规采取 KMC。然而,很多中低收入国家对 KMC 的探索仍处于初级阶段。为更好地在全球推广 KMC,2017 年 UNICEF 组织专家对其支持的 25 个位于非洲、亚洲和中东的中低收入国家进行了有关 KMC 实践情况的快速评估,并为这 25 个国家的 1.4 万多名卫生工作者提供了 KMC 培训,并于 2018 年发布了供全球使用的培训指南。

以往的 KMC、FCCare 均基于一个共同的前提,即 NICU 中新生儿的大部分护理仍由专业人员完成,允许父母与其新生儿亲密接触,但仅扮演支持的角色。因此,许多家长仍为出院后能否照护好其脆弱的新生儿而感到焦虑。FICare 模式是 FCCare 的延伸,为 NICU 护理模式的新理念,最初由加拿大西奈山医院提出并于 2012 年完成了预试验。FICare 的特点:①改变了 NICU 的给予型护理模式;②父母成为医疗团队的一员,是护士的搭档;③护士是父母的培训师和顾问;④父母负责除了静脉注射、药物管理和呼吸支持以外的大部分基础护理工作;⑤父母从实践中获得自信、护理知识和护理主导位置。FICare 最终目的是让父母成为 NICU 中新生儿护理团队的一部分,增加父母在孩子转院或出院后的护理信心和操作正确性。FICare 模式的开展提高了早产儿出院时母乳喂养率,促进了体重增长,缓解了母亲的心理压力。

NeoPAss® 是德国独特的 NICU 医疗护理模式,2012~2014 年德国帕绍儿童医院最先提出并开展,理念与 FICare 相似,整合了既往的临床研究结果和已发展成熟的原则框架,让父母参与到 NICU 早产 / 病患儿的临床护理中,让整个家庭成为医疗核心,优化治疗方案并改善新生儿预后结局。项目成员由医院多科室合作团队组成,其中包含了患儿父母。医护人员和患儿父母分别承担不同的护理任务,优化从产前咨询直至出院的整个过程。该项目的特点:①关注患儿家庭的整个护理过程,强调多科室团队合作;②确保从产前开始持续支持直至患儿出院;③鼓励多学科团队间的交流和制订临床计划;④促进多学科互相审查,加强临床常规护理合作;⑤让新成员快速学会特殊情况的关键干预方法,并且学会辨别可能发生的变化;⑥建立并实施临床治疗方案。NeoPAss® 项目包含了临床传统护理和质量管理,因此,对于临床路径中的每一步骤(如产前咨询、营养、精神支持、对父母指导等标准化流程操作)都有对应的病历记录及宣教材料(如早产儿母乳重要性的视频等),作为项目数据库的一部分,向所有团队成员开放,有助于保证团队中所有成员获得一致的培训以确保高质量的护理和专业人士的支持(如泌乳顾问)。护理负责人会从产前跟踪一个家庭情况直至出院,并对该家庭进行需求评估、制订支持计划和支持条款以及成功率评估。

德国 Matthias Keller 等研究发现,在 2012—2014 年的 NeoPAss® 模式实施过程中,NICU 的新生儿死亡率和并发症发生率降低了 50%,参与早产儿护理的家属更自信,出院时几乎所有婴儿均获得母乳喂养。该模式还显著缩短了 NICU 住院时间,降低了院感发生率。

(八) 母乳喂养质量改进

循证医学旨在基于明确的临床研究基础上，提高实践工作质量，通过发现问题，分析和提出改进方案，组织实施及评价等环节来实施。质量改进有多种理论模型，Langley 等提出的计划 - 执行 - 研究 - 调整 (plan-do-study-act，PDSA) 模型通过不断的学习来提高工作质量。六西格玛 (six sigma) 是另一种质量改进模型，最初应用于工业，目前在医疗卫生领域均有应用，基于定义 - 测量 - 分析 - 改进 - 控制 (define-measure-analyze-improve-control，DMAIC) 框架指导下工作，旨在降低成本，提高效益，改进质量。基于循证的临床质量改进 (evidence-based practice for improving quality，EPIQ) 理念是 2002—2005 年在加拿大新生儿协作网 (Canadian neonatal network，CNN) 的支持下，通过 17 个 NICU 合作，研究如何改善加拿大各 NICU 中患儿的临床结局而提出的一种研究模式。其特征是结合文献和临床实践，考虑各单位背景特点，制定有效的干预手段来促进质量改进，并通过特定的网络平台来共享有关临床质量改进的专业性意见，从而有效地指导临床。EPIQ 方法现已应用于加拿大全国所有的 NICU，并被多个国家采纳推广。

许多医疗机构通常采用 NICU 中接受母乳喂养的比例以及出院时纯母乳喂养率来评估母乳喂养情况。拉什 NICU 的研究认为，仅注重百分比而未说明母乳喂养的具体量和时间段，并不能充分反映母乳喂养情况。拉什 NICU 的专业人员通过讨论总结和归纳在 NICU 中使用母乳的证据，将证据转化为常规临床实践的政策和指南，以及提供循证的质量反馈及改进措施，建议使用以下指标评估 NICU 中母乳喂养质量改进效果，见表 5-1-4。

表 5-1-4　拉什 NICU 关于母乳喂养的循证医学改进指标

评估指标
1. 曾接受过母乳喂养的婴儿比例
2. 1~14 天，平均每日母乳喂养量
3. 1~28 天，平均每日母乳喂养量
4. NICU 住院期间平均每日母乳喂养量
5. 1~14 天，母乳喂养率
6. 1~28 天，母乳喂养率
7. NICU 住院期间母乳喂养率
8. 住院期间接受母乳喂养的总天数
9. 住院期间纯母乳喂养的总天数
10. 出院时母乳喂养情况 (纯母乳、部分母乳、未使用母乳)

某些单位还使用其他指标来评估母乳喂养情况，如母乳 >50% 喂养量的婴儿比例；第 7、14、21、28、42、56 天及出院时亲母母乳、捐赠母乳、配方奶的使用情况；泵奶情况 (初次泵奶时间、持续时间、频率)；出院后继续母乳喂养情况；生长发育指标；并发症 (坏死性小肠结肠炎、晚发性败血症) 等。

NICU 母乳喂养的质量改措施不断得到创新发展，Nyqvist 等制定的"爱婴新生儿科的三项指导原则和促进新生儿科母乳喂养成功的十项措施"、Spatz 团队提出的"Spatz10 步法"

等是质量改进的常用策略。Spatz 团队和 Nyqvist 等提出的措施均侧重于促进早产儿亲母的母乳喂养,临床实践中,捐赠人乳也应被纳入质量改进措施中。当亲母母乳不足时,使用捐赠人乳亦可改进 NICU 母乳喂养的总体质量。各 NICU 并非同时采取所有措施,往往学习成功的范例,针对自身的不足之处加以改进,总结常用改进措施包括以下方面,见表 5-1-5。

表 5-1-5　NICU 母乳喂养质量改进主要措施

家长宣教	• 产前宣教,包括母乳知识宣教和使用捐赠乳知情 • 母亲入院时哺乳专家为其宣教 • 为家庭提供产前、产后宣教材料 • 让家长认识到母乳是早产儿的"良药" • 入院时自动订购哺乳咨询服务
员工培训	• 对员工进行调查,了解其母乳喂养相关知识情况 • 床旁简单培训 • 为医护人员提供线上、线下培训 • 对护士进行强化教育,使其成为 IBCLC 的助手
早开奶	• 在待产室、产房或产后病房提供初乳工具包,并提醒开奶 • 在待产室、产房或产后病房提供吸乳器 • 尽早挤奶 • 从产房转移至产后病房时开始第一次挤奶 • 挤奶是转入产后病房的一部分工作 • 及时咨询泌乳专家
频繁泵乳或手动挤奶	• 吸乳日志 • 密切监测母乳量 • 在每日查房或家庭会议上讨论亲母母乳量 • 在 NICU 和家中都易于获得吸乳器
母婴皮肤接触	• 足够的躺椅提供母婴皮肤接触 • 采取袋鼠式护理以促进母婴皮肤接触 • 可在 NICU 进行母婴皮肤接触竞赛 • 每日查房评估母婴皮肤接触情况
过渡至母乳亲喂	• 合理使用乳头罩 • 测量哺乳前后体重 • 非营养性吸乳
鼓励母亲	• 同伴支持 • 家庭支持
泌乳支持	• 全天配备足够的母乳喂养顾问如 IBCLC 或经高级培训的 NICU 护士 • 同伴支持
出院后支持	• 出院后哺乳随访 • 仅予以少量高热量的早产配方奶粉,最大限度地促进母乳亲喂
其他	• 提供交通工具以鼓励母亲来院探视 • 为哺乳期母亲提供食物 • 当母亲去 NICU 探视期间,帮助照顾患儿同胞 • 捐赠人乳的使用

　　成功的质量改进往往需要多学科团队,团队成员多包括产/儿科护士及医生、哺乳顾问和营养学家,母亲和其他家庭成员的参与也非常重要。此外,社区合作伙伴,如出院后随访诊所或 WIC(women、infants and children)中心可能会有所帮助。在质量改进前进行全面的基线评估,明确有待改进的方面;广泛收集意见、制定改进计划;在实施改进的过程中需检查数据,评估改进效果。值得注意的是,NICU 内早产儿母乳喂养的质量改进重点在于帮助母亲保持泌乳,而不是侧重于婴儿护理。

　　美国北卡罗来纳大学新生儿重症监护中心通过实施质量改进措施,将极低体重儿生后28 天纯亲母母乳喂养率由 37% 提升到 59%;美国另一家医院的 NICU 通过质量改进措施,将极低体重儿的亲母母乳喂养率由 50% 升高至 65%。英国成功实施了一项母乳喂养相关的多中心质量改进措施,将出生胎龄小于 33 周的早产儿 NICU 出院时的亲母母乳喂养率由50% 提高至 57%,纯亲母母乳喂养率从 26% 提高到 33%。丹麦一项多中心研究通过加强NICU 内护理人员培训以促进母乳喂养,干预后早产儿出院时纯母乳喂养率较干预前显著提高(66.6% 与 58.1%)。日本埼玉医疗中心参考"Spatz10 步法",经过 5 个月的质量改进,使NICU 患儿出院时的纯母乳喂养率从 15% 升高到了 47%。

二、我国 NICU 母乳喂养支持模式

　　2005 年至 2006 年,我国一项基于 10 个三级 NICU 的多中心调查发现,仅 23% 的早产儿住院期间接受了母乳喂养。2017 年在我国大陆地区 18 家三级 NICU 中进行的横断面调查显示,住院期间接受母乳喂养的早产儿比例由 2009 年的 23% 上升至 2017 年的 65%,出院时纯母乳喂养率由 0 提高至 41%。由此可见,我国 NICU 中早产儿母乳喂养率近年有明显提高,但该数据仅代表部分医院,我国不同地区间医疗卫生水平存在很大差异。

　　相比大多数母乳喂养实施较好的发达国家,我国在母乳喂养政策、人乳库的建立与管理、专业人员培养、母婴照护实践等方面仍存在一定差距,目前仍在不断地学习和探索中。

(一) 政策及制度支持

　　我国政府为保护、促进和支持母乳喂养做了大量推广工作。自 1990 年起,结合我国实际情况,参考《国际母乳代用品销售守则》,起草了《母乳代用品销售管理办法》。经过国务院有关部委的共同努力,《母乳代用品销售管理办法》于 1995 年 6 月 13 日由卫生部等六部门联合颁发。《母乳代用品销售管理办法》对母乳代用品生产者及销售者不正当的推销行为做出了严格规定。此外,我国大力开展创建"爱婴医院"活动,全国"爱婴医院"已达 7 000 余家,占全球爱婴医院总数的 1/3。卫生部紧抓爱婴医院的质量管理,妇幼保健与社区卫生司于 2004 年发布了《爱婴医院管理监督指南》。为进一步加强爱婴医院管理,不断提高母乳喂养率,促进母婴健康,我国自 2014 年起在全国范围内开展了爱婴医院复核工作。

　　2016 年,中国医师协会新生儿科医师分会营养专业委员会、中国医师协会儿童健康专业委员会母乳库学组与《中华儿科杂志》编辑委员会在总结国内外研究的基础上,结合我国国情,联合提出《新生儿重症监护病房推行早产儿母乳喂养的建议》。该建议在 NICU 内早产儿母乳喂养的基本原则、实施流程及注意事项等方面做出了指导,并提出了促进早产儿

母乳喂养成功的举措,为推广与普及我国 NICU 中早产儿母乳喂养措施,提高早产儿母乳喂养率起到了积极的推动作用。2021 年,《NICU 母乳使用专家共识》发表,该共识从医生、护士、医院、家长、社会等不同维度提供专家意见,以期为中国 NICU 如何安全有效地开展母乳喂养和使用母乳提供适合中国国情的策略和方案。

(二) 中国人乳库

我国于 2013 年在广州市妇女儿童医疗中心建立了内地首家人乳库,较国外整整延后一个世纪,目前我国开设人乳库的医院不到 30 家。国内人乳库接收的母乳主要来源于足月儿母亲的乳汁,捐赠人乳尚处于探索阶段,捐赠母乳人数和捐赠母乳量远不能满足临床需求。人乳库的建立及运行成本高昂,而我国大陆地区人乳库采取"无偿捐赠,无偿使用"的非营利性运营模式,资金主要来源于医院,尚未形成固定的经济支持体系,缺乏可持续发展的长效运行模式。更多内容参见第七章。

我国人乳库尚需进一步规范、科学、精细化的管理。复旦大学附属儿科医院依托信息技术,对人乳库采取闭环管理模式,对 NICU 内母乳喂养各个环节全流程监控,规范了母乳喂养与执行流程,实现母乳喂养的过程管理与精细化管理,提高了人乳库的工作效率及用乳安全性,有望成为今后我国 NICU 人乳库管理的推广模式。

(三) 护理模式

我国 NICU 通常为无陪护的管理模式,新生儿护理工作由医护人员完成,仅允许家长在特定时间段进行短时间探视。封闭式管理模式致使母婴分离,母亲不能亲自照顾患儿,阻碍了母性行为的发展,使母亲泌乳延迟,降低了泌乳量,增加了 NICU 内早产儿母乳喂养的难度。

2014 年起,在加拿大健康卫生研究院母婴团队建设基金和美国中华医学基金会科研基金的资助下,由中南大学湘雅三医院牵头,湖北省妇幼保健院、西北妇幼保健院、东南大学附属徐州医院、湖南省儿童医院、湖南省人民医院、南京市妇幼保健院、甘肃省妇幼保健院、深圳市妇幼保健院、昆明妇幼保健院、广东省人民医院联合开展了 NICU 内 FICare 临床研究。FICare 模式提高了母乳喂养率,促进了早产儿的生长发育,减轻了家庭经济负担及父母的心理压力,推动了优质护理的开展,符合生物 - 心理 - 社会医疗模式的发展趋势,在我国有一定推广意义,FICare 项目在我国 NICU 仍处于临床研究阶段。鉴于对院感防控和患者管理的便利性考虑,加上我国特殊国情,如医疗资源短缺,医患关系紧张,医患之间缺乏信任与沟通,传统"坐月子"观念担心产妇奔波劳累影响健康等,在 NICU 中推广 FICare 模式面临着极大挑战。期待在今后的临床实践中,借鉴国外先进经验与技术,将 FICare 模式与我国国情相结合,探索出严谨、科学且适合我国国情的实施方案,让更多的早产儿及家庭获益。

(四) 创建 NICU 哺乳室

哺乳室是病区内相对独立的空间,配有洗手设施、空气消毒设施、吸奶设备、沙发、哺乳枕以及母乳喂养宣教用物等。对条件允许的患儿,母亲无皮肤病及呼吸道、消化道传染性疾病,在合理的消毒隔离措施前提下,哺乳室为母亲提供亲密接触婴儿的机会。母亲可在哺乳室内进行母乳喂养,护理人员对母亲进行母乳喂养宣教,专人从旁指导正确的喂奶体位、含接姿势等。不能母乳亲喂者,可在护理人员指导下挤奶,哺乳室为母亲提供模拟婴儿吸吮的医院级吸奶器、消毒好的容器及储奶设备。

在 NICU 内设立独立的哺乳室,有助于促进母乳亲喂和母乳收集。哺乳室便于母婴接触,可使更多的母亲参与早产儿照护,在照护过程中获取鼓励,树立母乳喂养信念。有条件的 NICU,可实施 KMC,以提高早产儿母亲的泌乳量。此外,NICU 医护人员可在哺乳室对患儿家长做出院前指导,包括适宜保暖、测量体温、更换尿布、沐浴、皮肤护理、脐部护理、早产儿喂养指导、预防接种等注意事项,鼓励父母共同参与早产儿的日常护理工作。

(五) 母乳喂养门诊

母乳喂养门诊是以保护母婴的健康与安全为出发点,旨在给予母亲在泌乳与母乳喂养方面有针对性的帮助和指导,为孕产妇及其家庭提供科学、规范、延续性的专业性门诊服务。爱婴医院复核评审要求母乳喂养门诊有专业人员接诊,但暂无具体的资质要求,出诊人员可为拥有专业资格证的母乳喂养咨询师、产科或儿科有经验的医师、护士、助产士等。相较于国外出诊的专业泌乳顾问,我国母乳喂养门诊服务主要依靠工作人员经验,部分爱婴医院组织出诊人员统一培训,以求为孕产妇提供规范、正确、丰富的母乳喂养知识。

母乳喂养门诊提供母乳喂养相关支持,可为 NICU 患儿母亲提供特殊情况下的母乳喂养咨询指导,母婴分离的心理疏导,并为早产儿出院后继续母乳喂养提供延续性服务。

(六) 母乳喂养专业人员的支持

NICU 中科学严谨的母乳喂养管理团队应由 NICU 主任、护士长、新生儿专科护士、泌乳顾问、主治医生、床位医师、营养师、母乳喂养专员、高年资护士、有母乳喂养经验的家属共同组成。《爱婴医院复核标准》(2014 年版)中明确规定:每年对全体医护人员开展形式不同的母乳喂养政策和知识的培训;利用岗前教育,对新参加工作人员进行不少于 8 小时的母乳喂养政策和知识、技术培训;每年对产科、儿科、行政、后勤等职能科室人员进行母乳喂养知识的复训,时间不少于 3 小时。

我国大陆地区自 2011 年第 1 位 IBCLC 获得认证资质后,IBCLC 在国内的发展与日俱增,2016 年中国大陆 IBCLC 为 89 名,2018 年 378 名,2021 年达 913 名。截至目前,我国大陆地区平均约 150 万公民才有 1 名 IBCLC,远远低于其他母乳喂养政策执行良好的国家,尚无法满足我国需求。

(七) 质量改进

发达国家的临床研究表明,NICU 通过实施有组织的、循证的措施促进母乳使用,可显著提高母乳喂养率。我国 NICU 母乳喂养质量改进措施通常采取计划 - 执行 - 检查 - 处理(plan-do-check-act,PDCA)循环。通过对母乳喂养既往资料进行分析和整理、文献学习,从医护人员培训、家长需求调查和知识宣教、护理模式改进、母乳库运行管理等多方面着手,把获取的最佳循证证据经过整合形成规范化、可执行的改进流程。

四川大学华西第二医院新生儿科在 2011—2012 年间,采取 3 个 PDCA 循环,不断完善母乳喂养管理,从人员培养、制度建立、物资设备的筹备、宣教力度的加强等多方面进行改进,经过一年半时间,将母乳喂养率从质量改进前的不足 1% 提升至 42%。南京医科大学附属妇产医院 NICU 借鉴 Nyqvist 等制定的"爱婴新生儿科的三项指导原则和促进新生儿科母乳喂养成功的十项措施",根据该院的实际情况制定母乳质量改进措施,显著提高了该院极低 / 超低体重儿亲母母乳喂养量及亲母母乳喂养率。复旦大学附属儿科医院与 CNN 合作,为促进中国 NICU 极低体重儿的母乳喂养进行质量改进。该院 NICU 采取 CNN 开发的

EPIQ 模式,通过成立多学科团队、加强员工培训、为家长准备宣教材料、建立吸乳室、持续的家长宣教和沟通等措施进行质量改进。质量改进后,该院 NICU 极低体重儿住院期间母乳喂养率由 34.7% 升高至 80.6%,纯母乳喂养率由 0 升至 19.7%,初乳喂养率由 1.4% 升高至 21.5%,且降低了严重 NEC 发生率。

> 【关键知识点】
>
> 　　1. 为促进 NICU 内母乳喂养,除了制定相应政策制度、开展多学科合作、优化护理模式、强化专业人员培训及家属宣教外,还需通过一系列持续性质量改进措施。
>
> 　　2. NICU 应加强母乳喂养的支持力度,倡导医院、家庭、社会共同协作,推动 NICU 内母乳喂养实践,改善早产儿人群的健康结局。

（夏世文）

参考文献

1. WILSON E, EDSTEDT BONAMY AK, BONET M, et al. Room for improvement in breast milk feeding after very preterm birth in Europe: Results from the EPICE cohort. Matern Child Nutr, 2018, 14 (1). e12485.

2. CUTTINI M, CROCI I, TOOME L, et al. Breastfeeding outcomes in European NICUs: impact of parental visiting policies. Arch Dis Child Fetal Neonatal Ed, 2019, 104 (2): F151-F158.

3. OLIVEIRA MG, VALLE VOLKMER DF. Factors associated with breastfeeding very low birth weight infants at neonatal intensive care unit discharge: a single-center Brazilian experience. J Hum Lact, 2020: 890334420981929.

4. MAASTRUP R, HAIEK LN, NEO-BFHI SURVEY GROUP. Compliance with the "Baby-friendly Hospital Initiative for Neonatal Wards" in 36 countries. Matern Child Nutr, 2019, 15 (2): e12690.

5. SÁNCHEZ LUNA M, MARTIN SC, GÓMEZ-DE-ORGAZ CS. Human milk bank and personalized nutrition in the NICU: a narrative review. Eur J Pediatr, 2020, 180 (5): 1327-1333.

6. WETZEL CM, DAVIS L, GROHLER N, et al. A quality improvement project to improve the use of mother's own milk (MOM) with precision oropharyngeal therapy. Adv Neonatal Care, 2020, 20 (2): E19-E30.

7. MAASTRUP R, ROM AL, WALLOEE S, et al. Improved exclusive breastfeeding rates in preterm infants after a neonatal nurse training program focusing on six breastfeeding-supportive clinical practices. PloS one, 2021, 16 (2): e0245273.

8. TAKAKO H, MIZUE M, IZUMI H, et al. Improving human milk and breastfeeding rates in a perinatal hospital in Japan: a quality improvement project. Breastfeed Med, 2020, 15 (8): 538-545.

9. YANG Y, LU H. Breastfeeding in hospitalised preterm infants: A survey from 18 tertiary neonatal intensive care units across mainland China. J Paediatr Child Health, 2020, 56 (9): 1432-1437.

10. ZHOU Q, ZHANG L, LEE SK, et al. A quality improvement initiative to increase mother's own milk use in a Chinese neonatal intensive care unit. Breastfeed Med, 2020, 15 (4): 261-267.

第二节　医护人员培训和继续教育

【导读】　医护人员对母乳喂养的态度影响着孕产妇母乳喂养的信念和结果,因此针对医护人员的培训和教育对促进母乳喂养至关重要。国家医疗卫生机构为提高医护人员的母乳喂养意识,应加强医学院中母乳喂养基础知识教育以及开设医护人员的继续教育项目和增设母乳喂养相关的职业教育,以促进母乳喂养。

一、医学院的母乳喂养教育

(一) 医护人员对母乳喂养的推动作用

当孕产妇到医院产检或分娩时,是否有坚持母乳喂养的信念和决心,大多数取决于她面对的医护人员对母乳喂养的态度。医护人员特别产儿科医护人员的培训和教育对促进母乳喂养至关重要。婴儿出生后,儿科医生常常需要与父母交流婴儿的喂养情况,在宣传母乳喂养方面较有优势,特别是在出生后最初几周内。医生最关键的作用是在婴儿生后 3~5 天,通过对婴儿进行随访帮助家长掌握母乳喂养知识,了解母乳喂养方法,确立母乳喂养的信念,排查干扰母乳喂养的医学问题。儿科医生还可根据循证医学为婴儿提供母乳喂养的临床指导,包括喂养的频率和哺乳量、减少高胆红素血症和低血糖的发生以及在没有医疗指征下避免使用配方奶喂养。促进母乳喂养、为婴儿家庭提供专业知识、技术和咨询,应该成为产儿科医护人员职责的一部分,也是提高母乳喂养率和成功率的关键因素。

虽然大多数产科医生认为他们应在促进母乳喂养中发挥作用,但调查显示,仍有许多医生认为配方奶可以替代母乳,对婴儿无害。大多数医生在有关母乳喂养临床实践的训练不够。产科医生常常会认为,宣教母乳喂养是儿科医生或者母乳喂养咨询师的责任。美国儿科医生主要为 2 岁内儿童提供初级保健,他们对母乳喂养存在一些负面观点,很多儿科医师在母亲面对母乳喂养挑战如低龄产妇、乳头感染、母乳不足时认为没有必要坚持母乳喂养,说明儿科医生并不缺乏母乳喂养相关知识,但缺乏解决问题的方法。我们需要通过医学院教育和毕业后教育,不仅传授母乳喂养的知识,而且提供解决母乳喂养困难的方法。

(二) 国外医学院的母乳喂养教育

由于儿科医生在促进母乳喂养中发挥重要作用,美国儿科学会在各级培训中均设有规范的泌乳和哺乳培训,包括医学生、住院医生、专科医生和执业儿科医生,并且规定住院医生至少应接受一个月的新生儿专业培训,其中包括母乳喂养。

美国公共健康署、儿科学会和妇产科协会均注意到在住院医生培养中母乳喂养实践内容不足,因此将母乳喂养作为重要的公共健康问题,促使美国儿科学会对儿科医生加强了有关母乳喂养的培训和教育,开展了母乳喂养对婴儿健康益处的研究。美国《健康人民 2030》(*Healthy People 2030*)设立了母乳喂养目标:将 6 个月内的纯母乳喂养率从 2015 年的 24.9% 增加至 42.4%,1 岁内的母乳喂养率从 2015 年的 35.9% 增加至 54.1%。按照这个发展目标,我们应采取多种措施推行母乳喂养,包括医学院教育和毕业后培训。表 5-2-1 的数据显示,母乳喂养干预措施有效提升了母乳喂养率。

表 5-2-1　美国 CDC 报告的母乳喂养率情况

美国母乳喂养率	2014 CDC 数据	2016 CDC 数据	2018 CDC 数据	2018—2019	2030 目标
产后母乳喂养率	79.2%	81.1%	83.2%	84.1%	—
6 个月母乳喂养率	49.4%	51.8%	57.6%	58.3%	—
6 个月纯母乳喂养率	18.8%	22.3%	24.9%	25.6%	42.1%
12 个月母乳喂养率	26.7%	30.7%	35.9%	35.3%	54.1%

—:没有数据要求

(三) 我国医学院的母乳喂养教育

我国在儿科学设立之初就在各级医生的医学院教育中设置了母乳喂养的内容。在医学生的本科教育阶段,母乳喂养主要在《儿科学》中完成,向医学生传授母乳喂养的特点,并随着对母乳喂养的研究逐渐完善。目前使用的教材中,无论是针对本科教育的《儿科学》(第9 版)(王卫平主编),还是针对 7 年制和 8 年制医学生教育的《儿科学》(第 3 版)(薛辛东主编),母乳喂养均归于《营养及营养障碍疾病》章节的《婴儿喂养》。这部分章节涵盖母乳喂养基础知识,其授课对象覆盖所有接受医学院教育的医学生和护理学院学生,为普及母乳喂养的基础知识发挥重要的作用。

我国各地的儿科住院医生规范化培训期间,住院医生均有 1~3 个月轮转新生儿专科,但是由于各医疗机构的新生儿科母乳喂养普及不足,住院医生对母乳喂养实践的机会相对偏少,影响了住院医生完成培训后在医疗实践中的应用。对妇产科医院新入职护士的母乳喂养知识态度现况调查发现,新入职护士母乳喂养知识和态度处于中低水平,有待进一步提高。

同时,我国对医学生毕业后教育的调研不足,课程和内容设置的合理性以及对我国母乳喂养作用的研究较少,导致住院医生轮转时的母乳喂养培训因不同医院而异,没有统一标准或者规范。另一个涉及母乳喂养培训的专业是儿童少年卫生学专业,可为住院医生提供面向社区进行母乳喂养宣教的医学实践。但同样由于重视程度不足,并非所有住院医生均有机会参与母乳喂养临床实践。由于母乳喂养培训仅限于儿科学,其他专业住院医生接受母乳喂养培训和临床实践的机会更少,特别是妇产科住院医生。

为促进我国儿童健康事业发展,推动和普及母乳喂养,2021 年 11 月国家卫生健康委员会等 15 个部门联合印发了《母乳喂养促进行动计划(2021-2025 年)》明确提出“到 2025 年,0~6 个月婴儿纯母乳喂养率达到 50%”的目标,并提出了相关的策略和措施。截至 2019 年,根据中国发展研究基金会的调查,我国 0~6 个月的纯母乳喂养率仅为 29.2%。仍需进一步加强所有医护人员的母乳喂养教育,进而加强对所有母亲及家庭的母乳喂养科普宣教工作。

二、医护人员母乳喂养培训和继续教育

(一) 继续教育

儿科医生获得的母乳喂养相关知识与婴儿家庭的需求之间存在巨大差距。美国儿科学

会 2006 年对全美住院医生培训项目进行调查,结果显示,住院医生平均每年接受 3 小时的母乳喂养继续教育,内容包括讲座、临床指导、查房、母乳喂养咨询讲座、参加母乳喂养门诊、网络培训等。美国儿科学会还对医学院课程进行了调整,加强了对母乳喂养的培训,提高了住院医生对母乳喂养内容的掌握程度,改变了他们对母乳喂养的态度和增强了向父母宣教母乳喂养的信心。通过课程调整,使接受培训的儿科医生执业范围内的纯母乳喂养率较前显著提高。加拿大同样注意到儿科医生和家庭医生对母乳喂养缺乏足够知识和积极的态度,因此建立了多学科团队,包括母乳研究学者、专家、住院医生和母乳喂养的母亲,通过对住院医生的母乳喂养课程及实践进行调研,结果显示,住院医生应接受母乳喂养培训以具备初步的母乳喂养宣教知识储备。这表明儿科、家庭医生和妇产科住院医生的培训中强化母乳喂养可提高他们执业时对母乳喂养的态度和技能,显著地改善母乳喂养结果。

我国医疗卫生机构为医护人员提供了较为广泛的母乳喂养继续教育,通过强化爱婴医院工作力度,每年开设大量的继续教育项目,提供母乳喂养相关培训(见表 5-2-2)。但调查显示,我国 NICU 医护人员对母乳喂养相关知识的掌握并不理想,正确率仅 54%,特别是对"早产儿母乳的特征",正确率仅 39%。对 NICU 的医护人员进行针对性母乳喂养知识培训需要加强。《促进母乳喂养成功的十项措施》(2018 年版)中明确规定"确保医护人员有足够的知识、能力和技能以支持母乳喂养",并明确了评估标准"①至少 80% 的产、儿科医护人员,在过去 2 年内接受过母乳喂养的职前培训;②至少 80% 的产、儿科医护人员,在过去 2 年内接受过母乳喂养的能力评估;③至少 80% 的产、儿科医护人员,能够正确回答 80% 关于母乳喂养支持的知识和技能的问题。"根据临床需求,要求住院医生规范化培训的儿科轮转计划中增设母乳喂养实践方面的内容,使住院医生在完成培训后具备以下能力:①根据循证依据和 WHO 的促进母乳喂养成功的十条措施,评估和促进所有新生儿的母乳喂养;②能识别和解决母乳喂养中面临的母亲和婴儿的医疗问题,并掌握母乳喂养的禁忌证;掌握母乳喂养时药物使用的安全性;③通过多种途径宣传常见母亲和儿童的健康问题,支持、促进和倡导母乳喂养;④向母亲和儿童介绍母乳喂养的益处;⑤为母乳喂养的母亲提供合适的资源。

表 5-2-2　母乳喂养继续教育内容

阶段	对象	频率	方式	内容
医学院	医学生和护士	每学年	专业课程	母乳的特点和母乳喂养的优点
住院医生规范化培训	新毕业的住院医生和护士	8 小时	岗前培训	母乳喂养政策和知识
医院	住院医生和行政和后勤	3 小时 / 年	讲座、临床指导、查房、母乳喂养咨询讲座、参加母乳喂养门诊、网络培训	母乳喂养政策和知识的更新、技术培训

(二) 职业教育

目前各国都有获得哺乳咨询师(lactation consultant)执业证书的专业人员。哺乳咨询师向初为人母的妇女传授规范的母乳喂养知识,帮助成功建立母乳喂养。目前提供该职业培训的机构主要为国际泌乳顾问考试委员会(International Board of Lactation Consultant Examiners,IBCLE),后文会有详细介绍。目前全球有将近 3 万名具有执业证书的国际认证泌乳顾问,绝大多数哺乳咨询师由注册护士经过专业培训获得证书。目前在我国这个职业的培训还处于初步阶段,熟悉这个职业的人较少,普及哺乳咨询师的职业培训尚需要时日形成规模,才能在我国规范的母乳喂养培训中发挥重要作用。

目前在我国存在较大的开奶师 / 催乳师群体,这一群体中部分为具有护理背景的人员,另一部分则是原来从事育婴、保姆、家政等行业的人员,许多人在没有医学背景情况下通过自学或者接受不规范的培训开始从业,有些仍隶属家政行业。一方面,她们在促进母乳喂养中也发挥了重要的宣教作用,另一方面,由于这并非一个标准的医学职业,缺乏统一规范的培训和管理,在一定程度上存在着负面影响。对于这个职业,我国尚缺乏深入细致的调研工作,也缺少引导她们走上职业化道路的措施和行业规范。

三、国际认证专业哺乳顾问

国际认证专业哺乳顾问(International board certified lactation consultant,IBCLC)是母乳喂养临床指导的专业人士,通常可以服务于各种医疗保健机构,包括医院、儿科诊室、公共卫生保健中心以及私人诊所等,她们也可独立执业。IBCLC 的职能是识别、预防和解决哺乳相关问题,通过积极保护、推动及支持母乳喂养,为女性、家庭、医疗专业人员及社会各界提供有关泌乳及母乳喂养的知识,保护、推动及支持哺乳的政策发展,为妇女及其家庭提供从孕前到离乳全过程中的支持与照护。其行为准则见表 5-2-3。

国际认证专业哺乳顾问需经 IBLCE 审核并通过考试才能获得认证。IBLCE 于 1985 年成立,考生可根据是否具有医学背景分别通过不同途径申请审核,然后经统一考核完成资格认定。

2021 年 IBLCE 数据显示,全球 102 个国家已有 33 492 人获得认证,而且近年来医疗专业领域的 IBCLC 的人数显著增加。2014 年首次在中国内地开设考场,自此国内越来越多的专业人员也获得国际认证专业哺乳顾问执业证书,截至 2021 年 3 月我国有 913 名 IBCLC。

表 5-2-3　国际专业哺乳顾问的专业行为准则

序号	行为准则
1	提供能保护、促进与支持母乳喂养的服务;
2	尽职谨慎地行动;
3	保护客户隐私;
4	向医疗团队的其他成员正确且完整地报告;
5	使用独立的判断并避免利益冲突;
6	维持个人的正直;
7	坚持国际专业哺乳顾问所被期盼的专业标准;
8	遵行国际哺乳顾问认证委员会的纪律程序。

四、国际母乳与泌乳研究学会

国际母乳与泌乳研究学会(The International Society for Research in Human Milk and Lactation, ISRHML)是一个非营利性组织,由国际母乳与泌乳研究领域顶尖的研究专家组成的学会,创立于 1988 年。20 世纪 70 年代末,全球发达国家的母乳喂养率降至谷底,同时母乳及泌乳相关的科学研究都一直被人们所忽视。一群不同专业的青年科学家对这个领域产生了浓厚兴趣,并开展了一系列涉及母乳喂养的营养、流行病学、代谢、激素、免疫学和毒理学等方面的研究,并在 1988 年成立了国际母乳与泌乳研究学会。

ISRHML 的主旨是通过深化母乳喂养方面的基础研究,加强基础研究与临床实践紧密合作,共同推动支持母乳喂养的公共卫生政策调整。这个学会的研究涵盖了从细胞生物学基础研究、医学临床应用乃至于公共卫生政等多领域的完整体系,致力于推动母乳和泌乳学的基础研究与传播应用。其成员来自大学、医院、政府、NGO 组织、企业等各个领域包括生物、化学、物理、细胞、动物等基础研究领域的研究者;产科、儿科、神经、消化、影像等临床领域的专业医护人员;还包括公共卫生、流行病学、医药经济学、医疗政策等宏观管理领域专家。该学会始终保持高度互动及成长性,吸引了众多年轻的科学家投身并致力于母乳和泌乳领域的研究。

> **【关键知识点】**
>
> 1. 医护人员是推动和支持早产儿母乳喂养的核心力量,同时医护人员对母乳喂养的态度也会影响着孕产妇母乳喂养的信念和结果,因此规范和强化医务人员的培训和教育对促进母乳喂养至关重要。
>
> 2. 培养更多母乳喂养临床专业人员能更好地开展母乳喂养的临床实践。
>
> 3. 集合各学科各领域的研究者共同开展母乳喂养领域的研究,有助于推动母乳喂养的持续改善。

(刘江勤)

参考文献

1. FELDMAN-WINTER LB, SCHANLER RJ, O'CONNOR KG, et al. Pediatricians and the Promotion and Support of Breastfeeding. Arch Pediatr Adolesc Med, 2008, 162 (12): 1142-1149.

2. SCHANLER RJ, O'CONNOR KG, LAWRENCE RA. Pediatricians' practices and attitudes regarding breast-feeding promotion. Pediatrics, 1999, 103 (3): E35.

3. YANG Y, LI R, WANG J, et al. Knowledge of healthcare providers regarding breastfeeding preterm infants in mainland China. BMC Pediatr, 2018, 18 (1): 251.

4. POUND CM, MOREAU KA, HART F, et al. The planning of a national breastfeeding educational intervention for medical residents. Med Educ Online, 2015, 20: 26380.

5. 张洁, 赵敏慧. 妇产科医院新入职护士母乳喂养知识态度现况调查. 中国临床医学, 2021, 28 (2): 288-293.

第三节　早产儿家庭成员教育

【导读】　大多数母亲会在孕前或孕早期考虑新生儿出生后的喂养方式,在此期间医护人员传递给孕产妇的信息非常重要,一定程度上会影响她们选择不同的喂养方式。目前现状来看,医患在分娩前后对喂养方式的探讨明显不足。本节从医患沟通与患者教育角度,探讨母乳喂养教育和建议的重要性以及具体方案。

一、孕期和产前的母乳喂养教育

(一) 产前母乳喂养教育的重要性

大多数母亲在怀孕前或者怀孕早期会决定是否母乳喂养。尽管产科医生可能会感觉在孕期讨论母乳喂养太早,但医生的建议和鼓励会影响到孕妇产后能否成功进行母乳喂养。医生的鼓励可以将产后开始母乳喂养的比例从 43.2% 提高到 74.6%。在一项针对低收入的美国黑人女性的随机对照研究表明,产前医生鼓励母乳喂养会改变孕产妇的喂养计划,38%的母亲从原计划配方奶喂养改为进行母乳喂养,如果没有医生的鼓励,仅有 8% 由配方奶改为母乳喂养。如果孕产妇没有获得医生对于母乳喂养的推荐鼓励,更可能早期中断母乳喂养。如果医生担心婴儿体重增长不佳而建议补充配方奶,纯母乳喂养坚持不到 12 周的可能性更高。如果孕产妇认为她的医生鼓励母乳喂养,70% 会坚持纯母乳喂养到 6 周;如果认为医生对喂养方式没有倾向性,54% 坚持纯母乳喂养;如果认为医生更推荐配方奶喂养,仅9% 坚持母乳喂养。费城儿童医院针对先天异常胎儿的母亲及家属的孕期母乳喂养教育项目也说明这一点,通过对每 6 个家庭一个小组,进行定制化课程教育,结果表明产后第一天启动母乳喂养率为 100%,孕期母乳喂养意愿为 80.2%,出院时纯母乳喂养率为 87.1%,说明即使孕期不考虑母乳喂养的产妇,通过孕期宣教及产后母乳喂养支持后,在婴儿住院期间也实现了纯母乳喂养。黄晓芳等研究也显示,通过产前宣教,孕妇会认真考虑母乳喂养并与家人讨论、有信心母乳喂养、了解初乳重要性及了解早产儿住院期间母乳喂养知识等问题上均发生明显转变,早产儿生后 1、3、6 个月的纯母乳喂养率均显著提高。

目前产科医生在孕期与孕妇探讨母乳喂养的信息明显不足。调查显示,大多数产科医生与孕妇在产检时有简短的关于母乳喂养的探讨,问题通常是"您是否准备母乳喂养?"仅16% 的孕妇认为经常与她的医生讨论过这个问题。美国妇产科学会对产前讨论母乳喂养的时机和内容制定了临床指南,建议产检时要询问曾经的母乳喂养史和个人经验,并在孕前或孕早期进行体格检查,评估乳房条件,排除乳房的先天性畸形、乳头凹陷或者既往手术史对乳房的影响。在此基础上向孕妇宣教孕期乳房会发生的变化,使孕妇相信其乳房的条件适合进行母乳喂养,或者在存在乳房疾病的情况下探讨进行母乳喂养的可能性。同时告知母乳喂养与配方奶喂养的优势,并尊重孕妇对喂养方式的选择,帮助孕妇解决有关喂养方面的困惑。

教育产妇如何母乳喂养可迅速提高她们的母乳喂养相关知识和技巧,提高母乳喂养成功率。但目前在产前,儿科医生较少有机会进行这样的宣教,产后的休养或者"坐月子"可能同样让儿科医生错失机会。新生儿病房内母乳喂养率受到孕期和产期母乳喂养教育的影响较大。我们临床观察到,极低体重儿(出生体重<1 500g)的母乳喂养率极高,而低体重儿(出生体重1 500~2 499g)反而较低。分析原因显示,极低体重儿的母亲均接受了产前的儿科医生会诊,强调母乳喂养的重要性作为会诊的重要内容;相反,低体重儿的母亲较少接受产前会诊,婴儿出生后很容易因为母亲并发症或者母婴分离而放弃母乳喂养。图5-3-1是澳大利亚"milk way"项目对母乳喂养率的影响。

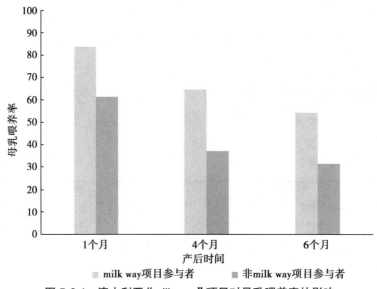

图 5-3-1　澳大利亚"milk way"项目对母乳喂养率的影响

　　目前有关产前母乳喂养教育对母乳喂养率的促进作用仍缺少高质量的研究。一篇荟萃分析检索了相关文献,共纳入19项研究,涉及8 506名孕产妇,对其中16项研究中的8 262名孕产妇的研究结果进行综述,排除了产时和产后母乳喂养宣教的研究。该综述并没有对数据进行荟萃分析,因为仅有一项研究完整地进行了各项比较。有五项研究比较了孕期宣教与常规母乳喂养宣教的区别,显示可以显著提高开奶成功率;七项研究比较了实施多项宣教措施对比单项措施的差别,并没有发现实施多项措施会提高开奶成功率或延长母乳喂养时间;Cochrane研究表明采用联合宣传手册、播放录影和哺乳咨询等多项措施,特别是哺乳咨询会提高3个月和6个月时的纯母乳喂养率。还需要设计更多较好的临床研究,证实孕期母乳喂养宣教的作用。

(二) 产前母乳喂养宣教的实施

　　2016年美国妇产科学会关于母乳喂养的指南中重申,泌乳学临床支持是生殖健康医疗中的核心内容之一,产前医疗服务中应包含询问母乳喂养史,并将获知的孕产妇母乳喂养困扰或母乳相关高危因素转告儿科医师。所有妇产科医护人员应向早产或其他病患儿母亲提供预见性指导、支持和宣教,帮助他们建立充足的泌乳过程。妇产科医护人员应和医院其他团队一起推动帮助产妇及早、频繁吸乳。

　　产前母乳喂养检查与沟通要点如下:

（1）病史询问：检查乳房发育情况（乳头是否突出、两侧乳房是否对称、孕期乳房尺寸改变）；相关手术史（乳房缩减术、隆胸手术、胸部曾经严重创伤、辐射伤等）。

（2）用药史探询：了解孕妇的慢性疾病、用药情况，并通过 LactMed 了解长期用药在哺乳期的影响，提供分娩后药物安全性资讯。

（3）母乳喂养意愿：在孕期产科检查时就讨论母乳喂养意愿，可分三步：问一个开放式的问题，听她回答；用你的语言来描述她的反馈；针对她的困惑提供对应的宣教建议。表 5-3-1 列举出一些开放性的问题。

表 5-3-1　开放性的问题举例

问题	说明
关于母乳喂养，你了解些什么？	健康益处：母乳喂养和配方是完全不同的，讨论对妈妈和宝宝的益处。
你听说过母乳喂养需要持续多久吗？	WHO 推荐纯母乳喂养 6 个月并在添加辅食的基础上可继续哺乳 2 年或以上。
你和你的家人对母乳喂养有什么看法？	为不支持母乳喂养的其他家庭成员提供必要的宣教。
等产假结束以后，你准备怎样喂养？	提供信息告诉妈妈在产假结束后可以继续吸乳，以坚持母乳喂养。如果工作条件不许可，指导产妇在家时频繁哺乳。产假结束前，增加吸乳次数，保证宝宝需要的喂养量。
经产妇：既往母乳喂养经历怎么样？	如果她有母乳喂养经历，首先予以表扬，并询问当时遭遇的喂养问题提供可用的解决方案。如果需要可转泌乳专业人员。 如果当时是配方奶喂养，了解相关原因并请问是否考虑母乳喂养

二、产后母乳喂养宣教

爱婴医院的产儿科医生同样需要掌握鼓励和支持母乳喂养的十项措施，更好地促进母乳喂养的实施。爱婴医院为母乳喂养的实施和促进母婴健康提供了良好的环境。在爱婴医院分娩的健康足月分娩产妇，生后 3 个月仍坚持纯母乳喂养的比例为 43.3%，明显高于非爱婴医院分娩者（6.4%）。实施过十项措施中的至少 6 项者到产后 6 周的母乳喂养率为 96.8%，如果没有实施过任何一项者为 70%。其中有六项开展了常规的检查，包括生后第一小时内开奶、医院内不允许使用代乳品、母婴同室、按需喂养、不使用安抚奶嘴、提供母乳喂养支持。认真执行这些措施者母乳喂养率显著增高，采取各种措施尽早开奶和尽可能减少因各种医疗操作引起母婴分离，如称体重，接种疫苗和注射维生素 K_1。产科医生也需要了解可能影响乳汁产生的各种因素，包括产程超过 1 小时、剖宫产、孕产妇 BMI 太高、乳头凹陷、初产妇、婴儿出生体重超过 3 600g 等。存在这些因素的产妇应给予特殊的支持，以帮助她们成功开始母乳喂养。

新生儿科医护人员在对早产儿家庭进行母乳喂养宣教时，应注意以下要点：①早产儿的特征和特殊需求：需要考虑早产儿的不成熟性和生理特征、胎龄和出生体重、孕期的基本状况、住院期间的状况和合并的疾病；②早产儿的吸吮 - 吞咽 - 呼吸功能的不成熟性；③从静脉营养到肠内营养的过渡；从鼻饲喂养到经口喂养的过渡；④发展性照顾对母乳喂养的促进作用；⑤早产儿在出生早期、稳定期、出院前期、出院后早期和稳定生长期等等不同阶段的生理变化和特征；⑥母婴分离阶段和出院后阶段保持乳汁分泌；⑦不能完成乳头哺乳时的替代方法；⑧进行哺乳时的准备工作和对早产儿的一般观察和记录；⑨家庭对母亲哺乳早产儿的支持；⑩母亲哺乳早产儿的信心和缓解挫折感的方法。早产儿家庭亲母乳汁的收集与运送的宣教内容可以参见第四章第三节。

　　对于早产儿来说，亲母母乳喂养能够有效降低坏死性小肠结肠炎等的发生率，因此产后需要产科与儿科专业人士的密切配合，帮助每个早产母亲在产后尽快开始吸乳，初乳非常珍贵，即使还不能经口喂养，也可通过口腔免疫疗法，促进母乳喂养的开展。这些信息需要通过儿科或产科医护人员尽早告诉产妇及其家属，以便尽早开始母乳喂养。图 5-3-2 直观地展示出早产儿母乳喂养宣教流程。

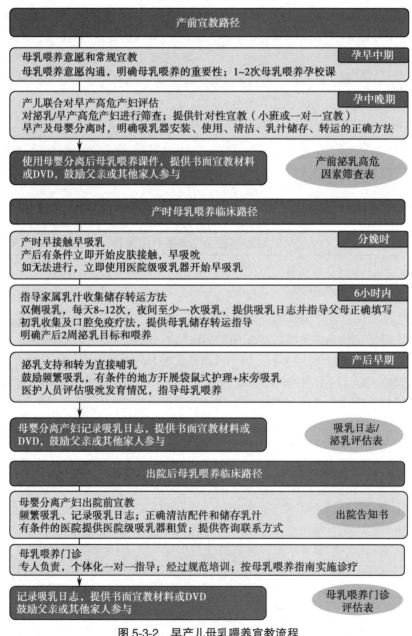

图 5-3-2　早产儿母乳喂养宣教流程

对于早产母亲来说,妊娠期和产后仍可能由于各种并发症而需要服用药物,产科、儿科医师以及患儿家属通常会担心药物可能通过乳汁传递给患儿而导致不良反应,甚至很多时候医护人员会处于"谨慎原则"而劝阻母亲母乳喂养。但需要强调的是,除少数药物属于禁忌情况如药物滥用、使用抗代谢药物如化疗药、有辐射的化合物等,绝大多数药物在哺乳期使用对婴儿是安全的。医护人员应当衡量药物进入乳汁的"潜在风险"与未能获得初乳/母乳"明确危害","两害相权取其轻",以避免轻易放弃母乳喂养。

在哺乳期,如果需要使用药物,应尽可能选择半衰期短、蛋白结合率高、口服生物利用度低或分子量高的药物。一些药物如含有雌激素的避孕药可能减少乳汁分泌也应该避免。儿科医生应该准确地权衡药物的使用和对哺乳的不良影响,必要时咨询药师了解哺乳期药物安全,或者参考哺乳期药物安全手册、网站,如可登录隶属于美国医学图书馆的毒理学数据库 LactMed,包括哺乳期母亲用药后乳汁药物水平、婴儿血清水平及其他化学成分数据,并列出母乳喂养婴儿可能的不良反应等(详见第六章第三节)。

三、出院后的母乳喂养指导

当自己的婴儿在 NICU 住院期间和出院后,早产母亲的哺乳过程会遇到很多问题干扰母乳喂养。关于母乳喂养人群的研究显示,约 60% 的妇女比她们预期离乳时间早,原因包括乳头疼痛、婴儿衔乳不良、自感母乳不足、乳腺炎以及担心疾病或药物影响婴儿等。对于早产母亲来说,如何顺利转为直接哺乳,如何有效喂养,怎么保证婴儿正常的生长发育等都是她们面临的问题,需要儿科医生持续随访,并针对性的给予建议。

需要注意,在随访和对早产儿母乳喂养支持过程中,帮助早产儿的母亲实现母乳喂养需要的不仅仅是专业知识,更多的是支持母亲哺乳的行为。需要医护人员了解医学的局限性、母亲和早产儿目前存在的困难以及帮助家庭获得相应的资源和渠道,包括 IBCLC、美国妇产科学会和儿科学会共同发布的围产期母乳喂养手册以及一些国际性母乳喂养学术会议和继续教育资源,这些渠道均具有网络资源(详见附录)。使母亲和家庭对早产儿哺育过程充满信心。同时发现一些可能存在的与哺乳相关的医学问题,并提供必要的医学指导和治疗。家庭需要的母乳喂养支持见图 5-3-3。

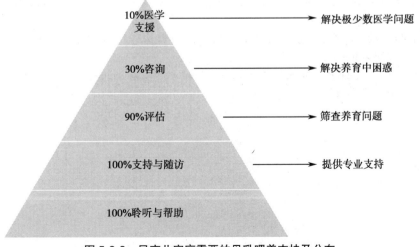

图 5-3-3　早产儿家庭需要的母乳喂养支持及分布

四、早产儿母乳喂养宣教的要点

美国费城儿童医院的泌乳顾问 Spatz 教授强调应改变孕期保健模式,将母乳喂养宣教和讨论融入每一次的孕期保健中。宣教要点应包括①母乳喂养的重要性,尤其对于病患儿来说,母乳是一种医疗干预措施;②泌乳生理学;③泌乳关键窗口期优化泌乳建立,保证和维持母乳供应。

早产儿住院期间和出院后的母乳喂养宣教内容主要包括以下内容:①母乳喂养对早产儿的益处;②早产儿母乳喂养的方法;③如何收集母乳;④选择正确的吸乳器和正确使用;⑤标记、储存和运送乳汁;⑥维持充足的乳汁分泌;⑦应对哺乳期的疲劳、疼痛和压力;⑧日常做好泌乳记录;⑨早产婴儿使用母乳强化剂;⑩保持健康,合理饮食和运动。

> **【关键知识点】**
>
> 1. 早产母亲和家庭在母乳喂养方面可能面临更多的问题和挑战,同时母乳喂养对早产儿的意义也更为重要。
>
> 2. 我们需要产科和儿科协同运作,共同开展临床支持,其中最为重要的是早产儿家庭成员的宣传教育工作,宣教工作应当从产前开始,贯穿于产前、产后以及出院后的整个过程中。

(刘江勤)

参考文献

1. MEEDYA S, FAHY K, YOXALL J, et al. Increasing breastfeeding rates to six months among nulliparous women: a quasi-experimental study. Midwifery, 2014, 30 (3): e137-e144.

2. American College of Obstetricians and Gynecologists. Optimizing support for breastfeeding as part of obstetric practice. Committee Opinion No. 658. Obstet Gynecol, 2016, 127: e86-e92.

3. FROH EB, SCHWARZ J, SPATZ DL. Lactation Outcomes Among Dyads Following Participation in a Model of Group Prenatal Care for Patients with Prenatally Diagnosed Fetal Anomalies. Breastfeed Med, 2020, 15 (11): 698-702.

4. 黄晓芳, 冯琪, 茹喜芳, 等. 产前宣教提高新生儿重症监护病房早产儿的母乳喂养率. 中华围产医学杂志, 2017, 20 (07): 493-500.

5. SPATZ DL. Changing the Prenatal Care Paradigm to Improve Breastfeeding Outcomes. MCN Am J Matern Child Nurs, 2020, 45 (3): 186.

第四节　早产儿母乳喂养相关记录和评估工具

【导读】　早产儿住院期间进行母乳喂养的相关流程以及喂养过程需记录的参数,我们可通过若干国际通用的母乳喂养评估工具,甄别母婴可能存在的医学问题和母乳喂养问题,为制订早产儿个体化的母乳喂养解决方案提供依据。

一、新生儿重症监护病房早产儿母乳喂养流程

即使医护人员与产妇已充分了解母乳喂养相关知识,并建立了母乳喂养重要性共识后,涉及 NICU 住院早产儿的母乳喂养,还存在诸如母亲在家吸乳、送奶、储存及医护人员给早产儿喂奶等诸多环节。另外,因早产儿胃肠道以及口腔吸吮的解剖结构与功能发育未完善,母乳喂养情况还需要加强监控和评价。我们从以下几方面逐一探讨。

(一) 知情选择

知情选择偏向于母乳喂养指导,即入院时由责任护士及儿科医生告知家长母乳喂养对早产儿的重要性。鼓励家长选择母乳喂养,发放"吸乳 - 送乳 - 维持泌乳 - 记录吸乳日志 - 母乳储存"系列宣教纸质版资料,并嘱家长每日记录吸乳日志。

(二) 建立和维持泌乳

1. 让产妇知晓产后 4 天泌乳量和吸乳频率与产后 6 周的奶量直接相关。

2. 对于母婴分离的产妇,推荐其使用医院级吸乳器,配合双侧吸乳,达到更佳的吸乳效果。

3. 鼓励产妇持续记录吸乳日志,便于跟踪和指导。

4. 告知早产儿母亲泌乳目标:①住院期间需要量<200ml/d;②产后 2 周为 500~1 000ml/d,满足出院后哺乳需要。

5. 专职母乳喂养指导护士在每日收乳时根据吸乳日志记录的吸乳次数及吸乳量给予评价和指导,鼓励母婴分离的妈妈持续记录吸乳日志。

6. 专职母乳喂养指导护士对于连续三天未送母乳的早产儿家庭电话随访,了解不送乳的原因,并给出吸乳建议。

图 5-4-1 展示了上海市第一妇婴保健院住院新生儿母乳收集、存放和运送 Q&A。

(三) 母乳存放使用管理

1. **保证安全性**　要求母乳冷藏保存,4℃可保存 96 小时(NICU 中根据实际条件做调整,因为冰箱频繁开启可能会影响存放温度)。指导妈妈吸乳前做好手卫生以及乳房清洁,做好吸乳设备的清洁。

2. **储奶容器**　储奶袋 / 瓶,做好标记,包括吸奶日期、吸奶时间、送奶量、婴儿姓名和床号。

3. **运送**　使用隔热密闭的冰包、冰箱等保障冷链运送,注意不要将母乳与冰块直接接触存放以免母乳结冰。

住院新生儿母乳收集、存放和运送Q&A

宝宝床号：_____ 宝宝住院号：_____ 孕周：_____ 出生日期：_____ 妈妈姓名：_____

亲爱的宝宝妈妈：

在您宝宝住院期间，我们将与您共同努力，让宝宝获得人类千年以来最好的营养—— 您的母乳。以下资讯可以帮助您了解母乳收集、存放和运送的相关知识，确保宝宝喝上"放心乳"。

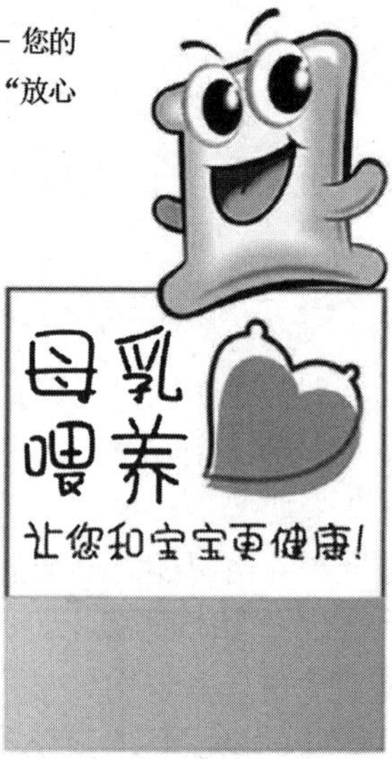

1. **您何时需要开始吸（挤）乳及吸乳频率是多少？**

   您的宝宝一旦收治入新生儿科，妈妈应在产后 6 小时内开始吸（挤）乳，每天 8~10 次，间隔 2~3 小时，晚上间隔不超过 5 小时，每次持续 10~15 分钟，双胎或多胎可以 20 分钟。无论您的宝宝是否可以进食母乳，您都需要每天坚持吸（挤）乳以保证您的产乳量。

2. **如果您没有准备好吸乳器，如何获得支持？**

   1）您可以在护理人员指导下学会如何用手挤乳。

   2）或者选择使用产后病区和新生儿科母乳室的专业医用电动吸乳设备，这时您需要购置与其相匹配的即用性吸乳配件，专人专用。请注意乳房及吸乳装置的清洁。

3. **什么容器可以储存您的母乳？**

   请使用专用的一次性母乳收集瓶或袋（要求有一定厚度，足够结实，封口密闭，不会漏乳）。请参考产品说明正确使用。请一次一装，保证不送过期乳（见下）。由于收集袋刻度欠准确， 实际收集量以收集瓶的刻度为准。

4. **吸（挤）出的母乳能存放多久？**

   我科实行以下标准：①新鲜挤出的母乳在室温下（25℃）可以放置 4 小时；②储存 0~4℃（冰箱冷藏，切勿放在冰箱门上）可放置 24 小时；③储存在 -18℃（冰箱冷冻）可放置 3 个月；④解冻后或添加了母乳强化剂的母乳可以在 0~4℃（冷藏）的条件下储存 24 小时。由于冷冻和解冻过程会破坏母乳中免疫物质的活性，我科只接收冷藏母乳。冷冻乳可留给宝宝回家后食用。

5. **对于吸（挤）出的母乳如何选择冷藏还是冷冻储存？**

   冷藏的母乳最佳使用时间是 24 小时内。如果吸（挤）出的乳量小于宝宝 24 小时乳量，您可以暂存在冷藏柜内，然后在规定的时间运送到新生儿科。超过宝宝 24 小时乳量的母乳可以存放在家的独立冷冻柜中。您可以在送乳时向收乳员了解宝宝 24 小时喂养量。请在反面记录"我的吸乳日志"，可以帮助我们了解您的吸乳状态。

6. **怎样标记您挤出的母乳？**

   为了保证母乳的质量，请您在母乳收集瓶（袋）标签上注明：妈妈姓名，床号，吸乳的日期和时间（注意是吸乳开始的时间）和收集量，请尽量送新鲜的乳汁，请使用不会在潮湿环境中模糊字迹的记号笔填写。我们在接收时会与您共同核对信息。

7. **您如何知道宝宝的母乳喂养需求？**

   您的主管医生会及时通知您何时送乳，何时来院尝试亲喂宝宝，以及是否需要购买母乳强化剂。

8. **怎样运送您的母乳？**

   如果您正在住院，可将母乳交给所在病区的护理人员，新生儿科会专人负责取用。如果您在家中，则需要家人每天送乳。请检查并确保母乳收集瓶（袋）的密闭性，并将您所有需要送乳的母乳收集瓶（袋）装入一个大的保鲜袋中，放在装有冰块的保冷装置中以确保母乳置于冷链状态下运送到新生儿科母乳室。我们在接收时会检查冰块是否融化，以确保冷链运送。

9. **新生儿科母乳接收的时间和地点？**

   母乳接收时间：早上 8 点~9 点下午 4 点~5 点 东院接收地点：住院部二楼新生儿科；西院接收地点：一号楼四楼新生儿科。如您有疑问：①可在送乳时间获得帮助；②也可来电咨询，东院咨询电话：021-2026XXXX；西院咨询电话：021-2026XXXX。

图 5-4-1 住院新生儿母乳收集、存放和运送 Q&A

4. **收取母乳**　母亲还在住院期间的母乳由产科母婴同室区域的冰箱统一存放,NICU人员每日 2 次至该区域的冰箱收取。母亲出院后的母乳由家人每日 1 次运送至 NICU,收取母乳时需由护士与家属共同核对吸乳日志与储奶瓶 / 母乳收集袋外标签上的姓名、床号、住院号均相符,查看吸乳时间、母乳质量,避免冰冻母乳。符合要求的母乳收入并给予电子秤称量,并记录。NICU 需设置专门的母乳存放冰箱用于母乳存放,0~4℃,每日由主班护士监测冰箱温度并记录。每日收入母乳后,由护士组长核对冰箱内存放的母乳是否符合规范。

(四) 母乳口腔免疫疗法

产后在母婴同室的妈妈会由产科护士提供初乳收集容器(针筒或初乳收集杯),用于母婴分离的早产儿的初乳收集,并由 NICU 专人收取。对于尚未开始喂养的早产儿给予初乳口腔护理。责任护士核对初乳与婴儿信息一致,洗手,注射器 / 无菌棉签蘸取初乳约 0.2ml,擦拭舌、牙龈、颊内侧,3~4 小时一次。尽可能使用新鲜初乳。

(五) 袋鼠式护理

在母亲意愿许可下签署袋鼠护理知情同意书,对非病危的住院早产儿进行袋鼠式护理,专职护士全程指导,评估母亲及患儿情况,增进亲子连接,促进非营养性吸吮体验,常规每日或隔日进行。

(六) 喂养

根据医嘱给予管饲喂养,并逐渐过渡至经口喂养。由经过培训的专职护士进行母乳分装,根据奶量记录单,将床号、姓名、奶量、奶种、时间写于喂养标签上粘贴于乳瓶外,一人一针筒一副清洁手套,从储奶瓶 / 袋中抽取母乳分装于乳瓶内,使用母乳时根据吸乳时间先后使用,超过储存规定时间的母乳给予称量后弃去并记录。喂养前 30 分钟置于 40~42℃恒温箱温热母乳,由责任护士核对身份信息及医嘱奶量后,给予早产儿喂养母乳。

(七) 母亲亲喂

1. 亲喂过程均应有责任护士看护及指导。对于呼吸、氧饱和度尚不稳定婴儿亲喂时应带有监护仪全程监护。

2. 提供独立的采奶室及躺椅、医用吸乳器。

3. 亲喂时尽可能减少包裹的包被,给予多的皮肤接触。护士指导母亲以不同的体位协助早产儿含住乳头。橄榄球式和交叉式适合早产儿和新生儿,并且很容易掌握,这种方法要求母亲用哺乳乳房的对侧上肢抱住婴儿,让婴儿待在乳房下面,臀部靠在母亲大腿上,母亲的手扶住婴儿的颈部,将婴儿搂向自己。也可尝试半躺卧式哺乳。

4. 保证喂养姿势正确:母亲和婴儿都采取放松的姿势,婴儿胸腹部紧贴母亲的胸腹部,婴儿的头,肩,臀部呈一直线,婴儿面对乳房,鼻尖对乳头。

5. 用 C 字手法托起乳房,拇指在上,手指避开乳晕部位,用乳头轻触婴儿嘴唇,使其张大嘴巴,在婴儿张大嘴巴瞬间拉近,将乳头乳晕送入口中,抱住婴儿,避免吸吮过程中乳头松开。

6. 有效含接:婴儿嘴张大,下唇外翻,含住乳头及大部分乳晕,舌头呈勺状环绕乳晕,婴儿口腔上方可见更多的乳晕。

7. 亲喂过程中注意避免乳汁溢出,可用干净毛巾或乳罩覆盖吸去多余乳汁。如果出现氧饱和度下降情况应告诉妈妈原因并及时给予处理。

8. 乳头护罩的使用：当乳头条件不佳时（内陷乳头）或习惯了奶嘴的婴儿可指导母亲使用乳头护罩来提高早产儿直接哺乳效率，增加乳汁摄入量。把保护罩边缘翻起，只有乳头部分保持原样，这样把保护罩罩在乳头上时，乳头就会离保护罩顶端比较近，然后把保护罩边缘贴近乳晕（可用少量乳汁湿润有助于贴紧），再拨动保护罩的乳头部分使其弹出。可挤压几次乳房让保护罩顶端空间积存乳汁，婴儿一吸吮就会立即得到乳汁。

（八）测量母乳摄入量

亲喂前后由护士给予婴儿称重，来估算母乳摄入量，使用新生儿电子秤时，确认电子秤经过校正，可保留监护仪导联线。称重前后应保持相同的称重条件（尿布，单衣，导联线）。表 5-4-1 给出了 NICU 早产儿母乳喂养流程和记录摘要。

表 5-4-1 NICU 住院早产儿的母乳喂养流程和记录摘要

流程	记录摘要
知情选择	医护人员需告知家长母乳喂养对早产儿的重要性并鼓励母亲进行母乳喂养
建立和维持泌乳	责任护士指导母亲在母婴分离情况下使用吸乳器 8~12 次 /d 双侧吸乳，预期值为两周达到 500~1 000ml/d，并进行随访
母乳存放和使用管理	早产儿家属将标记个人信息的储奶瓶 / 袋冷链运输至医院，NICU 专职人员检查信息并称重后存入专用母乳冷藏冰箱，根据医院情况设定冷藏时间，一般 4℃冷藏 4 天内为安全范围
母乳口腔免疫疗法	NICU 专人向在产科住院的母亲收取初乳，核对信息后无菌棉沾取 0.2ml 初乳对尚未开始经口喂养的早产儿进行口腔擦拭
袋鼠式护理	在母亲同意下，对非病危早产儿进行皮肤接触，促进亲子连接和非营养性吸吮体验
喂养	根据医嘱从管饲喂养过渡到经口喂养，母乳分装后在喂养前 30 分钟置于 40~42℃恒温箱中加热
亲母哺喂	提供哺乳室和医院级吸乳器，指导母亲使用合适的哺喂姿势以及调整早产儿的含接姿势，可使用乳头护罩促进早产儿的乳汁摄入
测量摄入量	哺喂前后称量新生儿测算乳汁摄入量

二、持续的监测和数据管理

世界卫生组织 2020 年颁布的《保护、促进和支持母乳喂养：针对幼小、病患及早产儿的爱婴医院倡议》（*Protecting*，*promoting and supporting breastfeeding*：*the baby-friendly hospital initiative for small*，*sick and preterm newborns*）中"促进母乳喂养成功的十项措施"中专门强调了建立持续的监测和数据管理系统。NICU 患儿可参考的监测指标见表 5-4-2，病房可参考的监测指标见表 5-4-3。

表 5-4-2 NICU 患儿可参考的监测指标

类型	指标
生长参数	• 体重(生长速度) • 恢复出生体重的日龄 • 身长 • 头围
喂养参数	• 初乳口咽护理：首次用于口腔护理 • 首次非营养或营养性母乳喂养 • 喂食记录(喂养量、频率、方法和每次喂食的类型) • 首次喂食的类型(亲母母乳、捐赠母乳、婴儿配方奶粉) • 首次喂食时间(出生后数小时) • 出院时喂养(亲母母乳、捐赠者母乳、婴儿配方奶粉、混合喂养) • 住院期间母乳(亲母母乳、捐赠母乳)喂养百分比 • 喂养方法(直接哺乳、管饲、杯喂、奶瓶喂养) • 肠外营养情况(开始、持续、停止) • 中心静脉置管天数(含或不含肠外营养) • 达到全量喂养的年龄[超过 140ml/(kg·d)或其他设定的参数]
袋鼠式护理	• 第一次袋鼠式护理 • 护理频率 • 持续时间
实验室检测	• 血常规和血生化监测方法和方案 • 血液尿素氮或白蛋白在可接受范围内的天数
相关的临床诊断	• 自发性肠穿孔 • 坏死性小肠结肠炎 • 中心静脉置管相关血流感染
母亲乳量监测	• 母乳喂养宣教记录文件(宣教类型、时间) • 第一次吸乳/手挤奶时间 • 母乳供应(吸乳日志)

表 5-4-3 NICU 病房可参考的监测指标

类型	指标
生长参数	• 平均体重增速值 • 恢复出生体重时的平均日龄 • 平均身长增长速度 • 平均头围增长速度 • 出生时适宜胎龄和出院时小于胎龄的婴儿百分比

类型	指标
喂养参数	• 在任何给定时间段接受初乳口腔免疫治疗的婴儿百分比 • 从出生到第一次喂奶的平均时间(亲母母乳、捐赠母乳、婴儿配方奶粉) • 亲母母乳喂养占总喂养的百分比 • 出院时母乳喂养率 • 肠外营养监测 　– 婴儿 24 小时开始接受肠外营养的百分比 　– 3 天内蛋白质摄入量超过 3g/(kg·d)的婴儿百分比 　– 5 天内能量摄入超过 80kcal/(kg·d)的婴儿百分比 　– 脂肪摄入超过 3g/(kg·d)时的平均年龄 　– 肠外营养超过 30 天的婴儿百分比 • 中心静脉置管天数(使用或不使用肠外营养) • 达到全量喂养时婴儿的平均日龄 • 首次非营养性或营养性母乳喂养时婴儿的平均日龄
袋鼠式护理	• 从出生到袋鼠式护理的平均时间和持续时间 • 在任何给定时间段内,袋鼠式护理的平均频率 • 在任何给定时间段内,袋鼠式护理的平均持续时间
相关的临床诊断	• 自发性肠穿孔 • 坏死性小肠结肠炎 • 中心静脉置管相关血流感染
母亲乳量监测	• 接受母乳喂养教育的所有母亲的百分比 　– 产前宣教 　– 第一次新生儿病房宣教 • 从分娩到第一次哺乳咨询或同伴咨询的平均时间 • 从分娩到第一次吸乳 / 手挤奶的平均时间 • 记录吸乳日志的母亲的百分比 • 报告对护理满意度的母亲百分比

三、记录

(一) 奶量记录单

信息包括床号、姓名、住院号、胎龄、医嘱奶量、送母乳量、弃乳量以及未送乳原因记录。每日医嘱奶量由护士整理医嘱时记录,责任护士双人核对确认,送乳量由收取母乳护士称量后记录,弃乳量由配奶护士在配奶时记录,未送乳原因由专职护士电话随访时记录。

(二) 吸乳日志

吸乳日志正面为宣教内容包括母乳收集、存放、运送等须知,内页为吸乳信息包括床号、住院号、姓名、胎龄、每日每次吸乳时间及吸乳量、患儿当日需要奶量,由患儿母亲记录吸乳情况,每周交给收取母乳的护士汇总备案。

(三) 护理记录

责任护士在喂养栏中,记录每次喂养是否母乳,特殊母乳类型应标注(初乳或加入强化剂的母乳),喂养方式,以及 24 小时喂养量。

（四）袋鼠式护理记录单

首次袋鼠式护理时需签署父母知情同意书。在袋鼠式护理前,袋鼠式护理15分钟,袋鼠式护理结束后分别由责任护士记录患儿生命体征、患儿及母亲的表现。

（五）亲喂评估单

使用早产儿母乳喂养行为量表评估包括婴儿衔接情况、哺乳持续时间、一侧或是双侧哺乳,亲喂前后称体重以获得实际母乳喂养量,并记录于亲喂评估单。

四、母乳喂养评估工具

在临床开展早产儿母乳喂养时,常常会面临许多实际的困难、争议和矛盾。需要一系列的评估工具来检查母乳喂养的实施效果、对早产儿的影响以及存在的实际问题,这也是通过临床质量持续改进提高母乳喂养成功率的重要手段。全面掌握早产儿母乳喂养中的关键环节,根据存在的问题进行修改和完善,是早产儿母乳喂养评价体系建立的意义所在。

在医院或者家庭中参与推行母乳喂养的专业人员包含医生、哺乳咨询师、职业治疗师、护士等,此外可能还有很多志愿者参与这项工作。这种多样化的教育背景使得推行母乳喂养的质量需要良好的监控和评价,并采用一致性的标准进行质量改进,以达到在任何场景下都能良好地实施母乳喂养。这需要一些工具识别母乳喂养中存在的问题,实施的难度以及制定质量改进的具体措施。在实施母乳喂养时,足月儿的母婴大多没有医学问题,同时影响母乳喂养成功率的通常不是单一因素。但评估工具能甄别可能存在医学问题和母乳喂养问题的情况,为临床医护人员提供循证医学依据,为制定个体化的解决方案提供参考方案。

早产儿母乳喂养评估的根本目的,是在评价过程中对指标逐一梳理,根据早产儿喂养问题及发育特点,查找原因,完善设施,排除障碍,修改流程,规范行为,建立个性化促进母乳喂养的相关策略,使每个早产儿都能享有母乳喂养的权利。通过从病区管理、病区设施、早产儿母乳喂养行为、母亲哺乳准备和技能等整个体系的评价,对早产儿母乳喂养工作中存在的不足和薄弱环节,采取整改措施,促进早产儿母乳喂养率及母乳喂养质量的提高。同时,根据早产儿母乳喂养现状,不断修改标准、完善决策和运作程序以适应持续质量改进,使早产儿母乳喂养管理始终处在一个良好的循环改进和提高中。

（一）母乳喂养评估工具的内容

母乳喂养涉及四个方面,包括母亲、婴儿、哺乳和与母乳喂养相关的设施和流程,因此母乳喂养的评估也需要包含这四个方面的内容(如表5-4-4),设计评估工具要注意以下原则,见表5-4-5。目前临床使用的评估工具基本上涵盖了这四个方面中的某一个或者多个内容,或侧重于某个具体的环节。例如,评估经口喂养的工具或评估某个群体的母乳喂养,如早产儿母乳喂养行为量表(Preterm Infant BF Behavior Scale,PIBBS)。

（二）母乳喂养评估工具举例

LATCH评估量表:最早由美国Jensen在1994年设计,通过五个方面的内容评估婴儿的衔接能力:衔接(latch)、吞咽声(audible swallowing)、乳头类型(type)、母亲哺乳时的舒适度(comfort)和是否需要帮助完成衔接(help)。最早的量表根据临床经验进行评估,并不能评价婴儿的营养状况和哺乳完成的情况,其后多名学者更新了这个评估表,形成可靠的衔乳评估表。

表 5-4-4　母乳喂养评估工具涉及的内容

评估主题	评估的方面	评估主题	评估的方面
母亲	乳房的评估	婴儿	婴儿的胎龄和体重
	乳汁分泌的评估		婴儿的吸吮 - 吞咽和呼吸运动的协调性
	存在的疾病		婴儿的身体状态及疾病对哺乳的影响
	存在的哺乳困难		婴儿的行为
	疼痛评估		婴儿对喂养需求的信号
哺乳	婴儿开始母乳喂养前的准备	其他相关主题	乳汁的评估
	衔接和吸吮		新生儿科母乳的运送、存储和处理
	婴儿口腔运动		吸乳和吸乳器
	母亲泌乳素的产生		母乳存储设备和婴儿喂养设备
	哺乳时婴儿的体位		乳房和乳头保护设备
	识别前五项哺乳行为中存在的问题		母乳喂养记录

表 5-4-5　设计评估工具的原则

序号	原则
1	简便,容易使用;
2	容易被母亲接受;
3	要考虑花费,包括时间成本;
4	尽量使用客观指标和定量指标;
5	评估工具的准确性和有效性;
6	评估工具的敏感性和特异性;
7	预测价值

婴儿母乳喂养评估工具(Infant Breastfeeding Assessment Tool,IBFAT):1988 年由加拿大的 Mattews 设计,包括 6 个内容评估婴儿 4 个方面的行为:喂养准备、觅食反射、衔乳和吸吮,另外两项非评分的项目:婴儿的状态和母亲对母乳喂养的满意度。其后也有多名学者对这个评估工具进行测试和更新,并用于极低体重儿。

母乳喂养评估和宣教工具(BF Evaluation & Education Tool,BEET):这是一个相对比较全面的评估工具,由 Tobin 于 1996 年设计,包含 8 个亚评估表:喂养、体位、衔乳、吸吮、母乳量、婴儿摄入、出量和体重增长情况。由于采用比较多的量化指标,所得结果的可靠性较好。

早产儿母乳喂养行为量表(Preterm Infant BF Behavior Scale,PIBBS):1996 年由 Nyqvist KH 开发,评估量表如表 5-4-6,总分为 20 分,能比较好地反映早产儿母乳喂养行为特征。

表 5-4-6　早产儿母乳喂养行为量表（PIBBS）

项目	成熟程度	分值	项目	成熟程度	分值
觅食反射	无觅食反射	0	吞咽	无明显吞咽	0
	稍有	1		偶尔吞咽	1
	明显	2		规律吞咽	2
最长含接持续时间	母亲未感觉持续含接	0	乳晕含接（含接深浅）	未含接,仅口触碰乳头	0
	持续 ≤ 5 分钟	1		部分乳头	1
	持续 6~10 分钟	2		整个乳头,不含乳晕	2
	持续 ≥ 11~15 分钟	3		乳头及乳晕	3
最长吸吮脉冲数	1~5 个连续吸吮	1	吸吮	没有吸吮或舔舐	0
	6~10 个连续吸吮	2		舔舐,无吸吮	1
	11~15 个连续吸吮	3		单次或偶尔短吸吮(2~9 次)	2
	16~20 个连续吸吮	4		多次连续吸吮,偶尔长吸吮（≥ 10 次）	3
	21~25 个连续吸吮	5			
	≥ 26~30 个连续吸吮	6		多次连续吸吮(≥ 2 次)长吸吮	4

五、吸乳日志

　　母乳喂养对于早产儿来说,不仅仅是食物,还是一种具有特殊的医疗干预作用的药物。母乳喂养可减少早产儿多种并发症,包括早产儿视网膜病、感染和坏死性小肠结肠炎等,而且母乳喂养对早产儿远期神经系统发育也有积极影响。正因为如此,越来越多的新生儿重症监护病房建议早产儿家庭积极运送吸出的母乳到病房或者采用捐赠人乳喂养。但是不同 NICU 的母乳喂养率差异较大,通常在没有人乳库的 NICU 纯母乳喂养率大约 15%,具备人乳库的 NICU 纯母乳喂养率约 30%。随着对母乳的深入研究,临床医生越来越认识到亲母母乳和新鲜母乳喂养会使母乳喂养的益处最大化。但是早产儿母乳喂养面临的最大障碍是早产儿母亲在分娩后是否积极吸乳以及对母乳喂养重要性的认识。

　　由于早产儿出生后母婴分离,同时早产对母亲身体和心理造成巨大冲击,以及母亲还没有做好迎接婴儿出生的心理准备,使得许多早产儿母亲放弃母乳喂养或面临泌乳 II 期延迟,即分娩后 72 小时内没有出现生理性乳房胀满感。我们通过临床质量改进调研工作发现,在分娩后最初的 1~2 周内,早产儿母亲每日吸乳的平均次数不到 6 次,每次吸乳的平均时长约 10 分钟。是导致早产儿母乳喂养失败的最大原因,而且很容易被家庭和医务人员忽视。除了继续宣教母乳喂养的重要性外,我们设计了如图 5-4-2 的吸乳日志,分发给每一位住院的早产儿家长,要求早产儿母亲每日至少泵乳 8~10 次,最高可达 12 次,每次至少 15~20 分钟,并强调了夜间吸乳的重要性。2016 年对早产儿母亲泌乳影响因素的研究结果显示,双侧吸乳、吸乳次数和记录吸乳日志是三大显著影响因素。要求母亲根据吸乳日志按时记录每次吸乳的情况,特别是在分娩后前两周,要求母亲在每次吸乳后记录泵乳的时间、乳汁量、持续时间等信息,在每栏下方汇总每日泵乳的总量,定期反馈到病房。同时告知家属婴儿每日摄入母乳的总量。

　　图 5-4-3 显示了采用吸乳日志前后早产儿母乳喂养率的变化。2014 年 1~4 月份早产儿的母乳喂养率约 28.11%,纯母乳喂养、混合喂养和配方奶喂养的占比分别为 6.57%、32.8%

我的吸乳日志

宝宝床号：_____ 宝宝住院号：_____ 孕周：_____ 出生日期：_____ 妈妈姓名：_____

日期：_____		日期：_____		日期：_____		日期：_____		日期：_____	
吸乳时间（0~24点）	吸乳量	吸乳时间（0~24点）	吸乳量	吸乳时间（0~24点）	吸乳量	吸乳时间（0~24点）	吸乳量	吸乳时间（0~24点）	吸乳量
总计：		总计：		总计：		总计：		总计：	
宝宝每天量：		宝宝每天量：		宝宝每天量：		宝宝每天量：		宝宝每天量：	
与目标的距离：		与目标的距离：		与目标的距离：		与目标的距离：		与目标的距离：	

日期：_____		日期：_____		日期：_____		日期：_____		日期：_____	
吸乳时间（0~24点）	吸乳量	吸乳时间（0~24点）	吸乳量	吸乳时间（0~24点）	吸乳量	吸乳时间（0~24点）	吸乳量	吸乳时间（0~24点）	吸乳量
总计：		总计：		总计：		总计：		总计：	
宝宝每天量：		宝宝每天量：		宝宝每天量：		宝宝每天量：		宝宝每天量：	
与目标的距离：		与目标的距离：		与目标的距离：		与目标的距离：		与目标的距离：	

日期：_____		日期：_____		日期：_____		日期：_____		日期：_____	
吸乳时间（0~24点）	吸乳量	吸乳时间（0~24点）	吸乳量	吸乳时间（0~24点）	吸乳量	吸乳时间（0~24点）	吸乳量	吸乳时间（0~24点）	吸乳量
总计：		总计：		总计：		总计：		总计：	
宝宝每天量：		宝宝每天量：		宝宝每天量：		宝宝每天量：		宝宝每天量：	
与目标的距离：		与目标的距离：		与目标的距离：		与目标的距离：		与目标的距离：	

图 5-4-2　吸乳日志

和 60.63%；引入吸乳日志后的 5~12 月份，每月平均母乳喂养率提高到 53.31%，纯母乳喂养、混合喂养和配方奶喂养的占比分别为 23.83%、55.25% 和 20.92%。随着早产儿母亲吸乳量的大幅增长，早产儿母乳喂养率显著提高，并直接改善了早产儿的出院前结局。

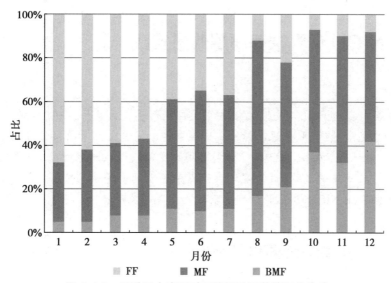

图 5-4-3　吸乳日志应用对医院母乳喂养情况的改善

FF：配方奶粉喂养天数占比；MF：混合喂养天数占比；BMH：纯母乳喂养天数占比

　　通过这个方式，使早产儿父母能直观地看到正确吸乳的作用以及对早产儿母乳喂养的直接影响，让家长感受到参与了早产儿的治疗，不仅提高了母乳喂养率，也提高了早产儿家庭的满意率。吸乳日志帮助早产儿母亲和医护人员及时发现吸乳的问题，让母亲体验到她为婴儿所付出的努力，积极地促进了乳汁分泌。同时成功地建立泌乳与母乳喂养也缓解了家庭因为早产所产生的内疚。一位早产儿母亲谈到她的感受时说："即使我不能每天看到她，但每天我都有充足的乳汁喂养她，通过记录吸乳日志，我感到自己一直在为她做一些事情，我不会让任何事情干扰我吸乳。"

【关键知识点】

　　1. 制定标准化的母乳喂养宣教、记录工具，有助于形成医护人员和患儿家长统一的认识和临床实践方法，减少不规范操作可能导致的风险。

　　2. 临床上常用的早产儿母乳喂养评估工具，能够帮助甄别母婴可能存在医学问题和母乳喂养问题的情况，为临床医护人员提供参考依据，为制订个体化的解决方案提供帮助。

（刘江勤）

参考文献

1. WU B, ZHENG J, ZHOU M, et al. Improvement of Expressed Breast Milk in Mothers of Preterm Infants by Recording Breast Milk Pumping Diaries in a Neonatal Center in China. PLoS One, 2015, 10 (12): e0144123.

2. WHO, UNICEF. Protecting, promoting and supporting breastfeeding: the Baby-friendly Hospital Initiative for small, sick and preterm newborns. Geneva: World Health Organization and the United Nations Children's Fund (UNICEF), 2020.

第五节　NICU 母乳喂养质量改进实践

> **【导读】**　亲母母乳与早产儿相关并发症呈剂量效益关系,即喂养剂量越大,相关并发症的发生风险越低,严重程度越低。但在 NICU 促进大剂量的亲母母乳喂养存在诸多障碍,如宣教不足、员工短缺等。因此,采用系统的质量改进的方法,逐步地改善临床促进 NICU 母乳喂养的流程,最终实现大剂量的亲母母乳喂养,改善早产儿的近远期预后。本节详细阐述 NICU 母乳喂养质量改进的方法及应用。

一、NICU 母乳喂养质量改进的临床价值

(一) 医疗质量改进的定义

每一个医疗系统都建立在一个复杂的医疗流程和路径的网络上,其所提供的医疗质量在很大程度上取决于该网络的运作情况以及管理和提供医疗服务人员的协作情况(图 5-5-1)。

医疗质量改进是让最能接触到医疗质量问题的人有时间、权利、技能和资源来解决问题。它涉及系统和协调的方法,用具体的方法和工具解决问题,以期实现可衡量的改进。质量改进是可持续的,因为并不存在完美的医疗流程。

医疗质量改进不能等同于临床研究,两者区别见表 5-5-1。

表 5-5-1　临床研究与质量改进的区别

	临床研究	质量改进
目的	实践只是一种假设,没有明确的临床依据;获取临床证据	某一种做法有临床依据,但在日常工作中一直没有实践过;建立可实践模式
如何进行测试	大范围的盲测	持续进行多个观察性测试
偏倚	一次控制尽可能多的偏倚	将偏倚分开,以控制每个测试
数据量	收集尽可能多的数据	每个 PDSA 循环收集尽可能多的数据,保证改进能执行
执行周期	有时需要花很长时间才能知道结果	短,每个 PDSA 循环都进行数据分析

通过持续改进措施提高医疗质量,希望创造一个"消除不必要的死亡;消除不必要的痛苦;消除医护人员及患者的无助感;消除多余的等待;消除浪费"的医疗保健系统。

(二) NICU 母乳喂养质量改进的意义

2019 年世界卫生组织及联合国儿童基金会发布的《儿童死亡率水平和趋势》中指出,

2018 年新生儿死亡占 5 岁以下儿童死亡的 47%，根据这个趋势，在 2019—2030 年期间，将有 5 200 万 5 岁以下儿童死亡，其中一半是新生儿。早产相关并发症及败血症造成新生儿的死亡占全部新生儿死亡的 50%。

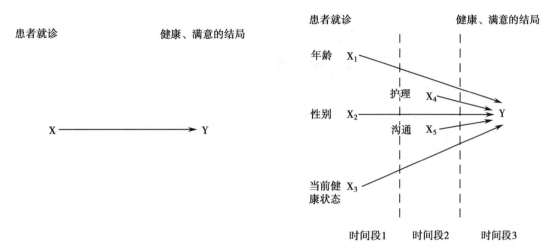

A. 理想中的就诊过程，患者就诊就能获得
满意的结局

B. 现实中可能的就诊过程，存在多种影响
因素

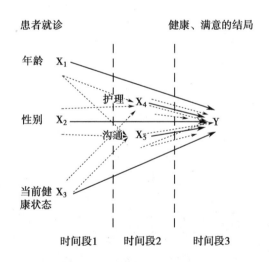

C. 现实中复杂的就诊过程，多种因素相互作用

图 5-5-1　我们期望的简单的医疗服务模式（这样就不需要质量改进），但现实中往往存在很多直接因素（X）影响最终医疗结局（Y），而且这些直接因素之间会相互作用来影响最终结局，因此需要完善相关医疗过程进行质量改进

亲母母乳对于 NCIU 住院患儿来说不仅是营养更是药物。促进 NICU 患儿的亲母母乳喂养是一种更为经济、可挽救生命的医疗干预策略（图 5-5-2）。然而，这一证据必须转换成 NICU 最佳实践，并确保让 NICU 住院患儿家庭了解亲母母乳的益处并打破临床实践障碍，实现充足的亲母母乳喂养。

虽然大量研究揭示许多干预措施可有效克服 NICU 患儿母亲泌乳及母乳喂养的障碍，但是经济上或思想上的顾虑仍然限制了这些措施的广泛应用，导致许多 NICU 患儿母亲没有达到她们的母乳喂养目标，婴儿不得不接受捐赠人乳或配方奶，而这两者均不能达到和亲母母乳类似的降低疾病负担和成本的效果。

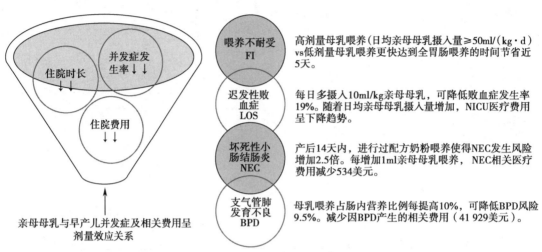

图 5-5-2　亲母母乳喂养与早产相关并发症呈剂量效应关系

因此，需要应用质量改进这一应用科学的方法，采用具体的改进方法和工具，促进 NICU 亲母母乳喂养的质量改进，实现大剂量、长时间亲母母乳喂养这一目标。

二、NICU 母乳喂养质量改进的方法

(一) 质量改进的基本原则

质量改进管理需要一种长期的、综合的、全系统的方法，以确保医疗质量的持续改进。干预措施能否成功实施取决于做出改变的系统或组织的背景，需要仔细考虑。重要的是要创造适当的改进条件，其中包括高层领导的支持，一线人员和患者的支持和参与，以及获得适当的资源和技能。在医疗卫生保健系统中驱动质量改进的三个方面见表 5-5-2。

表 5-5-2　医疗卫生保健系统中驱动质量改进的三个方面

因素	说明
领导与管理	• 为质量改进建立有效的领导小组
	• 建立相关制度 / 流程以识别需要调查和改进的质量问题
	• 采用一致和系统的方法来进行质量改进
	• 建立相关制度 / 政策，根据实际情况确定和实施新的循证干预措施
改进的文化、行为和技能	• 各个层面均需具有改进技能和知识
	• 认识到创造有利于改进所文化的重要性
	• 管理人员、临床人员、患者参与以改进及重新设计提供护理的方式
	• 扁平化层级结构，确保所有医护人员都有时间、空间、许可、鼓励和技能以规划和实施改进
外部环境	• 政策和监管机构支持制定全系统的改进
	• 政府确保卫生和医疗保健机构有合适的资源以进行质量改进

第一次组织与参与质量改进工作时,不必是质量改进方法方面的专家。重要的是在开展项目前了解质量改进的核心原则,这是目前在医疗卫生保健系统中使用的大多数质量改进模型的共同点。

1. **了解待改进的问题** 在思考如何解决改进问题前,需要先了解问题是如何产生的以及为什么会产生。例如 NICU 亲母母乳喂养比例低是待改进的问题,那造成这一问题的原因是什么? 是母亲母乳不足,还是母亲没有意愿送奶,还是受疫情期间政策影响不能接收送奶。

鱼骨图或因果图是确定原因的常用工具,使用鱼骨图旨在使团队能够识别所有潜在原因,而不仅仅是最明显的原因。图 5-5-3 举例了一家三级 NICU 进行亲母母乳喂养质量改进时的鱼骨图。在确定最可能的原因之后,团队可使用一系列工具进一步调查这些原因,如患者访谈、问卷调查和流程图。

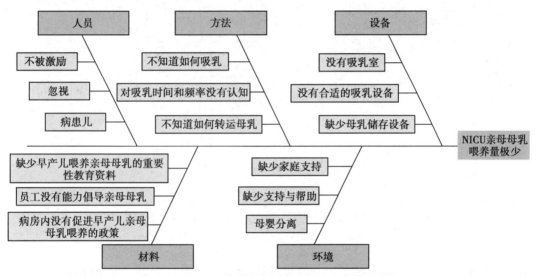

图 5-5-3 NICU 亲母母乳喂养质量改进鱼骨图举例

流程图是绘制患者部分或全部医疗过程,及其支持过程。流程图可让一线人员了解不同的步骤是如何组合在一起的,哪些步骤为流程增加了价值,以及哪可能存在浪费,对于确定团队和其他部门之间衔接处发生的任何质量问题也很重要。图 5-5-4 为早吸乳、频繁吸乳流程图举例。

2. **设计改进** 需要注意的是要有足够的时间来设计改进措施并计划其实施。制定一个具体的、清晰的、可衡量的目标非常重要。该目标应与医院整体目标一致,这有助于获得领导和管理者的支持和资源,以便顺利实施。此外,考虑为实现该目标而需要应对的任何挑战也同样重要。

驱动图是团队一致同意的改进干预措施列表,以确定什么将推动项目目标实现。驱动图是改进团队内及其他必须合作的利益相关者的有效沟通工具,以便进行改进。图 5-5-5 展示了 2015 年美国佛罗里达州围产协作组在 25 个医学中心实施亲母母乳质量改进项目的驱动图。图 5-5-6 展示印度一家三级 NICU 亲母母乳喂养质量改进驱动图。

3. **改进指标与评估** 评估变更是测试和实施变更的关键部分,评估的结果告诉团队所做的变更是否真的会带来改进。为了衡量变更,重要的是要收集基线数据,然后定期进行评估,以衡量干预的影响与预期的绩效变化水平相比是否代表了改善或恶化。

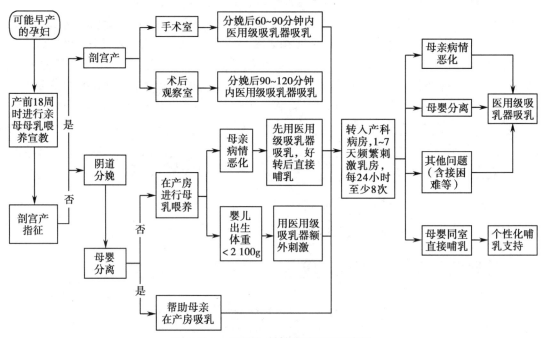

图 5-5-4　早吸乳、频繁吸乳流程图举例
（对日本埼玉医科大学附属医院早吸乳、频繁吸乳流程图进行修饰）

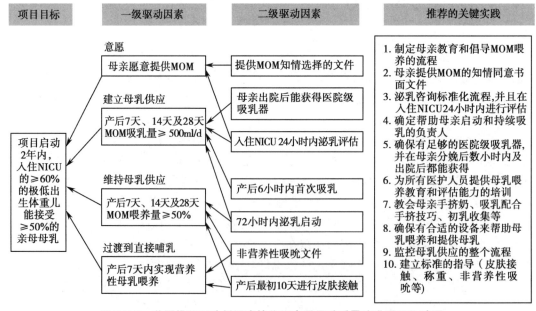

图 5-5-5　美国佛罗里达州围产协作组亲母母乳质量改进项目驱动图

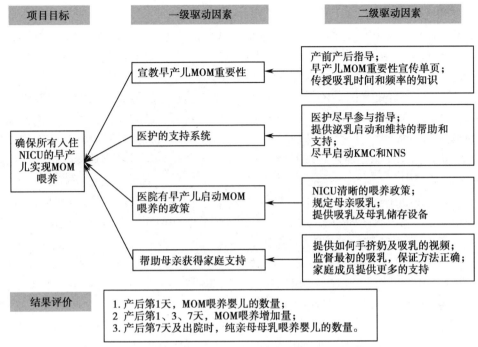

图 5-5-6　印度一家三级 NICU 亲母母乳喂养质量改进驱动图

评估可以有结局评估、过程评估、平衡评估。结局评估：系统如何影响患者健康结局？对其他利益相关者有何影响？如住院期间纯母乳喂养率、早产相关并发症发生率等。过程评估：系统中的步骤是否按计划执行？能否跟踪改进过程？如接受亲母母乳重要性宣教的母亲的比例、3 小时内早吸乳母亲的比例等。平衡评估(不同维度看)：所进行的变更是否带来系统其他方面的新问题。如为降低配方奶使用率，确保捐赠母乳使用率不会大幅度增加。表 5-5-3 列举了 NICU 母乳喂养质量改进的干预措施及对应的评估指标。

表 5-5-3　母乳喂养质量改进的干预措施及评价指标举例

干预措施	改进指标	结果评价
• 知情选择(亲母母乳宣教)	• 泌乳启动时间	• % 母亲愿意提供亲母母乳
• 早吸乳(产后 3 小时内首次吸乳)	定义：连续 3 次双侧乳量达到或超过 20ml。	• % 母亲产后 3 小时内首次吸乳
		• % 母亲 72 小时内泌乳启动
• 频繁吸乳(每 24 小时至少 8 次)	• 泌乳建立时间	• % 母亲产后 14 天内建立泌乳
	定义：连续 3 日每日泌乳量 > 500ml	• % 婴儿出院时亲母母乳喂养量
	• 喂养组成 / 亲母母乳剂量	≥50%

4. 确认资源　早产儿母亲泌乳及母乳喂养的一大障碍来源于资源短缺或需求增加，如医护人员不足、没有足够设备等。然而，并非所有的障碍都是资源问题。可能是资源在错误的位置或在错误的时间提供。为了了解资源是否充足，有必要衡量需求(需要获得服务的患者人数)和如何以及何时满足需求。

为了进行质量改进，需要详细了解需求、资源之间的变化和关系。例如，如何安排工作计划、员工生病以及计划内或计划外休假。

5. 让相关人员参与,建立有效团队　成功质量改进的证据表明,所使用的质量改进模型不是成功的唯一预测因素,而是引入变更的方式。促成这一点的因素包括领导能力、有效沟通、确保所有相关工作人员的参与(医护人员、患者、行政人员等)以及培训和教育。

让最接近被解决问题的人参与进来尤其重要,但也是挑战。例如很多 NICU 临床医生了解促进 NICU 亲母母乳喂养的最佳实践及干预措施,但他们可能不熟悉质量改进方法或没有足够设备。因此,能力建设和设备设施的支持是驱动改进的关键因素。其他方面还包括,①在设定目标时尽早让临床团队参与;②确保有影响力的科室领导参与;③获得认可或批准;④协调跨部门的临床协作;⑤提供改进成功的证据;⑥尽可能将质量改进纳入医护人员的培训和教育中。

构建质量改进团队并相互协作对干预的成功至关重要。不管等级地位如何,应尊重和礼貌地对待对方,认真听取他人的意见,重视他人想法。任何团队分歧都应该通过公开讨论来解决,而不是通过个人或职位权力来解决。

6. 协同改进　在理想情况下,质量改进建立在医生、护士、患者、其他相关人员之间的平等伙伴关系上。这种伙伴关系将由医护人员推动的质量改进方法转变为一种模式,医护人员和患者共同作出与患者护理直接相关的决定。

这些相关人员在同一个目标下,讨论什么对患者最重要,以及他们认为改进工作应集中在哪里来实现。信任、开放和倾听的能力是这些讨论成功的关键。愿意面对参与者之间的权力不同,理解一些参与者难以平等地作出贡献,也很重要。创造这样一个环境并不简单:患者可能需要支持和培训以转变为服务的"创造者和塑造者",而专业人士可能需要指导,以解决某些问题,如无意识偏见。

重要的是,应投入资源并积累必要的技能和知识,以最大限度地利用患者、医护人员和其他相关人员的时间、专业知识和技能。

(二) 质量改进模型

许多质量改进模型的根源可以追溯到 20 世纪 20 年代的初期工业阶段出现的生产质量控制思想,并在过去的 30 多年里应用到医疗领域。模型选择可能在某种程度上取决于所处理问题的性质及其背景。无论采用什么模型,遵循前面所描述的基本原则最重要。

1. 改进模型　改进模型由美国改进过程协会开发,是一个简单而有力的加速改进工具。这个模型并不是要取代组织可能已经在使用的质量改进模型,而是要加速改进。改模型被美国质量改进研究所推广,被广泛应用到许多国家的医疗保健系统中。

改进模型由两部分组成(图 5-5-7):①三个基本问题,可以按任何顺序解决;②计划-执行-研究-行动(Plan-Do-Study-Act,PDSA)循环,以测试实际工作环境中的变化。PDSA 循环指导变更测试,以确定变更是否为改进。图 5-5-8 为印度一家三级 NICU 亲母母乳喂养质量改进 PDSA 循环。

2. 精益六西格玛模型　精益起源于日本汽车工业。在医疗保健领域,精益强调以患者为中心,旨在消除或减少不会为患者增加实用价值的活动。精益管理包括五个持续改进的步骤:①定义什么为患者增加价值;②绘制流程图;③消除流程中的浪费、延迟和重复;④允许患者将资源和员工等价值"拉"向他们,以便他们的护理满足他们的需求;⑤不断追求完美。

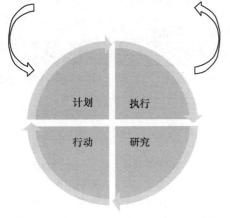

设定目标
目标应可衡量并在一定时间段内完成；还应确定将受影响的具体患者或组织。

评估变更
使用定量的方法来确定一个特定的变更是否真的促成了改进。

选择变更
可以选择哪些变更可能来自一线人员,也可能来自其他成功经验。

测试变更
PDSA循环是测试实际工作环境中的变更的简单形式——通过计划、尝试、观察结果以及根据所学内容采取行动。

实施变更
在小范围测试变更、从每次测试中学习并通过几个PDSA周期细化变更之后，团队可以在更大范围内实施变更——例如,针对整个试点人群或整个单位。

传播变更
在成功实施试点人群或整个单位的变更后，可以将变更传播到组织的其他部门或其他组织中。

图 5-5-7 改进模型

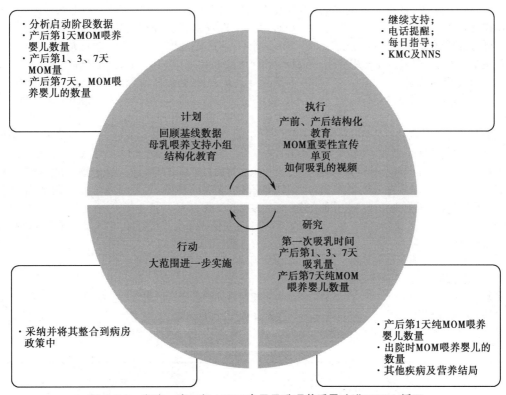

图 5-5-8 印度一家三级 NICU 亲母母乳喂养质量改进 PDSA 循环

六西格玛模型旨在减少浪费,最初应用于工业,目前在医疗卫生领域及 NICU 均有应用,通过定义 - 测量 - 分析 - 改进 - 控制(define-measure-analyze-improve-control,DMAIC)进行全面质量管理和质量控制。

Luton 等混合使用改进模型及精益六西格玛模型改进 NICU 母乳使用流程,避免错喂,使得错喂率降低 83%。

3. NHS 可持续模型 可持续性模型是一种诊断工具,它将识别实施计划中的优势和劣势,并预测改进的可持续性。可持续模型包括 10 个与流程、员工和组织相关的因素,这些因素在维持医疗质量改进方面发挥着非常重要的作用,见表 5-5-4。

表 5-5-4 NHS 可持续模型的 10 个因素

流程	员工	组织
流程监测的有效性 • 变更是否需要特殊的监测系统来识别和持续评估改进? • 是否有反馈系统来强化益处和流程,并启动新的或下一步的行动? • 是否有机制继续监测改进周期之后的进展情况? • 是否将改进的结果传达给患者、员工、组织和更广泛的医疗社区? 改进流程的适应性 • 新流程能否克服内部阻力,或是否会阻碍改进? • 变更是否继续有效地满足持续的需求? • 变更是否依赖于特定的个人或群体、技术、资金等来维持? • 当移除这些时,它能继续运行吗? 获益的可信性 • 患者、员工和组织的获益是否可见? • 员工是否相信这些获益? • 所有员工是否都能清楚地描述其各种获益? • 是否有证据表明这种变更已经在其他地方实现? 患者益处之外的其他益处 • 除了帮助患者,还有其他获益吗? • 例如,变更是否减少了浪费或避免了重复? • 会让事情更顺利吗? • 员工是否会注意到日常工作生活的不同?	员工参与和培训以维持流程 • 员工是否参与变更的提出、设计和实施? • 他们是否从一开始对变更过程表达自己的想法? • 是否有对员工的培训机制以推动变更? 员工保持变更的行为 • 是否鼓励员工在整个改进期间定期发表意见,是否采纳了他们的意见? • 员工是否认为变更是一种更好的方式服务于其将来想做的事情? • 是否对员工进行培训和授权进行 PDSA 测试以测试其想法? 高级领导参与和支持 • 高级领导人是否值得信任、有影响力、受尊重? • 是否参与、理解、推广该计划? • 是否受到同行尊重,是否能影响其他人加入? • 是否承担起帮助打破障碍的责任,花时间确保变更成功? 临床领导参与和支持 • 临床领导是否可信、有影响力、受尊重? • 是否参与、理解、推广该计划? • 是否受到同行尊重,是否能影响其他人加入? • 是否承担起帮助打破障碍的责任,花时间确保变更成功?	符合组织的战略目标和文化 • 改进的目标是否明确且透明? • 是否明显有助于实现组织战略目标? • 对组织及其领导层是否重要? • 组织过去是否成功地持续改进? 基础设施 • 员工是否接受过全面培训,并能胜任新的工作方式? • 是否有足够的设施和设备来支持新流程? • 工作描述中是否包含了新的要求? • 是否有支持新工作方式的政策和程序? • 是否有沟通机制?

三、国内外 NICU 母乳喂养质量改进实践

（一）我国 NICU 母乳喂养质量改进实践

目前我国有些医院逐步开展 NICU 母乳喂养质量改进项目,有些医院一直在进行持续的质量改进并取得良好效果。

复旦大学附属儿科医院从 2012 年 12 月起逐步建立并实施极低体重儿母乳喂养制度、母乳喂养宣教流程和内容、母乳喂养收集储存喂养流程、母亲初乳口腔免疫干预流程、母乳捐赠制度和流程,并对极低体重儿母乳喂养进行持续质量改进。截止到 2017 年底母乳喂养率(极低体重儿母乳喂养时间超过住院时间一半以上、每日母乳喂养剂量占 50% 以上定义为母乳喂养)从 49.9% 提升到 84%。

南京市妇幼保健院从 2015 年 8 月开始一直对极低体重儿亲母母乳喂养进行持续的质量改进,改进内容包括:母乳喂养宣教;产妇分娩后及早吸乳;指导母亲如何高效泌乳、吸乳;提供储存、运送母乳的方法;出生 7 天内可获得亲母母乳开始,应用几滴初乳涂抹口腔,进行亲母母乳口腔护理;NICU 袋鼠式护理;非营养性吸吮;使用捐赠母乳及母乳强化剂;家庭化病房;出院前再宣教。到 2017 年末,通过持续质量改进,住院期间亲母母乳喂养率从 50% 增加到 96.6%,亲母母乳摄入剂量从 2 000ml 增加到 4 071ml,初次亲母母乳喂养时间从 73 小时提前到 69 小时,达到全胃肠喂养的时间从 19 天提前到 14 天。图 5-5-9 为南京医科大学附属妇产医院家庭式病房中,高流量通气的早产儿进行袋鼠式护理。

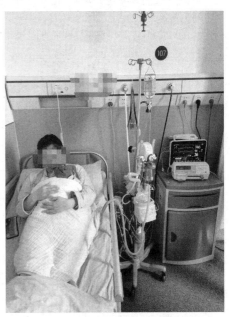

图 5-5-9　家庭式病房中高流量通气的早产儿进行袋鼠式护理

（二）高收入国家 NICU 母乳喂养质量改进实践

欧美国家 NICU 母乳喂养质量改进项目多,且相对比较成熟,并向全球推广。如加拿大新生儿协作网创始人 Shoo Lee 教授提出基于循证医学的医疗改进项目已经推广到全球 160 多个 NICU。费城儿童医院 Diane Spatz 教授提出的促进早产儿/病患儿母乳喂养的十步措施已推广到印度、泰国、日本等多个国家。日本埼玉医疗中心通过实施前三步知情选择、建立和维持泌乳、母乳管理,使用 PDSA 循环定期召开会议进行流程控制、问题的解决及发现,经过为期 5 个月的质量改进,早产儿生后 1 个月时的纯母乳喂养率由基线的 15% 提高到 47%。高收入国家 NICU 母乳喂养质量改进模式请参见本章第一节的相关内容。

（三）中低收入国家 NICU 母乳喂养质量改进实践

目前中低收入国家关于 NICU 母乳喂养质量改进的研究较少,一方面是大多数 NICU 质量改进模型由高收入国家提出、验证,在中低收入国家落实过程中需要进行修订,并解决相关困境,尤其是医护人员不足、资源短缺的困境,另一方面中低收入国家发表文章受限,不易从英文数据库中检索到。

印度一家三级 NICU 采用 Diane Spatz 的促进早产儿 / 病患儿母乳喂养的十步措施,对入住 NICU 所有胎龄 <34 周的早产儿进行为期 1 年的亲母母乳喂养质量改进,结果出院时亲母母乳喂养率从 48.3% 提高到 77.4%,100% 的母亲在产后 24 小时内开始吸乳。其质量改进采用 PDSA 模型,具体方法见表 5-5-5。

表 5-5-5 印度一家 NICU 亲母母乳质量改进实践

启动阶段:3 个月(2018 年 5 月—2018 年 8 月)	持续阶段:8 个月(2018 年 8 月—2019 年 4 月)
成立母乳喂养支持小组 • 小组成员:高级新生儿医师、住院医师、主管护师、3 名护士、泌乳顾问 • 由小组成员共同讨论出改进的因果图(见图 5-5-3)和驱动图(见图 5-5-6) 进行产前、产后结构化教育	用 PDSA 测试相关策略(见图 5-5-8) • 进一步标准化袋鼠式护理及非营养性吸吮流程,并在每日查房时进行评估 • 母亲住院期间甚至出院后,每次吸乳都接到电话提醒 • NICU 泌乳顾问需要每日进行 2 次常规指导,咨询内容包含亲母母乳,咨询对象包含患儿家属 • 对一线人员进行严格培训,所有床旁护士需遵循相关流程 • 定期从一线人员及母亲那里收集反馈 • 新生儿科住院医师每日收集 QI 记录表中的数据,尤其是研究相关数据

马来西亚槟城医院 NICU 对 <34 周需要肠外营养的所有早产儿进行母乳喂养质量改进,改进措施包括在婴儿生理状态稳定并母亲能提供母乳时,尽早引入亲母母乳。改进流程包括:①制定书面政策;②建立母乳喂养核查表;③向所有 NICU 人员进行为期半天的结构化培训,培训内容包括早期喂养的证据、母乳喂养核查表的使用、母乳喂养咨询技巧以及母乳喂养质量改进如何执行的概述和讨论。通过为期 1 年的质量改进实践,住院早产儿达经口喂养的天数显著降低,住院期间纯母乳喂养率从 20% 提高到 52.5%。

【关键知识点】

1. NICU 母乳喂养质量改进是将促进母乳喂养成功的措施,采用适当的工具和方法落实到医院的临床实践中,并按照 PDSA 模式循环持续改进。

2. 质量改进的基本原则包括了解待改进的问题;设计改进措施;确定改进指标与评估;确认资源;让相关人员参与,建立有效团队;协同改进。

3. 随着 NICU 母乳喂养越来越受到重视,我国 NICU 母乳喂养质量改进持续发展。

(白爱娟)

参考文献

1. BAGGA N, KURIAN S, MOHAMED A, et al. A Quality Initiative to Improve Mother's Own Milk Feeding in Preterm Neonates. Breastfeed Med, 2020, 15 (10): 616-621.

2. 刘凤, 韩树萍, 余章斌, 等. 持续母乳喂养质量改进对极 / 超低体重儿的影响. 中华围产医学杂志, 2019, 22 (7): 451-456.

3. 王丽, 胡晓静, 李丽玲, 等. 提升 NICU 极低体重儿母乳喂养率的干预效果. 护理学杂志, 2018, 33 (21): 23-26.

4. TAKAKO H, MIZUE M, IZUMI H, et al. Improving Human Milk and Breastfeeding Rates in a Perinatal Hospital in Japan: A Quality Improvement Project. Breastfeed Med, 2020, 15 (8): 538-545.

5. BAGGA N, KURIAN S, MOHAMED A, et al. A Quality Initiative to Improve Mother's Own Milk Feeding in Preterm Neonates. Breastfeed Med, 2020, 15 (10): 616-621.

6. LOW CS, HO JJ, NALLUSAMY R. Impact of a new aggressive nutrition policy incorporating early introduction of parenteral nutrition and mother's own milk on growth of preterm infants. World J Pediatr, 2016, 12: 450-454.

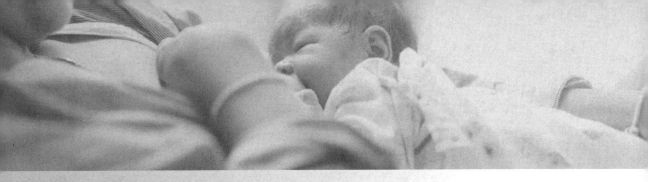

第六章

特殊情况下的母乳喂养

第一节　母亲特殊疾病下的早产儿母乳喂养问题

📖【导读】　造成母乳喂养失败的原因有多方面因素,其中母亲因患感染性疾病,医患双方因担心疾病通过母乳传播给婴儿而停止母乳喂养是常见原因之一。本节结合国内外最新相关研究,使读者对这些常见疾病的母乳喂养安全性进行深入了解,为指导该类疾病母亲进行科学的母乳喂养提供参考依据。

母乳为婴儿最理想的食物,主张母乳喂养已成为世界关注的热点,目前母乳喂养已被作为婴儿最好的喂养方式被广泛提倡,是儿童健康与生存策略的基石,并在世界各地降低婴儿死亡率方面起到了主要作用。2011 年 WHO 公布的《低 - 中等收入国家低体重儿喂养指南》强烈推荐早产儿 / 低体重儿,包括极低体重儿应母乳喂养并应持续到生后 6 个月。但早产儿的母亲在母乳喂养时会遇到多种障碍和挑战,从而导致早产儿的母乳喂养率较足月儿低。一项研究发现美国马萨诸塞州母乳喂养启动率在足月儿、胎龄 32~36 周的早产儿、胎龄 24~31 周的早产儿中分别为 77%、70%、63%,2014 年我国卫生行政部门公布的数据显示,我国 6 个月内母乳喂养率不足 40%,远低于 WHO 要求。造成早产儿母乳喂养失败的原因是多方面的,但其中母亲因患传染或感染性疾病,家长包括部分医护人员因担心疾病通过母乳传播给婴儿而停止母乳喂养。母亲患传染疾病能否母乳喂养? 相关问题目前学界仍有较多争议,本节将这一问题阐述如下。

一、病毒性肝炎

（一）甲型肝炎

甲型肝炎是一种经粪口传播的传染病，由甲型肝炎病毒（hepatitis a virus，HAV）引起，HAV 是一种直径为 27nm、无包膜的 RNA 病毒。随着甲型肝炎疫苗的接种和整个人群卫生状况的改善，甲型肝炎发病率已明显下降，但在部分卫生状况较差地区仍可能出现局部流行。本病传染源主要包括 HAV 显性和隐性感染者。传染性最强为患者黄疸出现前后 2 周期间。现有研究发现 HAV 感染的母亲宫内传播或围产期传播给胎儿的风险很低。但甲型肝炎若发生于孕晚期可引起早产，甚至导致产后出现继发性感染及大出血，胎儿可通过胎盘从母体获得保护性抗体 HAV-IgG，从而避免婴儿感染甲型肝炎病毒。目前没有证据表明甲型肝炎可通过母乳传播。但因该病在急性传染期有较强的传染性，因此若母亲哺乳期患发生急性甲型肝炎应暂缓母乳喂养，注意避免密切接触，待康复后可再恢复母乳喂养。

（二）乙型肝炎

我国是乙型肝炎病毒（hepatitis b virus，HBV）中感染地区，HBV 可在临产或分娩时由母亲垂直传播给婴儿，或是通过暴露于受污染的血液或体液传播。母婴垂直传播仍然是乙型肝炎重要的传播途径，在 HBV 暴露前进行 HBV 免疫接种是预防 HBV 传播的最有效手段。我国随着对新生儿注射乙肝免疫球蛋白和接种乙肝疫苗联合免疫预防的普及，HBV 母婴传播的风险已明显降低，HBsAg 携带率由 1992 的 9.75% 降到 2016 年 6.1%，5 岁以下儿童的发病率已由 1992 年的 9.7% 下降到 0.98%。说明开展乙肝的母婴阻断效果显著；但每年乙肝报告新发病数仍占全国法定传染病报告总数的前 3 位，乙肝高发区的感染多发生在婴幼儿期，HBV 感染时的年龄是影响慢性化的最主要因素。在围产期和婴幼儿时期感染 HBV 者中，分别有 90% 和 25%~30% 将发展成慢性感染，而 5 岁以后感染者仅有 5%~10% 发展成慢性感染。其危害性远大于在成人期感染，乙肝防治仍然任重道远。

关于慢性 HBV 感染母亲的新生儿能否母乳喂养一直有争议，反对母乳喂养的主要理由是早在 20 世纪 70 年代初期研究人员已证明，HBV 慢性感染的母亲母乳中含有 HBsAg、HBeAg 和 HBV DNA，初乳中 HBsAg 和 HBeAg 滴度与母体血液的水平呈正相关，婴幼儿吸吮乳头造成皮肤破损等原因可使乳汁中混有含有 HBV 的血液，母乳喂养则增加了婴儿感染 HBV 的风险。但近年来更多的研究结果显示，新生儿通过正规免疫预防措施后，母乳喂养并不增加 HBV 母婴传播的风险。母乳喂养可能增加婴儿接触 HBV 的机会，但并不增加母婴感染，可能与以下因素有关：① HBV 携带者母亲乳汁中的病毒载量远低于血液中，感染性弱；② HBV 主要经破损的皮肤黏膜进入体内，通常不经消化道传播；③新生儿出生后及时进行联合免疫预防接种，抗 -HBs 能立即中和进入体内的病毒而发挥免疫保护作用。

近年来发布的相关指南均支持乙肝病毒感染的母亲应该母乳喂养，2019《中国乙型肝炎防治指南》指出，新生儿在出生 12 小时内注射 HBIG 和乙型肝炎疫苗后，可接受 HBsAg 阳性母亲的母乳喂养。2020 年发表的中华医学会妇产科学分会产科学组《乙型肝炎病毒母婴传播预防临床指南 2020》也积极推荐 HBsAg 阳性母亲的母乳喂养。但指南的前提都是强调要及时接种疫苗和乙肝免疫球蛋白后母乳喂养的安全性。目前我国早产儿乙肝疫苗接种还不规范，多数地方仍然按新生儿体重大于 2 500g，且胎龄大于 37 周才开始接种第一针乙肝疫苗。《国家免疫规划疫苗儿童免疫程序及说明（2021 年版）》建议母亲 HBsAg 阳性的体重小于 2 000g 的早产儿无论身体状况如何,在出生后 12 小时内必须肌内注射 HBIG,生命体征稳定后无须考虑体质量,尽快接种第 1 针疫苗;在出生时接种的疫苗剂次不应计算在必须的 3 剂次程序内。在生后 1 月龄时按"0-1-6"程序重新接种 3 剂次 10μg 酵母或 20μg CHO 乙肝疫苗。如果孕妇 HBsAg 结果不详,先给新生儿注射 HBIG,然后立即给母亲进行乙肝标志物快速检测,根据检测结果参照上述标准执行。早期接种乙肝疫苗可能对需要应用血液制品和进行外科手术早产儿提供及时的免疫保护,并减少家庭成员和其他住院访视者之间水平传播的概率。

中国《慢性乙型肝炎防治指南》(2019 年版)指出高病毒载量(HBV-DNA 载量>2 × 10^{6}IU/ml)的孕妇在与患者充分沟通和知情同意基础上,妊娠第 24~28 周开始给予富马酸替诺福韦酯(tenofovir disoproxil fumarate,TDF)或替比夫定抗病毒治疗。产后停药可进行母乳喂养,对于产后须继续抗病毒治疗的母亲,TDF 在母乳中浓度极低,母乳喂养不是禁忌证。目前对于分娩后继续接受抗病毒治疗的慢性 HBV 感染女性,母乳喂养期间使用抗 HBV 治疗的安全性数据尚不明确。药品说明标签通常推荐母乳喂养期间避免使用核苷(酸)类似物,因为其可排泄到乳汁中。但婴儿经母乳而吸收的药物远低于宫内暴露的浓度。病例报告显示,慢性 HBV 感染母亲在 TDF 治疗时进行母乳喂养,对婴儿没有短期不良影响。乙肝母亲如果接受 TDF 治疗,可以继续母乳喂养。但鉴于目前还缺乏抗病毒药物治疗后母乳喂养对婴儿长期影响的循证医学依据,建议对于需要产后抗病毒治疗的母亲,应讨论母乳喂养的益处和母乳喂养替代方法的可行性,综合判断后决定是否母乳喂养。

所有乙肝母亲应注意喂奶前洗手及清洗乳房;喂养婴儿的餐具如小杯小勺都应煮沸消毒后使用,产妇餐具单独使用,用煮沸消毒,产妇或婴儿有皮肤破损出时,应注意消毒包扎止血,防止交叉感染。如母亲乳头皲裂或婴儿患口腔溃疡应暂停哺乳。

(三) 丙型肝炎

1974 年 Golafield 首先发布输血后感染非甲非乙型肝炎的报道。1989 年 Choo 等应用分子克隆技术获取病毒基因,并命名为丙型肝炎和丙型肝炎病毒(hepatitis c virus,HCV)。目前全球有超过 1.8 亿 HCV 慢性感染者,慢性丙型肝炎是肝硬化、肝癌和肝病相关死亡的主要病因之一,每年有超过 35 万例的患者因 HCV 感染相关疾病死亡。血液或血制品传播是 HCV 的主要传播途径,母婴间垂直传播也是 HCV 的传播方式,HCV 母婴传播的机制主要是宫内和分娩过程中传播。合并 HIV 感染会显著增加 HCV 的垂直传播风险,孕产妇在妊娠期间或分娩时病毒血症水平是否与垂直传播风险相关,多项研究发现,HCV 病毒载量越高、传播风险越大。分娩方式与 HCV 垂直传播风险无关。在 2001 年 LT Yeung 等通过系统回顾 1992—2000 年已发表的母婴传播率研究分析,HCV 母婴传播率在不考虑 HCV RNA 而母亲抗 HCV 阳性的情况下约为 1.7%,当母亲 HCV RNA 阳性时为 4.3%,当母亲合并 HIV 感染时为 19.4%。母婴垂直传播感染的自发清除率约 25%~40%,大部分在 24 个月内出现自发清除。

在产妇初乳中可检测到 HCV RNA,从理论上说,母亲可能会传播 HCV 给母乳喂养的婴儿,然而,现有研究尚未证实通过母乳喂养可获得 HCV 感染。荟萃分析指出,母乳喂养与非母乳喂养在 HCV 的垂直传播率无差异。一项多中心大样本研究显示,母乳喂养和人工喂养婴儿的 HCV 感染率相似,证明母乳喂养不增加婴儿的 HCV 感染风险。一项体外研究发现,母乳本身可能抑制 HCV 的感染性,通过将病毒加入未感染者提供的冷冻母乳、婴幼儿配方奶粉液或其他动物乳汁中进行孵育,发现只有冷冻母乳降低了试验病毒在细胞培养系统中的感染性,可能是通过破坏病毒包膜而实现的。含有 HCV RNA 的母乳不会感染婴儿的其他可能原因包括胃酸可使病毒失活,以及母乳中 HCV RNA 含量非常低。HCV 通过乳汁传播的风险很低,只要 HIV 阴性并且无静脉吸毒史,不必停止母乳喂养。因目前尚无有效的方法阻断 HCV 的母婴传播,因此建议乳头皲裂或出血者母亲应暂停病侧乳房哺乳,健侧乳房可继续哺乳。对于合并 HIV 感染者,婴儿通过母乳喂养感染 HCV 的风险增加,因此应慎重考虑或停止母乳喂养。

二、梅毒

梅毒(syphilis)是由苍白螺旋体引起的一种慢性传染病,梅毒患者是唯一的传染源。2016 年全球孕妇的梅毒感染率为 0.69%,先天性梅毒发病率为 473 例 /100 000 例活产儿。2018 年我国传染病报告显示,梅毒发病率居乙类传染病第三位,其中妊娠期梅毒患者呈逐渐增加趋势,其中潜伏期梅毒比例最高,一二期较为常见,先天梅毒报告例数也在不断增加。梅毒主要通过性传播和母婴垂直传播,未经治疗的原发性梅毒孕妇的胎传率高达70%~100%,二期梅毒孕妇的胎传率为 90%,三期梅毒孕妇的胎传率可达 30%。我国妊娠合并梅毒的发生率为 0.2%~0.5%。母体筛查不足和 / 或母体治疗不充分是导致母婴垂直传播的主要因素。母体在妊娠晚期发生感染比在妊娠早期感染出现垂直传播的风险更高,母亲未行产前检查、高风险女性晚期妊娠时未接受再次筛查以及缺乏适当的治疗和随访,造成母婴垂直传播率明显升高。关于梅毒母亲母乳喂养的研究报道不多,一般经过正规治疗,梅毒快速血浆反应素试验(rapid plasma reactivity assay,RPR)滴度下降 4 倍以上或 RPR 滴度在1:2 以下时可进行母乳喂养,而未经治疗或治疗后滴度仍高者,应暂缓母乳喂养。哺乳期发生梅毒感染者,应暂停哺乳,尽快开始治疗,疗程结束后可直接哺乳。

三、巨细胞病毒感染

(一)流行病学和临床症状

人巨细胞病毒(human cytomegalovirus,HCMV)属于人疱疹病毒科 β 疱疹病毒亚科,为双链 DNA 病毒,是人类疱疹病毒中基因组最大的 DNA 病毒。HCMV 通过密切接触感染者的体液(尤其是尿液、唾液、血液生殖器分泌物和乳汁)在人群中传播,人对 HCMV 普遍易感。我国育龄妇女 CMV IgG 阳性率>90%,CMV IgM 阳性率为 1%~2%。CMV 病毒可在宫内通过胎盘感染,分娩时接触产道分泌物和血液感染、出生后经母乳、唾液传播。孕期母体活动性感染(包括原发感染、外源性再次感染或内源性潜伏感染的重新激活)均可导致胎儿、新生儿发生先天性感染。母亲 HIV 感染、早产儿在 NICU 住院都是 CMV 感染的高危因素。CMV 潜伏感染的孕妇,产后在其乳腺局部可发生再激活感染,40%~97%CMV IgG 阳性产妇的乳汁中可检测到 CMV DNA。总体来说,先天感染(孕期原发感染)导致的听力损伤及神经发育不良结局较高,而获得性感染即在分娩时接触产道分泌物或产后母乳喂养过程中发生的感染,症状性感染比例低,结局大多较为良好。

1967 年研究者首次从血清学阳性的母亲乳汁中检测到 CMV,证明母乳喂养与新生儿CMV 感染相关。CMV 阳性母亲乳汁中 66%~96% 可检测到 CMV,母乳中 CMV 的排泄率约为 13%~27%,是婴儿生后感染的重要因素。乳汁中 CMV-DNA 排泄量随着分娩后时间推移而变化,呈自限性,一般 4~8 周达高峰,9~12 周逐渐降低。图 6-1-1 为产后乳汁 CMV 载量以及婴儿病毒血症发生的动态变化。

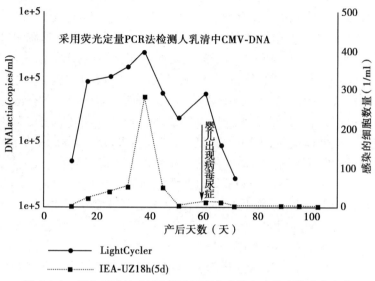

图 6-1-1 出生后乳汁 CMV 载量及婴儿病毒血症发生的动态变化

足月儿生后通过乳汁感染 CMV 大多数无症状,可能与母体在妊娠后期通过胎盘传递 CMV 特异性抗体及婴儿自身免疫系统相对较成熟有关。母乳中有很多营养和免疫活性成分可发挥免疫保护作用,母乳喂养的益处对足月儿而言远远超过传播感染的风险。国内有研究发现,乳汁 CMV 阳性的母乳喂养婴儿随访 6 个月,无症状感染比例和新生儿 CMV 病毒载量均很低,亦不增加继发 CMV 感染的风险。美国儿科学会明确指出,乳汁 CMV DNA 阳性不是母乳喂养的禁忌证,对足月儿可进行母乳喂养。

母乳喂养的早产儿 CMV 感染的发生率为 22%,有临床症状者占 3.7%,胎龄每增加 1 周,风险下降 30%。早产低体重儿经母乳获得 CMV 感染的常见临床表现为血小板减少症、败血症样综合征、中性粒细胞减少、肝炎、肝脾肿大和肝酶异常等,还可导致原发肺部、血液系统疾病加重,健康早产儿也可不出现症状。最近几年对获得性母乳 CMV 感染的研究显示,CMV 感染与早产儿支气管肺发育不良(BPD)或神经发育损伤等存在相关性。

(二)早产儿获得性母乳 CMV 感染的预防

国内外多项研究已证实早产儿母乳喂养是获得围产期感染主要途径之一。一项荟萃分析纳入了 13 项研究共 480 例 VLBW 婴儿,发现母乳传播 CMV 的发生率为 15%;另一项多中心前瞻性研究纳入了 539 例 VLBW 婴儿,至生后 12 周龄的 CMV 感染累积发生率为 6.9%。母乳中病毒载量大、排毒母乳未经处理、低体重、感染早发、胎龄小和患儿 CMV IgG 水平低是 VLBW 围产期获得 CMV 感染的危险因素。目前尚未确定新生儿活动性 CMV 疾病相关的病毒载量临界值,通常超过 1 000/ml 拷贝数提示病毒负荷相对高水平。目前的多项研究证实,对低体重儿和超低体重的早产儿而言,接受 CMV 血清阳性母亲的母乳喂养可能导致 CMV 感染的风险增加,但多属自限性,一般不需抗病毒治疗;出生胎龄 ≥32 周的早产儿感染 CMV 后未见明显不良结局。

对于 CMV 抗体阳性母亲分娩的出生胎龄<32 周的早产儿，特别是极低体重儿是否进行母乳喂养仍未达成共识。美国、加拿大儿科学会认为冰冻母乳无法消除感染风险，而巴氏消毒又会清除母乳中许多免疫保护成分，考虑到新鲜母乳带来的健康益处远远大于早产儿 CMV 感染所致的风险，因此推荐用新鲜母乳喂养；法国新生儿学会建议如早产儿胎龄<28 周或出生体重<1 000g 者，应在纠正胎龄<31^{+6} 周前使用巴氏消毒处理后的母乳喂养，无论孕产妇是否检测到 CMV-IgG 阳性。由于初乳的相对安全性，巴氏消毒法可在哺乳 3 天后开始，当早产儿纠正胎龄>32 周（体重>1 500g）后再使用新鲜母乳。在瑞典，如果母亲为 CMV 血清阳性，对矫正胎龄 32 周以下的早产儿，必须使用冰冻母乳。在德国，如果早产儿出生体重<1 000g 或不足 30 周，必须使用巴氏消毒母乳喂养。奥地利在 2009 年颁布的喂养指南中建议对于极低体重儿，采用冷藏母乳或巴氏消毒母乳喂养。中华医学会儿科学分会感染学组制订的《儿童巨细胞病毒性疾病诊断和防治的建议》提出，已感染 HCMV 的婴儿可继续母乳喂养，无需处理；早产和低体重儿需处理带病毒母乳后再行喂养。带病毒母乳在 –20℃ 冻存 1~3 天以上可明显降低 HCMV 滴度，经巴氏消毒法可消除病毒活性。

国内外对于 CMV 阳性母亲分娩的胎龄<32 周以下的极早产儿，特别是极低体重儿（<1 500g）来说，母乳喂养是否需要消毒处理，仍未达成共识，由于新鲜母乳含有各种生物活性因子，可降低晚发感染、NEC 等疾病风险，母乳中的乳铁蛋白等能限制 CMV 的生长，对于胎龄大于 32 周的早产儿常规新鲜母乳喂养的价值大于风险。但对极低体重儿特别是合并严重疾病的早产儿，应慎重对待，可考虑选择母乳病毒失活处理后喂养，包括巴氏消毒母乳或冰冻母乳。

1. **巴氏消毒母乳**　目前常用巴氏消毒方法是 62.5℃ 30 分钟，这是现行唯一可完全灭活母乳 CMV 病毒的处理方式，但长时间巴氏消毒会降低母乳中的 sIgA、乳铁蛋白、溶菌酶等活性因子水平；也有尝试短时高温巴氏消毒（72℃ 5 秒）方法，这种短时巴氏消毒可保留营养成分完整性，但对母乳活性成分的影响尚不明确，且目前还缺少标准化操作设备。意大利一项体外试验研究显示初乳对 CMV 的抗毒活性明显高于过渡乳和成熟乳，而巴氏消毒处理明显降低其抗病毒活性。

2. **冰冻母乳**（<–20℃）　研究显示冰冻 72 小时可降低病毒载量的 75%，但不能完全杀灭 CMV，持续冻存 3 天仍有 7% 的母乳检出病毒。2013 年 Tatiana M 等人对 2001—2011 的 17 项研究进行荟萃分析，研究纳入 695 例婴儿，其中 299 例新鲜未处理的母乳，212 例使用冰冻母乳，结果显示虽然冰冻可降低 CMV 病毒的滴度，降低感染发生率，但对败血症样症状（sepsis-like syndrome，SLS）没有改善。研究结果见表 6-1-1。

表 6-1-1　不同处理方法下早产儿母乳喂养的 CMV 感染率

	例数	CMV 感染率	症状性感染	CMV-SLS
新鲜母乳	299	19% 95% *CI*,11%~32%	10% 95% *CI*,5%~17%	4% 95% *CI*,2%~7%
冰冻母乳	212	13% 95% *CI*,7%~24%	7% 95% *CI*,3%~14%	5% 95% *CI*,2%~12%
混合喂养	184	13% 95% *CI*,7%~20%	3% 95% *CI*,1%~8%	3% 95% *CI*,1%~7%

关于两种病毒灭活方法喂养的优缺点目前还无定论。韩国一项对 385 例 ELBW 的回顾性研究中比较了母乳巴氏消毒法与冰冻法预防 CMV 传播的效果。使用巴氏消毒母乳的婴儿无 CMV 感染病例,冰冻母乳的婴儿 CMV 感染占 8%,小胎龄和冰冻母乳摄入量大于总入量的 60% 是新生儿发生 CMV 感染的独立危险因素。

除上述两种病毒灭活方法外,还有新的消毒方法还在研究中。2016 年 Ben-Shoshan 等人尝试使用微波 30 秒杀灭母乳中的 CMV 病毒,还有研究将紫外射线用于 CMV 灭活,显示紫外照射方法(254nm)10 秒能够有效杀灭 CMV 病毒,最大程度的保留乳铁蛋白、溶菌酶、sIgA 等重要成分的活性,但 CMV 相关蛋白并未完全清除仍有病毒基因转录现象。

四、艾滋病

艾滋病又称“获得性免疫缺陷综合征”(acquired immunodeficiency syndrome, AIDS),是由人类免疫缺陷病毒(human immunodeficiency virus, HIV)感染。儿童病例绝大多数源自母婴传播,其中包括孕期、分娩过程和哺乳过程。预防艾滋病母婴传播,已成为许多发展中国家优先考虑的公共卫生问题。我国艾滋病感染孕产妇的母婴传播率为 7.1%,与 WHO 在 2015 年消除艾滋病母婴传播(即母婴传播率低于 5%)的目标还有一定差距。

一般认为,HIV 母亲的母乳喂养可增加儿童感染 HIV 的发病率和死亡率,研究显示纯母乳喂养 6 周至 6 个月的母婴传播率为 4%,6 周至 3 个月为 1.3%。2005 年 UNICEF 公布相关研究数据显示,生后 6 个月内纯母乳喂养与混合喂养(指添加配方奶、水或其他食物)比较,HIV 感染率低 4~5 倍。因限于 HIV 感染后的危害性,WHO 建议发达地区如能获得支付得起的奶粉资源,可在安全配置储存条件下,停止母乳喂养改用配方奶喂养。

近年来非洲地区开展的一系列研究表明,纯母乳喂养结合抗逆转录病毒(antiretroviral drug, ARV)治疗,能显著降低 HIV 通过母乳喂养转播给婴儿的风险。三项妊娠 15 周开始 ARV 治疗的母婴随访研究显示,母婴 HIV 传播发生率仅为 0.5%~1.9%,妊娠 30 周后开始 ARV 治疗,母婴 HIV 传播发生率增加至 5%~7.9%。研究认为,母乳中因含有发挥免疫保护作用的活性成分,即使在产后不能立即使用 ARV 治疗,母乳喂养仍有保护婴儿免受 HIV 感染的作用。WHO 在 2010 年的 HIV 防控指南中首次推荐使用抗逆转录病毒治疗,并在 HIV 婴儿喂养指南中更改了相关建议,呼吁各国政府采取措施提供医疗支持,以保障 HIV 母亲能够获得母乳喂养权力的保护。WHO 在 2016 年更新的 HIV 与婴儿喂养指南中,进一步探讨了在抗逆转录病毒治疗的情况下,HIV 阳性母亲可进行母乳喂养的时间(12~24 个月);可以混合喂养(纯母乳喂养最佳,但不能因此无法纯母乳喂养而完全放弃母乳喂养)。另外指南中也提出婴儿不足 6 个月时,如果需要停止哺乳,可使用安全的配方奶或巴氏消毒的母乳。

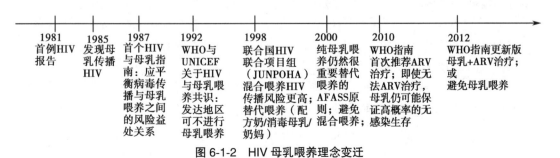

图 6-1-2 HIV 母乳喂养理念变迁

五、肺结核病的母乳喂养

肺结核病目前仍然是我国常见呼吸道传染病之一,且耐药结核病有增加趋势。研究发现除乳腺结核和急性粟粒性结核外,其他结核病的产妇乳汁中通常无结核杆菌,结核杆菌一般不会通过母乳传播给婴儿,但母亲患肺结核特别是传染期结核,通过母乳喂养的密切接触会增加婴儿结核的传染机会。因此未经正规治疗的活动性肺结核母亲必须与婴儿隔离,避免直接哺乳。活动性结核经正规治疗 ≥2 周,痰结核菌阴性可解除隔离后直接哺乳。以下情况不能直接哺乳:①孕期确诊肺结核,分娩时尚未开始治疗;②开始治疗但痰结核菌阳性;③乳腺结核;④急性粟粒性结核;⑤乳头或乳房存在破损;存在①和②情况时,可将母乳吸出或挤出至奶瓶,由他人代为哺乳,乳汁无需消毒;存在③~⑤情况时,乳汁须经巴氏消毒后喂养。

在母亲抗结核治疗期间,抗结核药可能通过乳汁进入婴儿体内。国外有研究发现母亲服用抗结核药物时乳汁中药物浓度很低,不必担心对婴儿的不良影响。但鉴于国内相关研究较少,其安全性还不能充分肯定,建议喂养方式因权衡利弊后经患者知情同意后选择。

母亲发生感染性疾病可能影响医护人员以及家属母乳喂养的信心和实施,需根据不同地区、不同疾病以及具体问题进行咨询指导,结合家庭情况和个体情况制订合理的喂养计划,以保障母婴安全与近远期健康结局。

【关键知识点】

1. 甲型肝炎在急性传染期有较强的传染性,母亲哺乳期患甲型肝炎,在急性期应暂缓母乳喂养,注意避免密切接触,待康复后再恢复母乳喂养。

2. 建议 HBsAg 阳性母亲分娩的早产儿出生后无论身体状况如何,在 12 小时内必须肌内注射乙肝免疫球蛋白 100IU,生命体征稳定后应尽快接种第 1 针乙肝疫苗,若出生体重小于 2 000g,应在婴儿满 1 月龄、2 月龄、7 月龄时按程序再完成 3 剂次乙肝疫苗接种。联合免疫阻断后可接受 HBsAg 阳性母亲的哺乳。建议对于需要产后抗病毒治疗的母亲,应讨论母乳喂养的益处和母乳喂养替代方法的可行性,综合判断后决定是否母乳喂养,携带 HBV 的母亲不应参与母乳捐赠。

3. HCV 感染母亲(不伴 HIV 感染)产后可以哺乳,乳头皲裂或出血者母亲应暂停病侧乳房哺乳,健侧乳房可继续哺乳。对于合并 HIV 感染者,婴儿感染 HCV 的风险增加与母乳喂养有关,因此应慎重考虑或停止母乳喂养。

4. 梅毒母亲经过正规治疗,RPR 滴度下降 4 倍以上或 RPR 滴度在 1:2 以下时可进行母乳喂养,而未经治疗或治疗后滴度仍高者,应暂缓母乳喂养。母亲哺乳期发生现症梅毒感染者,暂时停止哺乳,尽快开始治疗,疗程结束后可直接哺乳。

5. 目前对于 CMV 阳性母亲的早产儿特别是极低体重儿如何喂养,尚未达成共识,建议 VLBW 母乳喂养时对含病毒拷贝数较多的母乳进行冷冻处理不少于 3 天或巴氏消毒彻底清除病毒,以减少感染机会。

6. 当 HIV 感染母亲有母乳代用品资源时,不宜哺乳;但在资源不充裕的地区,可考虑在使用抗逆转录病毒治疗的基础上坚持母乳喂养。

（张雪峰）

参考文献

1. 中华医学会妇产科学分会产科学组,中华医学会围产医学分会.乙型肝炎病毒母婴传播预防临床指南:2020.中华围产医学杂志,2020, 23 (5): 292-301.
2. 中华医学会感染病学分会,中华医学会肝病学分会.慢性乙型肝炎防治指南:2019.临床肝胆病杂志,2019, 35 (12): 2648-2669.
3. HU Y, XU C, XU B, et al. Safety and efficacy of telbivudine in late pregnancy to prevent mother-to-child transmission of hepatitis B virus: A multicenter prospective cohort study. J Viral Hepat, 2018, 25 (4): 429-437.
4. 中国肝炎防治基金会,中华医学会感染病学分会,中华医学会肝病学分会.阻断乙型肝炎病毒母婴传播临床管理流程:2021.临床肝胆病杂志,2021, 37 (3): 523-530.
5. KORENROMP EL, ROWLEY J, ALONSO M, et al Global burden of maternal and congenital syphilis and associated adverse birth outcomes-Estimates for 2016 and progress since 2012. PLoS One, 2019, 14 (2): e0211720.
6. 中华医学会围产医学分会感染免疫学组,中华医学会妇产科学分会产科学组,《中华围产医学杂志》编辑委员会.妊娠期巨细胞病毒感染筛查与处理专家共识.中华围产医学杂志,2017, 20 (8): 553-556.
7. PICAUD JC, BUFFIN R, GREMMO-FEGER G, et al. Review concludes that specific recommendations are needed to harmonise the pro-vision of fresh mother's milk to their preterm infants. ACTA Paediatr, 2018, 107 (7): 1145-1155.
8. 童笑梅.早产儿经母乳获得性巨细胞病毒感染:疑虑与挑战.中国小儿急救医学,2021, 28 (2): 102-106.
9. LLOYD ML, HOD N, JAYARAMAN J, et al. Inactivation of Cytomegalovirus in Breast Milk Using Ultraviolet-C Irradiation: Opportunities for a New Treatment Option in Breast Milk Banking. PLoS ONE, 2016, 11 (8): e0161116.
10. 徐陈瑜,陈廷美,周乙华.母亲感染和母乳喂养.中华围产医学杂志,2019, 22 (7): 436-440.

第二节 新型冠状病毒肺炎与早产儿母乳喂养

【导读】 新冠肺炎疫情的暴发对早产儿母乳喂养实践产生巨大影响,如母婴分离增加、NICU访视减少甚至中断、袋鼠式护理中断等。然而,最新证据表明新冠肺炎的母亲可以继续母乳喂养,促进母乳喂养的措施不会增加母婴传播的风险。在新冠肺炎疫情的新形势下,应进一步保护、促进和支持母乳喂养。

一、新冠肺炎疫情对早产儿母乳喂养实践的影响

(一)新冠肺炎疫情对母亲分娩住院期间母乳喂养支持措施的影响

新型冠状病毒肺炎(简称新冠肺炎,COVID-19)为新发急性呼吸道传染病,2019年以来已成为全球范围的重大公共卫生事件,对人类健康与社会经济及交流造成了极大影响。

众所周知,母乳喂养能够降低儿童的发病率及死亡率,是一项重要的可挽救生命的医疗干预措施。母亲住院分娩期间是建立母乳喂养的关键时期。然而,住院期间的一系列母

乳喂养支持措施,特别是与母婴接触有关的相关措施,引起了人们对新型冠状病毒(SARS-CoV-2)母婴传播可能性的担忧。COVID-19 大流行期间,不同医院的母乳喂养政策需要平衡循证的产科护理制度与 COVID-19 相关感染预防与控制(infection prevention and control, IPC)措施。母乳喂养支持措施受到多种因素的限制,如社区传播水平、公共卫生和医疗专业组织的指导建议以及医院自身在准备或护理 COVID-19 的孕妇和新生儿方面的临床经验。

2020 年 7 月至 8 月,美国 CDC 对 1 344 家医院进行了 COVID-19 调查,以评估当前实践和住院期间的母乳喂养支持,相关母乳喂养支持措施见表 6-2-1。在疑似或确诊 COVID-19 的母亲中,14.0% 的医院不鼓励皮肤接触,6.5% 的医院禁止皮肤接触;37.8% 的医院不鼓励母婴同室,5.3% 的医院禁止母婴同室;20.1% 的医院不赞成直接母乳喂养,但如果母亲愿意,允许直接母乳喂养;12.7% 的医院不支持直接母乳喂养,但鼓励母乳喂养。为应对 COVID-19 疫情,17.9% 的医院报告减少了母乳喂养支持措施,72.9% 的医院报告产妇及其新生儿在出生后 48 小时内出院。

Wang 等人在我国进行了一项纵向队列研究,入组了 72 例 COVID-19 确诊的孕妇,并随访至产后 3 个月,研究显示从分娩当日起母婴分离的平均持续时间为 35 天(IQR 16 至 52 天)。终止母婴隔离后,仍有 49.1% 的母亲选择延长母婴分离时间(中位数 8 天;IQR 5 至 23 天)。产后 1 周母乳喂养率为 8.8%,1 个月为 19.3%,3 个月为 36.8%。

表 6-2-1　COVID-19 大流行下美国各州、地区医院的母乳喂养支持措施
(2020 年 7 月 15 日至 8 月 20 日)

各家医院的产科护理实践(获得可用信息的医院数量)	数量(%)
分娩入院母亲常规 COVID-19 筛查(1 344)	864(64.3)
分娩入院母亲适当的 COVID-19 筛查(1 343)	1,211(90.2)
是否母婴分离直至母亲检测为阴性?　(1 322)	
是,所有新生儿母婴分离直至母亲检测结果为阴性	64(4.8)
否,新生儿只与有症状或疑似诊断的母亲分离,并等待结果	378(28.6)
否,所有新生儿与母亲同室,直至母亲检测结果为阳性	320(24.2)
否,所有新生儿与母亲同室,无论母亲是否有症状、是否已知感染或检测结果如何	560(42.4)
确诊或疑似 COVID-19 母亲分娩的健康新生儿产后 1 小时内的皮肤接触(1 335)	
鼓励	178(13.3)
个性化处理,由母亲决定	883(66.1)
不鼓励	187(14.0)
禁止	87(6.5)
确诊或疑似 COVID-19 母亲与其新生儿母婴同室(1 334)	
鼓励,无需采取预防措施	34(2.6)
鼓励,需采取预防措施并保持安全距离	726(54.4)
不鼓励,但是如果母亲愿意则允许	504(37.8)
禁止,新生儿在另外房间照顾	70(5.3)

续表

各家医院的产科护理实践（获得可用信息的医院数量）	数量（%）
确诊或疑似 COVID-19 母亲母乳喂养（1 334）	
鼓励直接哺乳，需采取预防措施（如戴口罩，手卫生）	893（66.9）
不鼓励直接哺乳，但是如果愿意则允许	268（20.1）
不支持直接哺乳，但是鼓励母亲吸出乳汁，由其他健康的照顾者喂给新生儿	170（12.7）
推荐配方奶喂养	3（0.2）
支持不能母乳喂养的确诊或疑似 COVID-19 母亲开始吸乳（1 316）	
在分娩后 1 小时内	438（33.3）
分娩后 1~3 小时内	645（49.0）
分娩后 3~6 小时内	195（14.8）
时机不是考虑因素	34（2.6）
不鼓励母亲吸出母乳	4（0.3）
由于 COVID-19 大流行，直接哺乳支持减少（1 339）	239（17.9）
由于 COVID-19 大流行，母婴需在分娩后 48 小时内出院（1 337）	975（72.9）
医院可否提供出院后的哺乳支持（1 344）	
面对面的母乳喂养咨询	802（59.7）
线上母乳喂养咨询	655（48.7）
提供如何获得吸乳器信息	1,047（77.9）
租赁或借用医用级吸乳器	469（34.9）
自从 COVID-19 大流行开始，医院的纯母乳喂养率（1 341）	
增加	152（11.3）
降低	164（12.2）
保持不变	924（68.9）
不清楚	101（7.5）

引自：*Implementation of Hospital Practices Supportive of Breastfeeding in the Context of COVID-19*。

（二）COVID-19 疫情对 NICU 母乳喂养及访视政策的影响

Ahmad 等人对 Mednax 医疗集团（为美国国家医疗集团，成立于 1979 年，总部位于佛罗里达州）所属的 386 家 NICU 进行了 4 轮调查研究，调查时间覆盖美国第一波 COVID-19 疫情暴发时期。研究显示，NICU 住院患儿中确诊为 COVID-19 感染者很少，4 轮调查过程中患病率从 0.03% 增加到 0.44%。在第 2、3、4 轮调查研究中加入婴儿分离及母乳喂养政策的调查，结果显示随着对新冠感染疫情的不断深入研究，母乳喂养措施也发生变化，刚开始仅少数医院开展确诊或疑似 COVID-19 的母亲继续直接哺乳的措施，第 2、3 轮调查时分别为17% 和 23%，但第 4 轮时增加到 47%。此外，接受母婴同室的比例也从 14% 增加到 50%，大多数医院的指导建议为将婴儿与新型冠状病毒检测阳性的母亲隔离 14 天，出院后由其他家长照顾。在后 3 轮调查中,69%~74% 的 NICU 都接受用吸出的母乳为早产儿进行喂养。COVID-19 疫情改变了泌乳支持方式,NICU 住院患儿的家庭难以获得面对面的支持。多数 NICU 在 COVID-19 疫情流行期间暂停了面对面的医患沟通与支持项目。NICU 团队与家属沟通的方式,从面对面沟通改变为线上会议或电话。虽然许多线上会议包括专业医护人员为父母提供即时的情感支持及泌乳支持,但是其有效性和可持续性难以评估。

为防控 COVID-19 疫情扩散,很多 NICU 还改变了访视政策。涉及全球 47 个国家 328 名医护人员的一项调查显示,46.1% 的受访者表示,只有一位家长可以到 NICU 访视其婴儿。美国加州围产期质量协作组(California Perinatal Quality Care Collaborative,CPQCC)的研究显示,几乎所有加州的 NICU 都改变了家庭访视政策,50% 的 NICU 要求一名家庭成员被指定为整个住院期间的唯一访客。

虽然尚无 COVID-19 疫情流行期间停止新生儿访视对父母压力影响的研究数据,但限制访视无疑会增加 NICU 住院患儿的父母精神压力。以往的临床研究表明,父母参与婴儿的临床常规护理可改善父母的心理健康,缓解焦虑和抑郁症状,参加临床护理的父母感觉更有能力照顾婴儿,并与婴儿建立更亲密的关系,为患儿出院后的家庭生活做好准备。

整体上来讲,COVID-19 疫情对母乳喂养相关支持措施的负面影响主要包括以下几方面:①妇女被迫在没有伴侣或支持者的情况下分娩;②多数 NICU 限制甚至杜绝患儿父母访视;③多数医院将确诊新冠肺炎或疑似感染的母亲与其婴儿长期分离;④不再鼓励新生儿出生后进行母婴皮肤接触和直接母乳喂养;⑤新生儿出生后提前出院;⑥缺乏定期随访和出院后的母乳喂养支持措施。

二、新冠肺炎母亲继续母乳喂养的循证依据

(一) 新型冠状病毒与母乳

新型冠状病毒(SARS-CoV-2)属于 β 冠状病毒,在电子显微镜下呈"皇冠"状,主要是由膜上棘突糖蛋白(S 蛋白)引起,其结构如图 6-2-1 所示。S 蛋白通过与人上皮细胞 ACE2 受体结合,从而进入机体细胞。

COVID-19 疫情暴发之初,人们担心 SARS-CoV-2 是否会像艾滋病毒、巨细胞病毒一样通过母乳喂养传播给新生儿,造成新生儿感染。从被感染母亲的乳汁样本中检测到 SARS-CoV-2-RNA,进一步加重了人们的忧虑。但是,一项研究显示在 SARS-CoV-2 感染母亲的 24 例母乳样本中,仅有 4 例母亲的 10 份样本中检测到 SARS-CoV-2-RNA,不能排除环境污染或由 SARS-CoV-2 阳性婴儿吸吮时乳汁逆流造成的污染。通过逆转录聚合酶链反应(RT-PCR)技术检测出病毒 RNA,并不等同于该 RNA 具有传染性。Chambers 等人采集 18 例确诊新冠肺炎母亲的 64 份母乳样本进行研究发现,只有 1 份母乳样本可检测出的 SARS-CoV-2-RNA,而且所有母乳样本包括检

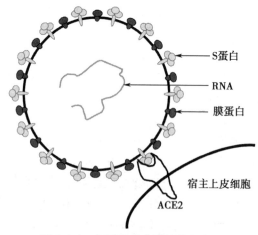

图 6-2-1　新型冠状病毒结构示意图

测出病毒 RNA 的母乳样本中均未检测出具有复制能力的病毒(图 6-2-2)。因此,至今为止,尚未从母乳中分离出具有传染性的新型冠状病毒。实验室研究中将活的新型冠状病毒添加到母乳中,在体外培养时发现其具有传染性,但是经过巴氏消毒后完全失活。

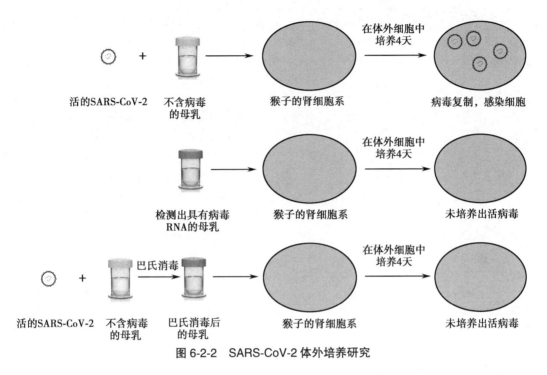

活的SARS-CoV-2 ＋ 不含病毒的母乳 → 猴子的肾细胞系 —在体外细胞中培养4天→ 病毒复制,感染细胞

检测出具有病毒RNA的母乳 → 猴子的肾细胞系 —在体外细胞中培养4天→ 未培养出活病毒

活的SARS-CoV-2 ＋ 不含病毒的母乳 —巴氏消毒→ 巴氏消毒后的母乳 → 猴子的肾细胞系 —在体外细胞中培养4天→ 未培养出活病毒

图 6-2-2　SARS-CoV-2 体外培养研究

母乳中的抗感染活性成分有助于保护婴儿抵御感染性疾病。Fox 等人对超过 1 000 多名哺乳期女性,其中超过 350 名为 COVID-19 康复的母亲进行前瞻性研究,每个参与者每 3 到 4 周提供一次母乳样本,以便对母乳中 SARS-CoV-2 的免疫反应进行纵向分析。初步研究收集了 SARS-CoV-2 感染并康复后母亲的 15 份母乳样本,并与 10 份 COVID-19 疫情暴发前的母乳样本进行比较,研究发现 80% 的 SARS-CoV-2 感染母亲的母乳样本中针对 SARS-CoV-2 的特异性分泌免疫球蛋白(SIgA)活性明显增强,说明大多数母亲感染后的母乳中存在抗 SARS-CoV-2 的免疫反应,母乳中 SIgA 可能降低病毒的感染性。Pace 和 van Keulen 等的研究进一步支持了母乳中 SIgA 对 SARS-CoV-2 有强烈免疫反应,实验室研究显示,母乳中的 SIgA 可使体外分离的 SARS-CoV-2 失效。至此,不断积累的临床实验室研究证据表明,母乳本身是安全的,不是病毒传播的载体。

除了 SARS-CoV2 特异性抗体外,其他研究者还研究探讨了抗菌肽、蛋白质(如乳铁蛋白)、脂肪酸和母乳寡聚糖作为母乳潜在抗病毒成分的作用机制,这些研究结果对于母乳喂养在保护婴儿抵御感染和疾病预防方面的作用至关重要。

(二)国内外指南 / 专家共识建议

在 COVID-19 疫情暴发初期,由于人们对病毒感染传播的恐惧,母乳喂养措施的执行和推广受到挑战。随着 SARS-CoV-2 能否通过母乳传播的研究的逐渐深入,多数国际机构发布的指导方针都建议继续开展母婴同室和直接母乳喂养。Dimopoulou 等人对 2020 年上半年在全球发布的所有 COVID-19 感染和母乳喂养相关的指南进行综述研究,结果显示 26 份指导方针（见表 6-2-2）中，仅有我国及伊朗的指导方针建议暂停母乳喂养，但我国指南出版时间较早，其内容有待更新。

表 6-2-2　国际机构和不同国家的临时指南

机构 / 国家	母婴同室	直接哺乳	指南内容
联合国儿童基金会（UNICEF）	是	是	保持呼吸道隔离和手卫生的同时，继续母乳喂养，母婴不分离。如果母亲病情严重，需要暂时分离，通过吸乳器吸出母乳，保证乳房和吸乳器卫生
世界卫生组织（WHO）	是	是	保持呼吸道和手卫生的同时继续母乳喂养，母婴不分离。如果母亲病情严重，暂时分离，通过吸乳器吸出母乳，保证乳房和吸乳器卫生。如果母亲病情危重，可考虑使用捐赠人乳，病情好转后再鼓励母亲保持泌乳
UNFPA 亚太地区	是	是	保持呼吸道和手卫生的同时，继续母乳喂养，母婴不分离。如果母亲病情严重，暂时分离，通过吸乳器吸出母乳，保证乳房和吸乳器卫生
欧洲新生儿和围产儿协会联盟（UENPS）	有条件限制*	有条件限制*	如果母亲无症状，在保持呼吸道隔离和手卫生的同时，继续母乳喂养，/ 母婴不分离。如果母亲有症状或病情严重，需要暂时分离，通过吸乳器吸出母乳，保证乳房和吸乳器卫生
WHO 欧洲区域办事处联合欧洲儿科学会、欧洲儿科协会、欧洲初级保健儿科医生联合会、欧洲妇产科理事会和学院	是	是	保持呼吸道隔离和手卫生的同时，继续母乳喂养，母婴不分离。如果母亲病情严重需要暂时分离，通过吸乳器吸出母乳，保证乳房和吸乳器卫生。如果母亲病情危重，可考虑使用捐赠人乳，病情好转后再进行泌乳
澳大利亚	是	是	保持呼吸道隔离和手卫生的同时，继续母乳喂养，母婴不分离。如果母亲病情严重需要暂时分离，通过吸乳器吸出母乳，保证乳房和吸乳器卫生
比利时	是	是	保持呼吸道隔离和手卫生的同时，继续母乳喂养，母婴不分离。如果母亲病情严重需要暂时分离，通过吸乳器吸出母乳，保证乳房和吸乳器卫生
巴西	是	是	保持呼吸道隔离和手卫生的同时，继续母乳喂养，母婴不分离。如果不能直接哺乳，通过吸乳器吸出母乳，保证乳房和吸乳器卫生
加拿大	是	是	保持呼吸道隔离和手卫生的同时，继续母乳喂养，母婴不分离
中国	否	否	停止母乳喂养，母婴分离
法国	是	是	保持呼吸道隔离和手卫生的同时，继续母乳喂养，母婴不分离。如果不能直接哺乳，通过吸乳器吸出母乳，保证乳房和吸乳器卫生
德国	是	是	保持呼吸道隔离和手卫生的同时，继续母乳喂养，母婴不分离。如果母亲病情严重需要暂时分离，通过吸乳器吸出母乳，保证乳房和吸乳器卫生

机构/国家	母婴同室	直接哺乳	指南内容
希腊	有条件限制#	有条件限制#	如果母亲无症状,保持呼吸道隔离和手卫生的同时,继续母乳喂养,母婴不分离。如果母亲有症状或病情严重,需要暂时分离,通过吸乳器吸出母乳,保证乳房和吸乳器卫生
印度	是	是	保持呼吸道隔离和手卫生的同时,根据母亲意愿继续母乳喂养,母婴不分离。如果母亲病情严重需要暂时分离,通过吸乳器吸出母乳,保证乳房和吸乳器卫生
伊朗	否	否	如果母亲病情轻微,使用吸乳器吸出母乳,保证乳房和吸乳器卫生。如果母亲病情严重,使用捐赠人乳,母婴分离
爱尔兰	是	是	保持呼吸道隔离和手卫生的同时,继续母乳喂养,母婴不分离。如果不能直接哺乳,通过吸乳器吸出母乳,保证乳房和吸乳器卫生
意大利	是	是	如果母亲无症状,保持呼吸道隔离和手卫生的同时,继续母乳喂养,母婴不分离。如果母亲有症状或病情严重,需要暂时分离,通过吸乳器吸出母乳,保证乳房和吸乳器卫生
肯尼亚	是	是	保持呼吸道隔离和手卫生的同时,继续母乳喂养,母婴不分离。如果不能直接哺乳,通过吸乳器吸出母乳,保证乳房和吸乳器卫生。对住院早产儿使用捐赠母乳
马来西亚	否	否	停止母乳喂养,母婴分离
菲律宾	有条件限制#	有条件限制#	如果母亲无症状,保持呼吸道隔离和手卫生的同时继续母乳喂养,母婴不分离。如果母亲有症状或病情严重,需要暂时分离,通过吸乳器吸出母乳,保证乳房和吸乳器卫生
南非	有条件限制#	有条件限制#	如果母亲无症状,保持呼吸道隔离和手卫生的同时继续母乳喂养,母婴不分离。如果母亲有症状或病情严重,需要暂时分离,通过吸乳器吸出母乳,保证乳房和吸乳器卫生
西班牙	是	是	保持呼吸道隔离和手卫生的同时继续母乳喂养,母婴不分离。如果不能直接哺乳,通过吸乳器吸出母乳,保证乳房和吸乳器卫生。住院早产儿使用捐赠母乳
瑞典	是	是	保持呼吸道隔离和手卫生的同时继续母乳喂养,母婴不分离。如果母亲病情严重,需要暂时分离,通过吸乳器吸出母乳,保证乳房和吸乳器卫生
英国	是	是	保持呼吸道隔离和手卫生的同时继续母乳喂养,母婴不分离。如果母亲病情严重,需要暂时分离,通过吸乳器吸出母乳,保证乳房和吸乳器卫生
美国儿科学会(USA-AAP)	有条件限制#	有条件限制#	确诊或疑似感染的母亲,需要母婴分离。通过吸乳器吸出母乳继续母乳喂养,保证乳房和吸乳器卫生。如果母亲愿意可直接哺乳,需要保证呼吸道隔离和手卫生
美国疾病预防和控制中心(USA-CDC)	是	是	保持呼吸道隔离和手卫生的同时,根据母亲意愿继续母乳喂养,母婴不分离。如果母亲病情严重,需要暂时分离,通过吸乳器吸出母乳,保证乳房和吸乳器卫生

注:* 每千名活产新生儿死亡率。

有条件限制:对于无症状或几乎无症状的母亲,是;对于有症状的母亲,否。大多数推荐根据具体个案讨论风险和益处。

（三）临床实践证据

2020 年 3 月 22 日至 5 月 17 日纽约三家长老会医院进行的一项前瞻性队列研究显示，SARS-CoV-2 阳性母亲的新生儿产后 24 小时内检测 SARS-CoV-2 均为阴性，且允许所有母亲母乳喂养。产后 5~7 天进行随访，在完成随访的婴儿中 83% 为母婴同室，78% 继续母乳喂养，96% 接受第二次核酸检测，全部结果仍为阴性；88% 的婴儿在产后第 14 天进行第三次核酸检测仍全部为阴性。这些医院仍继续实施新生儿生后第一个小时开始与母亲进行皮肤接触的临床实践，在新冠疫情流行期间没有改变。SARS-CoV-2 阳性的母亲可以进行皮肤接触，并在产房进行母乳喂养，但进行了常规流程的部分修改措施。预防措施包括母亲靠近新生儿时需戴外科口罩，在进行皮肤接触、母乳喂养和日常婴儿照顾时需要进行手卫生。所有与母亲同室的新生儿均在暖箱内，在适当的手卫生、乳房清洁和佩戴外科口罩后，由母亲怀抱新生儿进行母乳喂养。允许所有母亲住院期间和回家后继续母乳喂养。意大利的 6 家妇产医院进行了一项多中心前瞻性队列研究，入组 62 名 COVID-19 感染的母亲与其婴儿进行母婴同室。所有新生儿出生时鼻咽拭子检测新型冠状病毒阴性，95% 继续进行母乳喂养。对所有新生儿随访至产后 3 周，仅有 1 名新生儿诊断为 COVID-19 感染。在这项研究中，只要母亲不需要呼吸支持、生命体征平稳、能够照顾婴儿，婴儿胎龄 ≥ 34 周或出生体重 ≥ 2 000 克，各项检查正常即满足母婴同室的条件。但强调需要做好防护措施尤其是手卫生措施，哺乳及照顾婴儿时戴外科口罩、其他时间与婴儿保持 2 米的距离，母亲不需要戴手套、穿防护服及护目镜。禁止其他家属访视。母亲也可以吸出母乳喂给婴儿，但需要严格执行医院推荐的吸乳操作制度。

在纽约两家医院进行的多中心前瞻性队列研究中，101 位 SARS-CoV-2 感染或疑似的母亲分娩的新生儿中，81% 的新生儿继续母婴同室，19% 新生儿入住 NICU。母婴同室的母亲需佩戴口罩，直接哺乳前进行手卫生措施。对 101 位新生儿在生后 25 天内进行的 141 次核酸检测中，仅 2 例新生儿检测结果提示病毒载量低，1 例新生儿未复测，但随访情况良好，1 例复测结果阴性。这两家医院的感染预防与控制策略见表 6-2-3。

表 6-2-3　SARS-CoV-2 阳性母亲及其新生儿感染预防与控制策略

IPC 策略	描述
员工	
自我症状监测	每 12 小时，自我监测体温（37.8℃）、发热、咳嗽、咽痛、气短、肌痛、疲劳、腹泻、嗅觉或味觉丧失
个人防护用品	每次使用前安装检查 N95 呼吸器
	延长使用及重复使用 N95 呼吸器
	外科口罩或面罩佩戴在 N95 呼吸器上以延长 N95 的使用
个人防护培训	视频、图形、备忘录、合集
患者	
房间安排	
产房	单人病房
婴儿保育室	单人病房，婴儿与母亲保持 180cm 以上距离
NICU	隔离带内的单人病房
	如果单人病房不够，隔离带内多间病房，间隔 180cm 以上

续表

IPC 策略	描述
访视人员	
限制政策	
产房	仅允许 1 名无症状人员进入
婴儿保育室	禁止访视
NICU	仅允许 1 名无症状家长 / 监护人进入（母亲不允许进入直至产后 14 天）
筛查	每 12 小时,自我监测体温(37.8℃)、发热、咳嗽、咽痛、气短、肌痛、疲劳、腹泻、嗅觉或味觉丧失
个人防护用品	
产房	佩戴外科口罩、防护服、手套
婴儿保育室	不适用
NICU	佩戴外科口罩、防护服、手套

三、继续促进和支持新冠肺炎母亲的母乳喂养

迄今的研究显示,由于母乳中未检测到具有传染性的新型冠状病毒,而且存在配方奶粉无法比拟的针对 SARS-CoV-2 的特异性抗体,在当前新型冠状病毒感染持续流行的形势下,我们应该充分认识到母乳喂养作为促进新生儿尤其是早产儿的健康和可能挽救生命的医疗干预措施的重要性。

所有家庭都应有机会就其新生儿是否需要母乳喂养作出知情选择决定。研究表明,如果家庭获知关于母乳的科学的具体和详细信息,肯定会为其早产儿提供母乳喂养。目前的研究证据表明,母婴同室及直接哺乳并没有造成新生儿感染,我们应克服认知和行为等各种障碍保证母婴同室,并采取相应的感染预防与控制策略进行皮肤接触和直接哺乳。出院后,应进行定期随访并给予母亲和家庭的泌乳支持帮助。NICU 应接受住院患儿家长的母乳运送和非感染家属的定期访视,保证 NICU 住院患儿的母乳喂养和亲情联系。新冠肺炎的母亲应佩戴外科口罩,哺乳前用肥皂水进行手以及乳房的清洁,然后进行哺乳。如果不能直接哺乳,由另一位健康的照顾者将吸出的母乳喂给新生儿。喂养间隔期间,婴儿应与母亲保持 2 米以上的社交距离。

虽然尚未有哺乳期女性注射 SARS-CoV-2 疫苗相关研究数据,但现有研究表明,SARS-CoV-2 感染的哺乳期母亲不会将病毒传播给婴儿,且母亲产生的抗体会进入乳汁,给婴儿提供保护。另外,虽然儿童感染病例多数无临床症状,但也有报道少数严重病例的报道。因此,应鼓励哺乳期女性接种疫苗,促进群体免疫的实现。尽管 WHO 推荐母乳喂养,但到各个国家、地区和医院层面又有不同的政策和规定。我们需要参照临床研究结果,基于保护、促进和支持母乳喂养的前提,不断更新母乳喂养的措施制度,并在必要时将捐赠人乳作为早产儿喂养的桥梁。

【关键知识点】

1. 2019 年以来,新型冠状病毒肺炎成为全球范围的重大公共卫生事件,并持续至今仍在部分国家和地区流行和蔓延,对人类健康与社会经济及交流造成极大影响。由于人们对病毒感染传播的恐惧,母乳喂养措施的执行和推广受到挑战。

2. 随着新型冠状病毒能否通过母乳传播的研究的不断深入,多数国际专业机构先后发布指导方针建议,即使母亲感染新型冠状病毒,仍然可以继续母婴同室和直接母乳喂养。

3. 目前的研究证据表明,母婴同室及直接哺乳并没有造成新生儿感染,我们应克服认知和行为等各种障碍保证母婴同室,并采取相应的感染预防与控制策略继续推广母婴皮肤接触和直接哺乳。

4. NICU 应接受住院患儿家长的母乳运送和非感染家属的定期访视,保证 NICU 住院患儿的母乳喂养和亲情联系。但目前基于早产儿的队列研究尚有限,有待于进一步研究证实在新型冠状病毒感染疫情下早产儿母乳喂养的安全性。

（童笑梅　白爱娟）

参考文献

1. PERRINE CG, CHIANG KV, ANSTEY EH, et al. Implementation of Hospital Practices Supportive of Breastfeeding in the Context of COVID-19-United States, July 15-August 20, 2020. MMWR Morb Mortal Wkly Rep, 2020, 69 (47): 1767-1770.

2. AHMAD KA, DARCY-MAHONEY A, KELLEHER AS, et al. Longitudinal Survey of COVID-19 Burden and Related Policies in U. S. Neonatal Intensive Care Units. Am J Perinatol, 2021, 38 (1): 93-98.

3. DIMOPOULOU D, TRIANTAFYLLIDOU P, DASKALAKI A, et al. Breastfeeding during the novel coronavirus (COVID-19) pandemic: guidelines and challenges. J Matern Fetal Neonatal Med, 2020, 8: 1-7.

4. CHAMBERS C, KROGSTAD P, BERTRAND K, et al. Evaluation for SARS-CoV-2 in Breast Milk from 18 Infected Women. JAMA, 2020, 324 (13): 1347-1348.

5. SALVATORE CM, HAN JY, ACKER KP, et al. Neonatal management and outcomes during the COVID-19 pandemic: an observation cohort study. Lancet Child Adolesc Health, 2020, 4 (10): 721-727.

6. RONCHI A, PIETRASANTA C, ZAVATTONI M, et al Evaluation of Rooming-in Practice for Neonates Born to Mothers with Severe Acute Respiratory Syndrome Coronavirus 2 Infection in Italy. JAMA Pediatr, 2021, 175 (3): 260-266.

7. DUMITRIU D, EMERUWA UN, HANFT E, et al. Outcomes of Neonates Born to Mothers with Severe Acute Respiratory Syndrome Coronavirus 2 Infection at a Large Medical Center in New York City. JAMA Pediatr, 2021, 175 (2): 157-167.

第三节　母亲用药与母乳安全性

> **【导读】**　绝大多数药品和疫苗对哺乳期妇女和婴儿无明显不良影响,母乳喂养的益处远远大于母乳中大多数药物对婴儿的潜在危害。但也必须注意到,有些药物的毒副作用较强,有些药物会在母乳中蓄积,临床医生应了解有关药物对泌乳的潜在影响、药物在母乳中的浓度、婴儿经母乳摄入的药量以及对婴儿的可能影响,充分权衡母亲用药和母乳喂养对母亲和婴儿的利弊风险,既保证对母亲的必需用药,同时避免或减少对婴儿的不良影响。

相比足月新生儿,早产儿母乳喂养的益处更为突出,但所面临的担忧却可能更多。一方面,早产儿母亲较多存在妊娠期并发症或合并症,分娩后更有可能使用药物;另一方面,早产儿器官发育不成熟,对药物的代谢能力更低,母亲用药对早产儿的安全性需要得到更为周密的考虑。

至今为止,绝大部分药物没有针对孕产妇或胎儿进行过临床药物试验,也没有针对哺乳期用药对哺乳新生儿的影响做过研究,因此大部分药品说明书缺乏关于哺乳期母亲使用药物的准确信息,也没有明确说明母乳中的药物含量。在这种背景下,出于谨慎或安全的考虑,或为了回避责任,大部分药物说明书不建议哺乳妇女使用其药物,或者给出的建议让人误解或混淆。有些说明书采用美国食品与药品管理局(Food and Drug Administration,FDA)的妊娠用药分类,有些说明书上则采用禁用、慎用、忌用、不建议使用、不宜使用、避免使用、原则上不用、一般不用、暂停哺乳等用词。由于担心药物对婴儿产生不良影响,产科、儿科、内科医生以及哺乳期妇女本人,一般都会根据药物说明书,避免应用一些必需药物,或在应用某些药物后停止哺乳。哺乳期用药已成为停止母乳喂养的常见原因。

妇产科和内科医生在给哺乳期妇女选择药物治疗时,既要能对产妇进行必要治疗,同时避免药物可能对母亲泌乳及婴儿健康带来潜在不良反应。儿科医生在评价母亲用药对婴儿安全性的影响时,应了解影响哺乳期用药安全性的环节和要素以及最新研究结果,平衡母乳喂养益处和母亲用药带来的潜在影响,尽最大努力维持和促进早产儿母乳喂养。

一、母亲用药和母乳安全性的总体认识

哺乳期用药极为常见,母亲用药对婴儿的影响也成为普遍的担忧。美国一项研究显示,高达96%的哺乳期妇女在母乳喂养期间服用一种或多种药物,大部分不是处方药。另一项来自约旦的队列研究表明,母乳喂养期间母亲用药比例约50%。加拿大一项研究发现,80%的女性在产后第一年接受一种或多种处方药治疗。由于早产儿母亲较多存在妊娠期并发症或合并症,哺乳期特别是分娩后早期使用药物的比例可能更高。鉴于母亲哺乳期用药的普遍性和早产儿母乳喂养的重要性,充分认识哺乳期用药对早产儿健康的影响,正确指导哺乳期用药和母乳喂养,是避免早产儿药物不良反应和促进早产儿母乳喂养很重要的方面。

越来越多的证据表明,绝大多数母亲可以在服药期间继续哺乳,对婴儿并无危害。单纯根据药物说明书上的慎用警告而随意停止母乳喂养通常是错误的,会严重影响母乳喂养的成功,特别是早产儿,因为采用人工喂养所带来的风险,会大大超过母亲用药情况下母乳喂养可能产生的风险。

2013年美国儿科学会(AAP)发布的哺乳期用药报告指出,对于哺乳期女性和婴儿来说,绝大多数药品和疫苗是安全的,大多数药物或治疗手段对母婴均无明显不良影响,母乳喂养的获益远远大于母乳中多数药物对婴儿的不良影响。

尽管如此,由于有些药物的毒副作用较强,有些药物在母乳中会蓄积,临床医生在为哺乳期女性使用这些药物时或决定是否继续母乳喂养时,应充分权衡母亲用药和母乳喂养对母亲和婴儿的益处和风险,考虑是否存在更安全有效的替代药物、药物对泌乳的潜在影响、药物在母乳中的浓度、婴儿经母乳喂养摄入的药物量、药物对婴儿的潜在不良反应、婴儿的年龄和健康状况等。如果母亲用药对哺乳婴儿存在潜在的不良影响,应考虑能否通过调整用药和哺乳的时间,或通过缩短用药时间,或通过仔细观察婴儿的潜在不良反应等措施,来避免或减轻药物对婴儿的可能影响,努力控制好风险和利益的平衡。

美国儿科学会发布的哺乳期用药报告着重强调:部分抗抑郁药、抗焦虑药和抗精神病药在母乳中的浓度比较高,包括西酞普兰、地西泮、多塞平、氟西汀、去甲替林、米氮平、舍曲林、拉莫三嗪、文拉法辛等;戒烟药物和戒毒药物(包括美沙酮和丁丙诺啡)可致婴儿嗜睡、呼吸困难和非良性的体重增加,并可能产生长期不良影响;可待因和氢可酮等止痛药物可在母乳中蓄积,从而导致婴儿呼吸困难、心动过缓、发绀和镇静;多巴胺拮抗剂、中草药和激素类催乳剂的安全性和有效性尚不明确;常用的一些中草药由于缺乏相关的研究证据,并未经美国食品药品监督管理局批准生产;诊断性影像学检查用药时,一般要求暂时中断哺乳甚至停止哺乳;哺乳期女性可安全接种大多数疫苗,甚至包括活病毒疫苗如轮状病毒疫苗。

虽然绝大多数药品和疫苗对哺乳期妇女及其婴儿是安全的,但从尽量控制风险的角度出发,特别是针对早产儿母亲,应遵循哺乳期用药的基本原则。

1. 如果可能,尽量避免使用药物。中药、大剂量维生素、特殊的补充品等非必须用药应避免使用。

2. 如果存在母亲用药后明确不能哺乳的情形,如使用化疗药物、放射性化合物时,需要暂停母乳喂养,直至药物从母亲体内完全消除。

3. 应选择相对婴儿剂量(relative infant dose,RID)<10%的药物,RID超过25%的药物不宜使用。约90%药物的RID<10%,只有约3%的药物RID>25%。

4. 应选择半衰期短、蛋白结合率高、口服生物利用度低或分子量高的药物。

5. 应注意个体化评估,如哺乳期用药对于新生儿特别是早产儿应更为谨慎,而对于较大婴儿的顾虑可少些;短期用药对新生儿的影响较小,而长期用药所致的累积效应会较为明显;产后早期母乳分泌量少或婴儿摄入母乳量少,影响较小,而全量母乳喂养时的影响会较大。

6. 建议抑郁症的哺乳妇女使用抗抑郁药,如果不对母亲进行药物治疗,对婴儿的风险更大。

7. 由于对药物的认识不断深入,应参考当前最佳证据选择药物(可参考 LactMed 在线资源,见下文)。

二、哺乳期用药安全性的依据

《中国药典》是一部国家法典，但 5 年才修订一次，时效性上存在滞后性。药品说明书具有法律效力，且具有时效性，但如果各药品生产企业没有及时完善和更新药品说明书，单纯根据说明书也难以正确指导临床安全合理用药。

美国 FDA 于 2014 年 12 月发布了新的供企业用的"人类处方药和生物制品说明书的内容和形式"，要求用三个详细的部分取代目前产品说明书中关于妊娠期处方药使用风险的字母分类（A、B、C、D 及 X），即要求必须分别以"妊娠""哺乳"及"男女生殖潜能"三部分为标题，对药物或生物制品的使用风险提供详细说明。新方法基于当前可获得的最新信息，为母亲、胎儿、母乳喂养的儿童和处于生育期的女性和男性就使用该产品所面临的潜在益处和风险提供解释。其中哺乳部分的标题是由以前的"Nursing Mothers"重新命名，改为"Lactation（哺乳）"，提供有关哺乳期药物使用的信息，包括母乳中药物的量、药物是否会进入乳汁、进入多少、对哺乳儿童潜在的影响以及如何影响婴儿等信息。与以往的药物分类相比，FDA 颁布的这项新的规则将帮助消除一些不确定的因素，更好地帮助医生评价哺乳期妇女用药对哺乳婴儿安全性的影响。

我国至今没有实行妊娠期和哺乳期用药安全性分级制度，西药的安全性评价一般参照美国 FDA 制定的分级。中药临床应用的依据仅仅源于我国古代医学对妊娠期用药危险性的认识，即使经中国药监局批准的中药，其对哺乳期妇女和婴儿的影响并无深入研究，难以全面正确地评价其对哺乳妇女和婴儿的潜在不良作用。

由于药物品种繁多，新药物也不断上市，有关药物安全性及哺乳期用药的新的研究结果也随之不断涌现，因此相关医护人员需要动态了解哺乳期用药的最新知识。美国国立医学图书馆旗下的 LactMed 网站是当前最具时效性和权威性的哺乳期用药信息网站，详细提供关于哺乳期用药的数据库，所有资料经过同行评价，提供充分参考资料，每月更新一次，是一个可实时检索的高质量在线资源。该数据库包括母亲和婴儿的药物水平，对哺乳和泌乳的可能影响，并列出替代药物，是临床医生评价哺乳期用药安全性的重要依据。尽管如此，上述信息主要来自足月婴儿的资料，母亲哺乳期用药对早产儿影响的研究或病例报道仍然非常缺乏。因此，临床医生除查阅上述最新信息网站外，还可根据母亲用药剂量、药物的药代学和药效学、早产儿胎龄和天龄、母乳摄入量、早产儿基础疾病等相关环节和因素进行全面评估并提供个体化指导。

三、影响哺乳期用药安全性的环节及要素

虽然从风险 / 获益的平衡考虑，多数情况下母亲服药期间可以继续对早产儿母乳喂养，但由于大部分药物存在或多或少的不良反应，且哺乳期母亲用药对新生儿特别是早产儿影响的研究较少甚至缺乏，所以临床医生需要了解母亲哺乳期用药对早产儿安全性影响的各个环节和要素（见图 6-3-1），有助于进行个体化临床评价和决策。

（一）哺乳期用药和妊娠期用药存在差别

需要注意的是，哺乳期用药和妊娠期用药对婴儿和胎儿的影响存在差别，将妊娠期用药知识应用于哺乳期并不合适。一方面，妊娠期母亲用药后胎儿血药浓度和母亲血药浓度几乎相同，而哺乳期用药后婴儿经母乳摄入的药量或血药浓度明显低于母亲摄入药量或血

药浓度。一般来说,妊娠期妇女用药后胎儿获得的药物剂量通常比哺乳期用药后婴儿经母乳摄取的剂量大10倍,因此妊娠期妇女不宜使用的药物不一定不适合哺乳期使用。另一方面,妊娠期用药后药物代谢主要依赖母亲肝脏和肾脏的解毒和排泄,而哺乳期用药后婴儿血药浓度取决于母亲血浆中药物转运到乳汁的量、乳汁内药物被婴儿肠道吸收的量以及婴儿自身对药物进行解毒和排泄的能力。如果母亲摄入药物剂量过大,或没有调整用药和哺乳的时间,或用药时间过长,或婴儿存在影响药物代谢的生理或病理因素,婴儿仍有可能出现药物的累积,并出现不良反应。

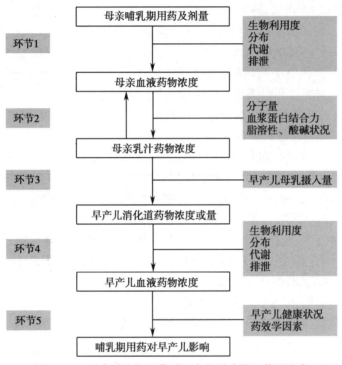

图 6-3-1 母亲哺乳期用药对早产儿影响的环节及要素

(二) 母亲的药物动力学

不同个体的药代动力学参数存在差异,同一个体的药代动力学也可因妊娠期到哺乳期的转变而发生变化。研究表明,妊娠期可因肠道转运时间延长而导致药物肠内吸收功能的变化,血浆蛋白水平降低可导致非结合药物浓度升高,药物经肝脏的代谢能力也会发生变化。这些药代动力学变化通常在产后 2~3 个月才恢复到孕前水平。虽然妊娠期到哺乳期的生理转变对母亲药物动力学的影响仍有待深入研究,但总体而言,同一个体或不同个体哺乳期母亲药代动力学存在较大变化,使用相同剂量药物时,同一产妇的不同阶段或不同产妇在相同阶段的血浆药物浓度可能存在差异。

(三) 母亲血药浓度及运输方式

因为绝大部分药物通过被动转运方式从母亲血浆进入乳汁,所以母亲血药浓度是影响乳汁药物浓度最主要的决定因素。当母亲血浆药物水平上升时,乳汁内药物含量也增加,母亲血药浓度降低后,平衡力促使乳汁内药物重新转运至母亲血浆,使乳汁中的药物浓度下降。根据这一基本原理,哺乳期母亲使用药物时,需要关注母亲用药后出现血浆高峰浓度的时间。原则上应在哺乳后立即服用药物,以便使下一次哺乳时药物浓度尽可能低些。

有些情况下,母亲血浆药物浓度和乳汁药物含量不一定保持动态平衡。由于母乳 pH值较低,有些药物(如巴比妥类等弱碱性药物)被捕获(离子捕获)至乳汁后,其离子状态发生变化,难以返回母体循环。有些药物通过载体介导(如免疫球蛋白和电解质)的转运机制从母亲血浆进入乳汁,例如碘通过碘化钠转运体(sodium-iodide symporter)方式进入母乳中。因此哺乳期妇女应谨慎使用含碘制剂,包括诊断和治疗用碘同位素(如用于甲状腺功能亢进的 ^{131}I)以及其他碘产品(如局部用聚维酮碘)。

(四) 药物的理化特性

药物从母亲血浆进入乳汁的量,除受母亲血浆药物浓度影响外,还受药物本身理化特性的影响,包括药物酸碱度、蛋白结合率、脂溶性、分子量、离子化程度等。根据药物理化特性建立的数学模型,可以预测药物分泌至乳汁的量。

绝大多数药物属于弱酸性或者弱碱性有机化合物,在体液中存在不同程度的解离。分子型(非解离型)疏水而亲脂,易通过细胞膜。离子型(解离型)由于带有电荷,极性高,不易通过细胞膜脂质层,这种现象称为离子障。药物解离程度取决于体液的 pH 值和药物解离常数(Ka)。Ka 的负对数值 pKa 表示药物的解离度,是指药物解离 50% 时候所在体液的 pH 值。各种药物都有固定的 pKa,可依据亨德森 - 哈塞尔巴尔赫方程(The Henderson-Hasselbalch Equation)公式计算而得。弱碱性药物在母乳微酸性环境中(pH 值 7~7.2)比在母体血浆中(pH 值 7.4)具有更高的电离度,所以更容易在母乳中蓄积。

除药物酸碱度外,长半衰期、低分子量、低蛋白结合率、以及高脂溶性的药物更容易进入乳汁。因此一般建议在给哺乳期母亲选择药物时,应尽量选择短半衰期、大分子量、高蛋白结合率、低亲脂性的药物。但上述因素是相互作用的,无法单独用于预测药物的通过性。例如,脂溶性较高的 β 受体阻断剂也会造成较高的血浆蛋白结合率,水溶性的 β 受体阻断剂在母乳中的浓度反而高于脂溶性的 β 受体阻滞剂在母乳中的浓度。虽然高蛋白质结合率(>85%)和大分子量(>800Da)是预测药物能否进入母乳的可靠参数,但有些大分子药物如合成的胰岛素和干扰素也能进入母乳,因为这些药物与正常母乳所含的内源性物质相似,可能是以主动运输方式进入乳汁。因此,药代动力学研究是判断药物进入母乳程度的最优方法。

母乳药物浓度与母血浆药物浓度的比值(C_{milk}/C_{plasma},M/P)通常作为药物进入乳液相对程度的参数,M/P 大于 1 表明药物在母乳中积累。M/P 的原始定义是使用曲线下的浓度面积(area under curve,AUC),而不是单个时间点的浓度,因为血浆药物浓度和母乳药物浓度的时间曲线并非完全一致(即血浆药物浓度下降时母乳药物浓度可能仍在增加)。因此使用AUC 或平均浓度更为合理,能更可靠地反映母乳药物浓度和母血浆药物浓度之间的平均关系。另外,M/P 不但受用药周期影响,还可能受每次哺乳时母乳成分变化的影响(如前乳的脂质浓度低于后乳)。采样时如能挤出全部母乳,或分别收集前乳和后乳,或一天内多次采样,计算得出平均浓度,可更可靠地反映实际哺乳状况下的 M/P。

值得注意的是,无论测量方法是否可信,M/P 并不能真正反映婴儿实际药物暴露剂量及其影响。例如,即使 M/P 大于 1(即母乳中药物浓度高于母血浆药物浓度),如果母乳摄入量少,或药物的口服生物利用度低,婴儿实际摄入的药物剂量仍可能极低,或显著低于早产儿为治疗目的而使用该药物的剂量。

(五) 新生儿药物 / 母乳摄入量

如前所述,M/P 比值并不能反映新生儿每日药物摄入量,因此在评价新生儿药物暴露风险时可能具有误导性。采用实际摄入药物总量和相对婴儿剂量,能更可靠的反映新生儿的药物暴露量。

婴儿每日实际摄入药量 = 母乳的药物浓度 × 新生儿每日摄入母乳量(即 $C_{milk} \times V_{milk}/d$)。通常将 150ml/ $(kg \cdot d)$ 作为全肠内喂养时的默认母乳摄入量。

相对婴儿剂量(relative infant dose,RID)是经过体重校正后的婴儿摄入药量占母亲摄入药量的比例,计算方法如下:

$$RID = \frac{婴儿每日摄入药量(mg/kg\ 婴儿体重)}{母亲每日摄入药量(mg/kg\ 母亲体重)} \times 100\%$$

如果已知该药在婴儿(新生儿)的推荐治疗剂量,也可将婴儿每日治疗剂量作为分母来计算 RID,即:

$$RID = \frac{婴儿每日摄入药量(mg/kg\ 婴儿体重)}{婴儿每日治疗剂量(mg/kg\ 婴儿体重)} \times 100\%$$

一般将 RID<10% 作为母亲用药时母乳喂养安全的界限。但需要注意 RID<10% 只是作为评价母乳喂养安全性的参考点,而不是药物毒性阈值,在实际工作中,仍需要通过综合分析进行个体化风险评估。

首先,有些药物的治疗范围很广(低剂量和高剂量),高剂量可能是低剂量的 10 倍或更多(如糖皮质激素)。如果母亲使用高剂量(例如比低剂量高 10 倍),即使 RID 为 5%,新生儿经母乳摄入的药物剂量可达低剂量的 50%。

其次,有些药物的肠道吸收率很低(如氨基糖苷类),即使新生儿通过母乳摄入,不会导致全身药物暴露,通过 RID 公式计算并无实质性意义。

第三,在某些情况下,新生儿即使有小剂量药物暴露仍可能产生严重的临床后果。如在葡萄糖 -6- 磷酸脱氢酶缺乏症的新生儿,通过母乳摄入少量药物就可能导致新生儿严重溶血。

(六) 新生儿的药物动力学

母乳所含药物对婴儿的影响主要取决于婴儿的口服生物利用度。目前尚缺乏测量新生儿口服生物利用度的准确方法,因为影响新生儿血药浓度的因素较多,如药物对胃酸和肠道消化酶的耐受性、婴儿摄入奶量、药物和食物的相互作用以及药物摄入体内后被代谢和排泄的量。

总体而言,新生儿成熟度、生后日龄以及疾病状况,是影响药物代谢的重要因素。胎龄或日龄越小、应激性疾病越严重,口服生物利用度越低,对药物的代谢和排泄能力也越低。随着胎龄和日龄的增加以及疾病的恢复,口服生物利用度增加,对药物的代谢和排泄能力也增加。目前尚缺乏有效手段精确计算不同胎龄或不同健康状况下的药物动力学参数,但通过复杂的吸收和代谢过程,大多数药物的最终总体效应会大大降低。

研究显示母亲用药对婴儿的不良反应大部分发生在生后 2 个月内,特别是生后 1 个月内。生后早期对药物易感性高主要与新生儿发育不成熟,对药物的代谢和排泄较慢有关,同时可能与红细胞容易发生溶血、蛋白结合力较低以及血脑屏障通透性较高等因素有关。尽管如此,在评价哺乳期用药安全性时必须考虑母乳摄入量的影响,由于生后早期初乳分泌量少,或早产儿采用微量喂养,或采用部分肠内营养,母乳摄入量和经母乳摄入的药量均少,药物的不良影响就小。随着母乳摄入量增加,药物摄入量也相应增加,药物不良影响的可能性也增加。

综上所述,在评价母亲用药对早产儿安全性时,应同时考虑早产儿胎龄、生后日龄、疾病状况以及实际母乳摄入量。生后最初几天过度放大母亲用药风险而提供不恰当的暂停母乳喂养建议,可严重影响早产儿母亲的母乳分泌和母乳喂养的成功。另外,由于生后早期母亲需要每隔2~3小时哺乳或吸乳,很难通过控制母亲药物摄入时间来降低早产儿的药物暴露剂量,因此正确选择药物仍然是最为重要的。

(七) 新生儿的药效学

通常认为儿童和成人的药动学和药效学之间的关系是相似的,但受体的表达、亲和力以及下游信号传导和效应通路均会随发育过程而发生变化。由于早产儿血脑屏障发育不成熟等原因,药物渗透进入靶器官的能力可能增强,更容易导致神经毒性。因此,除查询哺乳期用药对新生儿或婴儿影响的相关信息外,还应考虑到早产儿与血药浓度相关的临床反应和副作用可能和足月儿或较大婴儿有所不同,需要进行个体化的综合评价。由于研究资料十分有限,许多药物在新生儿特别是早产儿的药效学尚未完全明确,当母亲使用可能对早产儿有不良影响的药物,特别是母亲长时间用药或早产儿代谢功能受损情况下,密切观察早产儿潜在不良反应十分重要。

四、哺乳期常用药物对婴儿的影响

虽然大部分母亲用药对哺乳婴儿的影响较小,多数情况下停止母乳喂养可能比少量药物进入婴儿体内有更大的危险,但由于母亲用药的种类、剂量、持续时间以及婴儿的母乳摄入量和状况不同,所导致的影响各不相同。了解哺乳期常用药物对哺乳婴儿的潜在影响是必须的,特别是目前缺乏哺乳期用药对早产儿影响的研究,母亲用药对早产儿安全性的影响更应得到关注。

(一) 社会用药

1. **吸烟** 母亲吸烟或被动吸烟可导致新生儿暴露于尼古丁和其他复合物(如重金属、氰化物以及一氧化碳)。哺乳期吸烟可增加婴儿猝死综合征(SIDS)发生率,降低母乳的抗氧化能力,导致婴儿的行为改变。因此,无论从自身健康和婴儿健康考虑,妊娠期和哺乳期均应戒烟,并应避免被动吸烟。

2. **酒精** 母亲使用酒精可减少母亲泌乳以及婴儿的母乳摄入量,影响婴儿睡眠模式,干扰母婴互动,因此哺乳期应尽量避免过量酒精摄入。

国外研究显示,每日大量饮酒(每日2次以上)可对母乳喂养婴儿的发育带来不良影响,并影响母亲泌乳产生。酒精摄入后很快在母亲血浆和乳汁中达到平衡,因此等待母亲血液酒精浓度下降后再哺乳可减少婴儿的酒精暴露。对于一般体重的妇女而言,每次饮酒150g左右葡萄酒或1瓶啤酒或1瓶混合饮料,需要约2小时才能使酒精浓度降低至0。应建议哺乳期妇女的饮酒量不要超过相当于1瓶啤酒/天的量,并需要在上一次饮酒后等待足够时间才能再次饮酒。有些机构建议哺乳期妇女应限制饮酒量在酒精0.5g/(kg·d)以下,并在饮酒后等待4小时才能哺乳。

3. **咖啡因** 只有当哺乳期妇女大量使用咖啡因,或新生儿肝脏代谢功能受损情况下,才可能对新生儿带来影响(如易激惹,兴奋性增加,睡眠障碍)。饮料或食物中的咖啡因含量各不相同,一般认为母亲每日摄入咖啡因剂量在300mg以下对新生儿是安全的,但需要进行个体化评价。

4. **毒品**　母亲使用毒品时禁忌母乳喂养。如大麻可影响婴儿神经系统的发育,延迟运动发育,使婴儿嗜睡,减少进食频率和进食时间。

(二) 高血压和子痫前期用药

1. **利尿剂**　哺乳期使用常规剂量的抗高血压利尿剂是安全的,因为氢氯噻嗪和氯噻嗪已有几十年的使用历史,尚未见对哺乳婴儿带来不良影响的报道,但需要注意,高剂量的利尿剂可抑制泌乳。

2. **β受体阻断剂**　该类药物中,哺乳期使用最为安全的药物是普萘洛尔(propranolol)、拉贝洛尔(labetalol)和美托洛尔(metoprolol)。阿替洛尔(atenolol)和醋丁洛尔(acebutolol)进入乳汁的量较多,而且婴儿的排泄较慢,在哺乳期妇女应尽量避免使用。哺乳期妇女使用该类药物时应加强对婴儿的监护,特别是心率、喂养、呼吸以及活动状况。

3. **血管紧张素转换酶抑制剂**　已做过研究的血管紧张素转换酶(angiotensin converting enzyme,ACE)抑制剂包括贝那普利(benazepril)、卡托普利(captopril)、依那普利(enalapril)、和喹那普利(quinapril)。这些药物排泄到乳汁的量有限,尚未见对哺乳婴儿产生影响的报道。相关的血管紧张素受体拮抗剂如氯沙坦(losartan)对哺乳婴儿的影响尚无研究。

4. **钙通道阻断剂**　已有研究结果的钙通道阻断剂包括地尔硫䓬(diltiazem)、硝苯地平(nifedipine)、尼群地平(nitrendipine)和维拉帕米(verapamil)。这些药物在乳汁中的含量很少,哺乳期使用似乎是可以接受的。硝苯地平10mg每日3次已被成功应用于治疗哺乳期的乳头雷诺现象。其他钙通道阻滞剂在哺乳期的安全性尚未被研究。

5. **硫酸镁**　硫酸镁可穿过胎盘并可能对新生儿的吮吸能力带来影响。但通过静脉注射治疗子痫前期不增加哺乳期乳汁中的镁水平,且硫酸镁经口吸收差,所以哺乳期使用是安全的。

(三) 糖尿病用药

1. **胰岛素**　胰岛素是母乳正常成分之一,虽然在使用半合成胰岛素如天冬胰岛素(aspart)、甘精胰岛素(glargine)的妇女乳汁中检测到少量的药物,但对婴儿并无不良影响。母乳喂养可使母亲减少对胰岛素的需要量,因此对于胰岛素依赖的哺乳期妇女,密切监测血糖尤为重要。

2. **口服糖尿病药物**　磺酰脲类药物、氯磺丙脲、格列吡嗪、格列本脲和甲苯磺丁脲进入乳汁的量很少,哺乳期可以服用。其他降糖药的研究资料尚缺乏。虽然没有报道会引起婴儿低血糖,但婴儿血糖监测是必要的。α-葡萄糖苷酶抑制剂(如阿卡波糖、米格列醇)几乎没有口服生物利用度,可使用。二甲双胍(metformin)在患糖尿病和多囊卵巢综合征的哺乳期妇女有使用经验,表明该药物在哺乳期使用是可以接受的。

(四) 抗生素

几乎所有抗生素都可进入母乳。许多抗生素也用于治疗儿童感染性疾病,而婴儿通过母乳喂养摄入的药物剂量始终小于直接给婴儿治疗的剂量。但需要注意,哺乳期母亲使用广谱抗生素、联合用抗生素、或长期反复用药(如复发性乳腺炎的治疗),可增加婴儿腹泻、鹅口疮或尿布疹的风险。

1. **头孢菌素和青霉素**　这些抗生素可少量进入母乳,通常是安全的,但存在小婴儿过敏反应的可能性。

2. **克林霉素**　克林霉素是治疗耐甲氧西林的金黄色葡萄球菌感染(如乳腺炎)常用药物,但需观察婴儿腹泻和便血。

3. **利奈唑胺**　可用于治疗耐甲氧西林的葡萄球菌感染。利奈唑胺进入母乳中的剂量低于婴儿本身用药的剂量。

4. **大环内酯类**　虽然红霉素有可能增加患肥厚性幽门狭窄的风险(特别是在头几个星期),但哺乳期使用红霉素、克拉霉素、阿奇霉素和其他大环内酯类一般是安全的。

5. **甲硝唑**　体外研究显示甲硝唑对细菌可产生基因毒性和突变,对动物存在致癌毒性,对人类也可能存在类似毒性,故一般建议哺乳期应避免使用该药。但至今并没有(也不可能)在人类进行有效的研究,在使用该药的患者,包括母亲哺乳使用该药的婴儿,未曾有过上述毒性的报道。此外,甲硝唑也偶尔用于治疗婴儿贾第虫属和一些厌氧菌的感染。

产妇通过静脉注射和口服用药后,婴儿经母乳喂养获得的甲硝唑剂量小于婴儿感染时的治疗用量;母亲用药后,婴儿血浆可检测到药物及其代谢物,但低于母体血浆水平。在接触甲硝唑的婴儿中,有报道发生念珠菌感染和腹泻,口腔和直肠的念珠菌定植也比较常见。由于上述潜在毒性或副作用,对于哺乳期能否使用较长疗程的甲硝唑,专家意见并不统一。一般建议选用其他替代药物或暂停母乳喂养。如果使用单剂甲硝唑,建议至少停止母乳喂养 12~24 小时。

哺乳期母亲局部或阴道使用甲硝唑对婴儿的影响目前尚缺乏研究。阴道用药后,血浆药物浓度小于口服 500mg 后的血浆浓度的 2%;局部用药后,血浆浓度约只有口服 250mg 后血浆高峰浓度的 1%。因此,局部或阴道使用甲硝唑一般不会对哺乳婴儿造成不良影响。

6. **喹诺酮类**　喹诺酮类药物(如环丙沙星、左氧氟沙星)在母乳中的含量低。如果母亲没有其他选择,哺乳期短期使用(1~2 周)环丙沙星是可以接受的。母亲使用眼药水或滴耳剂不会对母乳喂养的婴儿带来任何风险。婴儿使用左氧氟沙星的安全性尚无资料。

7. **磺胺类药**　哺乳期母亲应避免使用磺胺类药,因为会增加黄疸婴儿发生胆红素脑病的风险,对 G-6-PD 缺乏的婴儿会增加溶血风险。对于没有 G-6-PD 缺乏而且较年长的婴儿,在治疗母亲耐甲氧西林葡萄球菌感染(如乳腺炎)时,可考虑使用复方新诺明。

8. **四环素**　通常认为母亲哺乳禁忌使用四环素,因为四环素可能导致婴儿牙釉质着色或影响骨骼生长。但仔细复习文献发现,哺乳期妇女短期使用四环素对婴儿造成危害的可能性很小,因为四环素进入母乳的量较少,而且由于乳汁中含钙,其口服生物利用度低,故哺乳期短期使用四环素也是可接受的。但考虑到理论上的风险,应尽量避免用药,特别是长时间或重复用药,同时要观察婴儿可能发生皮疹和胃肠道菌群紊乱,导致腹泻或念珠菌病(鹅口疮、尿布疹)。

9. **氯喹和羟氯喹**　研究显示在母乳中的含量很低,对母乳喂养婴儿随访至 1 岁未发现副作用。

10. **抗真菌剂**　制霉菌素和两性霉素 B 无法经口服吸收,所以不会对母乳喂养的婴儿带来风险。产妇使用氟康唑对婴儿是安全的,因为该药物也可直接用于婴儿的治疗。酮康唑和伊曲康唑的研究资料较少,潜在毒副作用相对较大,但在没有其他可选择药物情况下仍可谨慎使用。酮康唑不能在乳头局部使用,因为可能被婴儿直接摄入。克霉唑和咪康唑的口服生物利用度差,可作为阴道用药或乳头局部用药的选择。

(五) 抗凝药

哺乳期妇女使用肝素对婴儿是安全的,因为药物的分子量大,不会进入乳汁。华法林的蛋白结合率很高,进入乳汁的量很少,对婴儿也是安全的。较新的抗凝药如达比加群(dabigatran)、利伐沙班(rivaroxaban)和血小板凝集抑制剂如噻氯匹定(ticlopidine)、氯吡格雷(clopidogrel)对哺乳的影响尚未进行研究,在目前研究资料缺乏情况下最好避免使用。所有较新的抗凝药物均为小分子量,理论上比肝素和华法林更容易进入乳汁。

(六) 哮喘用药

1. 糖皮质激素 无论口服或吸入,糖皮质激素进入母乳的量非常小,因此哺乳期母亲使用糖皮质激素治疗哮喘对婴儿是安全的。但倍他米松和地塞米松是例外,因为这两种药物尚未经研究,而且比其他糖皮质激素的作用时间更长。

2. β 激动剂 吸入沙丁胺醇和其他 β 激动剂后血清药物浓度很低,因此是安全的。

3. 白三烯抑制剂 厂方资料显示齐留通(zileuton)和扎鲁司特(zafirlukast)在乳汁中的浓度低,但孟鲁司特(montelukast)尚缺乏资料,因此,如果需要在哺乳期妇女使用,应首选扎鲁司特(zafirlukast)。

(七) 产后抑郁症用药

产后抑郁通常伴有焦虑,可增加儿童发育异常的风险,治疗时应根据利弊关系做个体化评价。轻度抑郁最好采用心理疗法。如果拒绝心理治疗、心理疗法无效或中重度抑郁,则应使用药物治疗。如果母亲妊娠期使用抗抑郁治疗有效,产后一般也建议继续使用同一种药。虽然经典的抗抑郁药如三环类抗抑郁药去甲替林、阿米替林对哺乳期妇女的安全性高,不会对婴儿的远期神经发育造成影响,但由于三环类抗抑郁药的其他不良反应,目前临床上使用最多的抗抑郁药为选择性 5- 羟色胺再摄取抑制剂(selective serotonin reuptake inhibitor, SSRI)。进入乳汁较多的 SSRI 主要是西酞普兰和氟西汀,有报道母亲用药后婴儿可出现不安、易激惹、肠绞痛、体重增长不良以及睡眠障碍等不良反应。帕罗西汀(paroxetine)和舍曲林(sertraline)在乳汁中的浓度低,是哺乳期妇女首选的 SSRI,但仍需仔细观察不良反应。婴儿经乳汁摄入 SSRI 对远期神经发育的影响,目前资料较少。其他抗抑郁药如安非他酮、米氮平、文拉法辛尚未经充分研究,不宜作为一线用药,除非病人过去使用疗效很好。

(八) 抗焦虑用药

长效苯二氮䓬类(如地西泮)可在乳汁中积聚(特别是长期使用时),可导致婴儿嗜睡、镇静、吸吮不良。偶尔使用长效药物或使用短效药物(如劳拉西泮、咪达唑仑、奥沙西泮)所致的风险较低。

(九) 胃肠道疾病 H_2 受体阻滞剂

哺乳期使用法莫替丁(famotidine)、雷尼替丁(ranitidine)、尼扎替丁(nizatidine)和其他 H_2 受体阻滞剂一般是安全的。西咪替丁(cimetidine)可能对肝酶有抑制作用,尽量不予选用。质子泵抑制剂奥美拉唑和泮托拉唑(pantoprazole)进入乳汁的量很少,一般不会对母乳喂养的婴儿造成不良影响。其他质子泵抑制剂对母乳喂养婴儿的影响尚未被研究过。口服抗酸药(如碳酸钙,氢氧化镁)可以在哺乳期使用。

(十) 免疫调节剂

1. 抗肿瘤坏死因子 这些药物进入母乳的量较少,有些无法检测到,如阿达木单抗

(adalimumab)和赛妥珠单抗(certolizumab),有些含量极低,如依那西普(etanercept)和英夫利昔单抗(infliximab)。专家意见认为哺乳期妇女可以使用这些药物。

2. **免疫抑制剂** 大量药代动力学和临床证据显示环孢素(cyclosporine)通常不会影响母乳喂养的婴儿。他克莫司(tacrolimus)的资料有限,但目前研究显示在母乳或母乳喂养婴儿的血清中检测不到该药物。母亲使用这两种药物时,需要对婴儿进行严密观察,甚至包括血清药物浓度的测定,以防潜在毒性的发生。已有报道在哺乳期妇女患炎症性肠病、红斑狼疮以及器官移植时,使用咪唑硫嘌呤及其代谢物巯嘌呤是安全的。有些专业组织认为上述药物可以在哺乳期使用,但对于纯母乳喂养的婴儿,建议做全血细胞计数及分类,以及肝功能监测。甲氨蝶呤(methotrexate)使用癌症治疗剂量时应避免母乳喂养,但有限的数据显示母亲单次剂量高达65mg时进入母乳的药物水平很低。虽然目前尚无共识,一般认为间歇使用低剂量的药物仍然是可以接受的,但需要对婴儿的全血细胞计数和分类进行监测。霉酚酸(mycophenolic acid)和西罗莫司(sirolimus)尚无研究资料,哺乳期最好避免使用。

3. **静脉注射免疫球蛋白** 丙种球蛋白被认为是安全的,它是治疗哺乳期多发性硬化症的选用药物。

4. **美沙拉嗪** 哺乳期母亲使用美沙拉嗪(mesalamine)及其衍生物如巴柳氮(balsalazide)是可以接受的,但应注意婴儿偶尔可发生腹泻,需加强观察。柳氮磺胺吡啶(sulfasalazine)最好避免使用,因其含有磺胺成分。

(十一) 偏头痛用药

成人偏头痛的治疗包括预防性用药和急性发作时的治疗。在哺乳期妇女,偏头痛的预防用药最好选择阿米替林(amitriptyline)、加巴喷丁(gabapentin)、美托洛尔(metoprolol)、去甲替林(nortriptyline)、普萘洛尔(propranolol)、舍曲林(sertraline)和丙戊酸(valproic acid)。

1. **急性偏头痛的最初治疗** 可以采用非药物处理(如休息、将房间光线变暗、使用湿布敷额头),或使用一些最新的药物。尽管哺乳期妇女应首选短效药物(如布洛芬),但也可使用对乙酰氨基酚和非甾体消炎药,因为这些药物大多为弱酸性且蛋白结合率高。另外,包含对乙酰氨基酚和咖啡因的复方制剂也是安全的。

2. **曲普坦类** 已有研究显示舒马曲坦(sumatriptan)和依立曲坦(eletriptan)进入母乳中的量较低。其他曲普坦类药物尚未被研究。

3. **麦角生物碱** 麦角胺(ergotamine)和双氢麦角胺(dihydroergotoxine)等生物碱尚无研究资料,但已知这些药物可干扰催乳素分泌,对母乳喂养的婴儿不利,故不推荐在哺乳期应用。

(十二) 疼痛管理

哺乳期妇女的疼痛治疗通常使用适当剂量的对乙酰氨基酚或非甾体消炎药(如布洛芬)。如果镇痛效果不好,可短期或必要时加用小剂量的口服阿片制剂(如氢可酮、羟考酮)。不宜口服可待因,因为在某些产妇和婴儿可出现过度镇静(可能与药物敏感性差异有关)。对于更为剧烈的疼痛,如分娩后即刻或外科手术后疼痛,可添加短效麻醉药,如静脉注射或肌内注射芬太尼或盐酸氢吗啡酮,但母亲使用阿片制剂时必须注意新生儿镇静和呼吸抑制的可能。

(十三) 抗惊厥药物

有不少报道显示哺乳期妇女服用抗惊厥药物对婴儿有副作用,但大部分副作用并不显著。这些副作用是否由于婴儿摄入母乳中的药物所致尚不清楚,因为很多母亲在妊娠期就已开始服用这些药物,或服用多种抗惊厥药物或精神药物。较老的镇静和抗惊厥药物(如苯巴比妥和扑痫酮)可进入乳汁,母亲哺乳期用药可致婴儿镇静。曾有报道母亲妊娠期和哺乳期使用苯妥英导致新生儿高铁血红蛋白血症。也有报告母亲使用卡马西平导致婴儿镇静和肝功能障碍。有报道 1 例婴儿血小板减少症和贫血可能和母乳中存在丙戊酸有关。哺乳期妇女服用拉莫三嗪(lamotrigine)和乙琥胺(ethosuximide)可使婴儿血浆药物浓度接近治疗量。唑尼沙胺(zonisamide)也会大量进入母乳。进入乳汁相对较少的药物包括加巴喷丁(gabapentin)、普瑞巴林(pregabalin)、托吡酯(topiramate)以及氨己烯酸(vigabatrin)。随访研究显示,母亲哺乳期单服卡马西平、拉莫三嗪、苯妥英或丙戊酸钠的婴儿和母亲服用这些药物但停止母乳喂养的婴儿相比,两组婴儿在 3 岁时的 IQ 并无差异。无论母亲使用何种药物控制癫痫,一定要仔细观察婴儿的临床症状,一旦有疑似副作用发生,要及时检测婴儿的血药浓度,若存在黄疸,要及时检查肝功能。对于不足 2 个月内的婴儿和早产儿尤其要加强观察和检查。

(十四)甲状腺和抗甲状腺治疗

甲状腺功能不足时使用左甲状腺素来维持正常血清浓度,只要剂量调节适当,不会影响婴儿的甲状腺功能。甲状腺功能亢进的妇女以往首选丙硫氧嘧啶(propylthiouracil),因为该药转移到母乳中的剂量低,对婴儿甲状腺功能没有影响。但由于丙硫氧嘧啶可能导致不可逆的肝衰竭,目前甲巯咪唑(methimazole)已成为首选药物。尽管其转移到母乳中的量较多,但剂量为 20mg/ 天的甲巯咪唑不会影响婴儿的甲状腺功能。母亲服药后等待3 小时后再哺乳,可使婴儿药物摄入量最少。哺乳妇女不但要避免摄入高剂量的碘化盐,也应尽量避免局部碘暴露(如聚维酮碘),因为这些药物可能导致母乳喂养婴儿甲状腺功能减退。

(十五)诊断用药

目前使用的碘化造影剂和含钆磁共振造影剂不会对哺乳婴儿构成威胁,因为药物进入乳汁的量很少,而且婴儿口服吸收不良,因此母亲使用这些造影剂后不需要停止母乳喂养。

非急诊的核医学诊断操作最好推迟至产妇不再母乳喂养。如果需要为哺乳期妇女使用放射性同位素,应首选半衰期短的制剂。要告诉母亲需要停止母乳喂养的具体时间,告知在此期间要将母乳挤出并丢弃,在接受检查后一段时间内应避免抱孩子。这些信息可帮助母亲提前挤出母乳并予以冷藏或冷冻,在她无法母乳喂养时供婴儿使用。影响最大的诊断性同位素是碘 -131。美国甲状腺协会建议哺乳妇女使用碘 -123 或锝扫描来诊断甲状腺功能亢进。母亲接受放射性同位素后可能相当长一段时间内不能母乳喂养,因为药物的辐射会持续较长时间。对泵出母乳的放射性测量有助于确定继续母乳喂养的时机。核医学医生应该对患者提供个体化指导。

(十六)催乳剂

如果采用常规增加母乳分泌的手段(包括正确含接、频繁的哺乳、挤奶 / 吸奶)无效,才考虑使用催奶药物。甲氧氯普胺可增加血清催乳素,在某些产妇可能增加母乳的产量,但研究结论尚不一致。使用甲氧氯普胺的时间不应超过 14 天,因为该药可能导致母亲抑郁和迟发性运动障碍。药物也可能产生短期不良反应,包括疲劳、恶心、头痛、腹泻、口干、乳房不适、眩晕、不宁腿、脱发、以及焦虑。多潘立酮的效果和甲氧氯普胺类似,在加拿大和其他国家常用。荟萃分析发现它对催奶有效,但纳入分析且设计良好的研究病例数较少。多潘立酮的中枢神经副作用似乎比甲氧氯普胺少,但可延长 QT 间隔,其使用安全性尚不明确。

其他催乳剂如促甲状腺素释放激素和人类生长激素可能通过增加催乳素分泌,或与催乳素协同作用来维持正常泌乳。但对这些激素的研究资料并不充分,而且药物太昂贵,不建议常规用于刺激泌乳。大量草药产品声称能催奶,但尚未被充分研究证实。

(十七) 中草药

在很多情况下会使用中草药,特别在我国,但需要注意草药的组合、纯度和疗效并不明确,应该谨慎购买和使用。对常用于哺乳期的中草药的安全性研究资料很少,但母亲使用草药对婴儿造成的不良影响却屡有报道。如母亲使用的产品中含山金车可导致新生儿溶血,海藻可使婴儿摄入过量碘而导致甲状腺功能减退,小荨麻可导致荨麻疹,圣约翰草可导致肠绞痛、嗜睡,某种花草茶混合物含有茴香,其中所含的八角茴香脑可导致婴儿肌张力降低、嗜睡、呕吐、哭声弱,以及吸吮不良。

(十八) 新冠病毒(COVID-19)疫苗接种

根据国家卫生健康委员会 2021 年 3 月发布的《新冠病毒疫苗接种技术指南(第一版)》,目前使用的新冠病毒疫苗包括灭活疫苗、腺病毒载体疫苗、重组亚单位疫苗三类。出于稳步扩大接种对象考虑,暂时将妊娠期妇女作为不宜接种对象,但接种后怀孕或未知怀孕而接种疫苗的女性,建议做好孕期检查和随访,不推荐因接种新冠病毒疫苗而采取特别医学措施(如终止妊娠)。哺乳期妇女可接种新冠病毒疫苗,接种后建议继续母乳喂养。

国际妇产科联合会(International Federation Gynecology and Obstetrics,FIGO)2021 年 3 月发布声明认为,COVID-19 疫苗通过母乳对新生儿构成的潜在风险几乎没有。相反,疫苗刺激产生的免疫球蛋白可通过母乳而对新生儿带来益处。因此,哺乳期妇女可进行 COVID-19 疫苗接种。

美国疾病控制中心(CDC)2021 年 6 月发布的声明认为,虽然 COVID-19 疫苗的临床试验不包括哺乳人群,目前缺乏关于 COVID-19 疫苗在哺乳人群中的安全性、接种疫苗对母乳喂养婴儿的影响以及对母乳分泌影响的相关研究,但根据这些疫苗在人体内的作用方式,认为 COVID-19 疫苗不会对哺乳妇女或哺乳婴儿构成风险。最新研究发现接种 COVID-19 mRNA 疫苗后母亲乳汁含有相应抗体,可能有助于保护婴儿抵御感染,但需更多研究来确定这些抗体对婴儿提供保护的程度。

基于上述证据和建议,以及疫苗接种总体上对母婴是安全的,无论母亲在妊娠期或哺乳期接种新冠疫苗,早产儿母乳喂养均不受影响。

【关键知识点】

1. 绝大部分情况下,采用人工喂养给早产儿带来的风险会大大超过母亲用药情况下母乳喂养可能产生的风险。

2. 哺乳期用药时明确需要停止母乳喂养的指征包括:母亲正在接受同位素诊疗或短期内暴露于放射性物质下、正在接受抗代谢药物及其他化疗药物治疗、以及母亲正在吸毒或酗酒。

3. 某些药物可能对婴儿产生潜在不良影响,但通过遵循哺乳期用药的基本原则,通过调整用药和哺乳的时间或缩短用药时间,或通过仔细观察婴儿的潜在不良反应,可避免或减轻药物对婴儿的可能影响。

4. 对于哺乳期用药安全性的评价,除参考药典和药物说明书外,应将当前公认最具时效性和权威性的哺乳期用药信息资源作为临床医生评价哺乳期用药安全性的重要依据。

5. 无论母亲在妊娠期或哺乳期接种新冠疫苗,早产儿母乳喂养均不受影响。

（吴明远）

参考文献

1. SACHS HC. The transfer of drugs and therapeutics into human breast milk: an update on selected topics. Pediatrics, 2013, 132 (3): 796-809.
2. DRUG ADMINISTRATION H. Content and format of labeling for human prescription drug and biological products; requirements for pregnancy and lactation labeling. Final rule. Federal Register, 2014, 79 (233): 72063-72103.
3. LAWRENCE RA. Breastfeeding: a guide for the medical profession. 7th ed. Mosby, 2011.
4. LAWRENCE RM. Circumstances when breastfeeding is contraindicated. Pediatr Clin North Am, 2013, 60 (1): 295-318.
5. FDA. Helping patients and health care professionals better understand the risks and benefits of medications for pregnant and breastfeeding women. 2014.
6. VERSTEGEN RHJ, ANDERSON PO, ITO S. Infant drug exposure via breast milk. Br J Clin Pharmacol, 2020, 1-17.
7. DAVANZO R, AGOSTI M, CETIN I, et al. Breastfeeding and COVID-19 vaccination: position statement of the Italian scientific societies. Ital J Pediatr, 2021, 47 (1): 45.

第四节　母乳喂养与早产儿过敏预防

【导读】　随着工业化的发展及环境的改变,过敏性疾病的发病率在全球范围内持续上升,累计约25%的儿童。另一方面,早产儿发病率也逐年呈现增高趋势,有研究表明早产儿与过敏性疾病之间存在相关性。过敏性疾病如特应性皮炎、哮喘、鼻炎等,至今尚无有效根治措施,一旦罹患易迁延不愈且反复发作,甚至伴随终身,严重危害儿童生理、心理健康,给家庭和社会造成巨大经济负担,因此过敏的早期预防凸显出重要性。本章节将对过敏性疾病的流行病学、早产儿与过敏性疾病以及母乳喂养对过敏的预防作用与作用机制等加以阐述。

一、过敏性疾病的流行病学

我国婴幼儿过敏性疾病患病率近年来呈上升趋势,逐渐接近发达国家和地区。如特应性皮炎、哮喘、鼻炎等均呈现上升趋势。美国、加拿大、中国香港等国家和地区的研究结果显示婴幼儿各类过敏性疾病总患病率基本在30%~50%。重庆地区2岁以内儿童食物过敏检出率为3.5%~7.7%,其他过敏性疾病呈上升趋势,如我国1~7岁儿童特应性皮炎患病率由2002年的3.07%升高到2015年的12.94%,过敏性鼻炎的患病率亦高达4%~38%。特应性皮炎是一种与遗传、致敏原、感染、皮肤屏障等多种因素相关的特发性皮肤炎症,常与食物过敏高度相关,在婴儿期高发。各种研究显示婴儿的特应性皮炎与未来过敏性鼻炎和哮喘的发生具有高度相关性。2016年一项流行病学调查显示0~24月龄的婴幼儿曾发生或现发生过敏性疾病症状的比例为40.9%,现患率为12.3%。19.8%的调查对象曾就医并被诊断为过敏性疾病。发生比例最高的是皮疹(62.1%);其次是眼鼻症状和胃肠道症状,分别为7.6%和6.9%;患病高峰在4~6月龄,男婴的患病水平高于女婴。深圳一项2016—2017年研究显示过敏性疾病的患者,总患病率为31.0%;过敏性哮喘患病率为1.2%,过敏性鼻炎患病率为21.4%。皮肤过敏患病率为4.0%,食物过敏患病率为7.6%。

我国每十年一次开展的儿童哮喘流行病学调查显示,儿童哮喘患病率从1990年的1%上升到2010年的3%,到2020年为4.2%;2010年我国14岁以下城市儿童平均累积哮喘患病率已达到3.02%,2年现患率为2.38%,较10年、20年前分别上升了43.4%,147.9%。总体而言,多数城市明显增加,尤其是大城市如北京、上海、天津、沈阳、兰州、合肥、海口等。

二、早产与过敏的相关性

随着早产儿救治技术的进步,早产低体重儿的成活率不断升高,受其自身免疫系统发育不成熟及早期抗生素应用等治疗手段的影响,成活的早产儿近期和远期过敏性疾病的发病率也逐渐上升。早产、低体重儿,由于自身和医疗原因无法母乳喂养,更加依赖于配方奶的喂养,这一定程度上造成了食物过敏、哮喘的上升的风险。婴儿在生后第一年的过敏性疾病的症状不具有特异性,最常见的过敏性症状是特异性皮炎和反复发作的喘息。在挪威的一项大型前瞻性队列研究中,基于临床检查的调查发现1岁时早产儿(孕龄28~35周)的特异性皮炎的患病率为13%,而足月儿为10%。另一项英国的前瞻性研究显示,在早产儿矫正月龄12个月时过特异性皮炎的发病率高达35.8%,但这项研究是基于问卷调查所得。对于早产、低体重儿是否增加特异性皮炎的发病率还有待于进一步研究。

目前的研究显示,哮喘住院的风险与胎龄呈负相关,即胎龄越小日后越容易发生哮喘,早产儿的增加势必增加哮喘的发病率。早产、低体重儿和胎儿生长受限可能与扰乱的免疫系统功能有关,并限制正常肺生长和发育,导致早产儿肺结构和功能的缺陷,从而使儿童在生命后期易患哮喘。另外,母亲患有哮喘与早产和儿童哮喘有相关性,认为早产和哮喘可能存在相同的决定基因或者环境影响。哮喘住院的风险与出生体重及胎龄呈现负相关,甚至早期足月儿(37~38周)相对于晚期足月儿(39~41周)都有更高的哮喘住院的风险。另外,研究显示极早产及中度早产儿中,出生时为大于胎龄儿(large for gestational age,LGA)的婴儿发生哮喘的早产儿比率较适于胎龄儿(appropriate for gestational age,AGA)的早产儿低,可能由于LGA的早产儿相较于适于胎龄儿的早产儿可降低慢性肺疾患的发病率,从而导致哮喘的发病率减低。

三、早期母乳喂养在过敏性疾病预防中的作用

儿童时期主要的过敏性疾病包括特应性皮炎、食物过敏、过敏性鼻炎、过敏性结膜炎及支气管哮喘等。早在 20 世纪 90 年代，Bergman 等就提出了过敏历程的概念，即伴随着儿童年龄增长，过敏性疾患表现会发生阶段性变化，各系统持续地出现不同过敏症状的现象，被称为过敏历程（allergic march）。例如，婴儿最早出现的是过敏性皮炎（例如湿疹）和牛奶蛋白过敏，1 岁以后逐渐出现反复喘息和哮喘、过敏性结膜炎和过敏性鼻炎。通常情况下，多数食物过敏患儿于 2 岁时自行缓解，呼吸道症状大多在 5 岁前出现，而且一半以上的湿疹患儿会发展为哮喘和或过敏性结膜炎，婴幼儿期发生食物过敏可能增加儿童后期呼吸道变态反应性疾病的危险性，上述现象已得到很多临床研究证实。如何在婴儿早期采取适当措施干预食物过敏的发生，从而切断过敏发展进程，降低日后各种过敏的发生率，成为各国儿科医生关注的重点。母乳对婴儿来说是符合其生理发育的自然食物，通过百万年的进化，母乳的组成成分对于哺乳动物的生长以及感染性疾病的预防作用已得到证实，而母乳对于过敏的预防作用也越来越受到重视。有多项研究表明，母乳喂养可降低婴儿食物过敏及哮喘等过敏性疾病的风险。

食物过敏（food allergy，FA）是指免疫机制介导的食物不良反应，食物过敏又分为免疫球蛋白 E（IgE）介导和非 IgE 介导的反应。IgE 介导的食物过敏反应发生非常迅速，主要累及皮肤；非 IgE 介导的食物过敏通常是在摄入抗原的数小时到数天后才出现临床表现，主要是以胃肠道症状为主。儿童食物过敏发病率逐年升高，欧美资料显示 9 岁以下儿童发病率约为 7%~8%，学龄前儿童，特别是婴儿更容易发生食物过敏，1 岁以内婴儿牛奶过敏的发生率为 2.0%~7.5%。近年来婴儿食物过敏的发病率逐年升高，有研究将婴儿分为母乳喂养组（纯母乳喂养> 4 个月）和人工喂养组（4 个月内添加辅食），12 个月后发现母乳喂养组婴儿湿疹发生率为 18.3%，而人工喂养组发生率为 42.6%，两组差异有明显统计学意义，说明母乳喂养对降低婴儿湿疹发生率有益。母亲的饮食及预防性的环境措施，都可增强母乳喂养的预防效果，比如可预防婴儿患湿疹类的过敏性疾病达 3~4 年。研究显示，超过 50% 的哮喘儿童发生症状在他们生后第五年内，提示婴儿早期喂养因素可能起因果作用。对哮喘儿童的调查结果表明，纯母乳、牛乳喂养的婴儿患哮喘的比例分别为 23.02% 和 49.44%。延长母乳喂养的时间可预防从婴儿期到少儿期（至少到 17 岁）的包括湿疹、食物过敏、呼吸道过敏等疾病。

（一）母乳喂养持续时间与过敏

2008 年美国儿科学会指出，纯母乳喂养 3~4 个月后，对预防过敏性疾病方面没有短期或长期优势。2012 年美国儿科学会发表了一项专门研究纯母乳喂养的持续时间与过敏疾病预防效果文章，对 3~4 个月纯母乳喂养与 6 个月或更长时间的纯母乳喂养进行比较。包括 3 项研究，其中 1 项随机对照研究，随访至 6.5 年，作者得出结论，在 3~4 个月的纯母乳喂养与 6 个月或更长时间的纯母乳喂养之间，特异性湿疹、哮喘或其他特异性结果没有区别。另外两项研究分析发现，≥3~4 个月的纯母乳喂养与较短的母乳喂养和 5 至 18 岁的哮喘（13 项研究）之间没有显著关联，但可减少生后前 2 年湿疹的发生率。

一项回顾性研究提示人工喂养组、母乳喂养组中喂养时间<3 个月的婴幼儿过敏发生率对比差异无统计学意义；母乳喂养组中喂养时间 3~6 个月的婴幼儿、>6 个月的婴幼儿过敏

发生率均低于人工喂养组,差异有统计学意义;母乳及人工持续喂养 3~6 个月的婴幼儿在 6 月龄前引入鸡蛋辅食的过敏发生率高于 6 月龄以后的过敏发生率;母乳喂养且喂养持续时间大于 3 个月可明显减少过敏性疾病的发生,因此建议辅食在 6 月龄以后介入较佳。

(二)母乳喂养与过敏性皮炎

自 2008 年 AAP 报告发布以来,已有 2 项荟萃分析和 7 项关于母乳喂养与儿童湿疹(随访至 7 岁)之间关系的新研究。Yang 等人的荟萃分析中显示,与较短时间的母乳喂养或婴儿配方喂养相比,母乳喂养 3 个月或者更长没有保护作用,即使对有过敏家族史的儿童也是如此。另有 2 项荟萃分析包括 15 项队列研究(其中 7 项自 2008 年 AAP 报告以来已发表)发现,任何母乳喂养持续时间的长短对预防湿疹风险均无保护作用。然而,同一研究中的另一项分析(仅汇集 6 项队列研究,其中比较纯母乳喂养至少 3 至 4 个月与较短的母乳喂养持续时间),显示可降低 2 岁以内的婴儿湿疹风险。该研究中未发现母乳喂养与 2 岁以上湿疹之间存在关联,再次表明母乳喂养提供的保护可能仅限于婴儿湿疹表型。总之,有证据表明纯母乳喂养至少 3 至 4 个月可降低生后前 2 年特应性皮炎的发生率。

(三)母乳喂养与哮喘

纯母乳喂养持续 3~4 个月可减少 4 岁前上呼吸道感染相关的喘息的发生率,而对于较大儿童(大于 6 岁)发生的特发性哮喘是否与母乳喂养相关还不明确,来自不同研究的结论还存在争议。在 2014 年 Dogaru 进行了一项系统分析,其中包括 117 个已发布的研究,结果显示纯母乳喂养可降低各年龄组的发病率,特别是 2 岁以内的哮喘的发病率。但是这种保护性作用随着年龄增长逐渐降低。还有一些证据表明,较长的持续时间至少可预防儿童哮喘直到 3 至 6 岁。其基本原理是,婴儿喘息通常由病毒性呼吸道感染引发,而母乳喂养可通过增加婴儿抵抗力,减少感染从而减少喘息。Lodge 等人汇总了 29 项研究的结果,母乳喂养持续时间越长的儿童在 5 至 18 岁期间,哮喘风险越低。

2008 年的 AAP 报告得出结论,纯母乳喂养至少 3 个月可预防生后早期哮喘。现有证据进一步表明,较长时间的母乳喂养(不仅仅是纯母乳喂养)可预防 5 岁后的哮喘。

(四)母乳喂养与食物过敏

一个系统性回顾发现在高危婴儿中,纯母乳喂养至少 4 个月的婴儿,相对于整蛋白牛奶喂养的婴儿,牛奶蛋白过敏的发病危险更低,但对其他普通食物的过敏没有改变。一个大型的基于人群的研究显示,纯母乳喂养的时长及水解蛋白配方奶喂养的时长与儿童一岁时食物过敏没有显著相关性。因此对于可以进行母乳喂养的婴儿,不建议为了预防食物过敏而选择水解蛋白配方奶作为首选食物。对于不能母乳喂养的食物过敏高危婴儿,可选择水解蛋白配方奶作为食物过敏预防的喂养方式,至少喂养 4~6 个月。

关于母乳喂养与食物过敏结果的直接关系的数据不足。有人提出在母乳喂养时尽早引入可能引起过敏性食物会防止食物过敏的发展,但证据不足。随机研究和系统评价发现,与喂食牛奶蛋白配方奶相比,纯母乳喂养 4 个月可降低牛奶蛋白过敏的发生率,但这不能推广到其他食物过敏。

(五)母乳喂养与过敏性鼻炎

Mimouni~Bloch A 的荟萃分析显示纯母乳喂养 3 个月对过敏性鼻炎有保护性作用,但是显著性较弱。而近期研究显示母乳喂养可降低儿童过敏性鼻炎的发生率,但其中只有一项前瞻性研究。2015 年一项系统评价和荟萃分析发现,在 ≤5 岁的儿童中,较长时间的母乳喂养与过敏性鼻炎之间存在负相关的弱证据。仍需要更多的具有严格的方法和更长时间随访的前瞻性研究，以便得出更准确的结论。

四、母乳喂养预防过敏性疾病的作用机制

在对抗环境和食物中抗原的过程中，炎症性免疫反应和调节性免疫应答之间以及上皮屏障功能的紊乱和失衡是过敏性疾病的病理生理基础。生后早期的环境和食物对于未来过敏的易感性是很重要的。

(一) 母乳喂养能够促进早产儿抗过敏肠道屏障的建立

过敏性疾病的靶向目标是机体屏障(特应性皮炎的靶向目标是皮肤，哮喘的靶向目标是肺脏黏膜，食物过敏的靶向目标是肠道黏膜)。屏障功能缺陷可能是过敏的最主要病理生理过程。肠道屏障功能紊乱对于过敏的致敏作用和症状的严重程度也起到了重要的作用。成人的肠道屏障功能是多因素共同作用的结果：①肠腔内的分泌性 IgA 转运到肠道上皮细胞；②杯状细胞产生的黏液层；③主要在杯状细胞和潘氏细胞中产生的抗菌肽；④被紧密连接封闭的上皮细胞。这些机制控制了潜在过敏原的呈递，微生物菌群的组成，以及肠道上皮的抗炎特性，从而影响了过敏原的致敏性。

早产儿的小肠发育不成熟，sIgA 分泌非常少，杯状细胞和潘氏细胞很少，上皮细胞的通透性却很高。而母乳中存在肠道营养素，可刺激不成熟的肠道上皮隐窝和绒毛的形成，在降低肠道上皮对于整蛋白通透性方面有着重要作用。最近对于 3 月龄婴儿的大便标本中剥脱肠道上皮细胞的分析表明，母乳喂养儿与配方奶喂养儿总共有 1 214 种基因表达的区别。对基因网络的分析反映出信号转导、细胞骨架重塑、细胞黏附和免疫应答有很大的不同。母乳中的生长因子如表皮生长因子、胰岛素样生长因子和转化生长因子 β，可激活肠道上皮细胞的增殖和分化，从而刺激黏膜组织修复。具备抗菌活性的分子，比如乳铁蛋白也能够促进肠道上皮的增殖和分化。由于上皮炎症反应在过敏发展中起到重要作用，所以在生命早期可能更容易被食物抗原的过敏原致敏。母乳中一些特定营养素的水平的降低或者缺乏母乳喂养，可能导致对于耐受食物抗原的保护作用降低。这突出了母乳中营养素的重要性。

(二) 母乳喂养促进早产儿的肠道有益菌群的建立

人体影响免疫调节的主要因素之一是肠道菌群。改善早产儿肠道菌群组成可能对预防过敏的发生起到一定影响。最近的前瞻性出生队列研究表明，哮喘的高危婴儿在生后最初的 100 天内表现出了短暂性的肠道微生态失调。菌群最初的定植是在自然分娩的过程中，来源于阴道和粪便的细菌提供了新生儿的基本菌群。所以，母体的微生态组成以及分娩方式对于婴儿微生物菌群的建立是非常重要的。另外，母乳本身也可以进一步促进微生物多样性的形成。其中母乳中的 sIgA 是研究焦点，是母亲和婴儿菌群组成之间的关键环节。母体肠道微生物群诱导形成黏膜 sIgA 分泌，再通过母乳转移给婴儿，促进新生儿的微生态菌群的形成。此外，几项研究也表明母乳中包含细菌大约 10^3~10^4CFU/ml，母乳中的微生物可能是婴儿肠道益生菌的主要来源。

微生物菌群有调节免疫系统功能。近期研究提出了微生物菌群对于免疫功能的影响主要由微生物菌群摄入营养素的代谢介导。纤维素通过特定的菌群如梭状芽孢杆菌发酵，产生短链脂肪酸(short chain fatty acid, SCFA)比如丙酸盐、丁酸盐、醋酸盐，这些短链脂肪酸可促进调节性 T 细胞(T regulatory cell, Treg)的分化，从而预防过敏的发生。母乳低聚糖作为

特定细菌(如双歧杆菌婴儿亚种)的代谢底物,刺激它们优先生长。此外,母乳低聚糖还能够直接发挥抑制病原体在上皮表面的黏附以及诱导上皮细胞和免疫细胞分泌抗炎介质的作用。母乳中低聚糖浓度在 $10\sim15g/L$ 之间,含量超过了牛乳的 $100\sim1\,000$ 倍。母亲在怀孕期间肠道菌群产生了多种代谢产物,通过母乳传递给婴儿,对婴儿生后早期免疫系统的成熟和肠上皮细胞分泌抗菌肽起到了重要作用。根据肠道菌群免疫调节作用的证据,很多研究致力于通过给孕妇应用益生菌来预防过敏的发生,主要是基于改善母亲肠道的微生态菌群来对她们的后代产生影响。然而目前调控母乳中低聚糖水平的因素还不清楚。早产儿直接应用益生菌对过敏发展的影响还需要更进一步的研究。

(三) 母乳喂养中维生素水平对早产儿肠道功能的影响

出生时维生素 A 的水平降低可能与肠道屏障不完善,肠系膜淋巴结 $CD103^+$ 的新生儿树突状细胞功能不足有关,导致了 T 细胞无效活化,新生儿经口喂养耐受无法介导,从而不能达到预防过敏的目的。对哺乳期妇女补充维生素 A 能够有效改善新生儿的肠道屏障和免疫缺陷,并从出生提供预防过敏的作用。研究也表明了维生素 A 参与了新生儿对 Th1 免疫应答的成熟过程,这使食物因素对遗传控制和微生物菌群驱使的新生儿 Th1 免疫成熟过程起到一定作用。观察研究发现营养良好的国家地区的健康婴儿出生时维生素 A 水平低与成年后过敏风险增加有关。

维生素 D 是一组具有生物活性的脂溶性类固醇衍生物,维生素 D 不仅参与钙、磷代谢,其活性形式 1,25- 羟维生素 D_3 还参与到机体各种代谢、免疫、炎症反应机制中。近期有流行病学研究显示,儿童期喘息与母亲孕期维生素 D 摄入或自身血清 1,25- 羟维生素 D_3〔$1,25-(OH)D_3$〕水平有关。新西兰的一项出生队列研究发现,新生儿脐带血中低水平的 $1,25-(OH)D_3$ 是发生儿童喘息性疾病的危险因素。动物实验研究显示,早期适量补充维生素 D 可改善幼年哮喘大鼠肺组织病理改变与肺功能,缓解炎症因子的作用,而过量则可能加重炎症反应。因此认为在临床上通过母亲孕期及婴儿生命早期适当补充维生素 D,可降低后期发生呼吸道感染、过敏、喘息性疾病的概率。但是,由于明确的研究证据很少,何时补充及剂量如何等仍不能确定。所以世界过敏组织(World Allergy Organization,WAO)指导小组不建议对孕妇、哺乳期妇女和健康足月婴儿将应用维生素 D 作为过敏性疾病的预防手段。

(四) 母乳成分不同对经口喂养耐受性和过敏预防的作用不同

近年提出以下观点,即早期经口暴露的食物过敏原对于介导免疫耐受性以及远期对食物过敏原不恰当免疫反应的预防很有必要。世界卫生组织(World Health Organization,WHO)推荐对所有婴儿应当在生后至少 6 个月进行纯母乳喂养。但是,近期的研究挑战了这一说法,早期引入食物可能降低食物过敏发展的危险性。这些研究强调了食物蛋白通过母乳传递的重要性,因为这是食物对于婴儿的首次暴露。母乳中的成分变化,特别是过敏原成分、转化生长因子 -β 和过敏原特异性免疫球蛋白的变化,可能导致母乳喂养对于过敏预防的结果不同。很多研究表明食物过敏原摄入的数量与其在母乳中的水平不存在直接相关性。最近的研究发现,哺乳期妇女避免牛奶摄入,其黏膜特异性 IgA 水平会降低,婴儿更容易发生牛奶蛋白过敏,显示了营养干预在哺乳期妇女中的直接和间接作用。

五、过敏预防的建议

目前不提倡母亲在孕期和哺乳期限制易过敏食物的摄入,目前研究尚未显示母亲限制过敏食物的摄入对预防婴儿过敏有益处,但通常建议避免坚果的摄入。纯母乳喂养建议至少持续 4~6 个月,可减少 2 岁以内的牛奶蛋白过敏和过敏性皮炎的发病率,减少 4 岁以内早期喘息的发病率。没有结论证明相对于母乳喂养,配方奶喂养可预防过敏。但是对于生后前 4~6 个月不能完全母乳喂养的婴儿,水解蛋白配方奶对于预防过敏性疾病及牛奶蛋白过敏是有优势的。对于需要使用强化母乳喂养的早产儿、低体重儿,研究显示母乳强化剂的添加并不增加过敏性疾病的发生。

虽然母乳对于预防生命早期感染性疾病是强烈推荐的,但是对于过敏的预防作用,还没有得到预期的明确答案。母乳对于不断成长的婴儿来说,是独特的食物,它包含了许多生物活性因子,对多种体内稳态过程如组织发育和修复、免疫调节和肠道菌群建立产生影响,使母乳成了预防过敏的一个很好的措施。母乳中某些营养素、维生素和细胞因子可通过孕母的饮食及环境达到改善和优化,以更好地促进母乳对过敏的预防作用。还需要更多的研究来证实母乳对各种过敏原和生活环境的干预和调整机制。

【关键知识点】

1. 早产儿由于出生时肠道免疫屏障的不完善及早期抗生素的应用等原因,过敏性疾病发生率较足月儿高。

2. 母乳对于不断成长的早产儿来说是独特的食物,母乳中包含了诸多特殊生物因子,对早产儿多种体内稳态过程,比如组织发育和修复、免疫平衡调节和肠道正常微生态的建立产生影响,使母乳成为预防早产儿过敏性疾病的天然物质。

3. 母乳中的多种营养素和细胞因子可通过孕母的饮食和环境达到改善和优化,以更好地促进母乳对过敏的预防作用。

4. 坚持给予早产儿母乳喂养 4~6 个月以上,以达到更好地预防儿童期哮喘等过敏性疾病发生的作用。

5. 现有证据并不支持母亲在哺乳期限制易致敏的食物摄入来预防早产儿过敏性疾病。

（郑　军）

参考文献

1. HO MH, LEE SL, WONG WH, et al. Prevalence of self-reported food allergy in Hong Kong Children and teens-a population survey. Asian Pac Allergy Immunol, 2012, 30 (4): 275-284.

2. 中华儿科杂志编辑委员会,中华医学会儿科学分会.儿童过敏性疾病诊断及治疗专家共识,中华儿科杂志, 2019, 57 (3): 164-171.

3. 王硕,蒋竞雄,王燕,等.城市 0~24 月龄婴幼儿过敏性疾病症状流行病学调查.中国儿童保健杂志, 2016, 24 (02): 119-122.

4. 唐万兵,罗文婷,吴泽鸿,等.深圳市东部地区中学生过敏性疾病患病情况及影响因素分析.广西医学, 2021, 43 (7): 829-833.

5. 中华儿科杂志编辑委员会,中华医学会儿科学分会呼吸学组,中国医师协会儿科医师分会儿童呼吸专业委员会.儿童支气管哮喘规范化诊治建议:2020.中华儿科杂志, 2020, 58 (9): 708-717.

6. XIAOQIN LIU, ESBEN A. Birth weight, gestational age, fetal growth and childhood asthma hospitalization. Allergy Asthma Clin Immunol, 2014, 10 (1): 13.

7. FRANK R, SCOTT H, SICHER ER, et al. The Effects of Early Nutritional Interventions on the Development of Atopic Disease in Infants and Children: The Role of Maternal Dietary Restriction, Breastfeeding, Hydrolyzed Formulas, and Timing of Introduction of Allergenic Complementary Foods. Paediatrics, 2019, 143 (4): 1-11.

8. LIAO SL, LAI SH, YEH KW, et al. PATCH (The Prediction of Allergy in Taiwanese Children) Cohort Study. Exclusive breastfeeding is associated with reduced cow's milk sensitization in early childhood. Pediatr Allergy Immunol, 2014, 25 (5): 456-461.

9. ALICE J, GOLDSMITH, JENNIFER JK, et al. Formula and breast feeding in infant food allergy: A population based Study. Journal of Paediatrics and Child Health, 2016, 52: 377-384.

10. LODGE CJ, TAN DJ, LAU MX, et al. Breastfeeding and asthma and allergies: a systematic review and meta-analysis. Acta Paediatr, 2011, 104: 38.

第五节　牛奶蛋白过敏

> **【导读】** 牛奶蛋白过敏已被认为是过敏性疾病重要的初始环节,可见于早产儿,但发病较足月儿明显延迟,且早产儿牛奶蛋白的诊断更具挑战性。

一、牛奶蛋白过敏的概念

牛奶蛋白过敏(cow's milk protein allergy,CMPA)可被定义为由一种或多种牛奶蛋白(通常是酪蛋白或乳清 β- 乳球蛋白)引起的可重复的由一种或多种免疫机制介导的不良反应。潜在的免疫机制的参与可将牛奶蛋白过敏与其他牛奶引起的不良反应相区别,如乳糖不耐受。牛奶是婴儿接触的第一个异种食品,牛奶蛋白过敏已被认为是过敏性疾病重要的初始环节,其发生与不成熟的免疫系统和不成熟的肠道防御机制有关。配方奶粉喂养婴儿发生牛奶蛋白过敏者占 2%~5%,母乳喂养婴儿发生牛奶蛋白过敏者占 0.4%~0.8%。

早产儿牛奶蛋白过敏的发生率缺乏大规模的流行病学统计,文献提示早产儿发生牛奶蛋白过敏的 OR 值为 2.54,近年来临床案例报道也在不断增多。大多数患有 CMPA 的婴儿都是足月儿,症状通常出现在引入牛奶配方奶粉后的一周。与足月儿相比,早产儿的牛奶过敏发病明显延迟,推测与早产儿早期喂养量少及早产儿免疫系统发育有关。但仍有少数病例报告显示早产儿描述生后头几天即出现症状。

牛奶蛋白主要由 20% 乳清蛋白和 80% 酪蛋白构成。已经确认的牛奶中发生 IgE 型反应的蛋白组分包括,乳清蛋白中的组分包括 α- 乳清蛋白(Bos d4)、β- 乳球蛋白(Bos d5)、牛血清白蛋白(Bos d6)、牛乳铁蛋白(Bos dLF);酪蛋白中的组分包括 αS1- 酪蛋白、αS2- 酪蛋白、β- 酪蛋白、κ- 酪蛋白。酪蛋白、β- 乳球蛋白和 α- 乳清蛋白是牛奶中的主要过敏原;超过 50% 的 CMPA 个体对这些蛋白质致敏,同一患者多可检出对两种或多种上述蛋白过敏。母乳中不含 β- 乳球蛋白。

母乳喂养的新生儿也可出现牛奶蛋白过敏,母乳喂养妇女摄入的牛奶蛋白被吸收并分泌到母乳中,具有抗原活性,可引起新生儿出现症状。

二、牛奶蛋白过敏的发生机制

牛奶蛋白过敏的发生机制分为免疫球蛋白 E(IgE)介导、非 IgE 介导和混合(IgE 与非 IgE 结合)介导。

IgE 介导的牛奶蛋白过敏是一种 I 型过敏反应,症状通常在摄入后几分钟或 1 到 2 小时内发生。牛奶中蛋白质的 IgE 抗体与肥大细胞结合,随后再次暴露于牛奶蛋白会导致肥大细胞脱颗粒和释放组胺等介质,出现荨麻疹、血管性水肿、喉头水肿、呼吸困难、咳嗽和喘息、腹痛、呕吐和腹泻、头晕、低血压等一系列症状。

混合介导形式的 CMPA(包括 IgE 和非 IgE 介导)包括特应性皮炎、嗜酸细胞性食管炎和嗜酸细胞性胃炎,具体发病机制尚不清楚。

非 IgE 介导的 CMPA 通常为迟发型 Th2 细胞介导的反应,婴儿早期机体具有发展成 Th2 应答优势的倾向,特别是有变态反应性疾病家族史的婴儿。多表现为胃肠道症状,包括食物蛋白诱导的肠病、食物蛋白诱导的直肠结肠炎、食物蛋白诱导的小肠结肠炎综合征。

早产儿发生 CMPA 与其肠道发育不成熟、肠道渗透性高,导致抗原物质吸收增加、并被传递至肠壁局部的免疫细胞有关。文献报道显示,发生牛奶蛋白 IgE 介导的严重过敏反应者罕见,但其他类型的过敏均有报道。

三、牛奶蛋白过敏的临床特点

CMPA 的临床表现常出现在婴儿生后头几个月内,也有早于生后几天内发病的报道,常发生在为婴儿添加牛奶蛋白配方奶后几日或几周内发生,母乳喂养儿因母亲膳食中含有牛奶蛋白被输送至母乳中,也可出现 CMPA 的症状。

CMPA 可影响多个器官系统而出现肠道、皮肤、呼吸道的症状,可表现为 IgE 介导和非 IgE 介导的多种临床表现。

(一) IgE 介导的反应

在摄入牛奶蛋白后几分钟至 2 小时内迅速发生,最常见反应是在摄入少量牛奶后几分钟内发生,大多数在 1 小时内。表现的严重程度各不相同,从大多数的轻微症状到危及生命的过敏反应,涉及皮肤、呼吸道、胃肠道和心血管系统。可表现为皮肤(荨麻疹、红斑、瘙痒)、黏膜(血管性水肿)、胃肠道(剧烈恶心、呕吐、腹痛、腹泻)、呼吸道(鼻痒、喷嚏、胸闷气短、喘鸣等)、心血管系统(低血压、心动过速/过缓、心搏骤停)等。小婴儿可有一些如烦躁、持续哭泣、烦躁、易怒、口腔分泌物增多、嗜睡、惊厥等非特异性表现。

(二) 非 IgE 介导的反应

延迟发作过敏症状,一般发生于摄入牛奶蛋白超过 2 小时后。症状主要表现在胃肠道,可表现为三种综合征中的任何一种:食物蛋白诱导的过敏性直肠结肠炎、食物蛋白诱导的肠病和食物蛋白诱导的小肠结肠炎综合征(food protein induced enterocolitis syndrome,FPIES)。非 IgE 介导 CMPA 的临床表现与这个年龄组常见的胃肠道疾病如胃食管反流、婴儿绞痛和腹泻的临床表现类似,但如果患儿有过敏性家族史、多个系统(胃肠道、皮肤、呼吸表现)受累以及常规治疗没有改善,提示存在非 IgE 介导 CMPA。不推荐对患儿进行常规实验室检查、皮肤点刺和牛奶蛋白 IgE 检测,除非怀疑 IgE 介导机制。如回避饮食无效、诊断不明确,经消化专科医师评估是否需完善内镜检查。

1. 食物蛋白诱导的小肠结肠炎综合征　是一种主要发生在婴儿的疾病,最常见过敏原是牛奶。在添加牛奶蛋白后或早产儿应用牛乳来源的母乳强化剂后 1~4 周内出现。纯母乳喂养婴儿很少发生牛奶 FPIES,提示母乳喂养可能具有保护性作用。

急性发作表现为摄入食物后 2~6 小时内出现剧烈呕吐、腹泻,粪便呈水样或稀便,如病变累及结肠可出现血便,严重病例可出现脱水、低血压、嗜睡甚至休克。慢性发作可表现为慢性腹泻、反流呕吐、易激惹、生长发育迟缓、低蛋白血症等。

血常规显示嗜酸性粒细胞增加。血生化显示电解质紊乱、低钠血症、酸中毒等。牛奶蛋白血清特异性 IgE 为阴性。内镜检查无特异性改变,结肠可见隐窝脓肿和浆细胞广泛浸润。小肠壁可见水肿、急性炎症和轻度绒毛萎缩。回避可疑食物,症状改善则不需要行内镜检查。

2. 食物蛋白诱导的过敏性直肠结肠炎(food protein-induced allergic proctocolitis,FPIP)　常见于其他状况良好、母乳(母亲进食牛奶)或配方奶喂养的 6 月龄内婴儿。文献报道有生后 1 周内发病的早产儿,与添加牛奶蛋白或应用牛乳来源的母乳强化剂相关。

临床表现为带血丝的黏液便、稀便。患儿一般状态不受影响,体重无减轻,可伴或不伴皮肤湿疹。需除外其他疾病如感染,NEC,肛裂、肠套叠、息肉以及极早发炎症性肠病等。

血常规个别患儿有贫血,外周血嗜酸细胞增多,便培养阴性。牛奶蛋白血清特异性 IgE 为阴性。腹部超声可检测到肠道黏膜增厚。结肠镜检查表现为黏膜水肿、红斑、糜烂、溃疡出血、淋巴滤泡增生。病变主要在降结肠和乙状结肠。组织学检查黏膜和固有层嗜酸细胞增生,很少形成隐窝脓肿。回避牛奶摄入后若大便 2~4 周内症状明显改善,则不推荐结肠镜检查。

3. 食物蛋白诱导的肠病(food protein-induced enteropathy,FPIE)　常见于<9 月龄婴儿,表现为添加牛奶后数周内发生迁延性腹泻,患儿大多数存在生长迟滞,还常出现吸收不良,影响体重和身高。有些患儿出现蛋白丢失性肠病表现,如低蛋白血症、水肿等。回避牛奶蛋白 4~6 周后,症状可明显改善。

血常规可见嗜酸细胞升高,血红蛋白下降,白蛋白降低。皮肤点刺试验和 sIgE 呈阴性结果。小肠吸收不良相关检查阳性,此时为明确诊断必须行内镜检查,小肠活检组织学显示隐窝增生、绒毛萎缩、上皮内淋巴细胞增多。

四、牛奶蛋白过敏诊断

牛奶蛋白过敏的诊断依据最重要的是病史,即摄入食物和发生症状的时间关系,有时还可行实验室检测。详细的临床病史,包括体格检查、生长评估和喂养史,是建立诊断的关键。

出现表 6-5-1 中一种或多个症状的婴儿需考虑有无 CMPA。

表 6-5-1　需要考虑牛奶蛋白过敏的症状

部位	症状
胃肠道	胃食管反流、呕吐、血便、大便黏液增多、腹泻 ± 蛋白丢失或大便隐血、便秘 ± 肛周皮疹、缺铁性贫血、绞痛 / 腹痛、厌食(拒绝进食)、吸收不良
皮肤	荨麻疹、特应性皮炎或湿疹、血管性水肿(嘴唇或眼睑肿胀)、全身潮红
呼吸系统	喘息或喘鸣、鼻炎、喉部水肿、呼吸困难
全身性	严重过敏反应,发育不良,易激惹

对常规治疗无效,回避牛奶蛋白后症状缓解或消失,支持非 IgE 介导 CMPA 的诊断,需要进行口服食物激发试验进行确认。

如果临床病史提示是 IgE 介导的 CMPA,则应进行进一步测试,皮肤点刺或血清牛奶蛋白特异性 IgE 检测;针对非 IgE 介导的 CMPA 的诊断性检测有限,开放性食物激发试验可作为诊断手段,但金标准为双盲安慰剂对照口服食物激发试验。

早产儿牛奶蛋白过敏的诊断更具挑战性,文献报道早产儿食物过敏需要与 NEC 鉴别,如早产儿有配方奶喂养或母乳添加含牛奶蛋白强化剂的喂养史,出现便血时在鉴别诊断时需要考虑 CMPA,大多数病例为 FPIAP,也有 FPIES,都可有血便表现,FPIES 还可有呕吐、腹胀、代谢性酸中毒表现,禁食后好转,再次添加含牛奶蛋白饮食后出现症状反复利于做出诊断。

1. **食物激发试验** 包括双盲安慰剂对照食物激发试验(金标准)、开放性食物激发试验等,是非 IgE 介导食物过敏相关消化道疾病诊断的主要方法。通过回避可疑食物 2~4 周,症状缓解后,再次添加可疑食物激发症状出现的方法,观察食物与临床症状之间的相关性。目前临床多采用开放性食物激发试验。

早产儿因出生胎龄及体重小,在实际临床中难以完成口服食物激发试验,大多数有关早产儿的文献报道以回避后症状减轻,再次接触反复出现症状做出诊断。还有文献提及再次引入牛奶蛋白后检测大便中嗜酸性粒细胞计数作为判断指标。

2. **皮肤点刺试验** 可进行筛选 IgE 介导的食物过敏,方法简单,快速,牛奶呈阳性结果提示患儿的症状可能与该试验的食物有关。很少在新生儿中开展此项检查。

3. **牛奶蛋白特异性 IgE 体外测定** 原理与皮肤点刺试验相同,可用于筛查确认 IgE 介导的过敏反应,但敏感性不如皮肤试验。若患者有速发性反应的典型过敏症状,且特异性牛奶蛋白 IgE 阳性,可推定诊断为 IgE 介导的反应。

五、牛奶蛋白过敏干预措施

1. **回避牛奶蛋白的摄入** 母乳喂养的母亲需要回避含牛奶蛋白制品的所有食物,同时应补充钙(1g/d)和维生素 D(600IU/d)。

2. **配方奶喂养** 可选择深度水解蛋白配方粉、氨基酸配方粉替代。不推荐其他哺乳动物乳,新生儿不推荐大豆基质配方。

3. **益生菌治疗** 目前研究证据显示疗效并不肯定。

六、牛奶蛋白过敏的预后与预防

1. **预后** 多数对牛奶蛋白过敏的患儿在 1 岁左右可缓解;3 岁前 90% 的患儿可痊愈。

2. **预防** 目前研究将在婴幼儿时期出现食物过敏,包括特应性皮炎和消化系统过敏症状,进展到儿童期和青少年期出现过敏性鼻炎和哮喘的这一连续性过程称为过敏进程。现有研究表明母乳喂养等措施可通过皮肤、胃肠道、呼吸道三大屏障的调节作用阻止这一进程的演变。

【关键知识点】

1. 牛奶蛋白过敏可见于早产儿,一般出现症状时间晚于足月儿。

2. 牛奶蛋白过敏的症状按摄入牛奶蛋白的时间关系分为 IgE 介导的速发型和非 IgE 介导的迟发型。

3. 双盲安慰剂对照食物激发试验是诊断的金标准,是非 IgE 介导食物过敏相关消化道疾病的主要诊断方法。

(张 娟)

参考文献

1. LINHART B, FREIDL R, ELISYUTINA O, et al. Molecular Approaches for Diagnosis, Therapy and Prevention of Cow's Milk Allergy. Nutrients, 2019, 11 (7): 1492.

2. MARTÍN-MUÑOZ MF, PINEDA F, GARCÍA PARRADO G, et al. Food allergy in breastfeeding babies. Hidden allergens in human milk. Eur Ann Allergy Clin Immunol, 2016, 48 (4): 123-128.

3. MEYER R, CHEBAR LOZINSKY A, FLEISCHER DM, et al. Diagnosis and management of Non-IgE gastrointestinal allergies in breastfed infants-An EAACI Position Paper. Allergy, 2020, 75 (1): 14-32.

4. VENTER C, BROWN T, MEYER R, et al. Correction to: Better recognition, diagnosis and management of non-IgE-mediated cow's milk allergy in infancy: iMAP-an international interpretation of the MAP (Milk Allergy in Primary Care) guideline. Clin Transl Allergy, 2018, 8: 4.

5. ESPÍN JAIME B, DÍAZ MARTÍN JJ, BLESA BAVIERA LC, et al. Non-IgE-mediated cow's milk allergy: Consensus document of the Spanish Society of Paediatric Gastroenterology, Hepatology, and Nutrition (SEGHNP), the Spanish Association of Paediatric Primary Care (AEPAP), the Spanish Society of Extra-hospital Paediatrics and Primary Health Care (SEPEAP), and the Spanish Society of Paediatric ClinicaL Immunology, Allergy, and Asthma (SEICAP). An Pediatr (Engl Ed), 2019, 90 (3): 193. e1-193. e11.

6. Amy D. BURRIS, JONATHAN BURRIS, KIRSI M. JARVINEN. Cow's milk protein allergy in term and preterm infants: clinical manifestations, immunologic pathophysiology, and management strategies. Neo Reviews, 2020, 21: e795.

第六节 乳糖不耐受

【导读】 早产儿因发育不成熟,小肠乳糖酶分泌不足容易发生乳糖不耐受,出现腹泻、大便次数多,伴有腹胀、腹痛、呕吐等消化道症状。

一、乳糖不耐受概念

乳糖是乳汁中主要的碳水化合物,也是哺乳动物在哺乳期的主要能量来源之一。为了利用乳汁中的乳糖,哺乳动物必须首先将其水解成很容易被肠道吸收的单糖即葡萄糖和半乳糖。人类消化母乳中的乳糖是由一种 β- 半乳糖苷酶即乳糖酶 - 吞噬素水解酶(LPH)完成的。

乳糖不耐受（lactose intolerance,LI）是指由于小肠黏膜乳糖酶缺乏（lactase deficiency,LD），导致乳糖消化吸收障碍，从而引起腹胀、腹痛、腹泻等一系列临床症状。引起乳糖吸收不良的4种原因见表6-6-1。

表 6-6-1　引起乳糖吸收不良的 4 种原因

原因	说明
先天性 LD	少见，常染色体隐性遗传，乳糖酶基因突变所致，最早在芬兰报道。新生儿出现严重渗透性腹泻。
发育型 LD	胎龄<34 周的早产儿常有小肠乳糖酶分泌不足，可随时间改善；一些足月儿也可伴有乳糖酶的发育不成熟，不能完全消化分解母乳或牛乳中的乳糖，引起非感染性腹泻。
原发性（成人型）LD	乳糖酶缺乏的最常见原因。由乳糖酶基因转录启动子区域的基因多态性决定，乳糖酶活性随年龄增长逐渐降低。到成年期消化乳糖能力下降是一个主要特征，并影响着 1/4~1/3 的世界人口。患者多表现为肠鸣活跃、排气增多、腹痛，其次为头晕、稀便、腹胀和腹泻。
继发性 LD	影响近端小肠的疾病或毒素可导致肠黏膜表面积的丧失，可导致暂时性乳糖酶低下，而此类变化可逆，随着原发疾病的治愈，乳糖酶活性恢复正常。如感染性腹泻、肠道手术、急性胃肠炎、乳糜泻、短肠综合征、克罗恩病、广泛肠切除所致。

胎儿早期的乳糖酶活性增加速度缓慢，至胎龄 34 周时只有足月儿的 30%；胎龄 35~38 周可达到足月儿的 70%。

二、乳糖不耐受发生机制

母乳和牛乳中的糖类主要是乳糖，小肠（尤其空肠）黏膜刷状缘的乳糖酶分泌量减少或活性低，不能完全消化和分解乳汁中乳糖，随肠道蠕动排至结肠，结肠内的乳糖被结肠菌群酵解成乳酸、氢气、甲烷和二氧化碳。乳酸刺激肠壁，增加肠蠕动而出现肠鸣音增加和腹泻。二氧化碳在肠道内产生胀气和增强肠蠕动，大便中由于乳酸增加使 pH 值降低。如乳糖在结肠停留较久，大部分已发酵，则排出的乳糖量少，pH 值降低明显；反之如乳糖排出较多而在肠道内发酵的量较少，则大便中还原糖多，pH 值下降较少。因此大便中还原糖和 pH 值需同时检查，才能做出合理判断。

结肠内增加的氢气被肠黏膜吸收后输送至肺排除，成为氢呼气试验的基础。继发性乳糖不耐受多发生在患肠炎后，肠绒毛顶端在肠炎时受损伤而出现酶缺乏，出现乳糖不耐受性腹泻，待绒毛下端向上生长至顶端，可分泌足量乳糖酶后腹泻好转，一般约需 0.5~2 个月。

肠道中未消化的乳糖通过渗透力驱动液体进入肠腔，导致渗透性腹泻。此外，肠道微生物群发酵乳糖，产生挥发性脂肪酸和气体（氢、甲烷和二氧化碳），导致临床症状如腹胀、与肠胃胀气相关的非局灶性腹痛、恶心、肠道运动力增加和腹泻。

三、乳糖不耐受临床特点

摄入含乳糖食物 30 分钟至 2 小时内出现症状，由于乳糖发酵过程产酸、产气，增加肠腔内的渗透压，典型的胃肠道症状包括腹胀、腹泻、腹胀、肠鸣和痉挛。有时可伴有恶心、呕吐。

不少新生儿和早产儿在新生儿期由于肠黏膜发育不够成熟以及乳糖酶活性暂时低下，对乳糖暂时性不耐受，排大便次数多，伴有腹胀、腹痛、腹泻、呕吐，待活性正常后次数即减少。发育性乳糖不耐受是早产儿喂养不耐受的重要原因之一。国内学者报道住院新生儿中足月儿乳糖不耐受发生率为 67.4%，早产儿乳糖不耐受发生率为 84.7%，且乳糖不耐受影响患儿的营养状况和体重增长速度。

四、乳糖不耐受诊断

患儿以腹泻为主要症状，大便酸臭伴有泡沫增多，可伴腹胀、呕吐、烦躁、哭闹，偶发肠绞痛；大便常规化验无异常发现，大便还原糖和 pH 值测定提示乳糖不耐受症；换用无乳糖配方后症状好转，换用普通配方乳或母乳喂养后又出现腹泻。

常用的临床检验包括以下几个方面。

1. 大便常规化验和还原糖测定 大便常规检查阴性。大便还原糖测定（+++）为阳性，（++）为可疑，（+）为阴性，同时检查大便 pH 值<5.5。如还原糖阴性但 pH 值低，结合病史仍提示乳糖不耐受的可能。

2. 空肠黏膜活检和乳糖酶测定 通过空肠黏膜活检和测量 LPH 的活性来检测糖酶活性。这种方法可用来排除其他损害胃肠道的继发性乳酸酶缺乏的疾病。由于侵入性和高成本，空肠活检很少使用，可行性差，不易在新生儿中进行。如乳糖酶/蔗糖酶的比值≤0.3 或乳糖酶的绝对值<5IU/g 蛋白或<1.5IU/g 组织湿重，可诊断为低乳糖酶症。

3. 氢气呼出实验 是儿童和成人常用的诊断方法。先给患儿乳糖负荷量（2g/kg 最多为 50g），负荷量后每隔 15~30 分钟取呼气末气体样本，3 小时内共取 6 份，并记录是否有乳糖不耐受的症状。当 2 个以上样本>20ppm 提示乳糖不耐受。此实验在新生儿应用价值很小，一般不用。

4. 乳糖耐受试验 在测试前给出标准剂量的乳糖，检测 -5、0、15、30、45 和 60 分钟下的血糖浓度。观察是否存在乳糖分解而引起血糖水平的升高，血糖至少增加 1.4mmol/L 以上。

5. 尿半乳糖或血辅助糖试验 乳糖测试包括使用乳糖酶底物乳糖（4- 半乳糖基木糖），并测量尿液或血液中的 d- 木糖。辅助糖测量是评估肠道乳糖酶的理想方法，因为整个小肠的乳糖酶活性均可被测量。与十二指肠活检相比，辅助糖试验（0.93）的诊断准确性高于 HBT（0.85）或乳糖耐受性试验（0.79）。

五、乳糖不耐受干预

乳糖不耐受的干预包括饮食改变、乳糖酶补充和治疗引起继发性乳糖酶缺乏症的潜在疾病。治疗原则是不降低新生儿、婴儿的营养需要，待婴儿可添加辅食后，可酌情减少母乳或牛乳，腹泻一般会逐渐停止，预后良好。

通过避免摄入含有乳糖的产品来限制饮食中乳糖的摄入，可改善疾病的症状。乳糖不耐受症如便次不多且不影响生长发育，不需特殊治疗。

若腹泻次数多，体重增加缓慢则需饮食调整。可先用无乳糖配方奶，待腹泻好转后 2 周，可根据患儿的耐受情况，逐渐增加母乳喂养次数，或改用母乳和无乳糖配方奶混合喂养。乳糖不耐受症的症状与摄入的乳糖量成正比，因此，很少需要从饮食中完全去除乳糖成分。

在乳汁中补充乳糖酶，将乳糖分解后再喂哺患儿。

> **【关键知识点】**
>
> 　　1. 早产儿常发生发育型乳糖不耐受,出现腹泻大便次数多,伴有腹胀、腹痛、呕吐等消化道症状。
>
> 　　2. 乳糖不耐受在新生儿期缺乏诊断手段,可通过大便 pH 值和还原糖测定帮助判断。
>
> 　　3. 乳糖不耐受的干预包括饮食改变、乳糖酶补充和治疗引起继发性乳糖酶缺乏症的潜在疾病。

(张　娟)

参考文献

1. DI COSTANZO M, BERNI CANANI R. Lactose Intolerance: Common Misunderstandings. Ann Nutr Metab, 2018, 73 Suppl 4: 30-37.
2. JANSSON-KNODELL CL, KRAJICEK EJ, SAVAIANO DA, et al. Lactose Intolerance: A Concise Review to Skim the Surface. Mayo Clin Proc, 2020, 95 (7): 1499-1505.
3. FACIONI MS, RASPINI B, PIVARI F, et al. Nutritional management of lactose intolerance: the importance of diet and food labelling. J Transl Med, 2020, 26; 18 (1): 260.
4. MISSELWITZ B, BUTTER M, VERBEKE K, et al. Update on lactose malabsorption and intolerance: pathogenesis, diagnosis and clinical management. Gut, 2019, 68 (11): 2080-2091.
5. 王丽, 王依闻, 谭金童等. 乳糖酶添加剂对早产儿乳糖不耐受有效性和安全性的前瞻性随机对照研究. 中国当代儿科杂志, 2021, 23 (7): 671-676.

第七节　母乳喂养和母乳喂养性黄疸

> **【导读】** 母乳喂养是新生儿最佳的喂养方式。母乳喂养过程中遇到的一些困难或困惑可能会干扰或中断母乳喂养,甚至提前结束母乳喂养。母乳喂养的新生儿中高胆红素血症的发生率比人工喂养者更高,高胆红素血症持续时间更长。尽管对大多数新生儿来讲母乳性黄疸是一个良性经过,但母乳性黄疸不仅导致新生儿家长对母乳喂养的困惑,也成为临床医生和儿童保健人员比较棘手的问题。如何面对母乳性黄疸,正确分析和指导母乳喂养在临床医生中也存在争议。本章节叙述了母乳性黄疸的概念、发生机制、临床特点,诊断要点,以及预防和处理的原则和方法。

　　母乳喂养是公认的新生儿最佳的喂养方式。无论是中国还是世界范围内母乳喂养越来越被母亲和家庭所接受,如果没有特殊情况,绝大多数母亲在新生儿出生早期均会选择母乳喂养。无论是足月儿还是早产儿选择母乳喂养均会对近期和远期健康带来更多的益处。尤其是早产儿,出生早期母乳喂养可以延续宫内胎盘供给的营养物质和免疫物质,弥补过早出生导致的营养和免疫物质的储备不足和缺乏。从而减少出生早期的各种合并症,改善远期智力发育和运动发育,降低远期代谢性疾病的风险。母乳喂养对早产儿,尤其是极低体重(very low birth weight,VLBW)婴儿和超低体重(extremely low birth weight,ELBW)婴儿,不仅是营养而且是治疗的一部分。母乳喂养可能是对发育中的组织器官的一种保护机制。

　　然而,母乳喂养过程中遇到的一些困难或困惑可能会干扰母乳喂养或中断母乳喂养,甚至提前结束母乳喂养。这些困难和困惑通过正确的解释和帮助,绝大多数的困难和困惑都可以克服,达到成功地母乳喂养和持续地母乳喂养。

　　母乳喂养的新生儿中高胆红素血症的发生率比较人工喂养者更高,高胆红素血症持续时间更长。近50年来,许多研究证实母乳喂养发生高胆红素血症的发生率是人工喂养儿的3~6倍。美国儿科学会(American Academy of Pediatrics,AAP)和英国国家卫生与临床优化研究所(National institute for Health and Care Excellence,NICE)均提出母乳喂养是形成高胆红素血症和核黄疸的潜在的危险因素。尽管对大多数新生儿来讲母乳性黄疸是一个良性经过,但严重高胆红素血症对神经系统的影响不仅导致新生儿家长对母乳喂养的困惑,也成为临床医生和儿童保健人员比较棘手的问题。然而胆红素是抗氧化剂,可保护新生儿尤其是早产儿出生早期免受相对高氧环境的影响。如何面对母乳性黄疸,正确分析和指导母乳喂养在临床医生中也存在着争议。

一、母乳性黄疸概念

　　1840年首次报告母乳喂养与新生儿黄疸的关系。但很多概念不清楚,相关知识也很少。直到1964年Arias等人报道了暂停母乳对于治疗母乳性黄疸的有效性,以及孕二醇对新生儿肝脏葡萄糖醛酸转移酶抑制作用,人们才对母乳性黄疸有了进一步理解。从那时起,临床医生对母乳性黄疸研究的兴趣一直持续至今。

　　母乳性黄疸存在两种不同的情况,一种是由于出生早期母乳喂养不足导致的血清胆红素水平增高。另一种是由于母乳中某些成分导致血清间接胆红素消退延迟。

(一)母乳喂养不足性黄疸

　　母乳喂养不足性黄疸(not enough-breastfeeding jaundice),或称为饥饿性黄疸是新生儿出生早期由于母乳量摄入不足,肠道蠕动缓慢,胎便未能及时排出,肠肝循环增加,肠道重吸收胆红素增加,在新生儿生理性黄疸的基础上,血清胆红素水平进一步上升,形成高胆红素血症。早产儿出生早期肠内营养建立延迟,导致胎便排出延迟,从而增加高胆红素血症的风险。严重高胆红素血症可能导致神经系统处于抑制状态,嗜睡使得吸吮频次减少,吸吮有效性更差,进食奶量更少,因此排便量减少,导致排泄胆红素的能力进一步降低,血清胆红素水平进一步上升。这种新生儿高胆红素血症曾被称为早发性母乳性黄疸,或是母乳喂养性黄疸。但此类高胆红素血症与母乳喂养本身无关,而与母乳喂养摄入量不足相关,称为早发性母乳性黄疸或母乳喂养性黄疸容易产生误导,所以应称为母乳喂养不足性黄疸或称为饥饿性黄疸更好。

(二)母乳性黄疸

　　母乳性黄疸(breast milk jaundice,BMJ),主要是母乳中某些成分导致血清间接胆红素消退延迟。由于母乳某些成分的作用,影响了胆红素的代谢,确切原因还不是十分清楚。最近日本的一项研究提出 *UGT1A1* 基因的多态性突变与母乳性黄疸的关系,某些尚未清楚的原因导致母乳喂养婴儿血清胆红素水平峰值增高,达到峰值后消退延迟至生后 8~12 周。尽管大多数延迟消退的母乳性黄疸是一个良性经过,但应特别注意在新生儿黄疸延迟消退的人群中,可能存在潜在的病理因素,应注意鉴别诊断。

其实,真正意义上的母乳性黄疸应该是在充足喂养的情况下,除外其他病理因素后的高胆红素血症。

二、母乳性黄疸的发生机制

(一) 母乳喂养不足性黄疸

任何新生儿(包括足月儿和早产儿)出生早期母乳摄入量不足,肠道蠕动缓慢,胎便未能及时排出,肠肝循环增加,肠道重吸收胆红素增加,因脱水、饥饿和肝内胆红素循环增加而导致出生早期高未结合胆红素血症。未结合胆红素通过被动扩散和膜转运进入肝脏。在生理性黄疸的基础上,血清胆红素会进一步升高,甚至导致严重高胆红素血症(高于同时龄胆红素值的第 95 百分位)。母乳喂养不足或喂养困难的早产儿明显增加了高胆红素血症的风险,而不存在喂养问题的新生儿母乳喂养对预防高胆红素血症具有保护作用。

(二) 母乳喂养性黄疸

确切的发生机制尚未十分清楚,可能与母乳中的某些成分有关,如类固醇,脂肪细胞因子,β- 葡萄糖醛酸酶、表皮生长因子,可通过反复的肠肝循环,增加胆红素重吸收,降低胆红素排泄,造成胆红素堆积。另外还有人乳中细胞因子(包括 IL-1、IL-10 和 TNF-α)浓度增加,人乳总抗氧化能力低或 *HO-1* 基因启动子变异,UGT1A1 活性的抑制作用等。但诸多因素中哪个因素起的作用更大,或多种因素潜在的相互作用,确切的作用机制尚不清楚。与人类相比,实验动物如小鼠或大鼠,不能自然地发展成母乳性黄疸。由于适合的高胆红素血症动物模型的缺乏,没有确凿的证据说明母乳性黄疸的发病机制。导致母乳性黄疸的可能因素有以下几点。

1. **母乳中孕二醇水平**　早在 1963 年,Arias 等人第一次提出怀疑母乳中孕二醇可抑制肝脏葡糖醛酸转移酶的活性,从而阻碍间接胆红素转变直接胆红素。研究显示,孕二醇这种激素在体外有抑制葡糖醛酸转移酶的活性的作用;然而,超过 20 年以上的研究结果表明,孕二醇在母乳中几乎检测不到。

2. **母乳中的脂肪酸**　母乳中含有大量的脂肪酸,已证明这些脂肪酸中亚油酸,亚麻酸和二十二碳六烯酸,以及其他不饱和 C18 和 C20 脂肪酸在体外可抑制尿苷二磷酸葡萄糖醛酸基转移酶(uridine diphosphate glucuronate-transferase,UGT)的活性。提示不饱和脂肪酸可能对形成母乳性黄疸有促进作用。虽然这些不饱和脂肪酸在体外通过重组 UGT1A1 系统有效地抑制 UGT1A1 活性,导致肝脏和肠道处理胆红素的 UGT1A1 表达减少,当他们采用 hUGT1 治疗新生儿时总胆红素水平降低。但研究结果表明,这些脂肪酸直接添加到体内微粒体中,在体内不能模仿不饱和脂肪酸抑制电位的活动,原因可能由于 UGT1A1 诱导继发于这些脂肪酸细胞的信号传导。一种推测肠绒毛的结构有丰富的上皮细胞层可以充分接触这些脂肪酸,当这些细胞核受体被激活后可能发生 UGT1A1 诱导作用。

3. **母乳中的细胞因子**　在人类的母乳中含有各种细胞因子,包括白细胞介素(IL)1β,IL-6,IL-8,IL-10 和肿瘤坏死因子(TNF)-α。尤其是初乳中的 IL-1β 的浓度在母乳性黄疸的婴儿中比未出现黄疸的婴儿显著增高。在一项观察报告显示,2 012例母乳喂养婴儿母乳性黄疸的母乳中IL-1β浓度明显增高。也有人报告母乳性黄疸的婴儿母亲的母乳中表皮生长因子增高。IL-1β和表皮生长因子诱导母乳性黄疸的分子机制仍然是未知数。也有证据表明,表皮生长因子和IL-1β可以通过促进胃肠道发育以及促进全身的炎性反应,阻断肠道对胆红素吸收和肠肝循环。据报道,IL-1β可以抑制雄烷受体(constitutive androstane receptor,CAR)从而诱导肝脏UGT1A1基因表达。也有研究已证实,在hUGT1小鼠敲除CAR对新生小鼠的总胆红素水平无影响。有趣的是,由于50%以上的hUGT1/CAR小鼠出生后不久死亡,敲除CAR似乎增加了未结合胆红素水平进入脑组织敏感性。也可能由于母乳中含有较高浓度的细胞因子,包括IL-1、IL-6、IL-10、TNF-α,炎性信号抑制肠道UGT1A1基因表达。但确切的机制仍需要进一步探索。

4. **出生早期热量摄入不足**　出生早期热量摄入不足或饥饿状态被认为是新生儿高胆红素血症的原因之一。对于母乳喂养有较严重的高胆红素血症新生儿,在母乳喂养同时补充葡萄糖后血清总胆红素(total serum bilirubin,TSB)水平明显降低。近年来对葡萄糖诱导的降低TSB水平的潜在机制进行了一系列体外和体内研究。在hUGT1小鼠口服补充葡萄糖治疗,可在小肠中特异性诱导UGT1A1,而不是在肝脏。葡萄糖介导的诱导UGT1A1也在人类肠道细胞中得到相同的观察结果。进一步确定,特异性蛋白1(specificity protein 1,SP1)是关键转录因子通过血糖控制肠道UGT1A1诱导研究结果表明,通过添加葡萄糖,增加额外的热量摄入诱导UGT1A1在小肠表达,可减轻母乳喂养的婴儿发生高胆红素血症的严重程度。通过葡萄糖提高UGT1A1基因的表达潜在的机制还需要进一步的研究。低体重的早产儿往往热量摄入不足,从而导致母乳喂养不足性高胆红素血症。事实上,母乳中营养和热卡在不同母亲的母乳中存在较大差异,也可能还有其他因素抑制UGT1A1基因表达。

5. *UGT1A1* **基因及其多态性**　UGT1A1基因影响葡萄糖醛酰转移酶的合成,基因多态性和酶缺陷会导致遗传性高胆红素血症。有迹象表明,UGT1A1基因缺陷是与母乳相关的未结合性高胆红素血症延迟消退的一个潜在原因。

一些证据表明,UGT1A1基因多态性与母乳性黄疸相关。例如Gilbert'综合征的UGT1A1*28基因型与母乳性黄疸发病相关。Agrawal等人在印度北部一个基层医院的病例–对照研究中发现,在TSB≥18mg/dl需要光疗的新生儿中UGT1A1*28等位基因是一个危险因素。其他研究表明,新生儿为Gilbert'综合征纯合子(TA)7TAA多态性可作为一个促进新生儿黄疸形成的因素。这些研究结果还存在争议,因为在其他研究中,新生儿黄疸的发生率在携带UGT1A1*28等位基因与那些常见的UGT1A1*1等位基因的新生儿之间的差异无统计学意义。随着hUGT1小鼠获得的数据也支持这一结论,UGT1A1*28等位基因不影响在新生儿期TSB水平。小鼠进行人性化特征纯合子UGT1A1*1或UGT1A1*28等位基因之间的新生儿高胆红素血症发生率和胆红素水平未显示出统计学差异。

与此相反,UGT1A1*6等位基因与Gilbert'氏综合征的新生儿胆红素升高具有一致的相关性。在一个日本儿童大样板的研究中,Maruo等人2014年报告了等位基因频率在高胆红素血症组UGT1A1*6(0.694)明显高于非高胆红素血症组(0.182),进一步表明UGT1A1*6等位基因对母乳喂养的婴儿TSB水平的影响是明显的。UGT1A1*6对母乳性黄疸影响的完整的机制尚未能完全阐明;但研究数据表明,新生儿胆红素葡萄糖醛酸作用延迟是由于母乳成分中的5β-3α蛋白,孕二醇表达对UGT1A1*6等位基因的抑制作用的结果。

1990 年 Newman 等人报道在不同种族的重症新生儿高胆红素血症发生频率的差异有统计学意义。例如,亚洲婴儿高胆红素血症发生率为 31%,黑色人种婴儿为 9%。世界上不同的种族人群的与间接高胆红素血症相关的 *UGT1A1* 多态性的频率也有很大不同。纯合子 *UGT1A1*28* 在白种人和非洲人是导致 Gilbert' 综合征最普遍的基因型,发生频率分别 0.36~0.40 和 0.48~0.42,分别显著高于亚洲东部地区人(0.15,日本,韩国,中国)。相反,*UGT1A1*6* 等位基因在东亚频率是 0.16,而在白种人和非洲人没有检测到。这些研究结果表明,新生儿高胆红素血症与母乳性黄疸可归结为不同种族间遗传 *UGT1A1* 基因多态性的频率变化。

三、母乳性黄疸的临床特点

(一) 母乳喂养不足性黄疸

母乳喂养不足性黄疸是由于出生早期母乳摄入量不足导致高胆红素血症,发生时间与生理性黄疸近似,但程度较生理性黄疸加重,同时伴有生理性体重下降过多,至少有 10%~18% 的母乳喂养的新生儿出生后体重丢失超过 10%,甚至脱水。尿量和排尿次数均较少,胎便排除延迟。同样的喂养量的母乳喂养者与配方奶喂养者在出生最初 5 天中胎便量相同。

出生早期母乳摄入不足有两种情况,其一是母亲泌乳量不足,由于开奶时间延迟,错过最佳泌乳时间。泌乳 Ⅰ 期向泌乳 Ⅱ 期乳汁生成期转换过程出现延迟,导致产乳量比预期减少,产乳量快速增加通常预期是在新生儿出生后 2~5 日内发生。出现泌乳 Ⅱ 期延迟的常见原因包括母亲妊娠前肥胖、妊娠高血压、子痫前期、多囊卵巢综合征等。其他原因包括胎盘组织滞留和垂体功能不全(又称希恩综合征),或由于某些病理产科的因素影响了母亲的泌乳水平。其二,一些出生体重较低的新生儿或晚期早产儿(胎龄 34~37 周),吸吮力不足,或有效吸吮的时间较短,或睡眠时间较长,吸吮次数较少,未能在出生早期摄入足够奶量。母乳喂养的新生儿或早产儿存在生理性胆红素代谢的特殊性,加之其热卡的摄入量比其需要量明显减少,即使增加配方奶喂养,如果未能达到足量,依然会由于肠道对未结合胆红素重吸收增加,胎粪排出减少或延迟,导致血清胆红素增加。这部分人群如果出院较早,出院后不能保证足够的奶量摄入,有可能发展成严重高胆红素血症。所以,晚期早产儿应作为母乳喂养不足性高胆红素血症监测的重点人群。

(二) 母乳性黄疸

母乳性黄疸的临床特点是母乳喂养婴儿的黄疸出现时间和峰值均较生理性黄疸后移,在生后第 1 周末以后逐渐出现明显的皮肤黄染。胆红素峰值出现在生后的 10~15 天。大约有 1/3~1/2 的母乳喂养的婴儿皮肤黄染情况会持续 8~12 周或者更长时间,晚期早产儿消退需要更长时间。间接胆红素消退延迟是母乳性黄疸的最大特点。虽然黄疸延迟消退,但皮肤黄染大多集中在头面部和躯干,四肢和手足心已无明显黄染,一般情况好,体重增加良好,大便呈金黄色,小便颜色不黄,大小便量均正常。体格检查除皮肤黄染外无异常发现。血清胆红素水平增高持续时间较长,多在 15mg/dl(256.5μmol/L)左右或更低,以间接胆红素为主,大多不需要特殊处理,一般随着日龄或月龄增加皮肤黄染可自然消退。即使未能完全消退也不影响预防接种。早产儿母乳性黄疸大多发生在晚期早产儿,一些晚期早产儿的母乳性黄疸常常是出生早期母乳喂养不足性黄疸与母乳性黄疸的叠加,导致胆红素峰值更高,黄疸消退延迟时间更长。

四、母乳性黄疸的诊断

(一) 母乳喂养不足性黄疸

母乳喂养不足性黄疸或饥饿性黄疸的主要诊断依据是出生早期喂养不足的病史和临床表现为高胆红素血症。出生早期母亲泌乳不足或新生儿吸吮能力较差或吸吮频率不够导致母乳摄入不足主要参考三个指标：①体重：如果生理性体重下降超过出生体重的 7%，生后 7~10 天仍未恢复出生体重，或恢复出生体重后平均体重增长不足 30g/d 提示新生儿母乳摄入量不足。②胎便排出情况：摄入奶量充足的新生儿一般在生后 3~4 天排完胎便，大便颜色由黑绿色转为黄色，以后大便 3~5 次/d。如果胎便排完的时间延迟，或每日排便量或排便次数过少也提示新生儿母乳摄入量不足。③尿量情况：包括排尿次数和尿量以及尿的颜色。生后 3 天内排尿少于 4~6 次，生后 3 天后排尿少于 10 次，提示新生儿早期母乳量摄入不足。此时血清胆红素水平超过光疗值，可考虑母乳喂养不足性黄疸。生后 24~48 小时内发生的早期高胆红素血症需除外母乳喂养不足，应立即评估病因和积极治疗，而不是中断母乳喂养。

(二) 母乳性黄疸

母乳性黄疸(或晚发性母乳性黄疸)的诊断同样需要详细了解病史和临床表现。需要关注以下几方面：①在新生儿出生早期黄疸出现的时间与生理性黄疸基本一致，但胆红素峰值后移(约 10~15 天)，消退时间明显延迟；②生长发育良好，体重增长满意；③大便颜色金黄，尿色不黄；④总胆红素水平增高，以间接胆红素为主；⑤虽然胆红素消退延迟，但胆红素水平大多不超过 15mg/dl(个别可能略超过 15mg/dl)，并随着时间延长，即使继续母乳喂养也逐渐回归正常值。

应该强调母乳性黄疸是排除性诊断，需要仔细评估并与以下疾病鉴别诊断：包括 ABO 和 Rh 血型不合溶血病，头颅血肿，红细胞增多症，红细胞酶缺陷(如葡萄糖 -6- 磷酸脱氢酶，丙酮酸激酶)和红细胞膜缺陷(如球形红细胞增多症)，肝脏代谢的遗传缺陷(如二磷酸尿苷葡萄糖醛酸基转移酶缺乏，Crigler-Najjar 综合征 Ⅰ 型和 Ⅱ 型)以及半乳糖血症、甲状腺功能减低、肠梗阻和幽门狭窄等。

以往曾将中断母乳喂养 3 天作为诊断母乳性黄疸的一个诊断方法，以确定黄疸与母乳喂养有关，现在已不再推荐这种诊断方法。主要原因是因为这种方法的敏感性和特异性均较低。实际上，无论是纯母乳喂养还是转换成人工喂养随着日龄增加，胆红素水平均可降低，而随着胆红素水平降低，有可能忽视了潜在疾病。另外，如果短时间中断母乳喂养，重新恢复母乳喂养后，新生儿血清胆红素水平仍可能会反弹至原纯母乳喂养时的水平。另外，母乳性黄疸大多发生在新生儿晚期，此时新生儿已经习惯了纯母乳喂养，突然中断母乳喂养，由于不适应人工奶头的感觉和配方奶的口味，造成中断母乳喂养期间总的摄入量减少，尿便排泄减少，胆红素水平不降反而上升。因此，最近一些有关新生儿黄疸的诊疗指南已不再建议这种做法，因为这种做法不利于鼓励母亲持续母乳喂养。

五、母乳性黄疸的干预

近年来各国一些已经发表的关于新生儿黄疸的临床指南和建议特别关注母乳喂养性黄疸的管理。母乳性黄疸的干预包括母乳性黄疸的预防、监测和随访以及治疗。

(一) 母乳喂养不足性黄疸的预防

成功的母乳喂养是预防母乳喂养不足性黄疸的关键。母乳喂养不足性黄疸或饥饿性黄疸的干预特别强调新生儿出生早期母乳喂养的管理和母乳喂养的支持。

成功的母乳喂养是取决于新生儿生后尽早开始有效地吸吮和尽可能多的摄入初乳,尽早排出胎便。加强母婴皮肤接触和母婴同室的监测管理可减少因新生儿患病造成的母婴分离。新生儿初生早期应尽可能增加哺乳频率,新生儿期至少 8~12 次 /d,1 个月后可减少到 7~9 次 /d。避免添加不必要的水,因为摄入水分也会增加肠肝循环,增加胆红素重吸收。早期新生儿胆红素水平与摄入母乳量呈负相关,与吸吮频率有间接相关性。增加母乳喂养的频次和减少水分补充意味着能增加母乳的摄入量,减少出生后体重下降以及减少由于肠蠕动缓慢导致肝肠循环增加,加快胎便排出,从而降低胆红素水平。

对于晚期早产儿(胎龄>34 周),由于出生体重较小,有效吸吮能力有限,可在直接吸吮乳头的基础上,将剩余的母乳用吸奶器吸出后再用奶瓶补充喂养,以弥补亲自吸吮时摄入量不足。

评价母乳摄入量是否充足的客观指标就是监测体重下降的程度和恢复出生体重的时间,恢复出生体重后的体重增长情况以及每日尿便次数和尿便量。当母乳分泌不足,即使经足够频繁的吸吮仍不能达到足够摄入量的情况下,生理性体重下降超过出生体重 7% 时,或者 7~10 天仍未恢复出生体重或恢复出生体重后平均每日体重增长不足 30g,应补充配方奶,但不意味放弃母乳喂养,继续持续吸吮仍能成功纯母乳喂养。

(二) 母乳性黄疸的监测和随访

母乳喂养不足是新生儿早期高胆红素血症的风险因素之一,出生后监测以及出院后随访均为预防高胆红素血症的重要措施。建立识别和监测新生儿黄疸护理制度十分重要。所有在医院出生的新生儿应建立新生儿黄疸临床观察制度和评估方案,尤其是在出生最初几天。

1. 胆红素水平监测方法和监测频率 护理人员(包括住院期间和回家后)应该利用护理中所有的机会(如洗澡、换尿布、换衣服等),观察新生儿皮肤黄染的发生和发展情况。观察方法是用手指轻轻按压皮肤后,抬起手指观察按压部位下的皮肤颜色。评估应在自然光线明亮的房间,最好在窗前。

AAP 建议护理人员对新生儿黄疸的评估,可在没有医嘱的情况下采用经皮胆红素仪(transcutaneous bilirubinometry, TcB)测定经皮胆红素水平。护士应该对任何生后 24 小时内出现黄疸的新生儿采用经皮胆红素仪测定胆红素。如果经皮胆红素测定超过 Bhutani 胆红素小时列线图中同时龄的第 75 百分位,需要进行血清胆红素测定。一项 225 例胎龄 26~35 周的早产儿单中心研究发现,早产儿经皮胆红素测定与血清胆红素的相关性和胎龄有关,总体相关系数为 0.73,但当早产儿用胎龄进行校正,相关系数下降,胎龄<28 周为 0.51;胎龄在 28 到 29 周为 0.64;胎龄在 30 到 31 周为 0.60;胎龄在 32 到 33 周为 0.69;胎龄在 34 周为 0.68。所以,对于胎龄<35 周的早产儿不推荐使用经皮胆红素测定。

如监测胆红素在 Bhutani 小时胆红素列线图第 95 百分位以上高危区,应注意 4~8 小时需复查胆红素,包括接受光疗的新生儿。测定胆红素在第 75~95 百分位,8~24 小时应复查胆红素,达到光疗标准及时接受光疗。测定胆红素在第 40~75 百分位,需要在 48 小时内复查胆红素。即使在第 40 百分位以下,生后一周内的新生儿仍然需要 3~5 天内到门诊随诊。Bhutani 胆红素小时列线图如图 6-7-1 所示。

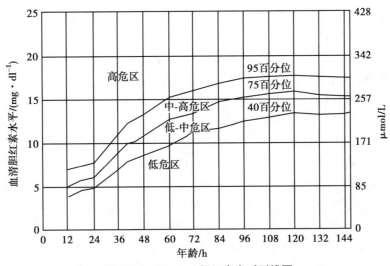

图 6-7-1 Bhutani 胆红素小时列线图

2. 出院后随访 随着围产医学的发展和分娩技术的改进,无论城市还是农村,母亲分娩后早出院(<72 小时)已成为普遍现象。胎龄>34 周的晚期早产儿,如果出生体重>2 000g 也被加入早出院的行列。大多数新生儿在新生儿黄疸峰值到来之前就已经出院,所以生后胆红素水平的评估以及出院后新生儿黄疸的监测对预防严重高胆红素血症均显得非常重要。尤其是早出院的晚期早产儿,更是出院前和出院后监测的重点人群。

出院前,应该对每个新生儿进行胆红素水平监测和高危因素综合评估,尤其是母乳喂养的晚期早产儿,并确定初次随访时间,见表 6-7-1;在出院时,依据出院前测定的胆红素值结合新生儿日龄、胎龄和临床高危因素制订好出院随访计划,并为家长提供关于新生儿黄疸的相关信息和书面指导意见,既要告诉家长严重高胆红素血症的危险性,又要告知大多数新生儿黄疸是无害的,所以需要随访和监测胆红素;出院后,新生儿高胆红素血症监测的时间性较强,延长或错后监测时间可增加严重高胆红素血症的风险。

表 6-7-1 依据出院时胆红素监测结果推荐胎龄>35 周新生儿出院后的随访时间

出院时的小时龄	出院时胆红素水平	随访计划
<24 小时	无论怎样	72 小时
<24 小时	无论怎样	72 小时
24~47.9 小时	无论怎样	96 小时
48~72 小时	<40 百分位	出院后 2~3 天
	40~75 百分位	出院后 1~2 天
72~96 小时	<40 百分位	出院后 3~5 天
	40~75 百分位	出院后 2~3 天
96~120 小时	<40 百分位	出院后 3~5 天
	40~75 百分位	出院后 2~3 天

注:胆红素百分位数见图 6-7-1 Bhutani 胆红素小时列线图。

引自:《新生儿高胆红素血症诊断和治疗专家共识》。

对于胎龄<35周的早产儿出院后监测分两种情况,极低和超低体重儿生后大多需要在医院里度过3~5周时间,出院时基本上新生儿黄疸已经消退。对于晚期早产儿和出院时黄疸尚未消退者,随访时间应提前,需要更密切的关注和随访。

3. **母乳性黄疸的治疗** 如果新生儿一般情况好,体重增长满意,尿便颜色和量均正常,胆红素水平低于光疗界值,足月儿一般不需要治疗。然而,黄疸延迟消退也可能是其他疾病的征兆,需要认真鉴别诊断。对于胎龄>35周的早产儿建议采用AAP推荐的光疗标准,见图6-7-2。对于胎龄<35周的早产儿,可以参考中华医学会儿科分会新生儿学组推荐的依据出生体重及日龄的光疗标准见表6-7-2。或依据胎龄及日龄的推荐标准(见表6-7-3)和胎龄<35周早产儿光疗和换血的推荐标准。对生后超过72小时的早产儿开始光疗的阈值可参考以下公式,使用胎龄(周)计算方法,总胆红素 μmol/L=(胎龄 × 10)-100。

对于极低和超低体重儿出生后是否需要预防性光疗目前存在争议。早产儿生后早期因呼吸循环功能不稳定,容易出现低氧血症,需要氧疗甚至呼吸机治疗。机体组织缺氧缺血后再灌注损伤可造成氧自由基产生增加;而氧疗期间因高浓度氧也可造成氧自由基产生过多,而胆红素是一种抗氧化剂,可弥补早产儿由于抗氧化缺陷或不足,甚至可减少NEC、ROP的发生。所有不同胎龄出生的ELBW/VLBW生后12小时和24小时需要监测总胆红素,利用现有的有限信息,对胎龄<35周早产儿,日龄7天以内使用按照胎龄和总胆红素的分层方法开始治疗,见表6-7-3。

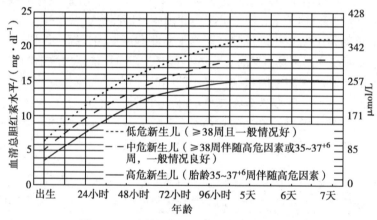

图6-7-2 胎龄>35周光疗标准参考曲线图

表6-7-2 早产儿光疗标准

体重	TSB/(mg·dl⁻¹)											
	<24 小时		<48 小时		<72 小时		<96 小时		<120 小时		≥120 小时	
	光疗	换血	光疗	换血	光疗	换血	光疗	换血	光疗	换血	光疗	换血
<1 000g	4	8	5	10	6	12	7	12	8	15	8	15
1 000~1 249g	5	10	6	12	7	15	9	15	10	18	10	18
1 250~1 999g	6	10	7	12	9	15	10	15	12	18	12	18
2 000~2 299g	7	12	8	15	10	18	12	20	13	20	14	20
2 300~2 499g	9	12	12	18	14	20	16	22	17	23	18	23

表 6-7-3　胎龄<35w 早产儿光疗和换血的推荐标准

胎龄 / 周	开始光疗 /(mg·dl⁻¹)	换血标准 /(mg·dl⁻¹)
<28 0/7	5~6	11~14
28 0/7~29 6/7	6~8	12~14
30 0/7~31 6/7	8~10	13~16
32 0/7~33 6/7	10~12	15~18
34 0/7~34 6/7	12~14	17~19

引自:*An approach to the management of hyperbilirubinemia in the preterm infant less than 35 weeks of gestation*。

对于胎龄<35 周严重高胆红素血症的早产儿,如果已采用较强光疗效果仍不满意,建议采用换血治疗。因为早产儿即使在严重高胆红素水平时缺乏典型胆红素诱导神经系统损害的临床表现,当胆红素超过启动光疗阈值,光疗后又未能有效降低胆红素,换血的临床益处大于其潜在风险时应积极采用换血治疗。

新生儿皮肤黄疸的出现不是停止或中断母乳喂养的理由。多数情况下也没有必要中断母乳喂养。即使胆红素水平达到光疗标准接受光疗时,也应允许并安排母亲进行母乳喂养和照顾新生儿,除非胆红素水平接近换血阈值准备换血疗法时,或如果血清胆红素水平增加速率超过 0.5mg/h,可暂停母乳喂养(每光疗 3 小时,母乳喂养 30 分钟)已被证实不影响光疗的效果。光纤光疗毯的使用可方便母乳喂养,在母乳喂养时无需停止光疗,也不需要眼罩来保护视网膜。缺点是与光疗灯相比,光疗强度可能较低。对于已经回家的晚期早产儿,如果胆红素水平刚达到光疗标准,可以尝试在家使用光纤光疗毯进行光疗,但必须监测胆红素,如果光疗效果不满意(光疗后胆红素水平未能明显下降)则应及时到医院接受光疗。

在极其严重的高胆红素血症情况下,可能有必要中断母乳喂养采用光疗或换血疗法,可以将母乳先行保存。如果不能保存母乳,在采用配方奶喂养时,鼓励母亲每 3 小时将母乳吸出,以保证母亲持续泌乳。虽然光疗增加了不显性体液的丢失,除非脱水或血钠过高或不能进食足够奶量的新生儿,不必常规进行静脉输液。

【关键知识点】

1. 母乳性黄疸存在两种情况,一种为发生在出生早期,由于母乳摄入量不足导致血清胆红素增高的母乳喂养不足性黄疸,主要表现为出生早期的高胆红素血症。另一种为母乳中某些成分导致新生儿黄疸消退延迟,但血清胆红素水平很少达到光疗标准。

2. 诊断母乳性黄疸不再推荐采用中断母乳喂养三天的方法,这种方法不利于持续母乳喂养,还有可能延误了其他病理性黄疸的诊断和治疗。

3. 母乳性黄疸诊断要点:①新生儿生后早期黄疸出现的时间与生理性黄疸基本一致,但胆红素峰值后移(约 10~15 天),消退时间明显延迟;②生长发育良好,体重增长满意;③大便颜色金黄,尿色不黄;④总胆红素水平增高,以间接胆红素为主;⑤虽然胆红素消退延迟,但胆红素水平大多不超过 15mg/dl(个别可能略超过 15mg/dl)。但仍需除外其他导致黄疸消退延迟的病理因素。

　　4. 母乳摄入量不足性黄疸的预防和治疗的原则是在出生早期成功母乳喂养；母乳性黄疸大多不需要特殊处理，主要是监测胆红素水平，达到光疗标准时及时进行光疗。偶有达到换血标准时也需要换血。

（丁国芳）

参考文献

1. FLAHERMAN VJ, MAISELS MJ; ACADEMY OF BREASTFEEDING MEDICINE. ABM Clinical Protocol#22: Guidelines for Management of Jaundice in the Breastfeeding Infant 35 Weeks or More of Gestation-Revised 2017. Breastfeed Med, 2017, 12 (5): 250-257.

2. KOVARIC K, COWPERTHWAITE M, MCDANIEL CE, et al. Supporting Breastfeeding in Infants Hospitalized for Jaundice. Hosp Pediatr, 2020, 10 (6): 502-508.

3. MARUO Y, MORIOKA Y, FUJITO H, et al. Bilirubin uridine diphosphate-glucuronosyltransferase variation is a genetic basis of breast milk jaundice. J Pediatr, 2014, 165: 36.

4. TRAVAN L, LEGA S, CROVELLA S, et al. Severe neonatal hyperbilirubinemia and UGT1A1 promoter polymorphism. J Pediatr, 2014, 165 (1): 42-45.

5. NCCFW Health. Neonatal jaundice. National Collaborating Centre for Women's and Children's Health. London: RCOG Press, 2010.

6. American Academy of Pediatrics. Subcommittee on hyperbilirubinemia. Hyperbilirubinemia in the Newborn Infant ≥ 35 Weeks' Gestation: An Update With Clarifications 5. Pediatrics, 2009, 124: 1193-1198.

7. MAISELS MJ, COFFEY MP, KRING E. Transcutaneous bilirubin levels in newborns <35 weeks' gestation. J Perinatol, 2015, 35: 739.

8. BHUTANI VK, VILMS RJ, HAMERMAN-JOHNSON L. Universal bilirubin screening for severe neonatal hyperbilirubinemia. J Perinatol, 2010, 30 Suppl: S6-15.

9. 中华医学会儿科学分会新生儿学组《中华儿科杂志》编辑委员会新生儿高胆红素血症诊断和治疗专家共识. 中华儿科杂志, 2014, 52 (10): 745-747.

第八节　晚期早产儿的母乳喂养

> **【导读】**　晚期早产儿占早产儿群体的绝大多数，常发生呼吸问题、病理性黄疸、低血糖等并发症，喂养困难与上述并发症相互影响，增加相关疾病的风险。临床上常把晚期早产儿按照足月儿母乳喂养护理方式进行护理，因此经常出现母乳喂养难题。

一、定义及概述

　　晚期早产儿（late preterm, LPT）指出生胎龄 34~36^{+6} 周的早产儿，占早产儿总数的 70% 左右。由于晚期早产儿在体质量大小、成熟度等方面更接近于足月儿，过去常被认为是发育上基本成熟且发病率低的群体,被称为"近足月儿(near term)"。但近年来的流行病学调查显示,晚期早产儿不仅占早产儿群体的绝大多数,而且出生后面临着呼吸、黄疸、低血糖等方面的一系列并发症,发病率远高于足月儿,见图6-8-1。喂养困难是影响晚期早产儿生长发育的最常见的医学问题,喂养困难与低血糖、新生儿黄疸等并发症相互影响,从而增加相关并发症的风险。约30%~60%的晚期早产儿在生后一段时间内会出现吸吮和吞咽不协调所引起的喂养困难,导致其营养摄入不足、低血糖和病理性黄疸发生率高、再次入院、生长迟缓和感染性疾病的风险增加。另一方面,晚期早产儿的黄疸、低血糖等并发症也会加重这一群体的吸吮问题并增加喂养困难的风险。

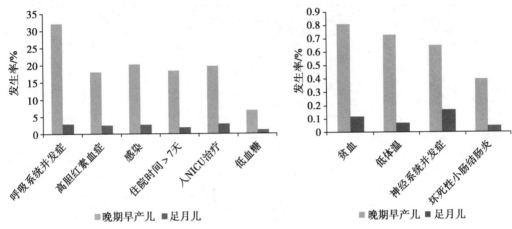

图 6-8-1　与足月儿相比,晚期早产儿住院期间发病率更高,住院时间更长

二、母乳喂养临床现状及影响因素

晚期早产儿在生理上不成熟,由于胎龄与成熟的程度密切相关,胎龄越小临床表现更加突出。国外数据显示晚期早产儿的母乳喂养率为59%~75%,国内可能存在对该群体早产儿母乳喂养重视程度的低估,母乳喂养率明显低于该水平。北京地区多中心的调查研究显示,生后住院的晚期早产儿的纯母乳喂养率仅4.5%,至出院时能够达到母乳喂养的比例仅为14.4%。

(一)影响母乳喂养的新生儿因素

晚期早产儿因为错过孕晚期这一大脑发育的关键时期,神经系统发育并不完善(具体内容参见本书第四章第七节),在哺乳时经常入睡,哺乳间隔睡眠时间长。晚期早产儿肌力弱,往往不能长时间含接乳头;即便含住乳头,也不能有效吸出乳汁。所以晚期早产儿的这种哺乳行为通常被误解为"懒""乖""非常好带",也往往被误解为"摄入量充足"。胎儿会在孕晚期储存大量的糖原和棕色脂肪,而晚期早产儿因错过孕晚期,出生时自身储备不足,不能像健康足月儿一样在生后初期摄入少量的初乳就能维持生命活动所需。因此,晚期早产儿可能因为摄入不足导致相关疾病,如低血糖、体重增长不良、黄疸等。晚期早产儿因为发育不完善造成的母乳喂养相关问题往往会被归因到母亲母乳不足,母乳质量差等,从而降低母亲母乳喂养的信心。

（二）影响母乳喂养的母亲因素

本书第三章第一节详细介绍了泌乳机制及早产对泌乳的影响。同样晚期早产儿母亲存在泌乳启动延迟的风险因素，如高血压、长期保胎卧床、BMI 指数高等，这些风险因素往往被忽视。此外，因为晚期早产儿不能有效的吸吮和刺激乳房，进行母乳喂养支持时往往按照健康足月儿的支持模式进行（频繁亲喂），进一步加剧泌乳启动延迟。尤其产后 2 周是母亲泌乳的关键窗口期，而此时的晚期早产儿正处于宫内至宫外的转变期，有并发症的早产儿因住院治疗造成母婴分离，所谓健康的晚期早产儿虽然母婴同室，但觉醒时间短、吸吮力弱，不能有效哺乳，进一步造成不能有效地建立泌乳，最终导致母乳不足（图 6-8-2）。

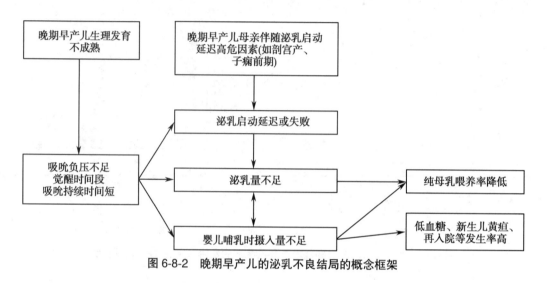

图 6-8-2　晚期早产儿的泌乳不良结局的概念框架

三、晚期早产儿母乳喂养支持方案

目前对足月儿及小早产儿母乳喂养促进措施研究较多，晚期早产儿的喂养研究相对较少，质量等级弱。本文从晚期早产儿母乳喂养的特点及促进早产儿母乳喂养措施相关方面进行阐述。

（一）母乳喂养指导及评估，提高母乳喂养重视程度

健康足月儿在孕晚期储存较多的糖原和脂肪，能够耐受生后初期少量初乳，如生后最初 24 小时初乳摄入量仅 15ml 左右，并通过频繁（平均 10.2 次）有效的吸吮刺激能促进母亲泌乳，以满足后续几天逐渐增加的摄入量需求。但由于能源储备主要发生在胎龄 34~40 周左右，因此晚期早产儿未能在子宫内获得足够的能量储备，生后容易出现低血糖等并发症。同时晚期早产儿的吸吮频率低、吸吮力较弱，容易导致母亲泌乳延迟或失败。因此，不能将晚期早产儿与健康足月儿"一视同仁"，应当对其进行充分母乳喂养指导和密切评估。

一项关于晚期早产儿母乳喂养特点的前瞻性观察研究，纳入的晚期早产儿平均胎龄 34.8 周，平均日龄 9.5 天，住在母婴同室病房，需要杯喂时会每 3 小时补充一次吸出的母乳。结果如图 6-8-3 所示。这些研究结果可以帮助我们正确了解晚期早产儿母乳喂养情况并及早地鉴别与干预，来克服母乳喂养困难，避免由于喂养不足引发的相关并发症（黄疸、脱水、低血糖等）及母亲焦虑、泌乳不足。

鉴于晚期早产儿母乳喂养的特点,医务人员和照护者应对其母亲进行及时、充分的指导和帮助。对晚期早产儿实施积极主动的母乳喂养是最基本的要求,必须在出生后立即开始。推迟哺乳时间和未建立有效的哺乳模式会极大地增加早产儿并发症和母乳喂养失败的风险。研究显示,同时对新生儿父母进行相关母乳喂养知识的宣教,及时开展新生儿早期基本保健(early essential newborn care,EENC)也将提高晚期早产儿的母乳喂养率及母乳喂养持续时间。

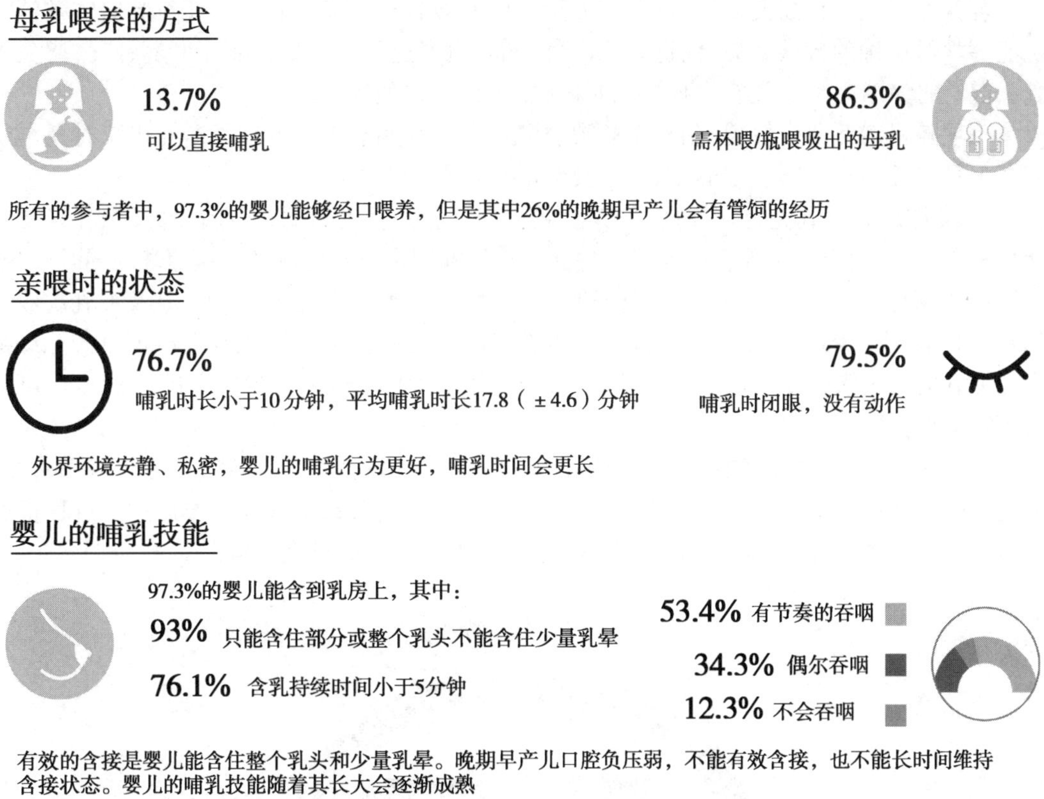

母乳喂养的方式

13.7%
可以直接哺乳

86.3%
需杯喂/瓶喂吸出的母乳

所有的参与者中,97.3%的婴儿能够经口喂养,但是其中26%的晚期早产儿会有管饲的经历

亲喂时的状态

76.7%
哺乳时长小于10分钟,平均哺乳时长17.8(±4.6)分钟

79.5%
哺乳时闭眼,没有动作

外界环境安静、私密,婴儿的哺乳行为更好,哺乳时间会更长

婴儿的哺乳技能

97.3%的婴儿能含到乳房上,其中:
93% 只能含住部分或整个乳头不能含住少量乳晕
76.1% 含乳持续时间小于5分钟

53.4% 有节奏的吞咽 ■
34.3% 偶尔吞咽 ■
12.3% 不会吞咽 ■

有效的含接是婴儿能含住整个乳头和少量乳晕。晚期早产儿口腔负压弱,不能有效含接,也不能长时间维持含接状态。婴儿的哺乳技能随着其长大会逐渐成熟

图 6-8-3　晚期早产儿母乳喂养特点

(二)建立有效的哺乳模式

由于晚期早产儿胃容量小、吸吮力弱、觉醒时间短等特点,应在按需母乳喂养的原则下,注意把握以下要点。

1. 鼓励直接哺乳　白俄罗斯的一项大型随机对照实验(promotion of breastfeeding intervention trial,PROBIT)清晰表明,鼓励直接哺乳能增加 2 500g 以上婴儿直接哺乳的持续时间。一些住院护理实践,如袋鼠式护理或母婴同室、早期皮肤接触,可能会促进母乳喂养的建立和延长持续时间。研究发现,出生后不久进行皮肤接触的晚期早产儿更有可能尽快开始母乳喂养。进行袋鼠式护理的晚期早产儿其体重、身长及头围增长更好。

晚期早产儿睡眠时间长,在进行直接哺乳时需要注意,新生儿清醒时应将哺乳作为优先事项,不要处理换尿片等其他事项,也不要等婴儿哭闹了再进行哺乳。晚期早产儿肌力弱,

不易含接,哺乳时需要提供头部支撑,因此可使用交叉式或橄榄球式的哺乳姿势,见图 4-6-3 及图 4-6-4。

2. **补充喂养**　晚期早产儿是生后 1~2 天内发生低血糖的高危人群,需要密切监测。尤其是那些看似平稳的母婴同室的晚期早产儿,往往被忽视。母亲产后较虚弱,尤其剖宫产后,泌乳 Ⅱ 期启动时间延迟,而早产儿自身糖原储备不足,吸吮力弱,奶量摄入少更容易导致低血糖的发生。因此,在直接哺乳后,晚期早产儿可能需要再进行补充喂养,补充喂养时首选吸出的母乳。

乳旁加奶是一种简便易行、母婴双方得益的有效补充喂养方式。婴儿对乳房的频繁吸吮能够学习正确的含接姿势、促进母亲泌乳,同时也通过乳旁加奶得到了营养补充,避免了乳头混淆的弊端。在母亲产后泌乳不能满足需要时可以使用。

一项随机对照研究发现,相较于瓶喂、杯喂,乳旁加奶能增加晚期早产儿出院时及出院后 3 个月、6 个月的纯母乳喂养率,且不会延长晚期早产儿住院时间。

3. **维持母亲泌乳充足**　晚期早产儿因吸吮时间短、吸吮力弱,不能帮助母亲乳腺及时活化和排空,从而影响泌乳启动和泌乳建立。指导晚期早产儿的母亲直接哺乳的同时,需要强调增加吸乳操作,建议生后 1 小时内即开始吸乳器吸乳,并保证有效的哺乳及吸乳次数满足每日 8~12 次。Paula Meier 教授发表的吸乳器选择的专家共识提到,对于晚期早产儿母亲应在哺乳的整个阶段使用医用级吸乳器,直到婴儿经直接哺乳的每日摄入量达 80% 后可以选用家用吸乳器。

4. **晚期早产儿的喂养模式**　根据晚期早产儿的生理及母乳喂养特点,往往需要哺乳 - 吸乳 - 补充喂养(triple feeding)。但是对于早产儿母亲而言,每次喂养都遵循这一过程很难坚持,见图 6-8-4。因此,需要平衡直接哺乳、吸乳和直接哺乳,见表 6-8-1。

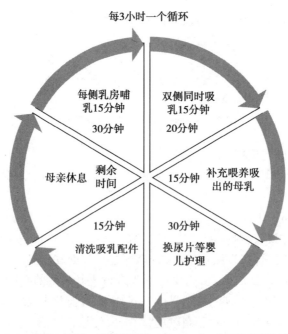

图 6-8-4　哺乳 - 吸乳 - 补充喂养(triple feeding)母亲花费时间示例

表 6-8-1　晚期早产儿母乳喂养模式

时间	说明
1. "直接哺乳时间"	白天在婴儿清醒、母亲休息良好时，每日进行 4~5 次的母乳亲喂。
2. "吸乳 - 补充喂养时间"	夜间吸乳 3~4 次，然后补充喂养。
3. 出院后第 1 周	每日应至少进行双侧吸乳 4~5 次。
4. "直接哺乳时间"	①观察到婴儿喂养暗示就开始哺喂，不要等婴儿很饿、哭闹后再哺喂。 ②喂奶前不要给婴儿换尿片 / 衣服，这些行为不会让婴儿更加清醒反而占用婴儿有限的清醒时间。 ③使用橄榄球式 / 交叉式哺喂婴儿。 ④根据需要使用乳盾。 ⑤如果婴儿在哺喂时提前入睡，可试着换尿片 / 衣服唤醒婴儿。 ⑥推荐使用婴儿秤测量婴儿的摄入量。 ⑦即使只隔了 1 小时，看到婴儿清醒也应立即哺喂。 ⑧每 2 次或 3 次亲喂，使用一次吸乳器吸乳，或者在"直接哺乳时间"至少吸乳 2~3 次。
5. "吸乳 - 补充喂养时间"，高效吸乳，每个人都能更好的休息。	①婴儿觉醒后（或间隔 3~4 小时），母亲使用吸乳器吸乳。 ②父亲或家人给婴儿换尿片 / 衣服，并补充喂养吸出的乳汁，母亲回去睡觉。 ③整晚重复上述步骤。
6. 根据婴儿的摄入量调节这个计划。	①如果婴儿亲喂时能摄入每日摄入量的一半，可减少吸乳次数、增加直接哺乳次数。 ②如果婴儿亲喂摄入量少于每日摄入量的 1/4，应减少直接哺乳次数，增加吸乳补充喂养次数，直至婴儿发育成熟。

　　5. **评估哺乳效果**　医护人员应指导母亲关注晚期早产儿的进食需求及状态转换、每日哺乳次数（包括夜间）、每次哺乳持续时间、每次哺乳时有吞咽动作的时间、单侧或双侧喂哺、直接哺乳或泵出母乳奶瓶喂哺、有无添加母乳强化剂及添加量、尿量、睡眠、体重增长、母亲对自己奶量的估计、饮食习惯和身体情况等。喂养结局主要根据早产儿体重增长情况进行评估，包括与群体间的横向比较和纵向生长速率的比较。如生长缓慢、偏离正常婴儿的标准生长曲线应查找原因，如母亲在哺乳过程中是否出现问题，早产儿是否摄入足够奶量和有无疾病表现。

　　直接哺乳的晚期早产儿吃到足够母乳的标志：①至少每 3 小时哺乳一次，且哺乳时婴儿保持清醒；②衔乳时不需要或仅需要一点帮助；③有节奏的吸吮（1 次 /s）10 分钟以上，且不会在乳房上入睡或从乳头滑脱；④母亲能够听到或感受到婴儿的吞咽（每 1~2 次吸吮 1 次吞咽），可用手托着婴儿的头来感受；⑤用婴儿秤称量婴儿的摄入量；⑥婴儿每日能够完成前 5 项至少 6~8 次，或使用 2013 年 Fenton 早产儿生长曲线评估婴儿的生长情况。如果不能达到以上标准，则需要在婴儿清醒时补充喂养吸出的母乳，母亲也需用吸乳器吸乳来维持泌乳。

【关键知识点】

　　1. 晚期早产儿指出生胎龄 34~36 [+6] 周的早产儿，因其存在生理上的相对不成熟性及相关并发症，母乳喂养受到一定影响，会面对诸多母乳喂养的困难。

2. 影响晚期早产儿母乳喂养的因素包括新生儿方面、母亲方面以及妊娠和产程状况,从而干扰正常的泌乳启动和泌乳过程。我们需要了解和识别以上因素,以采取正确的母乳喂养支持措施。

3. 我们要提高对晚期早产儿母乳喂养的重视程度,采取一系列措施包括进行母婴早期皮肤接触和袋鼠式护理,并鼓励直接哺乳,辅以乳旁加奶或使用辅助工具保障哺乳成功,专业的哺乳评估也很重要。

(李正红)

参考文献

1. LAPILLONNE A, BRONSKY J, CAMPOY C, et al. Feeding the Late and Moderately Preterm Infant: A Position Paper of the European Society for Paediatric Gastroenterology, Hepatology and Nutrition Committee on Nutrition. J Pediatr Gastroenterol Nutr, 2019, 69 (2): 259-270.

2. ACOG Committee Opinion No 579: Definition of term pregnancy. Obstet Gynecol, 2013, 122 (5): 1139-1140.

3. COLE S. Breastfeeding challenges made easy for late preterm infants. Springer Publishing Company, 2014.

4. BOIES EG, VAUCHER YE. ABM Clinical Protocol#10: breastfeeding the late preterm (34-36 6/7 weeks of gestation) and early term infants (37-38 6/7 weeks of gestation), Second Revision 2016. Breastfeed Med, 2016, 11: 494-500.

5. MELAMED N, KLINGER G, TENENBAUM-GAVISH K, et al. Short-term neonatal outcome in low-risk, spontaneous, singleton, late preterm deliveries. Obstetrics & Gynecology, 2009, 114 (2 Pt 1): 253

6. CARTWRIGHT J, ATZ T, NEWMAN S, et al. Integrative Review of Interventions to Promote Breastfeeding in the Late Preterm Infant. J Obstet Gynecol Neonatal Nurs, 2017, 46 (3): 347-356.

7. PIKE M, KRITZINGER A, KRÜGER E. Breastfeeding Characteristics of Late-Preterm Infants in a Kangaroo Mother Care Unit. Breastfeed Med, 2017, 12 (10): 637-644.

8. MEIER P, PATEL AL, WRIGHT K, et al. Management of breastfeeding during and after the maternity hospitalization for late preterm infants. Clin Perinatol, 2013, 40 (4): 689-705.

9. PREMJI SS, CURRIE G, REILLY S, et al. A qualitative study: Mothers of late preterm infants relate their experiences of community-based care. PLoS One, 2017, 12 (3): e0174419.

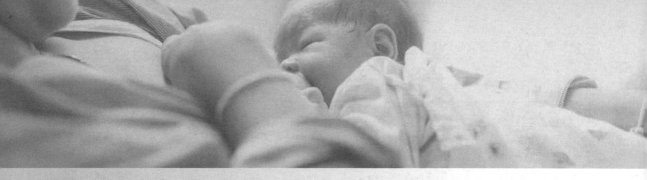

第七章

人乳库的建立与管理

第一节 人乳库的发展与应用

> 📖 【导读】 国外人乳库的建设与发展已有100余年历史,曾于20世纪80年代受艾滋病的影响导致大部分人乳库倒闭。随着对母乳成分及其优越性的重新认识,人乳库再次在全球迅速发展,并先后成立了北美人乳库协会(Human Milk Banking Association of North America,HMBANA)以及欧洲人乳库协会(European Milk Bank Association,EMBA),建立和修订了越来越完善的人乳库标准与指南。捐赠人乳对早产儿的临床疗效已不容置疑,早产儿在无法获得亲母母乳时,应推荐使用捐赠人乳。中国内地第一家人乳库于2013年广州市妇女儿童医疗中心,至今全国已建立了25家人乳库,发展迅速。

一、人乳库及捐赠人乳定义

人乳库(human milk bank,HMB)是一项为特别医疗需要而招募合格的人乳捐献者、收集捐献者人乳,并负责人乳的消毒、检测、储存、分配工作的专业机构,且必须由有相关执业资格的医师开具处方。人乳库主要将捐赠人乳(donor human milk,DHM)经过 Holder 巴氏消毒法消毒,分配给由于各种原因导致亲母母乳供应不足或母亲疾病影响不能直接接受母乳喂养的婴儿,特别是早产儿。

人乳库相关人乳的种类见表 7-1-1。

表 7-1-1　人乳库相关人乳种类

名称	含义
捐赠人乳 （donor human milk）	由哺乳期健康女性吸出并免费捐赠的人乳,经巴氏消毒,分配给他人婴儿使用。
新鲜未加工人乳 （fresh raw milk）	新鲜吸出、并储存在<4℃环境下 72 小时内的人乳。
新鲜冷冻人乳 （fresh frozen milk）	新鲜人乳、冷冻在 –20℃且不超过 12 个月。
巴氏消毒人乳 （pasteurized human milk）	新鲜未加工 / 新鲜冰冻人乳在 62.5~63.0℃温度内消毒 30 分钟的人乳。
混合人乳 （pooled human milk）	将多个捐献者的人乳混合后的人乳。
早产儿人乳 （preterm human milk）	分娩孕周不超过 37 周的产妇分娩后 4 周内吸出的人乳。
足月人乳 （term human milk）	分娩孕周满 37 周或早产儿母亲产后 4 周吸出的人乳。

二、人乳库的历史与发展

（一）乳母年代

人乳库的历史实际上可以追溯到乳母年代。在人类发展的早期,人们就意识到那些乳汁缺乏的孩子必须通过另一位母亲的乳汁来养育,关于这一行为最早的文字记录可追溯到公元前古埃及的《圣经》,以及西汉时期中国的《礼记》。据《礼记》记载,"规定天子、诸侯、大夫之子有资格请乳母喂哺,士之子必须由母亲自己喂养",明朝以后开始盛行这一传统。明朝的《明宫史》就有专设的"奶子库"记载。《宛署杂记》更注明其制度:"奶子府隶锦衣卫,其制每季精选各里良家妇,年十五以上二十以下四十名养之内,曰坐季奶口。别选八十名籍于官,曰点卯奶口。季终则更之。"坐季奶口即正在为皇子皇孙哺乳的奶妈,而点卯奶口则为替补队员。无论是坐季奶口还是点卯奶口,其挑选都很严格,必须符合以下条件:有夫之妇,15~20 岁,容貌端正,生孩子后 3 个月内,温顺健康;然后严加督导,调节饮食,防其酒醉。在欧美国家,同样也只有达官贵人、上流社会才有能力请得起乳母。十四世纪的法国则诞生了欧洲的最早记录。虽然那时的人们尚未能科学的认识母乳,但显然已体现出一种朴素的尊崇。之后乳母这一职业一直伴随人类社会发展至近代。那个时期,尚未出现 DHM 的概念。

（二）人乳库的建立与发展

19 世纪初之前,对于不能母乳喂养或得不到母乳喂养的婴儿,只能选择牛乳、羊乳或其他兽乳。因为没有进行加工和消毒,兽乳喂养的婴儿死亡率高达 80%~90%。直到 1910 年,Gersten Berger 博士研制模拟母乳营养成分的婴儿配方奶粉,这种状况才得到明显改善。

纵观婴儿喂养的历史,实际上也经历了一个螺旋式、阶段性变化,特别是患病新生儿以及早产儿。一方面过低的营养供给会导致脑损伤、延长住院时间。另一方面,摄取过高的营养及快速的体重增长同样会提高患儿成年后心血管疾病的危险。同时,早产儿对于婴儿配方奶粉喂养的耐受性差。

1909 年,世界上首家人乳库在奥地利维也纳成立。同一时期,美国的 Denny 在担任访问医生时发现,极少量的母乳就可以帮助那些孤儿或弃婴抵御如营养不良性消瘦或感染等疾病,这是最早发现母乳除作为营养来源外还具有治疗性作用。之后,他便开始收集由奶妈捐献的母乳来治疗收容所的早产儿及患病婴儿,挽救了很多生命。随着市场需求的增大,母乳在这一时期渐渐变为一种"治疗性商品",奶妈逐渐变为一种职业,她们把多余的乳汁捐献出来救治当地收容所、儿童医院的早产儿及病婴,也从中获取一定的报酬。

不过,当时医生也已经意识到乳母同样可以传播疾病,因此乳母健康问题受到重视,而职业乳母开始出现。每个乳母都必须经过医生一系列的体格检查,排除梅毒、结核及其他传染病后才能成为职业乳母。1910 年,Talbot 医生在波士顿马萨诸塞州儿童收容所成立了波士顿代乳服务机构(Boston Wet Nurses Directory,BWND)。BWND 是一个专门为那些无法母乳喂养的私人家庭提供乳母的部门。与此同时,Talbot 医生不断向包括波士顿及新英格兰等地所在的医疗机构推广 BWND,越来越多的医生开始相信母乳喂养的益处。1914 年,法国的 Hoobler 医生第一次在医学文献中提出 DHM 这一概念,在其文章中也提到部分或全部 DHM 喂养的病婴疾病恢复要好得多。基于大家对母乳喂养益处越来越多的认识,BWND 也逐渐形成了一套相对成熟的管理、收集、储存体系,很多私人家庭也开始购买该机构的瓶装人乳在家喂养,该时期 DHM 的运行逐渐形成为有偿捐献、有偿使用,相对科学的管理模式。

1919 年,BWND 发展成为美国官方的第一个人乳库,且逐渐形成了一套更为完善的捐献者筛查、DHM 采集、储存、分配的体系。同年,德国第一家人乳库在马格德堡宣告成立。1937 年英国首家人乳库在夏洛特女王医院成立。随后由于第二次世界大战的影响,人乳库发展相对缓慢,甚至一度停滞,但德国除外。

进入 20 世纪 50、60 年代,人们开始思考母乳是否可以被配方奶粉所替代,间接导致人乳库的发展进入了相对缓慢的时期。70、80 年代由于现代新生儿学的快速发展,早产儿尤其是低体重儿存活率大大提高,使得母乳及 DHM 的使用量快速增加。1980 年美国儿科学会发表了建立人乳库的建议,推动了人乳库的快速发展。到 1981 年,美国已经建立了 30 多家人乳库并将 DHM 提供给患有严重疾病的新生儿。发现母乳及 DHM 对新生儿尤其是早产儿有相当多的益处,比如降低早产儿坏死性小肠结肠炎(necrotizing enterocolitis,NEC)、感染性疾病等发生,这也成为人乳库再次走向繁荣兴盛的转折点。到了 80 年代中后期,由于担心人乳艾滋病的传播,加上早产儿配方奶粉的出现,使得 DHM 的需求大大减少,导致很多人乳库倒闭。90 年代,随着对 HIV 检验技术的提高及对母乳的安全性、优越性的研究,人乳库又一次在全球发展扩大。可见,人乳库呈现出波浪式、反复式的发展,这也表明人乳库的建立需要社会的理解和支持。

至 2020 年,美国和加拿大已分别有 28 家和 3 家成功运行的人乳库。而欧洲共有 248 家人乳库,同时尚有另外 20 家正在计划筹建之中。基于认识到人乳喂养可以救治危重新生儿,巴西建立了世界上最大的人乳库网络,目前共有 217 家人乳库和 162 个人乳收集中心。

2005 年中国台湾建立了第一家人乳库,捐献人数及奶量逐年增加。2013 年 3 月,中国内地第一家真正意义上的人乳库在广州市妇女儿童医疗中心正式宣告成立,至今已分别在南京、武汉、南宁、西安、银川、深圳、重庆、上海、内蒙古、杭州、海口、武汉、济南等建立了共25家人乳库。虽然中国人乳库发展晚于欧美将近100余年,但其发展速度却快了十几倍,且发展趋势乐观(图7-1-1)。

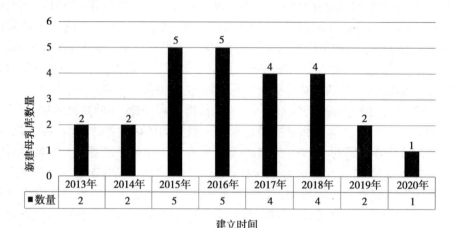

图 7-1-1　中国人乳库的发展数目

(三) 人乳库协会的建立

1985年,世界上第一个人乳库协会即北美人乳库协会(the Human Milk Banking Association of North America,HMBANA)正式成立,标志着人乳库的发展进入了新的时期,人乳库开始有了正式的行业管理规范。2007年欧洲人乳库协会(European Milk Bank Association,EMBA)正式成立。国家法令以及协会的成立有利于人乳库的规范管理及运行,同时对DHM的研究也进入一个更科学和集中的时代。DHM开始广泛地被应用,越来越多的研究发现DHM不仅对早产儿有益处,对很多幼儿及成人的健康问题也有帮助。

协会各成员国的人乳库成立有先后,但总体来说,不同国家在协会颁布的人乳库管理指南的基础上,根据自身的特点进行相应的修改和补充,从而建立各国的人乳库管理标准。如在瑞典,捐赠妇女每捐赠1L母乳得到10欧元~25欧元(平均20欧元)的报酬,这个收入根据法律是免税的。但在其他国家则是免费捐赠,有偿使用,且DHM的费用较配方奶粉要高得多。不过,这些费用基本上由保险公司支付。

(四) 人乳库其他相关进展

人乳库的相关进展不外乎围绕以下几个方面:DHM的临床应用、DHM的消毒与储存、DHM营养成分研究等。特别是为了避免母乳中的免疫活性物质的流失,关于消毒方法的进展近年来比较热门,食品工业,特别是乳制品工业,正在评估替代传统的巴氏消毒方法,以更好地保存新鲜人乳的营养和生物特性,同时确保微生物安全性。如低温消毒(cold pasteurization)、高温快速消费法(high temperature short time,HTST,72~85℃,15~20秒)、高压处理(high pressure processing,HPP)、高强脉冲电场(high intensity pulsed electric field,PEF)、紫外线-C(UV-C)照射、声波降解法和高压处理等,但这些消毒方法尚未真正使用于人乳库。

另外,随着人乳库的发展,对人乳成分以及变化的研究也越来越多。由于DHM一般来自哺乳母亲泌乳的较晚期,其成分类似于营养含量相对较低的成熟人乳。因此,在临床上根据不同个体进行针对性的强化或选择蛋白质含量及能量密度高的人乳强化剂用于极低体重儿。同时通过对不同早产阶段的人乳的研究发现，早产母亲人乳和足月成熟乳在成分上有很大区别，早产母亲人乳更适合早产儿营养需求。因此在 NICU 建立个性化的营养单元，尽可能让不同阶段的早产儿获得符合自己营养需求的 DHM；且尽量让更多早产儿母亲捐赠人乳，应该成为今后人乳库发展的方向之一。

三、人乳库管理及运行

（一）人乳库管理

世界人乳库的发展已经有 100 余年，经历了从无到有、从混乱到正规、从认可到否定再到认可的历程。在整个人乳库的发展过程中，人乳库的管理及其相关规定一直都是人乳库建立最核心的内容。早在 19 世纪 30 年代，德国和英国就制定了人乳库运行的指南，美国儿科协会在 1943 年依据这一指南进行了扩充和修改。1950 年波兰卫生部以法令的形式确认人乳库的地位。国家法令以及协会的成立有利于人乳库的规范管理及运行，为此各协会建立并颁布了人乳库的管理指南。

1990 年，在美国 FDA、疾病控制中心、美国儿科学会的帮助下 HMBANA 出台了关于人乳库母乳采集、保存和运输的第一个指南，即《北美人乳库建立和运行管理指南》，该指南每年都会更新，并且被世界其他人乳库广泛借鉴。随后其他国家和地区分别结合本国、本地区的实际情况分别建立了各自的人乳库，并制定了人乳库运行管理指南，如欧洲人乳库协会、英国国家卫生医疗质量标准署、意大利和澳大利亚等。这些指南对于建立人乳库、捐献者的宣教、人乳库的操作流程以及 DHM 的分配与转运等方面进行了详细的解释说明。不论是哪个国家或地区建立的人乳库，他们的目标均是为了确保协会下的人乳库成员单位的安全质量控制、建立供专业人士针对人乳库相关话题的交流平台、鼓励和促进人乳临床应用的相关研究、定期更新人乳喂养运作准则，成为人乳库与政府管理机构有效沟通的桥梁、积极发展人乳库新成员、致力于推动人乳库 DHM 的使用。

我国人乳库建立和运行 8 年，发展速度很快。2017 年，基于中国大陆地区人乳库发展的需要，中国医师协会儿童健康专业委员会人乳库学组、中华医学会儿科学分会儿童保健学组联合《中华儿科杂志》编辑委员会，借鉴多个国家人乳库运行的经验和指南，结合我国国情，撰写了《中国大陆地区人乳库运行管理专家建议》《中国大陆地区人乳库运行质量与安全管理专家建议》，从学术和相关管理上规范人乳库的建立与运行，但建议仅为专家层面。中国营养学会人乳研究与应用工作组总结我国人乳库建立以来的情况，于 2020 年 7 月 31 日发布《医疗机构人乳库建立与管理规范》团体标准，并于 2020 年 9 月 1 日起正式施行。该标准规定了人乳库建筑与设施、人员、设备、操作流程和文件管理的基本要求，捐赠者筛查和捐赠母乳的采集、处理、分配及使用的管理策略和方法，使中国的人乳库建立与运营有标可依，使人乳库真正步入常态管理和科学管理，形成长效机制，全面提升捐赠母乳的安全质量。2019 年通过的《广州市母乳喂养促进条例》是国内第一部涉及人乳库建设的地方法规，其明确指出，鼓励和支持有条件、有需要的医疗机构设立人乳库，并为人乳库管理的具体办法指明了行政主管部门，指明了人民政府应当为人乳库的建设、运行和管理等提供经费保障，但具体政策尚未出台。

政府部门或国家可以借鉴北美以及欧洲人乳库协会的管理经验，结合血库或精子库的管理模式,颁布人乳库相应法规/法律,出台一套适合中国的人乳库管理指南和相关管理制度。除此之外,还需要定期对相关文件进行修订和更新,设立管理规范和收费标准,以确保人乳库长期稳定发展。

(二) 人乳库的运行

虽然人乳库发展至今已 100 多年,但人乳库运行花费巨大,主要包括特定的场地和设施来储存 DHM、捐赠者的血清学检测费用、存储和分配 DHM 的费用等。另外,人乳库缺乏健康管理行业的关注、缺乏对可能成为捐乳者的关心等。而在中国,除了上述问题之外,我们的医务工作者可能还需要花大量的时间来宣传和认识 DHM 喂养的益处。因此,人乳库持续发展需要更多的知识普及、政府以及卫生部门更多的财政支持。

印度就是一个很好的例子,2012 年印度国家母婴健康中心拨款给印度人乳库购买相应设施后,当年人乳库捐赠母乳人数较 2011 年增加 78%,捐赠母乳量增加 72%,也使得更多的婴儿受益。人乳库的良好管理和运行可以使得母乳/DHM 喂养得到更好的支持和推广,并且让那些无法母乳喂养的患儿得到比配方奶粉更优的选择。人乳库运行应该成为卫生保健工作中必不可少的一部分。但长期持续的人乳库花费和社会捐助之间仍存在一定的资金缺口,这也是当前面临的主要问题。加拿大、瑞士、丹麦、挪威、英国、法国等国家把因使用 DHM 产生的相应费用作为全民健康保健计划的一部分,很好地解决了这一问题。

随着各个国家各个地区人乳库的蓬勃发展,一些国家或地区开始建立大型的人乳库中心,每个城市建立 1 个中心人乳库配送中心,所有 DHM 在这个中心进行集中消毒、储存,并负责配送到需要的医院,运作模式类似于目前各国的血库。如,巴西人乳库虽然发展只有四十年,但无论是人乳库数量、监管体系的完善程度还是 DHM 的质量和数量均已处于国际领先水平。人乳库由政府拨款给予资金支持,并且由政府直接监督管理,目前这种模式有利于人乳库的稳定持续运营。

随着各国人乳库的不断壮大,为进一步服务临床研究,近年来各人乳库开始意识到建立人乳库数据库的必要性。2009 年,澳大利亚人乳库提出人乳库网络化,收集汇总的这些数据将为人乳库发展的改进优化和捐乳喂养的最终临床效果提供证据。同时,随着北美 NICU 的广泛应用 DHM 以及各地人乳库的不断增加,美国食品药品监督管理局也意识到建立完整、系统标准化的数据库是非常必要的。这个数据库可以规范人乳库的流程,同时后期可以更集中地分析解读各种结果,有利于以后更好的质量监督管理与临床应用研究。2013 年,美国已开始由 HMBANA 牵头完成这项任务。

2019 年 COVID-19 大流行给人乳库的稳定发展带来了新的考虑和挑战,一方面要确保 DHM 的质量,另一方面要确保服务的安全性和连续性。因此,在疫情或其他重大医疗卫生事件背景下,快速建立通信网络、应急准备和全球/全国标准,保证人乳库在传染病等应急条件下等够安全平稳发展。我国目前尚无人乳库协会,也未建立一个类似这样的人乳库数据库,但随着人乳库在全国的不断增加,建立母乳协会的必要性越来越大。

(三) DHM 费用问题

早期的人乳捐赠是有偿的,部分费用来源于使用 DHM 的医院。不同时期不同国家的付费方式有所不同,19 世纪 30 年代,美国波士顿人乳库的职业妈妈平均每月可以得到 28 美金,大约每盎司 0.1~0.3 美金。而加拿大的捐献者每捐 1 盎司可得到 0.05 美金。不过,后来由于大家发现部分职业奶妈开始把这当成赚钱的方式，而使得她们自己的婴儿母乳喂养不足，这项付费才逐渐被取消。

19 世纪 80 年代，瑞典每捐赠 1 盎司 DHM 约获得 0.6 美金，丹麦哥本哈根人乳库给捐赠者费用与此类似，且这部分收入是免税的。部分人乳库协会通过给捐献者提供吸奶器来表示对她们的支持，同时也支付给各人乳库一些运输费用。现在大多数人乳库采取的是免费捐赠、有偿使用的收费原则。美国的 DHM 价格远远比配方奶粉贵，平均 3~5 美元 / 盎司，但这些费用由美国医疗补助或美国妇幼营养补助项目（Women，Infants，and Children，WIC）买单，住院患儿由保险公司买单。我国人乳库由于发展历史尚短，目前相关政策尚不成熟，暂时采取无偿捐献、无偿使用的原则。

四、DHM 的医学应用

众所周知，母乳一直被视为是婴儿最好的、最天然的食品 / 粮食，特别是对早产儿，已证实可以降低脓毒血症、NEC、过敏和婴儿猝死综合征的发生率，同时提高早产儿喂养耐受性以及各脏器发育、神经认知和心血管结局。实际上，母乳喂养的好处包括健康、营养、免疫、生长发育、心理、社会以及环境等多方面。从营养学、经济学和情感需求等方面来讲，母乳均有得天独厚的优势。母乳喂养可以减少感染性疾病的发生，降低各种感染性疾病的严重程度，包括细菌性脑膜炎、腹泻、呼吸道感染、NEC、中耳炎、泌尿道感染、以及早产儿的晚发性败血症；减少过敏性疾病的发生；降低婴儿猝死发生率；减少后期甚至成年期的胰岛素依赖和非胰岛素依赖糖尿病、淋巴瘤、白血病、霍奇金病、超重和肥胖、高脂血症等疾病的发生。

不过，有很多母亲因为各种各样的原因（如母亲患严重疾病或母亲产后无泌乳或泌乳不足等）不能直接给她们的婴儿提供母乳，此时人乳库中的 DHM 就是他们的最佳选择。尽管目前商品化的配方奶粉质量不断改进，但是人们意识到无论怎样优质的奶粉都永远无法替代母乳。随着人乳库的建立和不断改进，越来越多的国家和人们开始意识到 DHM 的重要性，英国人乳库协会甚至将"一滴母乳拯救一个生命"作为该协会的宣传语。他们认为，DHM 与献血一样重要，可以拯救新生儿的生命。在挪威，每一个新生儿重症监护病房都有自己的人乳库，只有 2% 的新生儿监护病房患儿采用配方奶粉喂养，DHM 应用于早产儿直到体重达 3kg 或能直接母乳喂养为止。在瑞典，除极少数特例，几乎所有早产儿都采用人乳喂养至少到 34 周。世界卫生组织在全球婴儿和儿童喂养战略中提到，要把人乳库的建立作为促进和支持母乳喂养努力的一部分。欧洲儿科胃肠肝病与营养学会营养委员会（The Committee on Nutrition of the European Society for Pediatric Gastroenterology，Hepatology，and Nutrition，ESPGHAN）颁布文件指出：母乳喂养不仅对足月儿是必需的，对早产儿也是必需的；该文件进一步指出，新鲜的亲母母乳（Fresh own mother's milk，OMM）是早产儿第一选择，在无法获得 OMM 时，推荐使用 DHM（donor human milk，DHM），只有在既没有 OMM，也没有 DHM 时才选择早产儿配方奶粉。因此，对于早产儿来说，如果母乳不够，DHM 则成为其重要的替代品。

（一）早产儿应用 DHM 现状

欧洲国家应用 DHM 喂养早产儿已成为常规方法。在瑞典，除极少数早产儿外，几乎所有早产儿采用母乳喂养至少至 34 周；并选择蛋白质含量高的 DHM 给不成熟的小早产儿。在德国，除非父母亲不愿意接受 DHM，同时又没有亲母母乳时，才给早产儿配方奶粉喂养。在挪威，DHM 应用于早产儿直到体重达 3kg 或他们能直接母乳喂养为止。美国爱荷华州人乳库给几乎所有住院而没有 OMM 的早产儿提供 DHM 喂养。自 2013 年中国内地人乳库建立以来，越来越多的 NICU 早产儿亦选择 DHM 喂养，特别是没有亲母母乳的情况下。

(二) DHM 对早产儿的临床疗效

DHM 对早产儿最为直接、最有效的临床疗效是显著降低 NEC 的发生。同时有研究表明，DHM 对预防支气管肺发育不良（bronchopulmonary dysplasia，BPD）的发生、降低早产儿视网膜病（retinopathy of prematurity，ROP）的发病率、减少新生儿败血症发生等都有明显作用。2016 年希腊的一篇前瞻性队列研究表明母乳 +DHM 喂养的低体重儿比配方奶粉喂养的婴儿住院时间缩短、住院费用降低，而且出院后再住院及 8 个月内发生病毒感染的次数均明显减少。同时有研究对不同喂养方式的早产儿长期随访至 13~16 岁，发现 DHM 喂养的早产儿的动脉血压、低密度脂蛋白 / 高密度脂蛋白的比值较配方奶粉喂养组低，认 DHM 对心血管的健康有着长期有益的影响。

DHM 对早产儿的临床作用还可能显示在增强免疫方面。众所周知，母乳中含有大量的免疫活性物质，其中母乳低聚糖（human milk oligosaccharides，HMO）以及长链多不饱和脂肪酸（long-chained polyunsaturated fatty acids，LCPUFA）是关键的免疫调节因子。最近研究发现，巴氏消毒可以保存其含量及活性。HMO 是一种具有多功能的生物活性物质，如发挥益生元的功效、扮演可溶性的上皮细胞受体类似物从而阻止某些微生物与肠壁的黏附、发酵后的产物具有营养小肠黏膜的作用以及调节免疫细胞之间的相互作用等。LCPUFA 则在不同层面对免疫功能进行调节，如 ω-3 LCPUFA 代谢物可以诱导类花生酸的生成、改变基因表达、改变 T 淋巴细胞信号，所有这些均与免疫功能有关。

DHM 对早产儿神经发育的影响还不清楚。2016 年一篇随机对照试验（RCT）研究发现，用强化的 DHM 和早产儿配方奶粉作为 OMM 的补充，研究发现在贝利婴儿发展量表 - Ⅲ认知综合得分两组没有显著差异。而另一篇研究发现，未强化的 DHM 与足月儿配方奶粉对比，早产儿 18~22 个月的贝利婴儿发展量表Ⅱ得分更高。

(三) 对 DHM 临床应用的质疑

至今仍有不少新生儿科医生对 DHM 表示质疑，一方面担心病毒或其他病原体的传播，另一方面担忧 DHM 的营养成分是否满足早产儿的生长发育所需要。对于早产儿来说，如果将宫内生长速度作为早产儿营养结局的最终目标的话，无论是亲母母乳还是 DHM，如果不强化通常达不到该设定的生长速度。不过，配方奶粉公司也已经承认："配方奶粉或牛奶由于功能成分含量低，不可能被强化达到母乳的标准"。当然，也有人担心 DHM 中的生物活性物质在消毒与储存过程中会流失。确实有研究证明母乳在 4℃冰箱中存放 24 小时后，其各种营养成分均有不同程度的：如 40% 的维生素 C 和溶菌酶、30% 的乳铁蛋白、脂肪酶活性以及 sIgA 丢失。另外，乳汁收集后需常规进行巴氏消毒，目前常用的巴氏消毒温度为 62.5℃、30 分钟，也进一步造成了母乳中营养成分不同程度的流失：如丢失了 20%~50% 的 sIgA、0~50% 总 IgA、0~65% 的乳铁蛋白及溶菌酶、几乎 100% 淋巴细胞等。但以上所有质疑与担忧，并不能成为否认 DHM 临床疗效的理由。我们可以通过优化人乳库工作流程，加强人乳库的管理，必要时对 DHM 进行强化完全可以满足早产儿 / 低体重儿营养治疗的需要。DHM 应该也必须成为早产儿 / 低体重儿的健康促进、医学管理的常规手段之一。

(四) DHM 应用于其他疾病患儿

随着 DHM 的使用越来越广泛，其相关的研究也越来越多，它不再仅仅是营养来源，而逐渐充当为治疗性的药物。它的应用范围也逐渐由最初的早产儿扩展到儿童及成人患者，例如，DHM 可用于治疗短肠综合征、配方奶粉不耐受、慢性腹泻、慢性肾衰竭、IgA 缺乏或其他免疫功能低下或缺陷、术后喂养不耐受或喂养困难、严重感染及癌症等，发现可以减少住院天数，降低住院费用；同时对缓解医患纠纷、提高长期生命质量以及避免医疗资源偏移或浪费有着深远意义。另一方面，DHM 对健康足月儿的使用也正在增加，但生长和耐受性的证据有限。另外，不少国家发现人乳库的建立与 DHM 临床应用，还可提高当地的母乳喂养率。中国内地第一家人乳库自成立以来，其 DHM 亦用于一些外科术后因营养不良导致伤口难以愈合以及一些严重感染的患儿，发现 DHM 对这些患儿起来药物无法替代的疗效。特别是外科术后患儿，即使服用少量的 DHM，患儿的伤口却能迅速愈合，同时体重出现明显的、不可思议的追赶生长现象。

【关键知识点】

1. 人乳库建立以及 DHM 的使用不仅有利于早产儿、低体重儿、严重感染患儿、免疫功能低下或缺陷患儿、术后喂养不耐受或喂养困难患儿等的尽快恢复，还可达到减少住院天数，降低住院费用等效果；同时对缓解医患纠纷、提高长期生命质量以及避免医疗资源偏移或浪费有着深远意义。

2. 人乳库还需要进一步发展与扩大，甚至可以与国家母乳喂养政策、爱婴医院评审等挂钩。OMM 和 DHM 喂养是早产儿、低体重儿的基本权利，人乳库为此提供了可行性及实用性。

（刘喜红）

参考文献

1. ARNOLD AD. How North American donor milk banks operate: results of a survey, Part 1. J Hum Lact, 1997, 13 (2): 159-162.

2. ESPGHAN Committee on Nutrition, ARSLANOGLU S, CORPELEIJN W, et al. Donor human milk for preterm infants: current evidence and research directions. J Pediatr Gastroenterol Nutr, 2013, 57 (4): 535-542.

3. ARSANOGLU S, ZIEGLER EE, MORO GE, et al. Donor human milk in preterm infant feeding: evidence and recommendations. J. Perinat. Med, 2010, 38: 347-351.

4. 刘喜红，龚四堂，丁宗一. 中国人乳库的管理、意义及作用初探. 中国儿童保健杂志，2014, 22 (4): 340-342.

5. SANCHEZ LUNA M, MARTIN SC, GOMEZ-DE-ORGAZ CS. Human milk bank and personalized nutrition in the NICU: a narrative review. Eur J Pediatr, 2021, 180 (5): 1327-1333.

第二节　人乳库建立和运行管理操作流程

【导读】 1950 年波兰国家卫生部以法令的形式确认波兰人乳库的地位,1985 年北美人乳库协会(Human Milk Banking Association of North America,HMBANA)成立,2007 年欧洲人乳库协会(European Milk Bank Association,EMBA)成立。国家法令以及协会的成立有利于人乳库的规范管理及运行,为此各协会建立并颁布了人乳库的运行管理指南。各国先后根据各地实际情况进行了相应修改、调整和补充,从而建立各国的人乳库运行管理指南。中国人乳库发展较晚,第一家人乳库于 2013 年在广州市妇女儿童医疗中心建立后,至今已建立了 25 家人乳库,可见其发展速度非常快。基于中国大陆地区人乳库发展的需要,中国医师协会儿童健康专业委员会人乳库学组、中华医学会儿科学分会儿童保健学组联合《中华儿科杂志》编辑委员会,借鉴多个国家人乳库运行的经验和指南,结合我国国情,撰写了《中国大陆地区人乳库运行管理专家建议》《中国大陆地区人乳库运行质量与安全管理专家建议》,从学术和相关管理上规范人乳库的建立与运行。

一、定义

人乳库((human milk bank,HMB)是一项为特别医疗需要而招募母乳捐献者,收集捐赠人乳(donor human milk,DHM)并负责 DHM 的消毒、检测、储存、分配等工作的专业机构。

二、人乳库建筑、设施和设备

(一)建筑

人乳库基本业务用房应包括:人乳采集室、人乳处理室、人乳检验室(可在检验科)、贮奶室、资料档案室和办公室等。人乳库工作室的建筑与结构应大小合适、结构合理,便于人乳库日常操作和卫生要求。建筑和设施包括:①确保足够的空间放置人乳库相关设备和储存材料,保障捐赠母乳的加工卫生操作和存储;②制订避免母乳、母乳接触面或母乳包装材料污染的预防机制;③建筑时确保地面、墙面和天花板易于清洁、保持洁净和易于维修。从固定设施、管道上滴水或冷凝水不会污染母乳、母乳接触面或母乳包装材料。人乳库的所有场所都不得有昆虫出现。应采用有效方法去除昆虫,避免昆虫对人乳库场所造成污染。杀虫剂或灭鼠药灯光应谨慎使用,避免造成对人乳、人乳接触面或人乳包装材料的污染。

一些国家或地区建立大型的人乳库中心,并配置人乳库配送中心,所有 DHM 集中在这个中心进行消毒、储存、配送到需要的医院,运作模式类似于目前的血站。建立医院或区域性人乳库对建筑的要求主要和人乳库的覆盖范围和规模有关。

(二)设施与设备

人乳库的设施与设备的配置应能满足人乳库业务工作的需要。

1. 基础设施及设备：包括洗手池、医院级吸奶器、人乳储存容器、巴氏消毒仪(恒温震荡水浴箱)、2~8℃专用普通冰箱、-20℃以下专用低温冰箱、计算机及信息管理系统等。

2. 可选择的仪器设备：包括人乳成分分析仪、超净工作台等。

注意事项：

(1)专用低温冰箱应配有温度记录仪及温度敏感报警器，允许由于冰箱门开关或者自动除霜循环而出现轻微温度波动。

(2)建立设备维护、保养、校准和持续监控管理制度，由专人负责管理。

(3)制定人乳库关键设备发生故障时应急预案，明确应急措施实施的人员及职责。

(4)人乳库所有设备都应按照生产厂商的说明书进行清洁和维护，且应便于设备和相邻场地的清洁。

(5)所有人乳库设备在设计和制作材料选择时都应考虑易于清洗和维护；且应避免润滑剂、燃料、金属碎片、或其他物质污染 DHM。

(6)DHM 接触面应具有防腐蚀作用，且应由无毒材料制成，能够耐受设计使用的环境，并能承受清洁试剂和消毒剂(如需要)；DHM 接触面用于预防 DHM 被任何来源的物质污染，包括除母乳强化剂外的任何添加物质。

(7)如果人乳库使用母乳成分分析仪，应注意假阳性和假阴性结果，与平均值和中位线的偏离情况，以及标准差。

三、人乳库管理部门架构

人乳库运作应由有专业资质的护士、医师或人乳库操作人员管理监督，这些人员均接受专业培训，获得正确信息，有专业资质的、同时接受过专业培训的儿科、产科医生或护士担任，以确保人乳库运行操作的安全性。

人乳库管理人员应由医院相关部门、项目经理、医师或者高年资执业护士担任，或者由医疗专业人士组成的顾问委员会进行管理。小组人员应包括新生儿科、感染科、检验科、泌乳或乳腺科、妇产科、营养科、护理、药剂科以及行政管理等领域的专家。人乳库管理小组应定期合理评估对人乳库 DHM 的需求，从而科学管理、储存、分发和使用；应建立人乳库 DHM 监测机制以及不良反应报告系统。

四、人乳库操作人员要求

人乳库的操作人员应具备以下要求：①必须拥护和执行人乳库的执行标准。②有定期的体检健康证明。③操作前必须仔细地用肥皂或流动水冲洗双手，用 70% 的酒精刷干净指甲和双手 30 秒减少细菌附着；操作时应穿白大褂、戴口罩和手套。④有长发的操作人员应向后扎起头发。⑤接受过专门的母乳喂养支持和人乳库相关知识的培训。

五、捐献者筛查

捐献者应为健康、可信任的哺乳期女性，并且有充足乳汁满足自身婴儿需要，在符合捐赠条件下可捐赠多余的乳汁。

(一) 宣教

首先是让临床工作者应该认识到给危重或早产儿 DHM 喂养的重要性。研究发现，在对新生儿重症监护病房（neonatal intensive care units，NICU）临床医生进行 6 个月 DHM 益处的宣教后，93% 的临床医生倾向于推荐 DHM 喂养。

其次，需要对健康的哺乳期女性进行宣教，可以充分利用孕期课堂、产后康复中心宣传，使她们在满足自己婴儿需要的前提下，愿意捐赠人乳帮助有需要的新生儿，培养产妇捐赠人乳的意识。

另外，对捐赠者进行母乳喂养重要性和 DHM 对早产儿、危重患儿的临床意义以及人乳捐赠对维持自身泌乳的作用等方面宣教，以确保 DHM 质量和人乳库持续运行。同时，对捐献者开展 DHM 相关流程的宣教，这是确保 DHM 质量的重要环节，应详细介绍吸乳配件的清洁、洗手、人乳储存容器的选择、人乳储存容器的处理以及哪些状况下捐献者应停止捐赠母乳、哪些生活方式可能影响她成为合格捐献者、如何对人乳进行正确标记（包括捐献者编号和吸乳日期）、正确的冰冻和储存人乳。一般首次宣教和示范特别重要，捐献者有了第一次成功的尝试后，大部分都愿意继续捐赠人乳，这是人乳库持续运行的重要保障。

（二）捐献者筛查

对人乳捐赠者的筛查严格程度参照捐血者筛查，必须符合以下几个条件：

1. 身体健康，个人信誉良好。

2. 良好的生活习惯：无抽烟、饮酒、喝茶、吸毒等特殊嗜好，生活规律（设置问卷调查表）。

3. 无长期药物治疗史及近半年内无血制品输注史（结合医疗记录）。

4. 6 个月内的血清学检测合格：包括人类免疫缺陷病毒 HIV-0、HIV-1、HIV-2、人类 T 细胞白血病病毒 1/2 型（HTLVl/2）、丙型肝炎病毒、乙型肝炎病毒、梅毒螺旋体等均阴性。

注意事项：

（1）血清检查应由有资质的专业实验室进行，血清检验结果在捐献期都有效。如果产前或产后医疗机构提供的相关检测在上述时间范围内，也予以认可。

（2）如果捐献者出现生活方式改变或出现疾病，可能影响 DHM 的安全时，由该人乳库自行决定是否需要暂停捐献或者重新检测。

（3）捐赠人乳无需暂停使用的药物：①远离乳房区域的皮肤局部用药，使用乳房区域的局部用药应在吸乳前清洁乳房；②母亲口服用药但无法直接吸收的药物；③吸入途径给药如：哮喘、感冒或过敏所用药物；④非镇静抗组胺药；⑤眼药水；⑥糖尿病母亲使用胰岛素过程中。

（4）捐赠人乳前需要停用 72 小时的药物：①全身性抗菌或抗病毒药物（下列药物除外：氟康唑和阿奇霉素）；②阿司匹林和非甾体消炎药（NSAIDs，布洛芬除外）；③感冒和过敏的药物；④影像学诊断（含碘）和磁共振（含钆）造影剂；⑤草药类补充剂和保健品；⑥镇痛剂，全身或局部注射；⑦间断使用抗偏头痛药物；⑧药物类催奶剂；⑨用于缓解疼痛的短期麻醉剂；⑩ H_2 受体阻滞剂及以上未列出的质子泵抑制剂。

（5）接受甲状腺素补充的母亲在捐赠母乳前应有正常的 T_4 水平。

（三）排除标准

如果出现下述医学情况，将禁止捐献人乳。

1. **生活方式**

（1）捐献者是吸烟者（频繁或偶尔吸烟）或使用过含尼古丁成分的物品。

（2）每日均饮用超过 40~60ml 烈性酒或 100ml 红酒或 200ml 啤酒；过去 24 小时内饮用

超过 60ml 或相当量烈性酒。

(3) 捐献者经常摄入大量的含黄嘌呤的食品,如咖啡、茶、可乐或可可。

(4) 过去 3 个月去过热带病流行区。

(5) 在过去 12 个月内的性伴侣有 HIV、HTLV 或肝炎高危因素者。

(6) 过去 12 个月内的性伴侣曾经在非正规场所使用非灭菌针或多人用染料进行刺青、纹绣、使用多人反复使用器械进行过穿耳或其他身体部位穿刺者,或意外被污染的针刺破者。

(7) 过去 12 个月内自己或性伴侣被连续监禁超过 72 小时者。

2. **母亲用药和治疗**

(1) 过去 6 个月内接受输血或血液制品者。如果曾经接受血液制品或输血,应在输血 6 个月左右时进行血清检测。

(2) 过去 12 个月内接受器官 / 组织移植。

(3) 过去 12 个月内,用多人反复使用器械进行过耳朵或其他身体部位穿刺,在非正规机构进行刺青、用针进行纹绣,或者被不干净的针刺破等状况。

(4) 每日使用不适合进行母乳喂养的非处方药(OTC)或全身性处方药。

(5) 经常使用大剂量超过推荐水平剂量的维生素和 / 或用作药物的草药产品,包括维生素 / 草药组合。

(6) 不补充维生素 B_{12} 的全素食者。

(7) 过去 12 个月内使用成瘾药物。

(8) 慢性感染如 HIV、HTLV、活动性结核病等,有乙肝或丙肝病史。

(9) 有白血病或淋巴瘤病史,过去 3 年内有其他癌症治疗病史者。某些低危癌症,包括鳞状细胞癌或基底细胞癌,可根据个体实际情况排除。

(10) 使用人垂体源性生长激素、角膜移植、硬脑膜移植、牛胰岛素或有克雅病家族史。

(四) **暂时取消资格**

人乳库要求捐献者报告所有家庭成员的疾病。由有资质的人乳库工作人员确定是否存在需要暂时取消资格的疾病或用药问题。暂时取消资格后,可由有资质的人乳库工作人员判断恢复捐献资格。

捐献者如果出现下列情况时需要暂停捐献:①在任何疾病的急性感染期,包括临床乳腺炎、乳房或乳头真菌感染需要治疗时;自身免疫疾病,如系统性红斑狼疮等的再复发需要药物治疗。暂停捐献的时间也要考虑用药的具体暂停时间。②家庭成员发生风疹或水痘的 4 周内,从结痂开始计算。③乳房或胸部发生潜伏单纯疱疹病毒或水痘复发,当病灶结痂开始的 1 周内。④饮酒后 12 小时内。⑤捐献者或其接触的家庭成员接受天花疫苗而且无并发症发生的 21 天内,或者直到结痂自然脱落。⑥捐献者或其伴侣在正规场所使用灭菌针和单人用染料进行刺青。⑦捐赠者接受麻疹、腮腺炎或风疹活病毒疫苗后的 2 个月内。⑧任何使用的 OTC 或者处方药,包括自己服用或由医师处方的超剂量维生素、顺势疗法、催奶药物或草药均应该向人乳库汇报。

(五) **捐献资格认可**

每个人乳库制定专人负责批准或暂停捐献,确认筛查程序的完整,确定捐赠母乳符合加工、分配的要求。一旦捐献者获得批准将立即获得通知,同时将被告知关于自身或家人出现健康、用药或生活方式改变时定期积极沟通,随时和人乳库联系人沟通。

六、DHM 收集、加工与储存

由于细菌能在人乳中快速生长繁殖,故在收集与贮存的过程中的每一个步骤都必须注意清洁卫生,并遵循危害分析与关键控制点系统(hazard analysis and critical control points,HACCP)的各项规定。

(一) DHM 收集步骤

1. 采集人乳前用流动水正确洗手。

2. 清洁乳房,特别是乳头和乳晕周围。

3. 挤奶方式可采用直接手挤、电动或手动吸奶泵挤奶;不主张滴奶(婴儿一侧吸奶,另一侧自动流下的奶)。

4. 没有必要为了减少可能的细菌污染而丢弃最初的 5~10ml 人乳。

5. 所有吸乳设备必须遵守卫生标准,吸奶泵所有配件都应注意清洁和消毒。

6. 挤出的人乳置于专用的人乳储存容器中,密封冷藏,并做好标签(包括捐赠者编号、挤奶时间、消毒时间等)。

7. 每次捐赠的人乳不应装满整个容器,因为当乳汁凝固时体积会变大,250ml 容积的储奶容器最多只能储奶 200ml。

(二) 人乳储存容器

可使用玻璃和硬塑料(聚碳酸酯、聚丙烯)容器(优先选择后者),不建议使用软塑料聚乙烯袋(容易破裂造成污染)。

(三) 设备清洗和消毒

1. 和人乳接触的所有材料在使用后,必须彻底清洗和冲洗,以减少所有残余有机物。

2. 挤奶泵里所有的配件都必须经过正确的清洁和消毒。

(四) DHM 的储存

1. **DHM 在家的储存** 如果条件许可,建议用单独的冰箱来储存 DHM 或者冰箱的单独区域作为储奶专用。在家中挤出的新鲜未加工人乳尽量减少在常温存放的时间,应以最快的速度放入冰箱 4℃冷藏。储奶容器应密闭并放在冰箱最冷的位置,远离冰箱门处,防止细菌繁殖和脂肪分解。

新鲜未加工人乳可以在 4℃冰箱中保存 96 小时,或者冷冻储存在 −20℃最长储存时间 6~12 个月,但如果是用于喂养早产儿推荐储存不超过 3 个月。不推荐把新鲜未加工人乳直接加入冷冻人乳中。

2. **DHM 在人乳库中的储存** 用来储存 DHM 的容器应该标明捐赠者编号、采集时间及消毒时间。DHM 挤出后应尽快放入冰箱 4℃冷藏并尽快消毒。消毒后应储存在单独的 −20℃冷冻层,该层温度应严格控制好,推荐储存不超过 3 个月。新鲜冷冻人乳应与消毒后冷冻 DHM 分开存放。人乳库冰箱应用温度计进行严格的温度控制,如果温度有波动,DHM 应该尽快使用完。

3. 人乳样品可在 −70℃下保存。

(五) 巴氏消毒

巴氏消毒法可应用于单一的母乳捐赠者或不同捐赠者的混合母乳。热处理必须用于新鲜母乳或未消毒的、紧密封存的奶瓶中解冻的母乳。在巴氏消毒前,解冻的母乳在室温下放置不宜超过 2 小时。

巴氏消毒时,奶瓶必须装有接近容器 4/5 容量的母乳。不采用低温巴氏消毒方法,建议在 62.5℃下进行 30 分钟(可除去 CMV,无活性的 HIV 和 HTLV,并杀死细菌)。测量、记录和保存巴氏消毒条件的资料。

巴氏消毒结束后,应立即把装母乳的篮子从巴氏消毒器中移开。用冷水快速冷却(可以冰箱内的水),最好在 10 分钟内温度从 62.5℃降到 25℃。在冷却过程中,为防止污染,瓶盖需要保持在水平线上,除非是瓶盖和仪器设计成浸在水下使用。

(六) 细菌学检测和质量控制

1. 巴氏消毒前,对母乳感官评估。如有不正常的外观或样品有味道,必须丢弃。

2. 细菌学检测。①巴氏消毒前检测:第一次捐赠必须检测,合格后方可进行巴氏消毒。混匀不同捐赠者的乳汁或单一捐赠者的乳汁检测 10 批次都合格,可改为每个月或每 10 批检测 1 次。②巴氏消毒后检测:工作初期,建议对每一批次消毒后的人乳进行检测。如果有 10 批次都合格,可改为每个月或每 10 批检测 1 次。当执行细菌学筛选时,巴氏消毒的人乳只有在培养结果明确的情况下才能使用。

3. 母乳细菌学检测标准。为保证巴氏消毒前后每一瓶细菌学检测抽样均合格,建议将不同捐赠者或同一捐赠者的人乳混匀后抽样进行检测。①巴氏消毒前:总活菌不超过 10^5CFU/ml 或金黄色葡萄球菌不超过 10^4CFU/ml 或肠杆菌属不超过 10^4CFU/ml;②巴氏消毒后:不能有任何种类的细菌生长。

4. 所有的母乳瓶要进行细菌计数的检测。

5. DLED 或 COLUMBIA 琼脂是适合检测细菌的媒介。

6. 根据 HACCP 原则,必须应用质量控制检测方法定期对人乳库所有操作程序进行检查,并且可以采取一种临时或随意的方法进行质量控制。

(七) 捐赠母乳的解冻

冰冻乳液,不管是新鲜的还是经过巴氏消毒的,必须按以下方法解冻:①放冰箱冷藏室缓慢解冻,最长解冻时间不超过 24 小时;②在不超过 37℃的温水容器中或在微温的流动水下快速解冻。

注意事项:①在快速解冻的时候要特别注意不要让储存乳液的容器盖和水接触;②在家中收集和冰冻的乳汁,在解冻后进行巴氏消毒前,在冰箱内最长可保存 24 小时;③人乳库里经过巴氏消毒的冰冻乳液,在解冻后应尽快使用,在冰箱内最长保存 24 小时;④冰冻乳液解冻后不能再次冰冻(因会增加脂类水解作用);⑤不能使用微波炉解冻或加热乳汁。

(八) 捐赠母乳的运输

人乳库按照母乳运输的标准操作准则进行并根据 HACCP 的原则,以确保母乳运输至目的地时仍保持完好和冰冻状态:①避免使用普通冰块;②运输母乳的容器应该是坚硬的、隔热的、容易清洗并且不被污染的;③转运时容器中应该放冷却剂并且在空隙处填塞泡沫包装材料以保持温度恒定;④在家中冷冻的母乳应保证到达人乳库时仍处于冷冻状态,长距离转运时应维持转运温度在 –20℃。

(九) 捐赠母乳的转运和分配

1. **捐赠母乳的转运**　医院与患者家属签订捐赠母乳使用知情同意书后,捐赠母乳按照临床处方或医院采购订单进行分配。除非医师处方要求新鲜冰冻或新鲜冷藏未加工的母乳,一般分配的都是经过巴氏消毒的母乳。鼓励医院与患者家属签订"使用捐赠母乳知情同意书"。母乳可能需要从一个人乳库转运至另一个人乳库。输出人乳库只能从合格捐献者处收取母乳,并与接收人乳库达成协议,商定每单位母乳的运送费用。这些费用包括转运人乳库的日常成本和捐献者筛查费用。输出人乳库将捐献者编号与储存的母乳一起转运至接收人乳库,以便出现问题时的追溯和召回,也有助于保护捐献者隐私。巴氏消毒的母乳转运至其他人乳库时,应保留原始标记信息,说明巴氏消毒过程的操作地点。接收人乳库可以另加自己的标签,但不可掩盖或去除原始标签。目前国内建立的人乳库都是以医院为单位,接收捐赠母乳并给予各自医院的新生儿,不存在转移母乳到其他医院或人乳库的问题。

2. **捐赠母乳的分配** 捐赠母乳可用于以下患儿:①早产儿;②吸收不良;③喂养不耐受;④免疫缺陷;⑤某些先天性异常;⑥术后加强营养术后营养不良;⑦重症感染;⑧其他需要添加母乳的医学指征。

如果人乳库母乳充足,还可以扩大适应证,包括但不仅限于:①母乳缺失或母乳不足;②母亲疾病需暂停母乳喂养;③亲母母乳可能对婴儿有健康危害;④母亲死亡;⑤由于医疗原因,婴儿需要母乳但母亲泌乳不足或没有母乳。目前,我国捐赠母乳量还比较有限,主要给予极低或超低体重儿、部分吸收不良、喂养不耐受,免疫缺陷、术后加强营养等患儿。

3. **使用人乳库捐赠母乳流程** 专科医生开具用奶申请,家长签署用奶知情同意书,人乳库根据奶量分发并做好记录,按运输要求派送至专科,由专科护士签字验收,冰箱冷藏室保存并登记解冻时间,最后由专科护士根据医生的饮食医嘱分次喂养,专科医生或营养师随访疗效及不良反应。使用人乳库的捐赠母乳的流程图见图7-2-1。

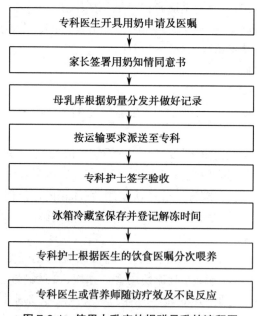

图 7-2-1 使用人乳库的捐赠母乳的流程图

七、人乳库记录

(一)捐献者记录

1. 捐献者原始筛查表,包含病史(特别是传染病史)、饮食、生活方式(包括饮酒和抽烟状况）、用药 / 中药等情况。

2. 血清检测阴性结果，包括：HIV-0、HIV-1、HIV-2、HTLV-1、HTLV-2、乙型和丙型肝炎、梅毒以及该人乳库要求的其他筛查项目如巨细胞抗体 -IgM 等检测。

3. 医疗机构提供的捐献者及其婴儿的健康状况（除非婴儿不在母亲身边或已经死亡）。

4. 捐献者婴儿的出生日期和胎龄。

5. 每次捐献记录。

6. 母乳捐献知情同意书。

注意事项：①母乳捐献记录应视为机密。②母乳捐献记录应妥善保存。

（二）母乳接受者记录

处方医师姓名，或医院及订单号（如捐赠母乳不只限于本院适用）；受捐者出生日期及孕周，受捐者编号、分发母乳的分发日期、批号、奶瓶数量、每瓶体积数；接受捐赠乳知情同意书；其他相关信息，如患者诊断和治疗结果（如果可以获得）。

1. 处方医师姓名，或医院及采购单号（如捐赠母乳不只限于本院适用）。

2. 受捐者一般情况包括出生日期、胎龄、性别及受捐者编号。

3. 捐赠母乳的分发日期、批号、奶瓶数量、每瓶奶量（ml）。

4. 应用捐赠母乳知情同意书。

5. 其他相关信息如患者诊断和治疗结果（如果可以获得）及不良反应等。

（三）人乳库管理记录

1. 每次 / 批母乳的捐赠者编号。

2. 捐赠日期及时间、奶量、消毒日期及时间、保存日期。

3. 巴氏消毒前后细菌学检测结果。

4. 冷冻、冷藏和巴氏消毒的温度信息。

5. 申请使用与分发母乳的详细信息。

6. 所有设备校正记录。

7. 人乳库财务情况记录（如适用）。

八、人乳库的质量管理

为了达到特别的质量目标，必须有设计合理的实施管理计划提供质量保证。因此，必须有完整的文件记录和有效的检测体系。尽管和输血相比，通过喂养捐赠的母乳散播感染源的风险大大降低，但传播的后果是一样严重的。国际上，人乳库根据乳制品制造业发展的质量检测体系对捐赠者、采集的母乳进行筛查和检测，从而对通过捐赠的母乳传播的疾病风险负责。而目前，并没有国际认可的人乳库运行指南。故可根据实际情况，制定自己的质量标准。

2017 年，中国医师协会儿童健康专业委员会人乳库学组、中华医学会儿科学分会儿童保健学组联合《中华儿科杂志》编辑委员会颁布了中国大陆地区人乳库运行质量与安全管理专家建议，建议包含了以下几个方面：①建立多学科的质量与安全管理小组；②审核 DHM 的质量信息；③确定预期使用者并考虑相关危害因素；④制作加工流程图；⑤现场验证制定的流程图；⑥列出潜在的危害因素，进行危害分析并制定控制方法；⑦确定 CCP；

⑧确定 CCP 的关键限值；⑨建立每个 CCP 的监控要求；⑩建立纠正措施；⑪建立验证程序；⑫ 建立文件和档案记录。

2020 年北美人乳库协会（HMBANA）授权美国和加拿大非营利性人乳库制定了人乳库运行标准，概述了为确保捐助者母乳的安全和质量而采取的安全措施。对每个人乳库质量保证计划包括：

1. 良好生产规范（good manufacturing practice，GMP）程序监测和记录保存：①卫生和虫害控制时间表和清单；②员工教育培训记录；③设备维护和校准时间表和记录。

2. 验证和确认工作：①洗碗机温度验证；②消毒液及消毒液化学浓度验证；③捐助者和批次记录自我审计，以验证关键限制是否满足。

3. 安全例会及根本原因分析记录等，以此来指导人乳库的运行。

> **【关键知识点】**
>
> 1. 规范运营和严格管理是人乳库得以持续发展的前提。
>
> 2. 我国目前借鉴了北美人乳库协会及欧洲人乳库协会等的相关指南，结合我国国情及大陆人乳库运行情况，成立了中国医师协会儿童健康专业委员会人乳库学组，并撰写了《中国大陆地区人乳库运行管理专家建议》《中国大陆地区人乳库运行质量与安全管理专家建议》，对于我国人乳库的建立、捐献者的宣教、人乳库的操作流程以及捐赠母乳的分配与转运等方面规范化有重要的参考价值。
>
> 3. 我国目前还没有人乳库建立和运行相关指南。本节探讨了北美人乳库协会、欧洲人乳库协会等的相关指南，对于我国人乳库的建立、捐献者的宣教、人乳库的操作流程以及捐赠母乳的分配与转运等方面规范化有重要的参考价值。

（刘喜红）

参考文献

1. HARTMANN BT, PANG WW, KEIL AD, et al. Best practice guidelines for the operation of a donor human milk bank in an Australian NICU. Early Hum Dev, 2007, 83 (10): 667-673.

2. 刘喜红，龚四堂，丁宗一．中国人乳库的管理、意义及作用初探．中国儿童保健杂志，2014, 22 (4): 340-342.

3. WRIGHT KC, FEENEY AM. The bacteriological screening of donated human milk: laboratory experience of British Paediatric Association's published guidelines. J Infect, 1998, 36 (1): 23-27.

4. 韩树萍，余章斌，陈小慧．2013 年北美人乳库的建立和运行管理指南．中华实用儿科临床杂志，2014, 29 (23): 1838-1840.

5. UPDEGROVE K, JONES F, SAKAMOTO P, et al. Guidelines for the Establishment and Operation of a Donor Human Milk Bank. 16th ed. Texas: Human Milk Banking Association of North America, 2013.

6. 中国医师协会儿童健康专业委员会母乳库学组，中华医学会儿科学分会儿童保健学组，《中华儿科杂志》编辑委员会．中国大陆地区人乳库运行管理专家建议．中华儿科杂志，2017, 55 (8): 573-576.

7. 中国医师协会儿童健康专业委员会母乳库学组，中华医学会儿科学分会儿童保健学组，《中华儿科杂志》编辑委员会．中国大陆地区人乳库运行质量与安全管理专家建议 [J]．中华儿科杂志，2017, 55 (8): 577-579.

附1：母乳捐献知情同意书

捐赠者姓名： 年龄： 岁 G P 产后： 月

分娩信息：分娩日期： 分娩胎龄： 周 婴儿性别：男□ 女□

婴儿出生体重： kg 婴儿出生身长： cm

现婴儿体重： kg 身长： cm 头围： cm

拟行的项目： □ 捐乳采集

　　　　　　　□ 捐乳消毒

　　　　　　　□ 捐乳贮存

施行该项目的目的

对于早产儿(特别是极低体重儿、超低体重儿)、严重营养不良伴喂养不耐受或严重感染等患儿，人乳不仅仅是最佳的食品，甚至还可能成为无可替代的药品。

捐赠母乳的优缺点

优点：①母乳不吸或不挤、少吸或少挤、或每次没有吸空都可能导致奶水越来越少。②对乳头的刺激越多，乳母体内的泌乳素分泌越多，奶水也会越来越多。③因为您的捐赠母乳帮助了需要人乳喂养的患儿并促进了他们的疾病愈合以及健康成长，会带给你自豪愉悦的心情，反过来可以提高捐赠者的母乳质与量。

缺点：无。

捐赠者陈述： 我已详细阅读以上内容，自愿捐赠母乳以帮助住院的患儿。

签名： 日期： 年 月 日 身份证号码：

联系电话： 联系地址：

医师 / 营养师 / 护师签名： 日期： 年 月 日

附2：应用捐赠母乳知情同意书

受捐患儿姓名： 性别： 年龄： 科室： 床号： 住院号：

入院日期： 临床诊断：

拟行的项目： 人乳库捐赠母乳喂养

施行该项目的目的

对于早产儿(特别是极低体重儿和超低体重儿)、术后喂养不耐受、严重感染、免疫功能下降等患儿，母乳喂养可促进肠道细胞成熟、显著降低喂养不耐受、提高机体免疫功能等各种好处，但由于下列原因，亲母不能满足患儿需求。

□ 亲母因健康原因不宜哺乳

□ 亲母母乳量不够或母婴分离送奶不方便

□ 亲母已断奶

施行该项目的潜在风险

人乳库捐赠母乳经过了科学的工艺处理以及严格的管理制度以防范风险。但是，仍然可能存在以下潜在风险。

1. 运送、解冻或使用过程中有可能发生污染。

2. 捐乳者虽然经过体检，并排除了常见传染病如 HIV、乙肝、丙肝、梅毒等，但不能筛查出处于潜伏期的传染病。

家长 / 监护人陈述

本人已详细阅读以上内容,对医师、护士的告知表示完全理解。经慎重考虑,本人同意人乳库捐赠母乳喂养。

家长 / 监护人签名:　　　　　　　　与患者关系:

身份证号码:　　　　　　　　　　　联系地址:

联系电话:　　　　　　　　　　　　日期:　　　年　　　月　　　日

医生 / 营养师 / 营养护师签名:　　　日期:　　　年　　　月　　　日

附 3：人乳库收集母乳流程

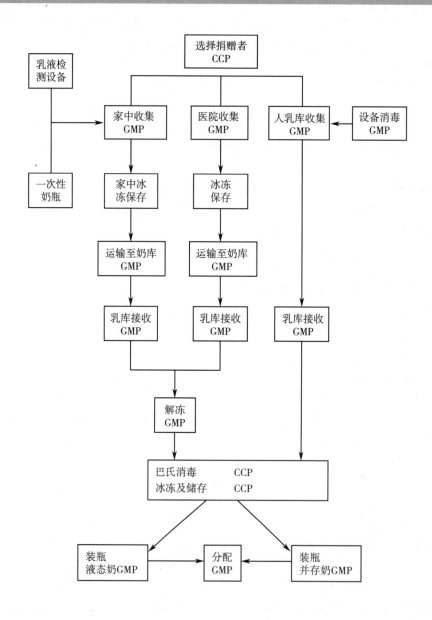

附 4：人乳库各项制度

一、人乳库工作制度

1. 人乳库设有管理小组，其成员包括：分管业务的院长、新生儿科专家、营养科专家、护士以及后勤人员等。

2. 人乳库由专人管理，对收集的母乳进行登记、消毒、储存与管理。

3. 保持室内清洁卫生，每日用清水擦拭工作台面及其他用品。

4. 保持室内空气清新干燥，采用循环风紫外线空气消毒器消毒，每日消毒 1 小时；每月空气培养。

5. 冰箱每日用清水清洁 1 次。

6. 恒温水浴箱内水每日更换，并擦洗干净水箱。

7. 每次用后的物品要清洗干净，消毒备用。

8. 非本科室人员不得随意进出。

9. 各点收集来的母乳入库前要检查标签是否齐全，并做好入库登记。

10. 每日定时到各点将收集到的母乳取回，标识清楚后消毒，待冷却后按收集时间先后放置冰箱储存备用。

11. 对采集到的母乳每月进行抽样培养。

12. 人乳库操作规程需严格按照质量控制管理步骤进行。

13. 做好档案记录和文件存档。

二、人乳库用奶及管理制度

1. 坚决遵守与执行国家的相关法律、法规，如《中华人民共和国母婴保健法》《中华人民共和国食品安全法》。

2. 促进和鼓励母乳喂养，加强宣传教育和公益活动，为母乳喂养提供必要的条件。

3. 对相关人员进行母乳喂养知识的培训，为孕产妇、婴儿母亲提供母乳喂养指导和帮助。

4. 人乳库人乳优先用于捐赠者自己因病住院的婴儿。

5. 人乳库人乳优先用于早产儿、低体重儿以及危重新生儿，如休克、败血症、BPD、术后新生儿等。

6. 人乳库人乳可应用于严重牛奶蛋白过敏、代谢性疾病、免疫缺陷病、慢性肾功能不全、先天性心脏病喂养不耐受婴儿，母亲因病不能喂养的新生儿，喂养困难等婴儿。

7. 现阶段所有人乳库捐赠乳使用均免费。

8. 合理评估对人乳库人乳的需求，科学管理、储存、分发和使用。

9. 建立人乳库人乳监测机制以及不良反应报告系统。

三、人乳库消毒制度

1. 人乳库应设独立区域，并设置有洗手装置，非工作用品禁止携带入室。

2. 在班医护人员必须着工作服，着装整洁，进行操作时戴口罩，护士还应穿护士鞋。

3. 进行操作前必须按规定洗手或用消毒液擦手。

4. 保持室内空气清新干燥,采用循环风紫外线空气消毒器消毒,每日消毒 1 小时;定期对空调出风口进行清洗。

5. 盛奶具均为一次性用品,使用一次后即弃去。

6. **物体表面消毒**

(1)操作台、柜子及桌面每日用清水擦拭;

(2)冰箱每日用清水清洁 1 次;

(3)水浴箱每日更换用水,并将水槽清洗干净;

(4)洗手池、水龙头每周用 0.05% 含氯消毒液擦拭消毒。

7. 地面消毒。地面无明显污染时,采用湿式清扫,清水或清洁剂拖地每日 2 次。地面有排泄物、呕吐物、引流物、分泌物等污染时,用 0.1% 含氯消毒液湿式拖地。

8. 每月对人乳库空气、操作台面、物体表面及工作人员手部进行环境卫生学消毒效果监测。

9. 人乳库工作人员如患有皮肤化脓、呼吸道及其他感染性疾病,应暂时调离岗位。

四、冷链设备管理制度

1. 加强冷链设备的管理,记录各种设备的品名、型号、数量等,建立设备运转和维修记录本,并记录发生故障与维修情况。

2. 冷链设备和器材只为人乳库专用,不得挪作他用或任意调换。

3. 每台设备专室摆放应符合要求,必须设置温度计,每日上下班各测温度一次,并完整记录,发现温度不正常时及时寻找原因,并快速处理,并记录停电时间。

4. 冰箱内严禁存放私人食品、药品等其他物品。

5. 保持冰箱内的清洁卫生,结霜要定期清除。

6. 运输母乳时应使用冷藏设备,包括冷藏箱、冰包、冰瓶等。

7. 定期对冷链设备进行监测,了解其动转状态,确保冷链系统良好运转。

8. 冷链设备的使用、维修、报废和更新要严格按上级规定执行。

第三节　危害分析与关键控制点在人乳库中的应用

【导读】　截至目前,国内人乳库已经成立二十余家,国际上人乳库更多达几百家。虽然人乳库建立有相关指南,但是人乳库质量与安全控制没有统一的标准。危害分析与关键控制点是国际上通用的食品安全卫生的管理规则,它为食品加工过程中每个质量控制点的控制提供参考依据。人乳库中捐赠母乳的处理加工涉及多个步骤环节,危害分析与关键控制点也可以为人乳库质量与安全控制提供有效可行的质控方案。

一、人乳库建立危害分析与关键控制点的必要性

目前在国际上,已经有许多国家和地区结合本区域情况建立了各自的人乳库(human milk bank,HMB),并制定了相关的人乳库运行管理指南。人乳库在我国也像雨后春笋一样不断涌现,短短三年已有 20 余家人乳库建立。但人乳库建立的标准各国并不统一,如何建立安全、高质量的人乳库是大家关注的热点。

危害分析与关键控制点(Hazard Analysis and Critical Control Points,HACCP)是 1997 年国际食品法典委员会公布的食品安全卫生的管理规则。国际标准 CAC/RCP-1 "食品卫生通则 1997 修订 3 版"对 HACCP 的定义是鉴别、评价和控制对食品安全至关重要的危害的一种体系。也就是说,HACCP 是对可能发生在食品加工环节中的危害进行评估,进而采取控制的一种预防性的食品安全控制体系。有别于传统的质量控制方法,HACCP 是对原料、各生产工序中影响产品安全的物理、化学、生物各因素进行分析,确定加工过程中的关键环节,建立并完善监控程序和监控标准,采取有效的纠正措施,将危害预防、消除或降低到消费者可接受水平,以确保食品加工者能为消费者提供更安全的食品。HACCP 由 7 个原则组成,包括:①进行危害分析及危害评估;②确定关键控制点;③确定关键限值;④建立每个关键控制点的监控要求;⑤建立关键限值失控时之矫正措施;⑥建立确保 HACCP 体系良好使用的验证程序;⑦建立记录程序。

人乳库目前还没有全球标准的安全程序,但安全和质量管理对人乳库来说至关重要。母乳从捐献到使用涉及许多步骤环节,可能发生污染、营养或免疫性质改变,HACCP 可以提供母乳安全与功能相平衡的解决方案。HACCP 包含 7 个原则和 12 个步骤,提供了一个适应性强的框架,这意味每个地区或医院的人乳库都可以根据这一框架制定适合其自身应用的 HACCP。将 HACCP 引入人乳库的管理可以预防、消除或降低捐赠母乳从采集到食用过程可能潜在的安全危害,以保障提供安全的捐赠母乳给新生儿。

二、HACCP 原理及在人乳库中的应用

(一) 建立多学科的 HACCP 小组

HACCP 小组人员应具备多种专业背景,如可包含微生物、泌乳、营养、助产、护理、药理、新生儿科、儿科、感染控制、行政、社区关系、咨询、后勤等方面的人员。HACCP 计划制定过程中,也可以咨询其他专家或有 HACCP 经验的食品工程领域的专家。HACCP 小组中包括 HMB 人员是非常重要的。他们拥有人乳库方面的专业知识,也更熟悉操作的可变性和局限性。HMB 人员也是实施和支持 HACCP 计划的人员。所有小组成员必须确保母乳在收集、处理及分发过程中的质量、安全及伦理要求。而且,HACCP 团队可能由来自较大的 HMB 团队中的小部分代表组成。多样化的专业知识可以集思广益,并支持有效的决策。

HACCP 小组的职责:小组成员需要接受 HACCP 计划的培训,以确保 HACCP 计划具有可行性并根据实际需要修订 HACCP 计划。如果 HACCP 计划具有可行性,小组需要对其他相关人员进行培训。表 7-3-1 为 HACCP 小组成员举例,仅供参考。

(二) 完成捐赠母乳的描述

人乳库必须制定并维护严格的安全规范,以完成捐赠母乳(DHM)的描述(表 7-3-2),可以帮助鉴别捐赠母乳可能存在的所有危害。DHM 描述应该包含母乳外观特性、基本成分信

息、病原菌生长的可能性以及产品处理过程的简要步骤。此外,HACCP 小组应该考虑到捐赠母乳处理过程中引入或加剧的危害。例如,次优条件下母乳收集、储存和运输会增加病原菌污染的风险;没有合适的捐献者筛查程序,捐赠母乳可能存在未知病毒感染的风险;其他的污染,如捐献者正在服药,也是潜在的危害。HACCP 小组应努力管控这些风险,还须平衡与管理这些风险相关的时间和成本,以及根本不提供捐赠母乳的风险。

表 7-3-1　HACCP 小组成员

姓名	职务	小组内职责	工作岗位	专业特长	学历
×××	新生儿科主任	负责人乳库质量安全管理体系的策划、建立;提供建立、实施、保持和更新人乳库质量安全管理体系所需的资源;负责与人乳库质量安全管理体系相关事宜的对外联络;负责体系运行的管理,定期向最高管理者报告体系的有效性、适宜性和充分性;组织 HACCP 小组开展工作,负责 HACCP 计划的审核;组织人乳库质量安全管理体系的内审以及体系的日常运行管理工作。	组长	具有丰富的管理经验;熟悉人乳库操作流程及质量管理;熟悉捐赠母乳对早产儿的益处及处理了不当存在的风险;	×××
×××	NICU 医师	协助小组组长做好人乳库质量安全管理体系的策划、建立,及人乳库质量安全管理体系的内审以及体系的日常运行管理工作;参与危害分析和 HACCP 计划的制定;负责组织对潜在不安全产品的评审并根据 HACCP 制定纠偏措施;	质量体系管理	熟悉人乳库操作流程及质量管理;熟悉捐赠母乳对早产儿的益处及处理了不当存在的风险;能及时对存在安全风险的情况 / 产品做出应对措施	×××
×××	检验技术员	负责捐献者筛查、捐赠母乳检测等危害分析、HACCP 计划的制定和实施;参与 CCP 验证及 HACCP 计划变更;监督管理责任操作员的实际操作;	检验科管理	熟悉捐献者筛查全部程序及危害分析;具有相关管理经验;具有微生物学历背景	×××
×××	护士长	负责母乳采集、转运、储存、接受和使用过程中危害分析、HACCP 计划的制定和实施;负责巴氏杀菌 HACCP 计划的制定及实施;参与 CCP 验证及 HACCP 计划的变更;负责对捐献者及早产儿母亲的泌乳宣教及指导,制定相应宣教方案;监督管理责任护士的实际操作;	护理管理	具有丰富母乳喂养指导经验;具有相关管理经验;深刻理解捐献者宣教的意义与重要性	×××
×××	行政	负责 HACCP 计划的制定;负责质量安全体系的内审工作;负责人乳库质量管理文件的归档、整理;	行政管理	熟悉行政体系运行管理	×××

说明:此表格仅供举例,实际使用过程中可包含以上内容,但不限于以上内容。

表 7-3-2 DHM 描述举例 1

产品名	巴氏消毒解冻的捐赠母乳
DHM 描述	物理特性:冷冻后解冻的液体(冷藏条件下不超过 24 小时;质地均匀或略微分层;乳白色或淡黄色(初乳); 没有肉眼可见的异物; 化学特性:能量 ×××kJ/100ml;蛋白质 ×××g/100ml;碳水化合物 ×××g/100ml;脂肪 ×××g/100ml;固形物含量 ×××g/100ml 生物特性:细菌总数 0CFU/ml; 不含肠道致病菌、金黄色葡萄球菌和其他生物活体。
处理加工步骤	捐献者筛查→ 母乳采集→ 母乳储存(冷藏或冷冻)→ 巴氏消毒(62.5℃,30 分钟)→ 消毒后母乳储存(冷冻,−18℃,<3 个月)→ 解冻→ 待用
包装容器	带旋盖的食品级聚丙烯塑料瓶
转送包装容器	绝缘、刚性冰盒(内置干冰或冰袋)
保质期	4℃冷藏,24 小时
预期使用人群	早产儿
标签说明	捐献者姓名:×××;收集日期:× 年 × 月 × 日;巴氏消毒:62.5℃,30 分钟;巴氏消毒日期:× 年 × 月 × 日;冷冻日期:× 年 × 月 × 日;净含量:×ml;批号:×××;人乳库名称:××× 人乳库

说明:此表格仅供举例,实际使用过程中可包含以上内容,但不限于以上内容。

(三) 确定预期使用者并考虑相关危害

虽然很多人乳库组织定义了捐赠母乳的使用对象,为指导捐赠母乳的分配以及预测相关危害,每个人乳库必须明确或采用现有推荐的捐赠母乳使用人群,特别是捐赠母乳并不充裕时,应确定谁能使用,优先使用的顺序如何。优先顺序的考虑因素可包含以下几个方面。

(1)接受者:年龄、需求时长、医疗状况、预后、预防的问题、研究、费用承担能力(可能考虑医疗需求是否充分);

(2)母亲:母乳不足、母乳喂养禁忌、收养婴儿的喂养;

(3)其他:使用时长、预防性治疗、对社会及个人的益处。

目前国内大部分人乳库的捐赠母乳用于住院早产儿和病患儿。

> 应用说明:分配捐赠母乳的优先顺序:①住院早产儿 / 低体重儿;②牛奶蛋白过敏患儿;③喂养 / 配方粉不耐受;④免疫缺陷;⑤术后营养支持;⑥感染性疾病;⑦先天代谢异常。

(四) 制作加工流程图

HACCP 中的加工流程图包含了在捐赠母乳处理中涉及的所有步骤。制作并使用流程图能够确定受到污染的潜在路径,提出控制方法,并促进 HACCP 团队对这些路径的讨论。

流程图是使用访谈、蓝图、指导方针、操作观察和其他信息来源来创建的。制作的流程图应简洁明了并包含足够的细节来区分不同的处理步骤，见书末彩图 7-3-1。在制定流程图前，小组可进行讨论确定从捐献者征集到母乳分配的整个母乳加工处理程序。制作出流程图后，应详细地写明每步的操作方法、条件及注意事项。

(五) 现场验证制定的流程图

HACCP 小组应根据实际情况验证上述流程图。通过现场确认能保证流程的正确性并保证其顺利实施。虽然 HACCP 小组成员对人乳库的操作流程非常熟悉，但是还需要长时间的观察验证，完善每个操作步骤。因此，可观察医护人员执行该流程的情况；在注明潜在危害的情况下，观察卫生规范；观察分析可能破坏卫生的步骤。例如，测定母乳中细菌含量，评估母亲的血清学检查结果，观察母乳加热、冷却、解冻的温度，观察巴氏消毒、冷却、存储的时间。

应用说明：验证流程图

你的流程图是准确无误并全面的吗？

这些步骤是否具有可重复性？

如果有变化，可以根据情况修订以保证其精确性。

应用说明：核查清单

步骤	是否在流程图中（Y/N）
招募捐献者相关步骤	
捐献者筛查相关步骤	
吸乳相关步骤	
母乳处理相关步骤	
母乳加工相关步骤	
母乳分配相关步骤	

(六) 列出潜在的危害，进行危害分析并制定控制方法（原则 1）

危害分析与危害评估是 HACCP 计划的首个原则。HACCP 小组必须进行危害分析确定从捐赠者招募和选择到分配给接受者每一步操作中可能潜在的危害。彻底的危险分析是 HACCP 计划成功的关键。如果没有鉴定出危害，那么人乳库的母乳安全风险会显著增加。不同人乳库，其危害分析不同，因为潜在捐献者化学暴露、感染性疾病不同、母乳处理设备不同、存储条件不同、母乳处理时间不同、HMB 成员接受的相关培训不同等。

捐赠母乳面临的潜在危害可以是物理、化学、生物相关危害。表 7-3-3 列出了一些人乳库面临的潜在危害，可帮助医护人员进行危害分析。本指南将危险分析程序分为三个步骤。依次应用这些步骤可以确保不遗漏危险。危险分析过程中收集的信息可用于审查和验证：在进行危害分析时，首先鉴别母乳处理加工过程中每一步可能存在的潜在危害；然后判断危害来源并评估所进行的操作是否能将这些危害降低到可接受的水平；最后，评估危害的风险，也就是判断危害的严重程度及发生的可能性。分析危害来源时需要考虑消除 / 降低危害到可接受水平的方法，这有利于后期监督控制关键控制点（critical control points，CCP）。

且某种危害的控制方法不止一种,某些严重的危害需要多种方法协同来进行控制。危害发生的可能性及严重程度应该根据每个人乳库的实际情况制定,表7-3-4仅为举例。

表7-3-3　人乳库潜在危害分析举例

危害类型	危害描述	母乳中危害举例
生物危害	人乳库中生物危害主要源于微生物,如细菌、病毒、真菌。大部分微生物能够通过巴氏消毒杀死或使其失活,并通过合理的处理及存储条件(温度、时间及卫生)使其降到最低。许多生物危害也能通过捐献者筛选,即排除患感染性疾病的捐献者来降低。	肠杆菌 金黄色葡萄球菌 铜绿假单胞菌 人类免疫缺陷病毒 蜡样芽孢杆菌 巨细胞病毒 结核杆菌
化学危害	母乳中的化学危害主要来自毒品、药物等。	尼古丁、酒精、氨基丙苯、可卡因、海洛因、大麻、某些草药、放射性诊断同位素、其他造成母乳安全危害的药物
物理危害	物理危害主要为异物(可能来自加工过程中),主要原因是人乳库未严格按操作流程执行。	玻璃、塑料、金属、木屑、毛发、昆虫

应用说明:鉴别潜在的危害

需认真评估原料(来自潜在/实际捐献者的母乳)中可能含有的病原微生物、毒素、化学污染物、物理危害是否可能进入母乳中。

需要评估处理过程中的卫生状况、设备/材料污染情况及是否存在原料间的交叉污染。

评估特定微生物是否会过度增殖造成危害?因此需要评估加工处理过程的操作温度和执行时间。

应用说明:进行危害分析

哪一步处理存在危害?

每个危害的来源是什么?

每种危害的可接受水平是怎样的?

每种危害的严重程度是怎样的?

每种危害发生的可能性是怎样的?

你有证据证明你的判断吗?

表7-3-4　危害的严重程度及发生的可能性(举例)

危害的严重程度	危害发生的可能性
严重 - 威胁到消费者生命	严重 - 经常发生,消费者持续暴露
中度 - 严重或长期影响	中度 - 发生几次,消费者经常暴露
轻度 - 轻度或中度影响	很少 - 将会发生,偶发在消费者身上

（七）确定关键控制点（原则 2）

关键控制点（CCP）是食品加工过程中的某个点、步骤或过程，在对其进行控制后就能预防、消除食品安全危害，或使其降低到可接受水平。对于我们在危害分析过程中确定的每个显著危害，必须有一个或多个关键控制点来对其进行控制。这些关键控制点，如果未能按照标准流程来操作，可能导致母乳不安全并对婴儿产生危害。

CCP 与生产过程的其他质量控制点不应混淆，尽管它们有时会有重叠，但是 CCP 是控制危害的最后环节，后续操作中没有额外的步骤能够消除对应的危害。根据当地的需求和资源，每个 HMB 将有独特的处理点和纠正措施。不同环境下的 CCP 可能关注 HMB 服务地区流行率较高的疾病。HACCP 计划还确定了 HMB 过程中需要监控但没有可量化的关键限制的步骤。它们的风险水平可能没有正当危险那么高。这些步骤被称为 GMP。在确定 CCP 之前，HACCP 团队应审查危险分析中确定的所有危险，并验证是否危险由 GMP 完全控制。如果处理步骤中的合理危险未由 GMP 完全控制，则必须评估和审查该处理步骤，以确定其是否为 CCP。

可通过制作 CCP 决策树的形式帮助进行 CCP 分析（图 7-3-2）。决策树是团队可用于帮助识别处理计划中的 CCP 的一种工具。它使用四个问题来帮助团队客观地评估已识别的危险是否必须用 CCP 来控制。如果 HMB 未控制特定危险，应重新检查，以确定是否应在 HMB 建立控制措施。应当有标准的规程来记录 CCP，本规程便于快速和简单地识别 CCP，独立于过程操作编号，并指示对于特定的立方最密堆积操作需要控制哪种类型的危险。如第一个 CCP 是生物危害可以记录为 CCP-1（B），第二个 CCP 是物理危害，可以记录为 CCP-2（P）；第三个 CCP 是化学危害，可以记录为 CCP-3（C）。

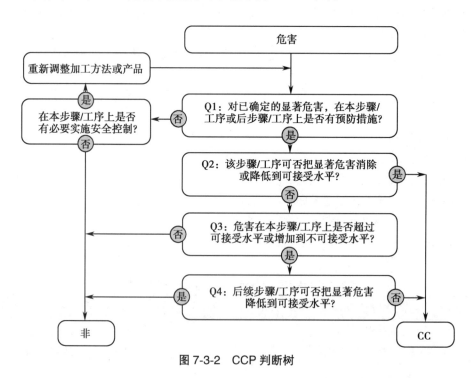

图 7-3-2　CCP 判断树

例如在人乳库中,对捐献者进行 HIV-0/1/2、HTLV 1/2、丙肝、乙肝、梅毒筛查是捐赠母乳 CCP-1(表 7-3-5)。因此,人乳库能够正常运行的重要条件之一在于有健康的母乳捐献者。首先应当让临床工作者认识到给危重病患儿或早产儿捐赠母乳喂养的重要性。研究发现,在对新生儿重症监护病房(neonatal intensive care units,NICU)临床医生进行 6 个月捐赠母乳益处的宣教后,93% 的临床医生倾向于推荐捐赠母乳喂养。其次,需要对健康的哺乳期女性进行宣教,使她们在满足自己婴儿需要的前提下,愿意捐赠母乳帮助需要的新生儿。以南京市妇幼保健院为例,人乳库充分利用产妇孕期课堂、产后康复中心等平台宣传并培养产妇捐赠母乳的意识,极大地提高了捐赠母乳的产妇人数。

巴氏消毒工序是捐赠母乳的 CCP-2(表 7-3-5),而临床医生对捐赠母乳抵制的原因之一是认为巴氏消毒影响母乳营养成分。研究者对巴氏消毒捐赠母乳和未消毒母乳的成分进行比较,结果表明巴氏消毒捐赠母乳对其主要的营养成分没有明显影响,只是部分多不饱和脂肪酸、免疫蛋白和氨基酸的含量较未消毒的母乳降低,因而,喂养早产儿时,捐赠母乳添加母乳强化剂就成为优于早产儿配方奶的更佳选择。

除了采用巴氏消毒外,研究者还在考虑采用紫外线消毒,结果显示紫外线消毒捐赠母乳可以达到巴氏消毒一样的灭菌效果,但对免疫蛋白的破坏程度低于巴氏消毒(紫外线消毒后 sIgA、乳铁蛋白、溶菌酶的活性分别为 89%,87% 和 75%;但巴氏消毒后 sIgA、乳铁蛋白、溶菌酶的活性明显降低,分别为 49%,9% 和 41%)。因此,探讨合适的捐赠母乳消毒方法,可以减少消毒流程对母乳成分的破坏,从而更有益于被喂养的新生儿。

(八) 确定 CCP 的关键限值(原则 3)

关键限值是区分危害可接受和不可接受的判定值,每个关键控制点必须有一个或多个关键限值,用于对食品安全显著危害的控制,以便当加工过程偏离了关键限值,可能导致食品的不安全因素产生时,通过采取纠偏行动来保证食品的安全。例如,在人乳库 HACCP 计划中捐献者筛查和捐赠母乳的巴氏消毒是两个 CCP 点,因此,要设置这两个 CCP 点的关键限值,以免捐赠母乳在处理加工过程中超过该关键限值,同时根据制定的关键限值指定更为严格的操作限值,通过偏离前的调整起到经济又确保产品安全的保险杠作用。

在确定关键限值时应考虑:确认在本关键控制点上要控制的显著危害与预防控制措施的对应关系;分析明确每种预防控制措施针对相应显著危害的控制原理;根据关键限值的确定原则和危害控制原理,分析确定关键限值的最佳项目和载体,可考虑的项目包括:温度、时间、细菌含量、血清参数等;确定关键限值的数值应根据一些权威组织公布的数据、科学文献、危害控制指南以及人乳库实际操作结论来确定,而非凭个人的意想、经验随意做决定;针对可以通过严加控制以降低偏离风险而无需采取纠正措施的关键控制点,应选取适当更为严格的数值作为操作限值(OL)。

HIV-0/1/2、HTLV 1/2、丙肝、乙肝、梅毒等传染性病原微生物能够通过母乳传递给婴儿,造成婴儿感染。虽然,最新研究发现 HIV 母亲,纯母乳喂养结合抗逆转录病毒(ARV)治疗,能显著降低 HIV 通过母乳喂养转播给婴儿的风险。但是,对于捐赠母乳仍不建议采用 HIV 阳性母亲捐献的母乳。因此,在确定捐献者筛查(CCP-1)关键限值时,可以收集传染性疾病母亲母乳喂养建议及人乳库相关指南作为依据,不接受患 HIV-0/1/2、HTLV 1/2、丙肝、乙肝、梅毒等传染性疾病母亲捐献的母乳,且不接受偏差。

表 7-3-5　HMB 捐献流程图危害分析及关键控制点（举例）

工序步骤	危害	危害来源	母乳中可接受水平	控制措施	可能性/严重度 是否是"显著危害"=Y/N	关键控制点（CCP）
1,2 捐献者征集及筛查	物理:无					
	化学:					
	吸烟	捐献者	不能接受	问卷调查;血清检查	中度/中度 N	
	过度饮酒	捐献者	不能接受	问卷调查;血清检查	中度/中度 N	
	毒品	捐献者	不能接受	问卷调查;血清检查	很少/中度 N	
	哺乳禁忌药物(如抗抑郁药、细胞毒性药物、草药、放射性诊断同位素)	捐献者	不能接受	问卷调查;血清检查	很少/严重 N	
	微生物:					
	母亲/婴儿患有产后败血症	捐献者	不能接受	问卷调查;血清检查	很少/严重 N	
	母亲HIV、CMV、乙肝、丙肝、HTLV I / II 或梅毒感染阳性	捐献者	不能接受	问卷调查;血清检查	中度/严重 Y	CCP-1
	母乳患有乳腺炎或念珠菌感染	捐献者	不能接受	问卷调查;血清检查	很少/严重 N	
3a,3b 吸乳	物理:无					
	化学:使用含石蜡成分的护肤霜可能污染母乳(在家吸乳)	清洁操作不当	不能接受	母亲接受吸乳卫生培训	很少/严重 N	
	微生物:					
	由于手卫生不当引入的病原菌(如大肠杆菌)	清洁操作不当	无大肠杆菌和金黄色葡萄球菌	母亲接受吸乳卫生培训:食品安全基本原则,洗手	很少/严重 N	

续表

工序步骤	危害	危害来源	母乳中可接受水平	控制措施	可能性/严重度 是否是"显著危害"=Y/N	关键控制点(CCP)
3a,3b 吸乳	吸乳器有效消毒,如金黄色葡萄球菌	清洁操作不当	无大肠杆菌和金黄色葡萄球菌	母亲接受吸乳卫生培训;食品安全基本原则,洗手,使用干净吸乳配件,正确清洁吸乳配件及正确储存母乳	很少/严重 N	
	容器未消毒或被污染	清洁操作不当	无大肠杆菌和金黄色葡萄球菌	母亲接受吸乳卫生培训;食品安全基本原则,洗手,使用干净吸乳配件,正确清洁吸乳配件及正确储存母乳	很少/严重 N	
	母乳未适当冷藏/冷冻(腐败细菌)	储存操作不当	有限的腐败菌总数	母亲接受吸乳卫生培训,监测储存温度	中度/中度 N	
	瓶子没有密封(腐败细菌)	储存操作不当	有限的腐败菌总数	母亲接受吸乳卫生培训	中度/中度 N	
	化学,微生物:标签不正确(如没有日期,没有捐献者信息)	储存操作不当	有限的腐败菌总数	母亲接受吸乳卫生培训:标签标注说明	中度/中度 N	
3c 转运(家到HMB)	物理:玻璃(容器破裂)	操作不当	无异物	母亲接受母乳正确处理及储存容器使用培训	很少/中度 N	
	化学:无					
	微生物:转运途中的母乳解冻	温度控制不当	有限的腐败菌总数	母亲接受母乳正确处理及储存培训:存储	中度/中度 N	
4a 母乳处理:储存	物理:无					
	化学:无					
	微生物:					
	母乳未适当冷藏/冷冻(腐败细菌)	储存操作不当	有限的腐败菌总数	母亲接受吸乳卫生培训,监测储存温度	中度/中度 N	
	巴氏消毒前后的母乳未分隔放置(可能存在病原菌和腐败菌)	储存管理错误	有限的腐败菌总数	人乳库员工接受储存管理培训,巴氏消毒前后母乳分区储存	很少/严重 N	

续表

工序步骤	危害	危害来源	母乳中可接受水平	控制措施	可能性/严重度 是否是"显著危害"=Y/N	关键控制点（CCP）
4b 母乳处理：运送	物理：玻璃（容器破裂）	操作不当	无异物	HMB 员工接受母乳正确处理及储存容器使用培训	很少/中度 N	
	化学：无					
	微生物：运送途中的母乳解冻	温度控制不当	有限的腐败菌总数	HMB 员工接受母乳正确处理培训：存储；使用设备控制温度/监测时间	中度/中度 N	
4c 母乳处理：信息追踪	物理：无					
	化学：无					
	化学、微生物：标签缺失或有误（无日期、捐献者信息等）	储存操作不当	有限的腐败菌总数	HMB 员工接受乳卫生培训：标签标注说明	中度/中度 N	
5a 解冻和混合	物理：无					
	化学：无					
	微生物：					
	不正确解冻（缺失温度时间控制）导致微生物滋生（腐败菌）	处理操作不当	有限的腐败菌总数	HMB 员工接受正确解冻程序培训	中度/中度 N	
	不正确解冻，母乳容器没入水浴锅，导致母乳污染（大肠杆菌、痢毒）	处理操作不当	没有病原菌	HMB 员工接受正确解冻程序培训	很少/严重 N	
	由于手卫生不当引入的病原菌（如大肠杆菌）	清洁操作不当	无大肠杆菌和金黄色葡萄球菌	HMB 员工接受吸乳卫生培训：一般食品安全、洗手、戴手套	很少/严重 N	
	化学、微生物：标签缺失或有误（如无日期、捐献者信息）	储存操作不当	有限的腐败菌总数	HMB 员工接受吸乳卫生培训：标签标注说明	中度/中度 N	
5b 巴氏消毒（包括冷却）	物理：无					
	化学：无					
	微生物：					

续表

工序步骤	危害	危害来源	母乳中可接受水平	控制措施	可能性/严重度 是否是"显著危害"=Y/N	关键控制点(CCP)
5b 巴氏消毒(包括冷却)	操作不当导致病原菌、腐败菌存在	母乳	无病原菌 有限的腐败菌总数	巴氏消毒将将微生物降低到可接受水平	中度/严重 Y	CCP-2
	冷却不当导致腐败菌生长	处理操作不当	有限的腐败菌总数	HMB员工接受正确冷却流程培训	中度/中度 N	
5c 强化	(根据各HMB实际情况制定)					
5d 巴氏消毒前母乳检测	(根据各HMB实际情况制定)		总活菌不超过 10^5CFU/ml 或金黄色葡萄球菌、肠杆菌科不超过 10^4CFU/ml。			
5e 巴氏消毒后母乳检测	物理:无					
	化学:无					
	微生物:由于不正确的巴氏消毒导致病原菌存在	处理流程不当	无病原菌	乳汁检测以确认巴氏消毒程序是否有效	很少/严重 N	
5f 丢弃	物理:无					
	化学:无					
	微生物:无					
6 分配	物理:玻璃(容器破裂)	处理操作不当	无异物	HMB接受正确处理及储存培训	很少/中度 N	
	化学:无					
	化学、微生物:标签缺失或有误(如无日期、捐献者信息)	储存操作不当	有限的腐败菌总数	HMB员工接受吸乳卫生培训:标签标注说明	中度/中度 N	
	微生物:母乳暴露在较高温度下	温度控制不当	有限的腐败菌总数	HMB员工接受母乳正确处理培训:存储;用冰盒控制温度,监测时间	中度/中度 N	

巴氏消毒（CCP-2）能够消灭母乳中本身存在或加工处理过程中混入的所有病原菌，是保证母乳不被腐败／病原微生物污染的最后一个环节。而杀菌条件（温度、时间、卫生操作）是保证杀菌效果的手段；巴氏消毒后母乳的微生物检验是验证杀菌效果的有效方法。因此在确定巴氏消毒关键限值时，可以明确杀菌效果（细菌总数 0CFU/100ml），制定操作限值时根据实际情况确定杀菌的条件。

（九）建立每个关键控制点的监控系统（原则4）

监测是有计划地对关键控制点及其关键限值进行测量或观察，监测过程必须能发现关键控制点是否失控。此外，通过监测还应提供必要的信息以及时调整 HMB 的流程，防止超出关键限值。当监测结果提示某个关键控制点有失控趋势时，就必须对流程进行调整。这种调整必须在偏差发生前进行。对监测数据的分析评价并采取纠正措施必须由具有专门知识并被授权的人员进行。与 HACCP 计划中的其他步骤一样，有许多方法可以有效地监控 CCP 的关键限值。每个 HMB 都必须选择对应于其需求和资源的方法。对于 HMB 过程中的某些 CCP，可以按批处理或连续（100%）进行监控，因为它更可靠，并可检测到目标水平（如细菌计数）周围的变化。如果监测不是连续进行的，那么监测的数量或频率必须充分确保能对关键控制点进行有效控制。在 HMB 过程中执行的所有监控程序都应形成书面文件，作为所有操作程序和条件的记录。如果失去控制，监控记录对于允许采取纠正措施以及调整过程步骤也至关重要。监控过程的最后一步是由指定的具有权限、知识和技能来纠正措施的人员对监控记录进行评估。

有效的监测系统应当具体说明监控步骤的实施方法、频率和责任人，对每个 CCP 监测应明确监测内容、要求、监测程序和方法以及监测负责人。例如对捐献者筛查监控，检验管理员／检验科负责人可以定期比对捐献者的血清检查报告、查看既往病史；定期组织对捐献者进行血清检查。对巴氏消毒监控，检验管理员／检验科负责人可以定期查看微生物检验报告、定期考核微生物操作员的操作技能；护士长／护理管理员随机抽取母乳样品送检、观察消毒设备校准记录表、观察温度时间记录表、观察巴氏消毒操作员是否按照制定的操作程序进行操作和记录等。对于非 CCP 点，监督者也应定期检查，如监测母乳储存的温度及时间、储存容器的完整性等。监控负责人要定期接受充足的监测技术培训、理解 CCP 监控的重要性、熟悉所有的监测以及正确记录所有监控数据，如表 7-3-6。

（十）建立纠正措施（原则5）

人乳库关键控制点的关键限值如果超出，需要建立纠正措施，保证关键控制点重新得到控制。在 HACCP 系统中，对每一个关键控制点都应当建立相应的纠正措施以便在出现偏差时实施。需要确定明确的纠正措施程序，以确定造成偏差的原因，并采取措施防止再次发生。需要监测和重新评估偏差，以确保所采取的纠正措施有效。纠正措施应解决造成偏差的根本原因，否则，该偏差可能会再次出现。纠正措施应该能够判定执行纠正措施人员的责任、调查问题产生的根本原因、描述观察到偏差被修正的方法、描述在过程失控期间应采取的行动、提供所采取措施的书面记录，注明所有相关信息（包括日期、时间、问题类型、处理了人员及后续验证核查）（表 7-3-7）。

表 7-3-6　人乳库 CCP 关键限值、监控程序及纠正措施

CCP	关键限值	监控程序	纠正措施
CCP-1 捐献者筛查	不可接受偏差	程序： • 查看既往病史； • 问卷调查； 频率： • 潜在捐献者，首次捐献 • 现有捐献者，1 次 /3 个月 责任人： • 责任护士收集记录相关信息； • 监督者监督所有记录并核实责任护士的执行情况	任何阳性结果，都应无限期推迟捐赠母乳； 向捐献者提供有效支持，如帮助其转诊。
CCP-2 巴氏消毒	0CFU/100μl	程序： • 每个 HMB 巴氏消毒程序； 频率： • 每批巴氏消毒后都需检测； 责任人： • 微生物技术员执行杀菌操作并记录相关结果； • 监督者监督所有记录并核实微生物技术员的执行情况	培养结果<0CFU/100μl： • 可以使用； 培养结果 1~5CFU/100μl：需重新测试2 个以上样品； • 重测结果<0CFU/100μl：可以使用 • 重测结果有 1 个或以上结果>0CFU/100μl：不可使用 培养结果>5CFU/100μl： • 不可使用

表 7-3-7　纠正措施表（举例）

人乳库：×××妇幼保健院　　　　　　　　　　　　　　　　　　　　　NO：×××

不合格事实描述
微生物培养结果>5CFU/100ml   提出单位：　　　　检验科填表人：×××　　　　日期：×× ×
现场调查并分析不合格原因 巴氏消毒水浴锅温度显示不正确，显示温度 62.5℃，用温度计实测温度 60℃，因此未达到实际的杀菌温度。   填表人：×××　　　　日期：×× ×

续表

对问题的风险和下一步行动的评估

杀菌温度达不到实际杀菌温度,会使得巴氏消毒达不到应有效果,影响捐赠母乳的安全。

下一步行动应校准巴氏消毒设备。

填表人:×××　　　　日期:×××

拟采取的纠正或预防措施(含责任人和预计完成时间)

1. 该批次捐赠母乳不可用。

2. 采用其他 / 备用消毒设备进行其余捐赠母乳的消毒。

3. 校准巴氏消毒温度显示器,并持续跟踪其显示是否正常。若不正常,考虑更换温度显示器。

4. 评估制定的设备校准频次。

预定完成时间:×××　　　责任部门负责人:×××　　　　日期:×××

完成情况

1. 已更换该设备温度显示器。

2. 设备校准频次变更为 1 次 /3 个月

责任部门负责人:×××　　　　日期:×××

验证结果

更换的温度显示器后,捐赠母乳微生物检测结果<0CFU/100ml。

验证部门:检验科　　　　日期:×××

备注:

(十一) 建立验证程序(原则 6)

一旦计划实施 HACCP 计划,须首先验证其有效性。验证的目的是确保该计划能够控制质量和确保安全。该步骤应在实施后最初执行,然后在操作发生重大变化时进行,以确认计划的持续有效性。验证程序是对 HACCP 程序的内部审核。验证有三种类型:验证、持续验证和重新评估。验证可从审查在 HMB 中控制危险的现有研究和最佳实践开始。最终,人乳库必须验证他们的方法、程序、测试和设备是否最适合其位置。通过验证和审查方法、程序、检验(如随机抽样及化验分析),可确定 HACCP 是否正确运行。验证的频率应当足以确认 HACCP 系统在有效运行。验证的内容一般包括:观察操作环节(包括存储、转运、处理等）；观察每个步骤的人员操作；查看相关记录及偏差分析；确认 CCP 在关键限值之内；关键限值的有效性；监测工具的校正；筛查工具的有效性；回顾纠正措施的有效性；收集使用者意见（主要来自患儿的主治医生）（表 7-3-8）。

（十二）建立文件和档案记录（原则 7）

有效和准确的记录是实施 HACCP 所必需的。HACCP 的实施程序应当有规范化文件，文件和记录必须与 HMB 操作的性质和规模相适应。当前还没有证据支持哪种追溯系统最为有效，但记录系统应能确保所有捐赠母乳喂养都必须能追溯到捐献者和捐赠母乳的处理记录，这是保障人乳库捐赠母乳安全性的重要措施。

HACCP 计划的应用文件中应包括：CCP 关键限值、监测的时间及日期、监测观察及监测值、操作人员签名、偏差鉴别、审查者签名、审查日期、验证结果（设备测试、验证日期等）。NICU 使用每瓶捐赠母乳时应记录：婴儿姓名、出生日期、使用日期、批号、捐赠母乳运送及存储条件。人乳库对每批捐赠母乳应记录：捐献者信息（捐献者 ID、捐献知情同意书、捐献筛查表）、巴氏消毒前储存容器信息（捐献者 ID、吸乳日期、检测日志包括正在进行的检测及其结果）、巴氏消毒后储存容器信息（处理批次、批号、检测日志包括正在进行的检测及其结果、巴氏消毒的信息包括巴氏消毒的日期、冷冻保存、解冻后 24 小时内使用完、到期日期）。此外，捐赠母乳处理加工所有相关文件应按批次保存，保证具有溯源性。如，在捐赠母乳不混合的条件下，捐献者徐某一次捐赠母乳加工处理相关表格（母乳收集、储存信息等）、其捐赠母乳巴氏消毒相关记录、其捐赠母乳检验相关记录、其捐赠母乳使用者相关记录等可以放在一起保存，以便溯源。

表 7-3-8　CCP 验证程序及相关记录举例

CCP	验证程序	相关记录
CCP-1 捐献者筛查	程序 • 验证筛查方法，升级筛查表格（可参考其他 HMB 的筛查表格）； • 观察员工操作确保他们使用工具的简便有效； • 比较血清检查结果； 频率： • 任何时间、任何频率 责任人 • 参与人员	原始筛查表； 确证血清学检查阴性结果记录； 医疗机构提供的捐献者及其婴儿的健康状况； 每次捐献记录； 母乳捐献知情同意书
CCP-2 巴氏消毒	程序 • 校准设备并记录； • 检查微生物操作是否正确； • 进行样品检测（比较杀菌前后的结果）； • 确保监督记录完整； 频率： • CCP 变化；设备更改； • 程序或人员变动；验证失败时； 责任人 • 实验室负责人	实验室手册； 巴氏消毒温度、时间记录表； 冷库温度记录表

　　HACCP 计划的制定及有效实施需要 HACCP 小组、HMB 所有员工及其他相关人员的努力。目前，HACCP 还未完全应用到我国人乳库质量管理系统中，但是 HACCP 作为国际上公认的食品安全卫生管理规则，有效确保食品质量安全，相信会为人乳库捐赠母乳质量安全提供有效的解决方案。而每一个人乳库需要根据自身实际情况制定切实可行的 HACCP 计划。

> **【关键知识点】**
>
> 　　1. HACCP 是一个国际公认的食品工业系统的质控管理规则，用于识别和减少食品加工过程中的危害。HACCP 的目标是识别和预防、消除或降低在食品生产或分销环境中可能发生的任何生物、化学或物理危害到可接受的水平。
>
> 　　2. HACCP 由 7 个原则组成，包括：进行危害分析及危害评估；确定关键控制点；确定关键限值；建立每个关键控制点的监控要求；建立关键限值失控时之矫正措施；建立确保 HACCP 体系良好使用的验证程序、建立记录程序。

（韩树萍）

参考文献

1. HUMAN MILK BANKING ASSOCIATION OF NORTH AMERICA (HMBANA). Guidelines for the Establishment and Operation of a Donor Human Milk Bank. Fort Worth: HMBANA, 2015.

2. CENTRE FOR CLINICAL PRACTICE AT THE UNITED KINGDOM NATIONAL INSTITUTE FOR HEALTH AND CLINICAL EXCELLENCE (NICE). Donor breast milk banks: The operation of donor milk bank services. NICE Clinical Guidelines, No. 93. London: NICE; 2010.

3. ITALIAN ASSOCIATION OF HUMAN MILK BANKS, ARSLANOGLU S, BERTINO E, et al. Guidelines for the establishment and operation of a donor human milk bank. Journal of Maternal-Fetal and Neonatal Medicine, 2010, 23 (S2): 1-20.

4. FAO. Hazard Analysis and Critical Control Points (HACCP) System and Guidelines for Its Application. Rome: FAO; 1997.

5. CARROLL K, HERRMANN K. Introducing donor human milk to the NICU: lessons for Australia. Breastfeed Rev, 2012, 20: 19-26.

6. ALENCAR LC, SEIDL EM. Breast milk donation: women's donor experience. Rev Saude Publica, 2009, 43: 70-77.

7. VALENTINE CJ, MORROW G, FERNANDEZ S, et al. Docosahexaenoic Acid and Amino Acid Contents in Pasteurized Donor Milk are Low for Preterm Infants. J Pediatr, 2010, 157: 906-910.

8. CHRISTEN L, LAI CT, HARTMANN B, et al. The effect of UV-C pasteurization on bacteriostatic properties and immunological proteins of donor human milk. PLoS One, 2013, 8: e85867.

9. PATH. Strengthening Human Milk Banking: A Resource Toolkit for Establishing and Integrating Human Milk Bank Programs—A Global Implementation Framework. Version 2. 0. Seattle, Washington, USA: PATH; 2019.

第四节 人乳库面临的问题和发展展望

【导读】 中国人乳库的建设今年进步巨大,出台了规范的建立标准和运行指南,但仍处于探索阶段,仍然缺乏相应的法律法规。人乳库面临着如何获得持续的运行成本、保证人乳库捐赠母乳的安全性和有效性的技术问题,也面临着一些伦理学和文化等方面的问题。如何确保人乳库的持续安全高效运行,是相关职能部门、医疗机构和全社会需要关注和探讨的问题。

一、人乳库面临的问题

(一)人乳库的运行成本

不同地区、不同 NICU 使用捐赠母乳的经济得失难以准确预估。美国疾控中心两年一次的人口普查,通过对婴儿营养和护理工作展开调查发现,各医院和提供母亲护理的生育中心为婴儿提供母乳(包括捐赠母乳)的比率越来越高。捐赠母乳的使用率从 2011 年的 22% 增至 2015 年的 38.3%,捐赠母乳主要在 ICU 使用,ICU 捐赠母乳的使用率从 2011 年的 45.2% 增至 2015 年的 69.5%。附近有人乳库的单位普及率更高(不管是本单位有人乳库还是邻近单位有人乳库)。

美国潜在的母乳捐献者数量有限,捐赠母乳的筛选、处理、运输费用很昂贵。一盎司库存母乳的成本是 3~5 美元,母乳强化剂的成本是 187.50 美元。但是,如果纯母乳喂养(母乳配以母乳制成的强化剂)可减少 NEC 和晚发败血症的发病率,那么最终还是节约了相关医疗成本。每个纯母乳喂养的极早产儿,考虑到 NEC 发病率和缩短住院时间以及远期的社会成本,其成本大约能节省 117 239 美元。

在德国,母乳 300L 的总成本为 92 085.02 欧元,其中 27% 是材料成本,51% 是人力成本,22% 是其他管理费用。平均成本为 306.95 欧元 /L,工作人员操作时间为 492min/L。每增加 1L 捐赠母乳、配方奶粉或未经巴氏杀菌的亲母母乳的操作成本分别为 82.88 欧元、10.28 欧元和 38.42 欧元。捐赠母乳 1L 的巴氏消毒成本为 3.51 欧元。虽然为早产儿提供捐赠母乳比使用配方奶粉或亲母母乳要贵得多,但一些研究证据表明,可通过缩短住院时间、减低败血症及 NEC 的发生率来实现捐赠母乳的成本有效性。与 NEC 或短肠综合征患儿的医疗成本相比,捐赠母乳的费用支出是比较经济的。

在医疗行业之外,还有越来越多的母乳通过社交网络和社区网站分享。虽然以这种方式捐赠母乳的出发点都是具有无私奉献的精神,但由于这种捐献方式不规范,没有经过系统地筛查捐献者以及血清学和微生物检验,有增加病原体传播的风险。临床医生应该意识到在社区婴儿可能已经接受了非正式的母乳分享,而这种风险可能对不同的接受人群存在不同的影响。

(二) 捐赠母乳供应的伦理问题

捐赠母乳是一种有限的资源,那么谁有优先获得权呢? 目前,没有指南或算法来指导决策,捐赠母乳的优先使用原则完全取决于供应者。这也增加了个人偏好在分配决策中的风险。应该告知可能接受捐赠母乳的家长各种喂养选择的利弊(早产儿配方奶与巴氏消毒后的捐赠母乳,牛源性母乳强化剂与人源性母乳强化剂),并像输血时提供相关知情同意书一样,提供接受捐赠母乳的知情同意书。

截止到 2021 年欧洲人乳库协会(European Milk Bank Association,EMBA)共有 29 个成员国,280 家人乳库,17 家计划建设中,北美人乳库协会(Human Milk Banking Association of North America,HMBANA)共有 31 家人乳库,加拿大 3 家,美国 28 家。巴西始终致力于制定国家的母乳收集、处理、储存的标准,并重点宣传了几十年。截至 2017 年,巴西已有超过 17 余万的新生儿接受了来自 200 多家的人乳库提供的捐献母乳,巴西的新生儿死亡率明显下降。巴西人乳库专家已先后帮助南美、中美洲、加勒比海、非洲、南欧建立了人乳库。欧洲也建立了人乳库协会,已经建立了组织有序、快速发展的人乳库系统。北美人乳库协会也在更加积极地建设人乳库、增加捐赠母乳量,这些措施大大缓解了北美地区的母乳供给的紧张情况。

(三) 文化差异

尽管共享母乳在许多国家的文化体系中被广泛接受,但也有人认为人乳库的捐献者信息应该告知接受捐献者。穆斯林社会要求家庭的接受捐赠母乳者应该知道捐献者的身份,或者使用至少三名捐赠者收集的人乳。这是基于他们的宗教信仰,他们认为食用同一女性乳汁的婴儿就是"兄弟姐妹",因此受奶者与捐献者后代之间的婚姻是被禁止的。一项包含尼日利亚 680 位哺乳期母亲的调查研究发现,71% 的母亲不愿接受捐赠母乳,其余的人只同意接受有与其有亲近家庭关系的捐献者。除了担心疾病的传播,遗传性状的转移和文化及宗教信仰,也是导致捐赠母乳使用减少的原因。健康专业人员与当地社区之间的良好沟通及合理的文化交流被认为是人乳库推广过程中的必不可少的重要组成部分。

(四) 捐献乳处理流程对母乳成分的影响

目前认为,对捐献的母乳进行收集、处理及储存等一系列操作流程会影响乳汁的营养成分及生物学价值。捐赠母乳必须经过热处理,将传播病原微生物的风险降至最低。目前最常用的方法是巴氏消毒法,即于 62.5℃ 水浴锅中加热 30 分钟。在这一过程中,乳汁中的 sIgA、乳铁蛋白、溶菌酶、脂肪酶以及碱性磷酸酶水平会降低,淋巴细胞等细胞成分被完全清除。还有研究发现,热处理过程改变了细胞因子的组成。近期研究显示,母乳中具有免疫调节、抗菌的作用的含量丰富的低聚糖,经过巴氏消毒后不受影响。

在过去相当长的一段时间内,我们认为母乳是无菌体液,任何出现在其中的细菌都被认为是污染物。近年来的大量研究表明,母乳中包含很多微生物,对于帮助新生儿肠道建立健康菌群有重要意义,母乳可被视为一种天然的益生菌食品。乳汁中经常含有来自乳头和乳晕的少量细菌,如大肠杆菌、黏质沙雷菌和铜绿假单胞菌。此外,由于乳汁从新生儿的口腔流回乳腺导管,导致口腔中的链球菌和葡萄球菌出现在母乳中。另一方面,与乳腺炎有关的细菌,如金黄色葡萄球菌、无乳链球菌和棒状杆菌,对新生儿有潜在的危险。由于挤奶、收集和储存不当,母乳也可能被其他细菌如单核细胞增生李斯特菌、阴沟肠杆菌和肺炎克雷伯菌所污染。母乳中还含有母体产生的针对许多致病细菌、真菌和病毒的抗体,通过母乳喂养传递给婴儿,以抵御母婴疾病的传播。母乳菌群随哺乳期时间的变化而变化,并且受到母体因素(如生理性应激和肥胖)的影响。一些证据表明,肠道细菌可通过内源性途径由单核细胞从肠腔运输至乳腺,换句话说,母婴微生物的垂直传播除了粪口传播之外,肠道共生细菌还可能通过肠道 - 乳腺通路传播,巴氏消毒可能对粪口传播产生阻断,但不会影响后者。与分娩方式对婴儿肠道菌群的影响相比,肠道 - 乳腺通路对婴儿肠道乳酸杆菌的定植可能有更深刻的影响。

除了蜡状芽孢杆菌及其芽孢以外,巴氏消毒法对杀灭母乳中绝大多数细菌是非常有效的。巴氏消毒对母乳宏量和微量营养元素的影响已被广泛研究。乳糖和低聚糖是母乳中主要的碳水化合物,两者都对热稳定,不受巴氏消毒的影响。早产母亲的母乳中蛋白质含量比足月产母亲的显著升高。蛋白质加热易变性,导致酶、生长因子、抗菌因子活性的显著改变,但不一定减少氨基酸含量。关于巴氏消毒法前后母乳总蛋白含量的测定,一些研究显示没有变化,但也有研究显示存在微小但有意义的差异。巴氏消毒法对母乳脂肪酸也有影响,游离脂肪酸、豆蔻酸、硬脂酸含量增多,不饱和脂肪酸含量减少,而长链多不饱和脂肪酸(包括必需脂肪酸、亚油酸、亚麻酸)没有显著改变。已被研究证实,通过下列步骤可导致母乳总脂肪含量显著减少(高达 60%),巴氏消毒、冷冻、容器间转移、经胃管缓慢输注。

大多数矿物质包括钠、钾、钙、磷、镁,经过巴氏消毒处理没有显著改变。有研究中显示,铁、铜、锌经过巴氏消毒后含量减少;但另有研究得出不同结论。通过对牛乳进行巴氏消毒后发现,维生素 B_1、B_2、B_{12}、C、E 和叶酸的含量有所减少,维生素 B_6 含量无显著改变,而维生素 A 含量升高。母乳类似的研究有限,但也提示巴氏消毒后维生素 B_6、C、叶酸含量显著减少,维生素 A 含量减少。

之前对亲母母乳和捐赠母乳的营养成分和生物活性的比较研究几乎集中在巴氏消毒的影响方面。然而,巴氏消毒以外的因素对捐赠母乳亦存在影响,比如乳腺的成熟度(早产的亲母母乳和足月的捐赠母乳),捐赠母乳取代亲母母乳的泌乳阶段(比如成熟的捐赠母乳取代亲母母乳的初乳和过渡乳)以及捐赠母乳储存和处理中的冻融环节。

目前对乳铁蛋白的研究相对较深入。乳铁蛋白是一种有效的抗感染、抗炎、免疫调节和前生物素的物质,可降低早产儿 NEC 和败血症的患病率。初乳中乳铁蛋白浓度最高,早产母亲比足月母亲的乳汁中含量高;乳铁蛋白浓度在哺乳期 0~5 天到 11~30 天下降 ≥50%,并且持续下降,最终在 2 个月左右达到稳定,此时浓度约为初乳的 1/3(9g/L 与 2~3g/L)。冷冻后进一步减少了 47%~55%。这意味着在出生后 2 个月收集的、冷冻 3 个月的捐赠母乳中的乳铁蛋白浓度可能低至 1g/L。巴氏消毒处理进一步使乳铁蛋白基线减少达 88%,再用含铁元素的牛基强化剂进行强化母乳,将进一步降低剩余乳铁蛋白的生物活性。因此,即使是改进的巴氏消毒过程,也不能完全弥补一些亲母母乳和捐赠母乳成分的巨大差异。

二、人乳库前景

众所周知,母乳是独特的、提供婴儿营养的自然来源。除了其营养价值,母乳还具有免疫保护作用。虽然经过巴氏消毒后母乳的一些成分和性能受到影响,但仍有足够的研究证据支持,当早产儿无法获得亲母的母乳时,捐赠人乳是良好的替代品。研究表明随着母乳喂养比率的增加,早产和低体重儿的救治存活率明显增加。国外人乳库主要是依靠企业和机构捐助维持,并且像血库和精子库一样都有着严格的监管制度以确保人乳库的正常运行。

目前北美人乳库协会(HMBANA)正在协调各地人乳库间采用统一规范的运行和管理、记录和统计流程,有利于不同人乳库之间进行数据比较,以确保人乳库的健康运行。

新兴的临床和分子生物学研究表明,在生后关键暴露期,足量的纯母乳喂养可为防止早产儿疾病的发生提供最大限度的保护。后续的研究应当主要集中于母乳喂养的剂量和暴露时间的效应,从而改善NICU对母乳这一宝贵资源的临床实用性,提高对人乳库的管理经验。也有一些研究致力于探寻更具成本效益的热处理方法,并且保存更多的母乳免疫特性。

尽管国际上人乳库的知晓率和数量都在不断上升,捐赠母乳仍然是有限的资源。人乳库网络需要继续发展,以保证患病早产儿能够获得这一宝贵的资源,更进一步评估捐赠母乳的潜在益处,提高人乳库的捐赠母乳量。

三、我国人乳库现状、困境和展望

中国人乳库的建立有其重要性和必要性。建立人乳库是儿科学术发展中一个里程碑的事件,是儿童健康医学的一项基础建设,同时也是当今儿科学发展中的一个前沿课题。它的重要意义等同于医学史上建立血库,必将促进我国儿科学术发展和人乳库建设的健康发展。

人乳库在中国尚属新鲜事物,纵观目前国内人乳库运行情况,存在以下几个共同的困境:①国内人乳库运行标准不统一;②人乳库之间的捐赠母乳量和捐赠者数量差异大,捐赠母乳人数和捐赠母乳量远不足临床使用;③捐赠和使用捐赠母乳都是免费的,临床应用没有收费标准;④尚未建立统一规范的国家人乳库管理制度与指南;⑤缺乏长效、可行的运行模式;⑥采取无偿捐赠、无偿使用的模式,持续运行困难;⑦妇产科、儿科及产妇对母乳/捐赠母乳喂养的认识不足;⑧母乳以及母乳喂养的基础研究不够深入。

目前国内临床工作者和产妇对捐赠母乳的作用和重要性并没有足够认识,认为捐赠母乳不像献血那样对新生儿救治具有重要意义,认为筛查程序的执行可以不像献血流程那样严格。这在一定程度上影响人乳库建立后的质量监控和健康运行。在我国进行捐赠母乳重要性的宣传显得尤为重要。

临床应用DHM的研究已充分证明住院早产儿的获益。HMB应被认为是向婴儿和儿童提供医疗保健的一种合理和有效的工具。通过国家政策或学术团体的专业指导,可确保HMB运行顺利。HMB应该成为中国医疗保健体系中不可分割的一部分,并可作为"爱婴医院"政策的一部分,得到促进、保护和支持。

为达到世界卫生组织规定的爱婴医院的目标,应该把"建立人乳库,保障母乳喂养"作为早产儿的一项基本权利,努力提高早产儿的母乳喂养率,并把人乳库与母乳喂养作为早产儿健康管理的常规。人乳库的建立有助于提高母乳喂养率和为早产儿提供合理的营养支持,应作为母乳喂养策略的延伸而得到提倡和保护。

国内人乳库建立和运行刚刚起步,目前仍没有成熟的运行模式,尚处于摸索阶段,缺乏相关的法律、法规和规定,需要依靠社会捐助才能维持。但长期持续的人乳库花费和社会捐助之间仍存在一定的资金缺口。相关专家认为,卫生部门对人乳库的管理可参照血库或精子库,出台相关管理制度,设立管理规范和收费标准,这样才能保证人乳库长期稳定发展。而国际通行的"无偿捐赠、有偿使用",可作为参考的依据。

总之,在中国建立人乳库,必须从以下几个方面形成合力:提高公众对母乳或捐赠母乳喂养对早产儿生长发育益处的接受度;政府部门严格限制市场化配方奶的供给(限制随意获得性),成立专门的人乳库基金以扶持人乳库的建立和运作;医师协会成立人乳库学组,推动促进人乳库相关法规、法律和指南的建立,规范制度和流程;作为医务人员,尤其是爱婴医院的医务人员,一定要成为母乳喂养和人乳库最坚定的支持者、倡导者和实践者。只有这样才能把人乳库真正建立起来,人乳库母乳喂养的益处才能最大化。相信随着研究认识的深入与人乳库的建立运行,将会有越来越多的早产儿或患病新生儿受益于人乳库的母乳喂养。

【关键知识点】

1. 人乳库面临运行成本的问题,但与母乳喂养带来的疾病成本下降相比,捐赠母乳的费用支出可获得更多的社会和经济效益。

2. 捐赠母乳处理流程对母乳成分的影响除巴氏消毒之外,还包括母亲乳腺成熟度、泌乳阶段及冻融等过程,因此仅在不能获得亲母母乳时使用。

3. 中国人乳库建设处于起步探索阶段,存在诸多困境,但是其建立是非常重要和必要的。

(韩树萍)

参考文献

1. MARYANNE TP. Donor human milk and fortifier use in United States level 2, 3, and 4 neonatal care hospitals. J Pediatr Gastroenterol Nutr, 2018, 66 (4): 664-669.

2. GRACE H, SARAH LR, ALAN L. An economic analysis of human milk supplementation for very low birth weight babies in the USA. BMC Pediatr, 2019, 19 (1): 337.

3. JOSEFINE F, MATTHIAS H, ANJA L. Cost analysis showed that feeding preterm infants with donor human milk was significantly more expensive than mother's milk or formula. Acta Paediatrica, 2020, 109: 959-966.

4. ABIGAIL B, CELIA T. Cost and Cost-Effectiveness of Donor Human Milk to Prevent Necrotizing Enterocolitis: Systematic Review. Breastfeed Med, 2017, 12 (9): 528-536.

5. DEMARCHIS A, ISRAEL-BALLARD K, MANSEN K, et al. Establishing an integrated human milk banking approach to strengthen newborn care. Journal of Perinatology, 2017, 37 (5): 469-474.

6. ALEKSANDRA W, ELENA SDAROL, OLGA B, et al. Innovative Techniques of Processing Human Milk to Preserve Key Components. Nutrients, 2019, 11 (5): 1169.

7. BEN T H. Benefit by design: determining the'value'of donor human milk and medical products derived from human milk in NICU. Semin Perinatol, 2019, 43 (7): 151157.

8. JEEVA, SM, BIRESHWAR, S, RANADIP, C, et al. Optimal breastfeeding practices and infant and child mortality: a systematic review and meta-analysis. Acta Paediatrica, 2017, 104 (467): 3-13.

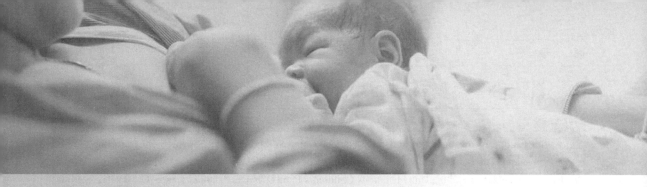

| 附 录

中国
1. 新生儿重症监护室母乳使用专家共识核心组,中华医学会儿科学分会营养学组(筹).新生儿重症监护室母乳使用专家共识.中国循证儿科杂志,2021,16(3):171-178.
2. 中华医学会围产医学分会.母亲常见感染与母乳喂养指导的专家共识.中华围产医学杂志,2021,24(7):481-489.
3. 中华医学会妇产科学分会产科学组,中华医学会围产医学分会.乙型肝炎病毒母婴传播预防临床指南:2020.中华围产医学杂志,2020,23(5):289-298.
4. 张蓉,林新祝,常艳美,等.早产儿支气管肺发育不良营养管理专家共识.中国当代儿科杂志,2020,22(8):805-814.
5. 早产儿母乳强化剂使用专家共识工作组,中华新生儿科杂志编辑委员会.早产儿母乳强化剂使用专家共识.中华新生儿科杂志(中英文),2019,34(5):321-328.
6. 中华医学会儿科学分会儿童保健学组,中华医学会围产医学分会,中国营养学会妇幼营养分会,等.母乳喂养促进策略指南:2018版.中华儿科杂志,2018,56(4):261-266.
美国
1. WIGHT NE;ACADEMY OF BREASTFEEDING MEDICINE.ABM Clinical Protocol#1 :Guidelines for Glucose Monitoring and Treatment of Hypoglycemia in Term and Late Preterm Neonates,Revised 2021. Breastfeed Med,2021,16(5):353-365.
2. NOBLE LM,OKOGBULE-WONODI AC,YOUNG MA.ABM Clinical Protocol#12 :Transitioning the Breastfeeding Preterm Infant from the Neonatal Intensive Care Unit to Home,Revised 2018.Breastfeed Med,2018,13(4):230-236.
3. Flaherman VJ,Maisels MJ,Academy of Breastfeeding Medicine.ABM Clinical Protocol#22 :Guidelines for Management of Jaundice in the Breastfeeding Infant 35 Weeks or More of Gestation-Revised 2017. Breastfeed Med,2017,12(5):250-257.
4. MEEK JY,HATCHER AJ,SECTION ON BREASTFEEDING.The Breastfeeding-Friendly Pediatric Office Practice.Pediatrics,2017,139(5):e20170647.

续表

WHO
1. World Health Organization and the United Nations Children's Fund.Protecting,promoting and supporting breastfeeding:The Baby-friendly Hospital Initiative for Small,Sick and Preterm Newborns.Geneva:World Health Organization and the United Nations Children's Fund(UNICEF),2020.Licence:CC BY-NC-SA 3.0 IGO.

欧洲
1. LAPILLONNE A,BRONSKY J,CAMPOY C,et al.Feeding the Late and Moderately Preterm Infant: A Position Paper of the European Society for Paediatric Gastroenterology,Hepatology and Nutrition Committee on Nutrition.J Pediatr Gastroenterol Nutr,2019,69(2):259-270.
2. KUMAR RK,SINGHAL A,VAIDYA U,et al.Optimizing Nutrition in Preterm Low Birth Weight Infants-Consensus Summary.Front Nutr,2017,4:20.

母乳库
1. DB11/T 1933—2021,人乳库建立与运行规范.北京市市场监督管理局.2021.
2. T/HHPA 005—2020,早产儿母乳库管理规范.杭州市健康促进协会.2020
3. T/CNSS 2020-003,医疗机构人乳库建立与管理规范.中国营养协会.2020
4. 中国医师协会儿童健康专业委员会母乳库学组,中华医学会儿科学分会儿童保健学组,《中华儿科杂志》编辑委员会.中国大陆地区人乳库运行管理专家建议.中华儿科杂志,2017,(8):573-576.
5. 中国医师协会儿童健康专业委员会母乳库学组,中华医学会儿科学分会儿童保健学组,《中华儿科杂志》编辑委员会.中国大陆地区人乳库运行质量与安全管理专家建议.中华儿科杂志,2017,55(8):577-579.

美国
1. Committee on Nutrition,Section on Breastfeeding,Committee on Fetus and Newborn.Donor Human Milk for the High-Risk Infant:Preparation,Safety,and Usage Options in the United States.Pediatrics,2017,139(1):e20163440.

附录2 NICU 母乳收集、储存、转运及处理流程

全流程各环节注意事项

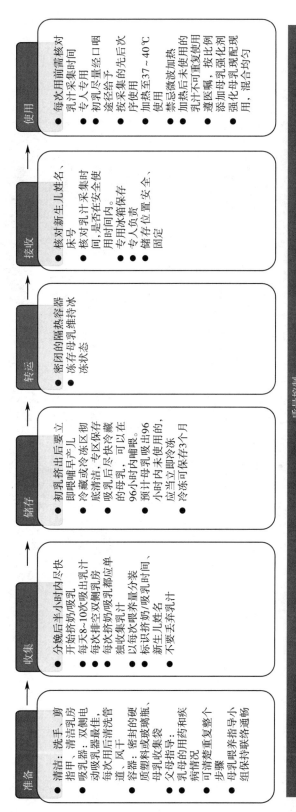

准备
- 清洁:洗手、剪指甲,清洁乳房
- 吸乳器:双侧电动吸乳器最佳,每次用后清洗管道,风干
- 容器:密封的硬质塑料或玻璃瓶、母乳收集袋;
- 父母指导:乳母的用药和疾病情况,可清楚重复整个步骤,母乳喂养指导小组保持持续联络通畅

收集
- 分娩后半小时内尽快开始挤奶/吸乳
- 每天8~10次吸出乳汁
- 每次用后空双侧乳房,每次挤奶后吸乳都应单独收集乳汁
- 以每次喂养量分装
- 标识挤奶/吸乳时间,新生儿姓名
- 不要丢弃乳汁

储存
- 初乳挤出后要立即喂哺早产儿
- 冷藏或冷冻彻底清洁、专区保存
- 吸乳后尽快冷藏的母乳,可以在96小时内哺喂。
- 预计母乳吸出96小时内未使用的,应当立即冷冻
- 冷冻可保存3个月

转运
- 密闭的隔热容器
- 冻存母乳维持冰冻状态

接收
- 核对新生儿姓名、床号
- 核对乳汁采集时间,是否在安全使用时间内;
- 专用冰箱保存
- 专人负责
- 储存位置安全、固定

使用
- 每次用前需核对乳汁采集时间
- 专人专用
- 初乳尽量经口咽途径给予
- 按采集的先后次序使用
- 加热至37~40℃使用
- 禁忌微波加热
- 加热后未使用的乳汁不可重复使用
- 遵医嘱,按比例添加母乳强化剂强化母乳现配现用、混合均匀

质量控制

- 给父母的书面建议
- 乳母的书面药物和疾病记录
- 冷藏、冷冻的温度控制
- 乳汁不要求常规细菌学培养
- 必要时细菌学筛查,可发现不恰当的收集技术

引自:中国医师协会新生儿科医师分会营养专业委员会、中国医师协会儿童健康专业委员会 编辑委员会. 新生儿重症监护病房早产儿母乳喂养的建议.中华儿科杂志,2016,54(1):13-16.

从家庭到医院的简明流程

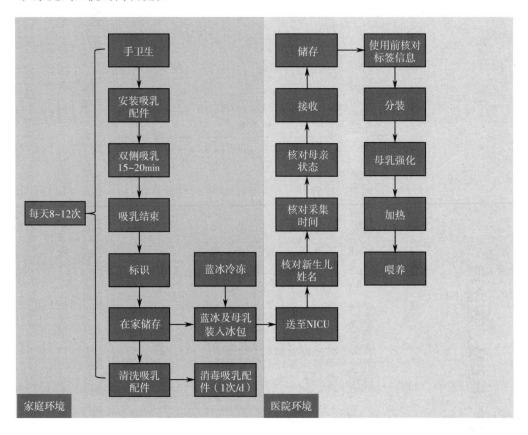

附录3　早产儿母乳喂养常见问题宣教要点

要点	证据
产前或产后第一次咨询	
宝宝情况如何？父母应该做些什么？	
• 宝宝胎龄只有×××周，他需要很多治疗，如呼吸机（抗生素、输血，根据实际说明） • 宝宝还需要妈妈提供母乳，这是早产儿医疗的重要部分 • 母乳可帮助宝宝预防和减轻很多常见的早产相关并发症	• 早产母亲不会因医护人员强调母乳的重要性而感觉被强迫 • 了解母乳的重要性对于中低收入群体来说更为重要，因为他们更容易选择配方奶 • 研究显示，强调母乳对于早产儿来说"降低疾病风险"比"母乳的好处"更符合实际
为什么母乳对宝宝这么重要？	
• 母乳对早产宝宝来说是性命攸关的 • 早产宝宝在子宫内待得较短，身体各器官发育不完善，因此对感染等疾病的防御力远远不如足月儿 • 早产母乳，特别是产后最初几天的初乳含有丰富的有益成分，能促进早产宝宝肠道成熟 • 初乳对降低宝宝在NICU住院期间和出院后的相关疾病风险也非常重要 • 母乳保护作用呈剂量相关性，吃的母乳量越多，保护作用越好 • 而早产宝宝出生后特别是早期使用配方奶可能会增加疾病的风险	• 早产宝宝宫内时间短，发育不完善，免疫和代谢都不成熟，容易受到炎症、氧化应激和营养等问题的影响 • 早产母乳含更多保护性成分（比如母乳铁蛋白、sIgA等），通过多种途径发挥预防或降低对早产宝宝常见疾病 • 早产儿母乳哺喂与降低早产相关并发症（如NEC、晚发型败血症、慢性肺病及远期神经发育）间存在着剂量相关性，宝宝母乳比例越高，保护效果越好 • 牛源性配方奶能够通过多种机制导致负面作用，如增加小肠通透性，延迟肠道屏障形成，直接细胞毒性，引起肠道微生态失调等风险
但我平时要吃药，这样的母乳对早产宝宝不安全吗？	
• 大部分早产妈妈都可能会需要用药 • 可以在储奶瓶（根据实际情况调整）标签上标明目前使用的药物和剂量 • 绝大多数情况下，母乳仍然是早产宝宝最佳选择 • 出生最初几天，早产宝宝奶量非常少，即使有药物进入乳汁，总量也极低 • 随着早产宝宝奶量增加时，妈妈的并发症一般也有所改善，需要的药物种类和剂量都降低了 • 初乳阶段喂配方奶容易产生不利影响 • 需对母乳中药物的潜在风险与使用配方奶的风险进行评估，两害相权取其轻 • 我们也会关注某些特殊药物，以确保药物不会对早产宝宝产生不利的影响	• 很多患儿母亲可能存在妊娠期并发症，需服用药物。最近的一项前瞻性队列研究中430位极低出生体重儿，其中31%的妈妈服用妊娠期高血压药物，17%有精神相关问题，8%有糖尿病 • 医护人员可能"出于安全考虑"告诉用药的妈妈吸乳丢弃，这样将错失初乳。"出于安全考虑"原则，无法真正平衡早期配方奶喂养的实际危害与药物进入母乳的"理论风险" • 多项研究显示产后14天内使用配方奶会使NEC发生率升高3~6倍 • 只有极少数药物有明确证据，其哺乳期风险性高于新生儿未能获得初乳导致的风险 • NICU早产儿处于密切监护之下，可随时发现常见药物副作用（如昏迷、嗜睡），同时NICU早产儿也需用药物（如镇静剂），无需过于担心 • 由新生儿科医师或资深护士根据风险-益处评估方法来分析哺乳期用药的安全性

要点	证据
我不知道要不要母乳喂养,我本来打算喂配方奶的	
• 很多妈妈在宝宝早产时还没决定如何喂养,因此会不知所措。早产母亲在医护人员指导下了解和选择母乳喂养 • 目前,宝宝太小还无法直接哺乳,妈妈需要用吸乳器将乳汁吸出送来,我们会将您的母乳通过胃管/奶瓶喂给宝宝 • 妈妈可以咨询医师护士如何吸奶、送奶 • 有的妈妈希望给宝宝纯母乳喂养,她们应该早期坚持吸乳,出院前后逐渐转为直接哺乳 • 重要的是,妈妈应当及早、频繁地吸乳以建立和维持泌乳,并把每一滴乳汁收集储存下来喂养早产宝宝	• 在讨论喂养意愿时,不能对早产妈妈初始喂养决定采取指责批评的态度 • 对于不愿母乳喂养的妈妈,强调妈妈早期应使用吸乳器提供乳汁,而不需要马上说服她改变主意。她可在宝宝住院期间继续考虑后续喂养方式 • 需要时可咨询专业人士(如:新生儿科医师、泌乳顾问等),这些专业人士会提供循证学依据,妈妈可自己根据这些信息决定怎么做对母婴最佳 • 一项研究中,打算纯母乳哺喂的早产妈妈中,81%选择直接哺乳和瓶喂混合的方式,只有11%妈妈选择全部直接哺喂,而8%的早产妈妈选择纯瓶喂的方式。这些研究显示,妈妈们可以通过多种喂养方法来确保早产宝宝纯母乳喂养
我担心吸乳会痛。我的朋友就因为用吸乳器实在太痛了,只能放弃了母乳喂养	
• 很多妈妈都听说过吸乳很痛,因此会认为吸乳都是要痛的 • 但这些故事往往源于低劣的吸乳器或使用方法不当 • 医护人员可以指导早产妈妈如何选择和使用吸乳器。如果需要,专业人员可以在妈妈第一次吸乳时陪在旁边,确保吸乳时的舒适高效 • NICU有医院级吸乳器,在产后最初数周,你也可以到NICU请医护人员评估吸乳情况,以确保吸乳的舒适性和有效性	• 妈妈不愿母乳喂养的一个原因是怕痛,特别有母乳喂养失败史的妈妈 • NICU的医护人员应向早产妈妈提供适合的高效、舒适、方便的医院级吸乳器 • 首次吸乳时由专业人员在旁边指导,能够促进早产母亲持续吸乳,应成为优先干预措施 • 首次吸乳时应教会妈妈们吸乳器正确使用(如吸乳频率、持续时间、负压调节、吸乳护罩尺寸的正确匹配)并了解吸乳正常的表现 • 使用吸乳日志评估早产妈妈的吸乳情况,可作为护士/泌乳顾问的日常工具,监督早期泌乳情况
早产宝宝住院期间我需要一直吸乳吗?	
• 最关键的就是产后初乳阶段,对早产宝宝来说初乳是药 • 初乳含有早产宝宝生长发育所需的有益成分,能促进宝宝免疫系统发育,抵御感染风险 • 护士还会将初乳滴/涂抹在早产宝宝口腔中,发挥抵御感染的作用 • 我们希望至少在最初两周这段关键阶段里只让宝宝吃母乳,避免配方奶 • 之后还是母乳吃得越多益处越大。NICU住院期间,感染的风险往往不可避免,母乳可以帮助宝宝降低感染风险,避免慢性肺病等NICU常见问题 • 而且最新的几项研究表明,如果宝宝在整个住院期间都吃母乳还能促进宝宝的大脑发育。通常大脑在34~40周左右发育非常快速,母乳能持续提供大脑发育所需的特殊营养	• 早产妈妈需要针对性的、分阶段指导,而不是空泛的原则 • 早产母亲的初乳成分(蛋白质包括生长因子、抗体、抗炎、抗氧化成分、受体等)帮助早产宝宝更好地适应宫外营养 • 初乳口腔免疫疗法能通过口咽淋巴组织提供免疫调节作用,保护黏膜组织,降低呼吸机相关肺炎等风险 • 初乳阶段使用配方奶,会显著增加NEC的风险,并对免疫和代谢等的正常程序化发育产生负面作用 • 产后最初的28天内大剂量亲母母乳可降低败血症风险,母乳保护作用呈剂量相关性 • 母乳含各种神经保护因子(如DHA、AA、胰岛素样生长因子、谷氨酰胺等)。NICU住院期间的大剂量母乳喂养,可增加早产儿到矫正胎龄20个月时的神经发育评估得分。研究证实,足月儿和早产儿的母乳喂养能够改善脑白质发育

要点	证据
但是我现在根本没奶，为什么要早吸乳啊？	
• 大多数妈妈最初只能吸出几滴初乳 • 可以把初乳看成"药物"。宝宝只需要少量初乳来"涂抹"口腔和消化道 • 即使一开始只能吸出少量乳汁，也需要尽快吸乳。吸乳器能够模仿健康足月儿吸吮模式，促进乳腺泌乳 • 多数早产妈妈在产后 3~4 天的吸乳量较低。及早、频繁的吸乳能刺激乳腺以达到足量泌乳，即使最初几次吸乳时每次只能吸出几滴	• 足月儿按需哺乳时产后第一个 24 小时母乳摄入 15ml，哺乳 10.2 次，平均每次 1.5ml，这是正常的 • 足月儿频繁吸吮对乳腺有刺激泌乳的作用。模仿健康足月儿吸吮模式的电动吸乳器对于母婴分离的妈妈来说能够提供相似的刺激作用 • 一项新研究发现 VLBW 母亲在产后 1 小时内吸乳与 1~6 小时开始吸乳比较，产后最初 7 天、产后 3 周时的泌乳量显著增加 • 虽然医护人员经常推荐在产后初期手挤（没有吸乳器时），但并没有发表临床研究证据支持这一点。而几项吸乳器的随机对照研究显示，在泌乳启动的阶段，将吸乳器与手挤结合能够促进乳房排空，改善吸乳时的催乳素和催产素反应性 • NICU 早产宝宝的妈妈通常有疾病和（或）许多并发症，可能增加泌乳启动延迟 / 泌乳 II 期延长的风险。常见高危因素包括：妊娠期高血压、早产、产前 / 产后过度失血、长期卧床、剖宫产及用药（如硫酸镁等）
我怎么保证有足够的奶量？	
• 产后争取 1 小时内开始及早吸乳 • 使用双侧的医院级电动吸乳器 • 8~12 次吸乳，平均每 3 小时一次 • 吸出的母乳可以在 4℃冷藏 4 天 • 吸乳目标是到产后 2 周，泌乳量达到 500~1 000ml	• 一项新研究发现 VLBW 母亲在产后 1 小时内吸乳与 1~6 小时开始吸乳比较，产后最初 7 天、产后 3 周时的泌乳量显著增加 • 研究证实，双侧吸乳可以增加 18% 奶量，增加乳汁脂肪含量，更好地满足早产儿的需要 • 保证频繁的吸乳，使用吸乳日志记录相关数据，有助于帮助母亲坚持吸乳，医护人员也可以通过相关数据评估泌乳情况 • 目前的研究认为 4℃保存 4 天的母乳在安全性和活性成分方面都是可以接受的，可以减少不必要的母乳浪费 • 早产母亲的泌乳量应参考正常母亲泌乳启动阶段的泌乳目标，而不能根据当时患儿的喂养量
送奶过程中的常见咨询	
用什么容器储存乳汁？怎么保存母乳？	
• 使用专用食品级预清洁的储奶瓶 / 储奶袋 • NICU 优先使用新鲜吸出或冷藏的母乳 • 新鲜吸出母乳室温下（<25℃）放置不超过 4 小时；冷藏 0~4℃不超过 96 小时；冷冻在 –18℃可放置 3 个月；解冻后或强化母乳可冷藏条件下储存 24 小时	• 足月儿可使用储奶瓶或专用储奶袋，而 NICU 的患儿通常建议使用医院提供 / 指定的专用储奶瓶，以减少操作步骤，降低污染的风险 • 冰冻解冻过程会破坏母乳中的细胞和免疫成分，因此优先使用冷藏母乳 • 超过喂养量的母乳可在家中冷冻保存

续表

要点	证据
怎么保证母乳的安全性？	
• 吸乳前洗手,清洁吸乳器表面,避免污染 • 使用预先清洁的食品级吸乳配件、储奶瓶 • 吸乳后盖紧瓶盖按要求清晰地标记相关信息 • 送奶时护士会核对标签信息,检查容器是否完整密闭,如不达标母乳不得使用。	• 母乳的风险包括物理风险(储奶瓶、储奶袋破损)、化学风险(容器材质的安全性)和生物风险(病原体污染)以及母乳错喂风险,应当针对性制订风险控制流程 • 为保证安全,可要求送奶家属出示相关证件 • 提供患儿近期喂奶量信息,母乳库存不足及时提醒家属送奶
妈妈在哺乳期应该吃什么？不应该吃什么？	
• 通常母亲的饮食很少会直接影响母乳质量 • 我们建议妈妈应该均衡饮食,食谱尽可能多样化 • 避免大量饮茶、咖啡,戒烟酒 • 母亲的食物味道可进入乳汁,给患儿提供有益刺激	• 按哺乳期妇女膳食指南均衡饮食,无需特定食物 • 目前不建议为预防过敏而采取回避饮食方法

【附】　早产儿母乳喂养宣教材料

早产儿母乳喂养宣教材料

附录 4 2013 Fenton 早产儿生长曲线

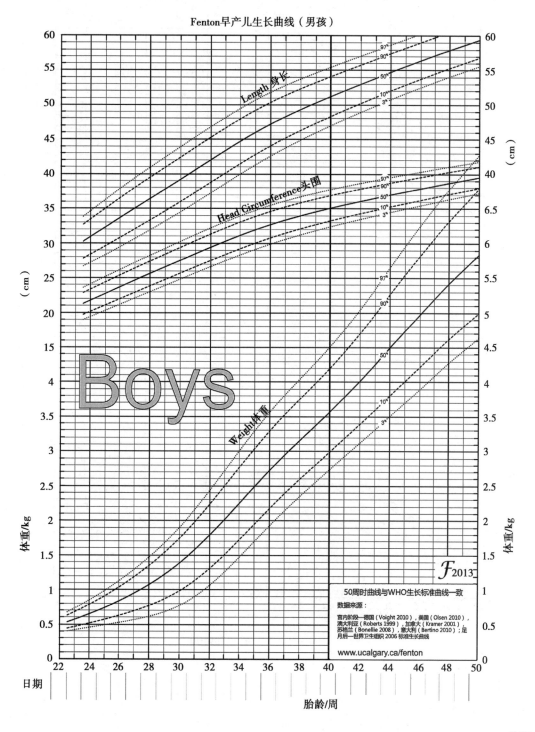

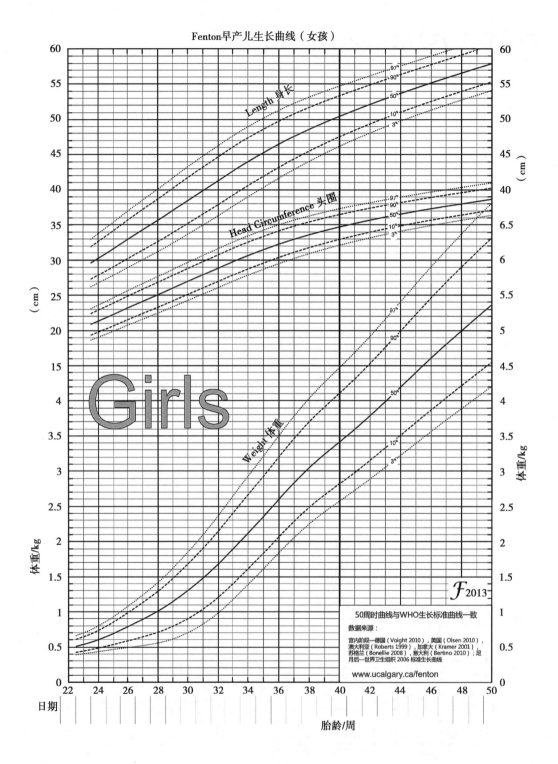

附录 5　WHO 0~2 岁生长曲线

男孩身长-年龄曲线图

0~2岁（z评分）

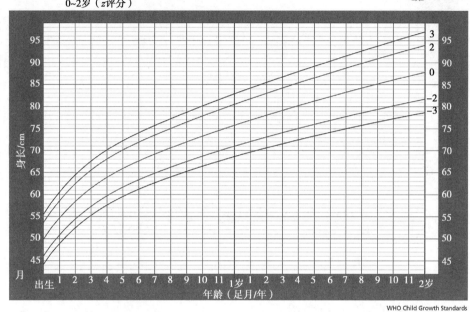

WHO Child Growth Standards

女孩身长-年龄曲线图

0~2岁（z评分）

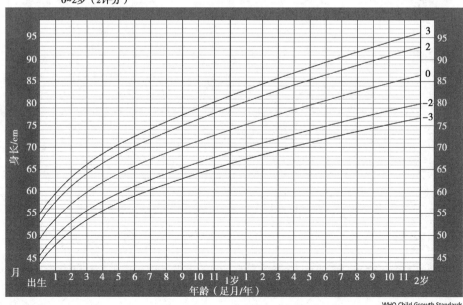

WHO Child Growth Standards

男孩体重-年龄曲线图

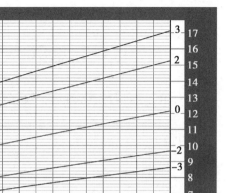

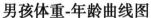

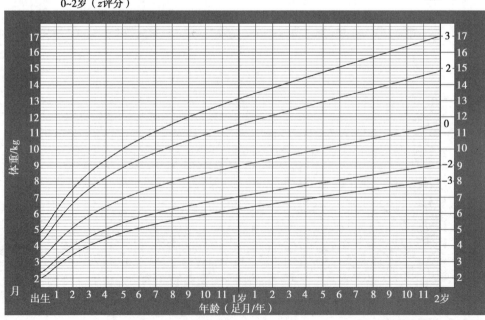

男孩头围-年龄曲线图

0~2岁（z评分）

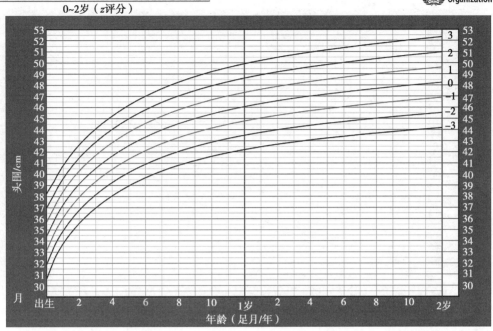

WHO Child Growth Standards

女孩头围-年龄曲线图

0~2岁（z评分）

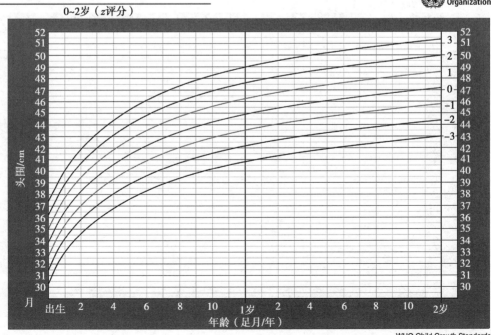

WHO Child Growth Standards

男孩体重-身长曲线图

0~2岁（z评分）

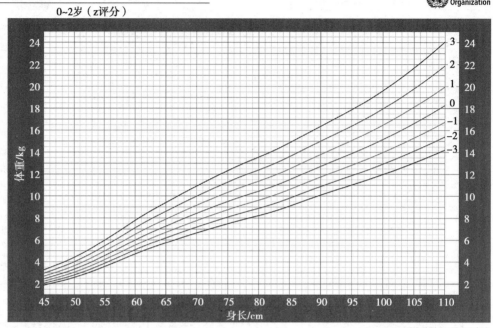

WHO Child Growth Standards

女孩体重-身长曲线图

0~2岁（z评分）

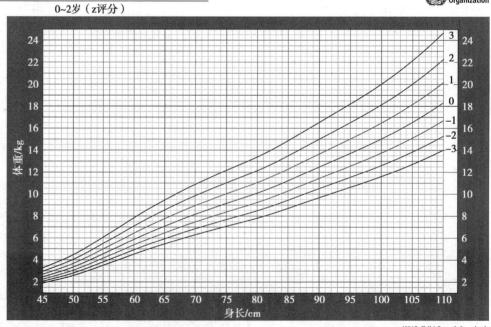

WHO Child Growth Standards

附录6　不同时期母乳宏量营养素变化

蛋白质产后周数/周	早产 / [g·(100ml)⁻¹]					足月 / [g·(100ml)⁻¹]					p
	均值	SD	中位数	最小值	最大值	均值	SD	中位数	最小值	最大值	
1	2.17	0.29	2.07	1.76	2.96	2.45	0.81	2.22	1.62	5.71	0.161 0
2	1.85	0.24	1.82	1.47	2.44	1.85	0.20	1.85	1.41	2.23	0.941 7
3	1.92	0.65	1.82	1.40	4.85	1.83	0.25	1.87	1.36	2.19	0.511 6
4	1.90	0.97	1.68	1.41	6.46	1.68	0.26	1.74	1.28	2.18	0.087 8
5	1.70	0.22	1.69	1.29	2.27	1.63	0.19	1.61	1.30	1.99	0.204 0
6	1.72	0.34	1.64	1.39	2.82	1.70	0.42	1.67	1.28	3.61	0.681 3
7	1.58	0.20	1.53	1.19	2.00	1.74	0.88	1.54	1.32	6.07	0.504 9
8	1.63	0.23	1.59	1.24	2.08	1.65	0.34	1.62	1.26	3.04	0.621 5
10	1.52	0.17	1.48	1.24	2.02						
12	1.55	0.30	1.43	1.30	2.55						
14	1.62	0.56	1.44	1.16	3.81						
16	1.53	0.46	1.48	0.45	2.98						

脂肪产后周数/周	早产 / [g·(100ml)⁻¹]					足月 / [g·(100ml)⁻¹]					p
	均值	SD	中位数	最小值	最大值	均值	SD	中位数	最小值	最大值	
1	2.83	1.11	2.70	1.30	5.90	2.08	1.00	2.00	0.60	4.60	0.040 9
2	3.32	1.10	3.00	1.60	5.80	3.16	1.13	3.30	1.10	6.20	0.668 3
3	3.14	0.84	3.10	1.50	5.20	3.45	1.02	3.30	0.80	5.80	0.384 9
4	3.01	0.92	2.95	1.10	4.50	3.77	1.39	3.85	1.10	6.70	0.033 1
5	2.99	1.16	2.80	1.40	6.10	3.19	1.48	2.90	1.10	6.20	0.582 1
6	3.28	1.34	3.15	1.50	6.30	3.78	1.29	3.60	1.50	6.50	0.186 9
7	3.20	1.17	3.10	1.50	7.00	4.00	1.79	3.90	1.50	9.70	0.027 1
8	3.11	1.11	3.10	1.30	5.50	3.64	1.10	3.70	1.40	5.60	0.112 9
10	3.40	1.14	3.25	1.40	5.60						
12	3.40	1.29	3.60	0.90	6.80						
14	3.44	1.78	3.20	1.30	8.60						
16	3.29	1.39	3.30	0.80	6.30						

乳糖 产后周 数 / 周	早产 / [g·(100ml)⁻¹]					足月 / [g·(100ml)⁻¹]					p
	均值	SD	中位数	最小值	最大值	均值	SD	中位数	最小值	最大值	
1	5.80	0.54	5.80	4.40	6.60	5.73	0.63	5.80	3.30	6.40	0.821 7
2	5.95	0.45	6.10	5.20	6.70	5.82	0.44	5.80	4.70	6.70	0.488 8
3	6.09	0.39	6.10	5.40	6.70	5.74	0.67	5.90	3.60	6.70	0.150 9
4	6.05	0.50	6.20	4.80	6.70	5.96	0.66	6.10	3.60	6.90	0.781 1
5	6.12	0.29	6.20	5.70	6.60	5.77	0.80	5.90	2.70	6.90	0.114 1
6	6.06	0.54	6.10	5.30	7.80	5.74	0.69	5.85	3.30	6.40	0.188 7
7	6.05	0.54	6.10	5.20	8.00	5.55	0.85	5.60	2.30	6.50	0.023 3
8	5.82	0.61	5.90	4.20	6.60	5.74	0.51	5.70	4.20	6.70	0.550 3
10	5.97	0.53	6.15	4.60	6.80						
12	5.82	0.51	5.90	4.60	6.50						
14	5.63	0.86	5.90	2.80	6.50						
16	5.47	1.33	6.00	1.40	6.30						

能量 产后周 数 / 周	早产 / [kcal·(100ml)⁻¹]					足月 / [kcal·(100ml)⁻¹]					p
	均值	SD	中位数	最小值	最大值	均值	SD	中位数	最小值	最大值	
1	58.75	10.18	57.25	40.30	83.35	53.07	8.79	50.74	39.94	73.69	0.080 3
2	62.68	10.47	60.34	45.50	86.20	60.63	10.52	60.72	42.98	88.73	0.534 9
3	61.87	8.60	61.64	45.14	79.33	62.97	9.01	62.22	39.40	84.44	0.768 9
4	60.46	9.70	59.02	43.00	81.85	66.15	13.27	66.89	30.78	93.96	0.095 7
5	59.58	10.69	56.89	43.95	86.77	59.84	14.00	58.06	36.91	90.28	0.964 1
6	62.17	12.32	60.36	44.01	86.88	65.38	12.34	64.06	44.58	91.88	0.382 1
7	60.71	10.86	59.54	43.91	92.68	66.81	16.91	64.55	46.06	125.61	0.076 2
8	59.14	10.44	59.22	38.23	83.00	63.57	9.96	64.18	43.68	81.39	0.188 7
10	62.00	10.73	61.20	40.65	82.28						
12	61.56	11.58	63.00	37.19	90.87						
14	61.49	15.85	56.69	41.99	105.50						
16	59.09	15.35	59.33	14.98	84.80						

引自：*Longitudinal Analysis of Macronutrient Composition in Preterm and Term Human Milk：A Prospective Cohort Study*。

附录 7　早产儿母乳与配方奶的含量比较

营养成分	早产儿母乳	早产儿配方奶粉
	每 100ml 含量（参考值）	每 100ml 含量（参考值）
能量 /kcal	42.3~79[*]	311
蛋白质 /g	1.27[**]	1.95
脂肪 /g	3.46[**]	4.09
碳水化合物 /g	7.34[**]	7.27
乳糖 /g	6.15[**]	——
钠 /mg	12.7~61.2[*]	20
钾 /mg	49.1~68.6[*]	96
氯 /mg	50~75[*]	47
钙 /mg	21.3~35.9[*]	75
磷 /mg	10.1~14.9[*]	46
镁 /mg	2.4~5.1[*]	8.3
铁 /mg	——	0.81
铜 /µg	38~60[*]	45
锌 /mg	0.4~0.57[*]	0.73
维生素 A/µg	60~150[***]	77
维生素 D/µg	——	1.08
维生素 E/µg	375~1 170[***]	1 000
维生素 C/mg	——	14
维生素 B_1/µg	9.2~12.8[***]	70
维生素 B_2/µg	72~90[***]	160
烟酸 /µg	54~93[***]	620
维生素 B_6/µg	15.4~18[***]	60
叶酸 /µg	2[***]	14
维生素 B_{12}/ng	28~48[***]	230
冲调方法	无	14.4g+90ml 水 =100ml 奶液

注：

1. 早产儿母乳成分受胎龄、产后周数、个体饮食（脂肪含量）影响很大，概述表格中的数据仅供参考。

2. 早产儿母亲母乳中除营养素外，还有很多功能性物质，这些物质对早产儿至关重要。

3. ——：未找到相关数据。

4. 早产儿配方奶数据来源雅培康喜宝早产儿配方奶粉 1 段营养标签。

参考文献：

[*]GATES A，MARIN T，LEO G，et al. Review of Preterm Human-Milk Nutrient Composition.Nutr Clin Pract，2021，36（6）：1163-1172.

[**]BOYCE C，WATSON M，LAZIDIS G，et al. Preterm human milk composition：a systematic literature review.Br J Nutr，2016，116（6）：1033-1045.

[***]REDEUIL K，LÉVÊQUES A，OBERSON JM，et al. Vitamins and carotenoids in human milk delivering preterm and term infants：Implications for preterm nutrient requirements and human milk fortification strategies.Clin Nutr，2021，40（1）：222-228.

附录 8　早产儿合理营养素摄入量表

营养成分	<1 800g 早产儿合理营养素摄入量表	
	/(kg⁻¹·d⁻¹)	每 100kcal
液体 /ml	135~200	
能量 /kcal	110~135	
蛋白质 /g（体重<1kg）	4.0~4.5	3.6~4.1
蛋白质 /g（体重 1~1.8kg）	3.5~4.0	3.2~3.6
脂肪 /g（MCT<40%）	4.8~6.6	4.4~6.0
亚麻酸 /mg*	385~1 540	350~1 400
α 亚麻酸 /mg	>55（0.9% 脂肪酸）	>50
DHA/mg	12~30	11~27
AA/mg†	18~42	16~39
碳水化合物 /g	11.6~13.2	10.5~12
钠 /mg	69~115	63~105
钾 /mg	66~132	60~120
氯 /mg	105~177	95~161
钙 /mg	120~140	110~130
磷 /mg	60~90	55~80
镁 /mg	8~15	7.5~13.6
铁 /mg	2~3	1.8~2.7
锌 /mg	1.1~2.0	1.0~1.8
铜 /μg	100~132	90~120
硒 /μg	5~10	4.5~9
锰 /μg	<27.5	6.3~25
氟 /μg	1.5~60	1.4~55
碘 /μg	11~55	10~50
铬 /ng	30~1 230	27~1 120
钼 /μg	0.3~5	0.27~4.5
维生素 A/μg RE，1μg ≈ 3.33IU	400~1 000	360~740
维生素 D/(IU·d⁻¹)	800~1 000	
维生素 E/μg	2 200~11 000	2 000~10 000

营养成分	<1 800g 早产儿合理营养素摄入量表	
	/(kg^{-1}·d^{-1})	每 100kcal
生物素 /μg	1.7~16.5	1.5~15
维生素 K$_1$/μg	4.4~28	4~25
维生素 C/mg	11~46	10~42
维生素 B$_1$/μg	140~300	125~275
维生素 B$_2$/μg	200~400	180~365
烟酸 /μg	380~5 500	345~5 000
泛酸 /mg	0.33~2.1	0.3~1.9
维生素 B$_6$/μg	45~300	41~273
叶酸 /μg	35~100	32~90
维生素 B$_{12}$/ng	100~770	80~700
核苷酸 /mg		≤ 5
胆碱 /mg	8~55	7~50
肌醇 /mg	4.4~53	4~48

注:AA. 花生四烯酸;DHA. 二十二碳六烯酸;IU. 国际单位;MCT. 中链三酰甘油;

计算每 100kcal 所需营养素含量是按照最低需要能量(110kcal)进行计算;

*亚油酸与 α- 亚麻酸的比率在(5~15)∶1(wt/wt)的范围内;

†AA 与 DHA 比率在(1.0~2.0)∶1(wt/wt)的范围内;二十碳五烯酸(20∶5n-3)的供应量不得超过 DHA 的 30%

婴儿配方奶粉中的锌铜摩尔比不得超过 20。

引自:AGOSTONI C,BUONOCORE G,CARNIELLI VP,et al. Enteral nutrient supply for preterm infants:commentary from the European Society of Paediatric Gastroenterology,Hepatology and Nutrition Committee on Nutrition.J Pediatr Gastroenterol Nutr,2010,50(1):85-91。

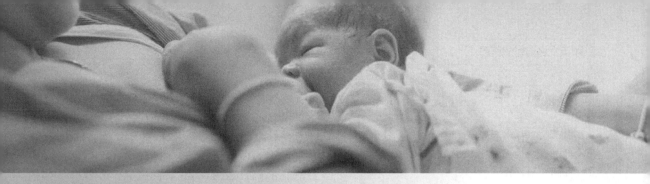

中英文名词对照索引

Y

Z

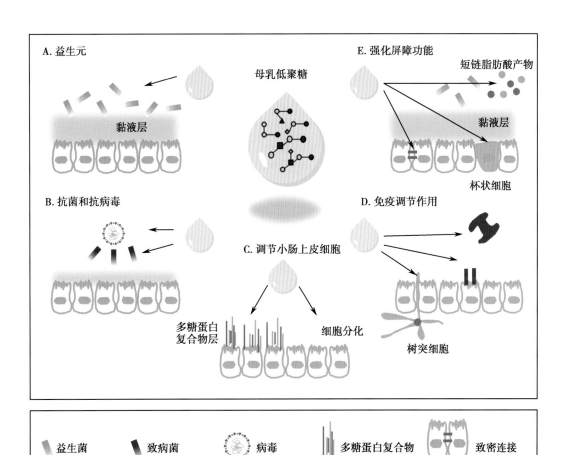

A. 益生元

母乳低聚糖

E. 强化屏障功能

短链脂肪酸产物

黏液层

黏液层

杯状细胞

B. 抗菌和抗病毒

D. 免疫调节作用

C. 调节小肠上皮细胞

多糖蛋白
复合物层

细胞分化

树突细胞

益生菌　　致病菌　　病毒　　多糖蛋白复合物　　致密连接

图 1-2-2　HMO 在小肠内的功能概述

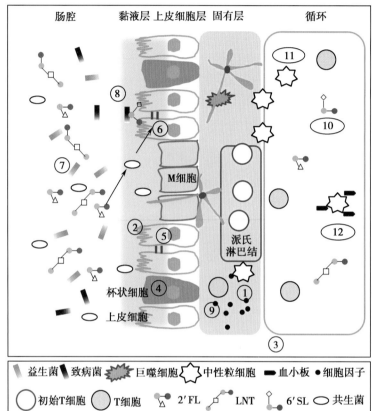

图 1-2-3　母乳低聚糖（HMO）影响宿主免疫功能的潜在机制

HMO 通过上皮屏障影响固有免疫：① HMO 减少小肠隐窝上皮细胞增殖；②增加小肠上皮细胞成熟；③增加屏障功能；④可能影响杯状细胞功能，如低聚半乳糖所示；⑤直接影响上皮免疫基因的表达；⑥通过微生物群间接影响上皮免疫基因的表达；⑦作为益生元促进健康细菌的生长，包括双歧杆菌和类杆菌；⑧通过结合管腔中的病原体或抑制与细胞表面聚糖受体的结合来抑制细菌和病毒的感染；⑨影响免疫细胞群和细胞因子分泌。⑩ HMO 被吸收到血液中；⑪ HMO 在血液中影响单核细胞、淋巴细胞和中性粒细胞与内皮细胞的结合；⑫ HMO 在血液中影响血小板 - 中性粒细胞复合物的形成。

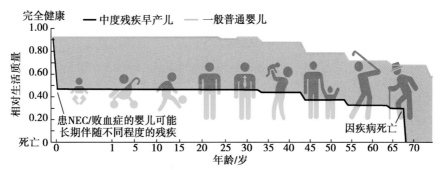

图 1-3-1　中度残疾早产儿(灰色曲线)和健康早产儿(黄色曲线)的生活质量变化
两个曲线中间的面积代表损失的 QALY。

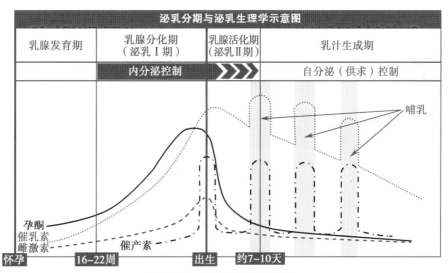

图 3-1-2　泌乳生理学示意图

3

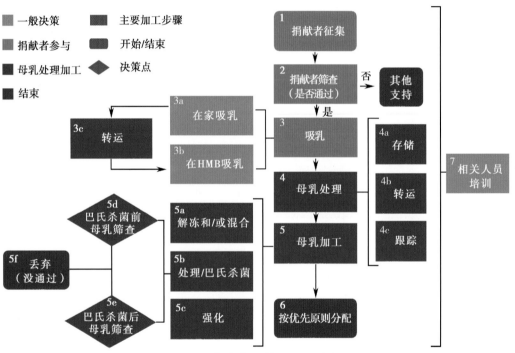

图 7-3-1　人乳库母乳加工处理流程图